# Omas
## großes Buch der
# Hausmittel

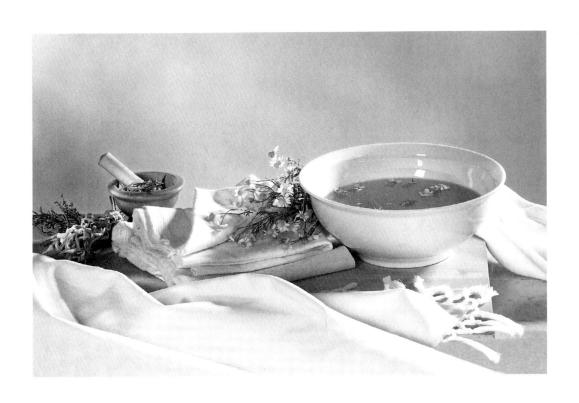

# Omas großes Buch der Hausmittel

Herausgegeben von
Dr. med. Eberhard Wormer

Weltbild

# INHALT

| | |
|---|---|
| 8 | VORWORT |
| 10 | ABSZESSE |
| 14 | AKNE |
| 22 | ARTERIOSKLEROSE |
| 28 | ARTHRITIS (CHRONISCHE POLYARTHRITIS) |
| 34 | ARTHROSE |
| 40 | ASTHMA |
| 48 | BAUCHSCHMERZEN |
| 54 | BINDEHAUTENTZÜNDUNG |
| 58 | BLÄHUNGEN |
| 64 | BLASENENTZÜNDUNG |
| 72 | **VORGESTELLT:** APFELESSIG |
| 74 | BLUTDRUCK, HOHER |
| 78 | BRONCHITIS |
| 84 | DARMBESCHWERDEN |
| 92 | DURCHBLUTUNGSSTÖRUNGEN, ARTERIELLE |
| 100 | DURCHBLUTUNGSSTÖRUNGEN, VENÖSE |
| 106 | DURCHFALL |
| 112 | EKZEM |
| 118 | ERBRECHEN |
| 124 | ERFRIERUNGEN |
| 128 | ERKÄLTUNG (GRIPPALER INFEKT) |
| 136 | FIEBER |
| 142 | FURUNKEL |
| 148 | FUSSPILZ UND FUSSGERUCH |

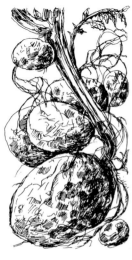

*Frisch gekochte Kartoffeln sind für alle Wärmeanwendungen bestens geeignet.*

| | |
|---|---|
| *154* | GALLENBESCHWERDEN |
| *160* | GERSTENKORN |
| *164* | GICHT |
| *170* | HALSSCHMERZEN |
| *178* | HÄMORRHOIDEN |
| *186* | HERPES LABIALIS |
| *190* | HEUSCHNUPFEN |
| *196* | HÜHNERAUGEN |
| *198* | HUSTEN |
| *210* | **VORGESTELLT:** DARMREINIGUNG |
| *212* | INSEKTENSTICHE UND ZECKENBISSE |
| *218* | ISCHIASBESCHWERDEN |
| *226* | KATER |
| *230* | KEUCHHUSTEN |
| *234* | KOPFSCHMERZEN |
| *244* | KRAMPFADERN |
| *250* | KREISLAUFBESCHWERDEN |
| *256* | LEBERBESCHWERDEN |
| *262* | **VORGESTELLT:** HEILFASTEN |
| *264* | MAGENBESCHWERDEN |
| *270* | MAGENSCHLEIMHAUTENTZÜNDUNG (GASTRITIS) |
| *276* | MASERN |
| *280* | MENSTRUATIONSBESCHWERDEN |
| *288* | MIGRÄNE |
| *294* | MUMPS (ZIEGENPETER) |
| *298* | MUSKELSCHMERZEN |

*Lavendel hilft der Haut, dem Magen und den Nerven.*

*Olivenöl, das grüne Gold des Südens, hilft auch in unseren Breiten.*

| | |
|---|---|
| 304 | NACKENSCHMERZEN |
| 308 | NAGELPROBLEME |
| 314 | NASENBLUTEN |
| 318 | NASENNEBENHÖHLENENTZÜNDUNG |
| 324 | **VORGESTELLT:** HONIG |
| 326 | NEURODERMITIS |
| 330 | NIERENBECKENENTZÜNDUNG |
| 334 | NIERENSTEINE |
| 338 | OHRENSCHMERZEN |
| 346 | OSTEOPOROSE |
| 352 | PRÄMENSTRUELLES SYNDROM (PMS) |
| 358 | PROSTATABESCHWERDEN |
| 362 | **VORGESTELLT:** INHALATIONEN |
| 364 | RACHENENTZÜNDUNG |
| 370 | REIZDARM |
| 376 | RHEUMATISCHE BESCHWERDEN |
| 382 | RÖTELN |
| 386 | RÜCKENSCHMERZEN (LUMBALGIE) |
| 394 | **VORGESTELLT:** JOGURT, QUARK, KEFIR UND BUTTERMILCH |
| 396 | SCHARLACH |
| 400 | SCHLAFSTÖRUNGEN |
| 406 | SCHLUCKAUF UND AUFSTOSSEN |
| 410 | SCHNUPFEN |
| 420 | SCHUPPENFLECHTE (PSORIASIS) |

*Mit ihren Bitterstoffen ist die Artischocke ein wichtiges Hilfsmittel für unsere Verdauungsorgane.*

## INHALT

*426* **VORGESTELLT:** KNEIPP

*428* SCHÜRFWUNDEN UND KLEINE VERLETZUNGEN
*434* SCHWINDEL
*438* SEHNENSCHEIDENENTZÜNDUNG
*442* SODBRENNEN
*448* SONNENBRAND
*454* SONNENSTICH UND HITZSCHLAG
*460* STIMMUNGSSCHWANKUNGEN
*468* STIRNHÖHLENENTZÜNDUNG
*474* STRESS

*480* **VORGESTELLT:** OLIVENÖL

*482* VENENLEIDEN
*492* VERBRENNUNGEN UND VERBRÜHUNGEN
*498* VERGIFTUNGEN UND VERÄTZUNGEN
*502* VERSTAUCHUNGEN
*508* VERSTOPFUNG

*514* WADENKRÄMPFE
*520* WARZEN
*524* WECHSELJAHREBESCHWERDEN
*532* WETTERFÜHLIGKEIT
*540* WINDPOCKEN

*544* **VORGESTELLT:** URIN

*546* ZAHNBESCHWERDEN UND ZAHNPFLEGE

*554* ÜBER DIESES BUCH
*555* ALLE HEILMITTEL VON A BIS Z

*Die Schlüsselblume ist nicht nur ein fröhlicher Frühlingsbote, sie ist auch eine gute Zutat zum Kräutertee.*

# VORWORT

Meldungen über Arznei- und Lebensmittelskandale, Umweltkatastrophen und -zerstörungen gehören beinahe schon zur täglichen Routine. Verunsicherung ist in vielen Bereichen des Alltags spürbar: Welches Nahrungsmittel ist noch guten Gewissens essbar? Welche Auswirkungen hat Genmanipulation? Welches Medikament kann man bedenkenlos einnehmen? Welche Risiken birgt ein Medikament, welche Nebenwirkungen können auftreten?

Da nimmt es wenig Wunder, dass sich viele Menschen heute zunehmend rückbesinnen auf die wirkungsvollen – und nahezu nebenwirkungsfreien – Hausmittel und Hausrezepte aus Großmutters (Heil-)Kräutergarten.

*Hausmittel erleben derzeit eine regelrechte Renaissance. Immer mehr werden Naturheilmittel auch in der Schulmedizin anerkannt und eingesetzt.*

## Heilmittel mit langer Tradition

Die Heilwirkung von Pflanzen ist schon sehr lange bekannt. Die sanfte Art der Heilung mit möglichst wenig Risiken und Nebenwirkungen ist in aller Regel einfach durchzuführen. Mutter Natur liefert zahlreiche wirkungsvolle Hausmittel, die eine Vielzahl von Krankheitssymptomen lindern und die Heilung unterstützen.

Keinesfalls jedoch können Großmutters Salben, Tinkturen, Tees, Wickel usw. den Arztbesuch ersetzen. Es ist unerlässlich, eine Krankheit exakt zu diagnostizieren und die Ursachen herauszufinden. Erst danach sollten Sie Hausmittel einsetzen. Dies gilt insbesondere während der Schwangerschaft und Stillzeit sowie für die Behandlung von Kindern. Auch wenn Sie an einer chronischen Erkrankung leiden, müssen Sie den Einsatz von Hausmitteln mit Ihrem Arzt absprechen.

Man sollte beachten, dass Heilmittel aus der Natur – wie Medikamente allgemein – nicht bedenkenlos angewendet werden dürfen. Nicht umsonst werden die getrockneten Heilkräuter als »Drogen« bezeichnet. Eine dauerhafte Anwendung oder eine Überdosierung kann dazu führen, dass sich die Be-

schwerden nicht bessern, sondern eventuell verschlimmern. Halten Sie sich an das Motto: Weniger ist mehr. Probieren Sie zunächst nur eine Anwendung und nicht mehrere gleichzeitig. Falls sich dabei keine Wirkung zeigt, können Sie zur nächsten wechseln.
Und vergessen Sie nicht, es dauert länger, bis bei Naturheilmitteln die Wirkung sichtbar wird. Sie brauchen etwas Geduld. Andererseits können Sie vielfach die unerwünschten Nebenwirkungen umgehen, die bei »normalen« Arzneimitteln auftreten können. Allerdings ist bei pflanzlichen Heilmitteln die Gefahr einer allergischen Reaktion sicher höher.

**Ihr Apotheker berät Sie gern**
Sie sollten Heilkräuter ausschließlich in der Apotheke kaufen! Denn einerseits sind viele Heilpflanzen geschützt oder gar gefährdet. Andererseits können manche Kräuter mit mehr oder weniger giftigen Pflanzen verwechselt werden. So wird beispielsweise Bärlauch häufig mit giftigen Maiglöckchen oder Herbstzeitlosen verwechselt. Falls Sie Ihre Kräuter selbst sammeln wollen, sollten Sie sich vorab genauestens informieren. In der Apotheke unterliegen Heilpflanzen einer strengen Qualitätskontrolle. Zudem können Sie sich über Wirkungsweise und Dosierung fachmännisch beraten lassen.

*Wenn Sie in Ihrer Hausapotheke einen Vorrat an Heilkräutern anlegen, sollten Sie die Kräuter kühl, trocken und dunkel aufbewahren. Kontrollieren Sie den Bestand regelmäßig und sortieren Sie Kräuter aus, die bereits ein Jahr alt sind.*

**Von A bis Z**
In diesem Buch finden Sie unterschiedlichste Beschwerden, die mit Hausmitteln behandelt werden können. Meist geht es hierbei um die Linderung der Beschwerden und um eine Unterstützung des Heilungsprozesses. Zu jedem Beschwerdebild werden die wichtigsten Symptome und mögliche Ursachen erklärt. Zu einer Selbstbehandlung gehört auf jeden Fall die Vorbeugung, um einer Erkrankung im Vorfeld entgegenzuwirken. Anschließend wird auf einfache Vorsorgemaßnahmen hingewiesen, die ohne Schwierigkeiten ergriffen werden können. Zuletzt folgen die Anwendungsmöglichkeiten, vom Wickel bis zum Heiltee. Sicher werden Sie aus der Fülle des Angebots die für Sie passende Anwendung finden.

# ABSZESSE

**Nicht auf die leichte Schulter nehmen!**

Ein Abszess ist eine abgekapselte eitrige Entzündung. Abszesse sind äußerst schmerzhaft. Kleinere Eiteransammlungen können in der Regel gut selbst behandelt werden, größere eitrige Entzündungen gehören hingegen immer in ärztliche Behandlung.

*Ursachen von Abszessen*

Die eitrige Entzündung eines Abszesses ist häufig sehr schmerzhaft und unschön. Wenn Sie immer wieder mit Abszessen zu kämpfen haben, sollten Sie unbedingt einen Arzt konsultieren: In aller Regel ist der Auslöser ein geschwächtes Immunsystem. Die Infektion wird meist durch Eiterbakterien (Streptokokken oder Staphylokokken) ausgelöst. Tritt zur Bildung eines Abszesses zudem → Fieber auf, sollten Sie sofort zum Arzt gehen.

*Achtung! Versuchen Sie niemals, einen Abszess durch Drücken oder Quetschen zu öffnen. Dies kann zu gefährlichen Infektionen (Blutvergiftung) führen.*

> **SYMPTOME**
>
> Ein Abszess zeigt sich zunächst als schmerzhafter Knoten, über dem die Haut gerötet und gespannt ist. In der Mitte des Knotens bildet sich nach einiger Zeit ein kreisrundes gelbliches »Eiterauge«. Bevorzugte Hautbereiche für das Auftreten eines Abszesses sind Nacken, Rücken, Gesäß, Oberschenkel, Lippenränder, Achseln und Leisten.

**So können Sie vorbeugen**

Grundsätzlich gilt zunächst: Finger weg! Wird ein Abszess geöffnet, bevor er reif ist, könnte er sich nach innen leeren. Es besteht dann die große Gefahr, dass sich die Infektion ausbreitet und beispielsweise eine äußerst gefährliche Blutvergiftung verursacht!

## OBERSTES GEBOT: HYGIENE!

*Stärken Sie Ihre Abwehrkräfte*
Dazu gehören in erster Linie eine gesunde, vitaminreiche Ernährung und viel Bewegung. Warm-kalte Wechselduschen am Morgen – drei bis fünf Minuten warm, dann ein paar Sekunden kalt duschen, mehrmals wiederholen – unterstützen die Stärkung des Immunsystems ebenso wie regelmäßige Saunagänge.
Zusätzlich helfen Trockenbürstenmassagen. Mit einer mittelharten Bürste, am besten mit Naturborsten, werden Arme und Beine in Längsrichtung, der übrige Körper mit kreisenden Bewegungen im Uhrzeigersinn zum Herzen hin gebürstet. Es wird stets mit der rechten Körperhälfte begonnen. Zunächst werden die Füße und Beine außen, dann innen massiert. Anschließend folgen Gesäß und Hüfte. Die Arme werden beginnend mit den Händen bis zur Schulter gebürstet. Dann folgen Brust, Bauch und Rücken.

*Duschen statt baden*
Bei einem bereits bestehenden Abszess sollten Sie auf ein Vollbad verzichten und eine Dusche vorziehen, um die Entzündung nicht auf andere Hautstellen zu übertragen. Achten Sie stets darauf, Ihre Hände sorgfältig zu waschen, wenn Sie einen Abszess berührt haben. Nur so stellen Sie sicher, dass Sie keine Bakterien übertragen.

### Was Sie tun können – Hausmittel gegen Abszesse
Auch wenn die Haut über einem Abszess spannt und schmerzt: Öffnen Sie unreife Abszesse keinesfalls mit Gewalt. Üben Sie sich in Geduld, und achten Sie stets auf die richtige Hygiene.

*Heiltee aus Birkenblättern und Löwenzahn*
Positive Wirkung bei der Behandlung von Abszessen hat ein Tee aus Birkenblättern und Löwenzahn: einen Esslöffel Blätter mit einer Tasse kochendem Wasser überbrühen; fünf Minuten zugedeckt ziehen lassen, abseihen. Täglich zwei bis drei Tassen trinken.

---

*Liegen Gegenanzeigen vor, zum Beispiel Herz-Kreislauf-Probleme, müssen Sie sich unbedingt von Ihrem Arzt beraten lassen. Physikalische Anwendungen wie Wechselduschen und Saunagänge belasten den Kreislauf in starkem Maße.*

*Hinweis:
Wenn sich durch eine eingeschränkte Herz- oder Nierenfunktion Wasseransammlungen gebildet haben, dürfen Sie keinen Brennnessel- und Birkenblättertee trinken.*

### Bockshornklee – Hausmittel der Griechen und Römer

Für eine Auflage bereiten Sie zunächst einen dicken Brei: einen Esslöffel Samen mit abgekochtem heißem Wasser gut verrühren. Diesen Brei streichen Sie dann auf ein kleines Mulltuch. Legen Sie diesen Umschlag so warm wie möglich für etwa 20 Minuten auf den Abszess. Die Auflage muss auch nach dem Aufbrechen des Abszesses angewendet werden, bis die Haut wieder glatt und weich ist.

*Tipp: Behandeln Sie auch einen bereits aufgebrochenen Abszess mit entsprechenden Auflagen. Damit fördern Sie den Heilungsprozess der Haut und verhindern die Narbenbildung.*

### Heilkraut Brennnessel

Um die Abheilung eines Abszesses zu unterstützen, können Sie außerdem Brennnesseltee trinken: einen Teelöffel Brennnesselblätter mit einer Tasse kochendem Wasser übergießen; fünf Minuten ziehen lassen, abseihen. Trinken Sie dreimal täglich eine Tasse.

### Kleines Blümchen, große Wirkung

Für rasche Hilfe sorgt eine Auflage aus Gänseblümchen. Frische Blüten und Blätter der Heilpflanze werden zerkleinert, auf ein Baumwoll- oder Leinentuch aufgetragen und auf die betroffene Hautpartie gelegt. Achten Sie darauf, dass Sie die Gänseblümchen nur auf ungedüngten Wiesen sammeln.

### Altbewährt: Kamille

Heiße Kamillenkompressen beschleunigen das Aufbrechen und Abheilen von Abszessen: zwei Teelöffel Kamillenblüten mit einer Tasse kochendem Wasser übergießen; etwa fünf Minuten ziehen lassen, abseihen. Tränken Sie mit dem Tee eine kleine Kompresse, und legen Sie diese auf den Abszess; wickeln Sie ein trockenes Tuch darüber. Nach zwei Stunden wiederholen Sie die Anwendung mit einer neuen Kompresse.

### Heilkraft des Kohls

Weißkohlblätter können die Heilung direkt am Ort der Entzündung unterstützen.

▶ Wickeln Sie mehrere Schichten Weißkohlblätter mit einer elastischen Binde direkt um die betroffenen Stellen. Lassen

Sie den Wickel zwei bis drei Stunden einwirken; danach gegebenenfalls erneuern.
- Trinken Sie zwei- bis dreimal täglich ein Glas (200 Milliliter) frischen Kohlsaft in kleinen Schlucken.

### *Ein Leinsamenpflaster lindert die Schmerzen*
Ein Leinsamenpflaster fördert die Reifung des Abszesses und lindert die Schmerzen: einen Esslöffel Leinsamen mit einem Teelöffel Olivenöl und einem Esslöffel Honig verrühren; die Paste auf ein Heftpflaster streichen und auf dem Abszess fixieren. Lassen Sie das Pflaster den ganzen Tag einwirken.

### *Auflage mit Käsepappeltee*
Käsepappel ist ein Volksname der Malve. Eine Auflage mit einem Absud von Malve wirkt beruhigend und lindernd: einen gehäuften Teelöffel Malvenblüten oder -blätter mit einer Tasse lauwarmem Wasser übergießen; diesen Ansatz acht Stunden ziehen lassen, gelegentlich umrühren, dann abseihen. Legen ein Tuch, mit Tee getränkt, auf die entzündete Hautstelle.

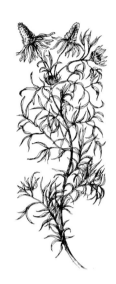

*Das Hausmittel schlechthin: die Kamille.*

> **ABSZESSE ÖFFNEN**
>
> Nach Rücksprache mit Ihrem Arzt können Sie einen kleinen Abszess selbst öffnen, vorausgesetzt, er ist reif. Sie erkennen dies daran, dass sich Eiter gebildet hat und die Spannung deutlich nachlässt. Mit einer desinfizierten Nadel stechen Sie den hellen Eiterkopf vorsichtig an. Den Eiter mit einem sauberen Tuch abtupfen, eventuell mit leichtem Druck nachhelfen. Wunde anschließend mit Alkohol aus der Apotheke desinfizieren.

### Wann zum Arzt
Abszesse lassen sich sehr gut mit natürlichen Hausmitteln selbst behandeln. Dennoch sollten Sie in bestimmten Fällen einen Hautarzt konsultieren, vor allem wenn
- der Abszess im Gesicht auftritt.
- die Entstehung eines Abszesses mit → Fieber einhergeht.
- Abszesse wiederholt auftreten.
- der Abszess nicht binnen weniger Tage abheilt.

*Eine Wärmebehandlung unterstützt die Reifung. Am besten eignet sich hierfür eine Heilerdepackung (aus der Apotheke). Die richtige Anwendung entnehmen Sie der Packungsbeilage.*

# AKNE

## Unschöne Gesichtspunkte

Es gibt die unterschiedlichsten Formen von Akne. Bei dieser in der Regel chronisch auftretenden Hauterkrankung sind die Poren der Haut durch eine überhöhte Talgproduktion verstopft; es bilden sich Mitesser, Pickel und Pustelchen.

### *Wenn die Hormone verrückt spielen*

Akne ist überwiegend hormonell bedingt. Im Verlauf der hormonellen Umstellung in der Pubertät steigt die Produktion des männlichen Geschlechtshormons Testosteron deutlich an – sowohl bei Jungen als auch bei Mädchen. Was passiert? Die Produktion der Talgdrüsen wird angeregt, die Poren verstopfen, und es kommt zur Bildung von Mitessern auf den Ausführgängen. Werden die Mitesser zudem durch Keime infiziert, entstehen eitrige Entzündungen: Schwarze und weiße Mitesser, Pickel und Zysten bilden sich meist im Gesicht und am Oberkörper.

### *Akne ist keine Pubertätserscheinung*

Die Pubertät wird auch das Pickelalter genannt. Viele Jugendliche leiden in dieser Lebensphase mehr oder weniger stark unter Akne. Meist verschwindet dieses Hautproblem nach Ende der Pubertät von selbst.

Akne kann allerdings – vor allem bei Frauen – auch in späteren Jahren erneut auftreten: Die Hormonumstellung während einer Schwangerschaft ist hierfür der Grund. Daneben beeinflusst die psychische Situation das Auftreten und Abklingen von Akne. So verstärken beispielsweise berufliche und private Anspannung und Stresssituationen ihre Ausprägung und begünstigen die Entstehung von Hautveränderungen. Aber auch starke Sonneneinwirkung, Kosmetika, zum

*Sehr häufig ist die Einnahme der »Pille« schuld an einem Akneausbruch. Ein klärendes Gespräch mit Ihrem Arzt ist unbedingt erforderlich.*

Beispiel Make-up, oder Medikamente, zum Beispiel die Antibabypille, können für einen Akneausbruch auch nach der Pubertät verantwortlich sein.

> **SYMPTOME**
> Auftreten schwarzer und weißer Mitesser. Hautgrieß, eitergefüllte Pickel, Knötchen und Zysten. Befallene Hautpartien: hauptsächlich Gesicht, Brust, Schultern und Rücken. Bei nicht pubertätsbedingter Akne können sich die Pickelzonen auch über den gesamten Körper verteilen. Die Größe der Pickel und Pusteln ist unterschiedlich. Mitunter treten Pickel an bestimmten Stellen (Stirn, Nasenflügel, Kinn, Mundbereich) konzentriert auf, manchmal gibt es auch Pickelschübe. Es können sich auch → Abszesse und → Ekzeme bilden, wenn Pickel sehr nah beieinander entstehen.

## So können Sie vorbeugen

Es gibt zahlreiche gut gemeinte Ratschläge und Rezepte, deren Anwendung in vielen Fällen tatsächlich auch zu guten Resultaten führt. Eine Erfolgsgarantie gibt es jedoch nicht. Auch ist es falsch zu glauben, Akne könne mit einer Blitzkur erfolgreich behandelt und geheilt werden. In der Regel ziehen sich Aknebehandlungen über einen längeren Zeitraum hin.

*So halten Sie Akne in Schach*

▶ Sorgfältige Hygiene mindert den Krankheitsverlauf. Waschhandschuhe und Handtücher sollten häufig gewechselt werden.

▶ Verwenden Sie zum täglichen Reinigen ein seifenfreies synthetisches Mittel.

▶ Vermeiden Sie fetthaltiges Make-up; dies ist vielfach die Ursache für Akne bei erwachsenen Frauen. Entfernen Sie das Make-up am Abend auf alle Fälle gründlich, und reinigen Sie das Gesicht mit einem milden Waschmittel.

▶ Drücken Sie nicht an Pickeln und Mitessern herum. Es könnte zu Entzündungen kommen. Suchen Sie im Bedarfsfall besser einen Hautarzt oder ein Kosmetikstudio auf. Hier werden Mitesser und Pickel fachmännisch behandelt.

*Akne entsteht nicht durch mangelhafte Hygiene! Im Gegenteil: Gerade die Betroffenen waschen sich besonders häufig, um ihre fettige Haut von überschüssigem Talg zu reinigen. Es reicht jedoch aus, die Haut zweimal täglich mit einer milden Seife zu reinigen.*

### Was Sie tun können – So behandeln Sie Akne erfolgreich auf natürliche Weise

*Achtung! Aknepusteln, Pickel und Mitesser heilen am besten, wenn man sie in Ruhe lässt. Werden sie gewaltsam ausgedrückt, besteht die Gefahr, dass Narben zurückbleiben.*

Pflanzliche Wirkstoffe – innerlich oder äußerlich angewendet – können bei der Aknebehandlung sehr gute Effekte erzielen. Denken Sie jedoch immer auch daran, dass pflanzliche Inhaltsstoffe möglicherweise Allergien auslösen können.

#### Anwendungen mit Apfelessig

- Machen Sie zweimal pro Woche ein Gesichtsdampfbad mit Apfelessig. Der Essigdampf klärt und desinfiziert die Haut und öffnet die Poren; so kann der Talg besser abfließen.
- Betupfen Sie entzündete Pickel und Pusteln mehrmals täglich mit unverdünntem Apfelessig; am besten eignet sich hierfür ein Wattepad oder ein Wattestäbchen.
- Zusätzlich sollten Sie Ihr Gesicht morgens und abends mit verdünntem Apfelessig waschen: Wasser und Apfelessig im Verhältnis 2:1 mischen und mit einem sauberen Waschlappen das Gesicht reinigen; nicht abtrocknen, das Essigwasser in die Haut einziehen lassen.
- Nehmen Sie ab und zu ein Essigbad. Geben Sie Ihrem Vollbad etwa einen halben Liter Apfelessig zu.

#### Arnikatinktur

*Achtung! Arnika darf ausschließlich äußerlich angewendet werden. Allergische Reaktionen bei der Anwendung sind bisweilen möglich.*

Arnika wirkt entzündungshemmend. Befeuchten Sie ein Baumwoll- oder Leinentuch mit Arnikatinktur, und legen Sie es auf die betroffenen Stellen: Setzen Sie getrocknete Arnikablüten mit 70-prozentigem Alkohol im Verhältnis 1:10 an. Sie lassen diese Mischung zwei Wochen stehen und seihen sie ab. Nach weiteren zehn Tagen können Sie die fertige Tinktur durchfiltern und verwenden; auf einen halben Liter Wasser geben Sie einen Esslöffel Tinktur. Die entzündeten Stellen vorsichtig mit einem Baumwolltuch betupfen.

#### Anwendungen mit Birkenblättern

- Auflagen mit einem Sud aus Birkenblättern eignen sich ebenfalls für die Aknebehandlung: drei Hand voll Birkenblätter mit einem Liter Wasser übergießen, zehn Minuten ko-

chen und anschließend abseihen. Mit dem Absud tränken Sie ein Tuch und legen es auf die betroffenen Hautpartien.
◗ Birkenblätter (oder Eisenkraut) helfen auch als Tee: zwei Teelöffel Birkenblätter (oder Eisenkraut) mit einem Viertelliter kochendem Wasser überbrühen; zehn Minuten ziehen lassen, anschließend abseihen. Von diesem Tee trinken Sie dreimal täglich eine Tasse. Eisenkrauttee können Sie mehrmals täglich zu sich nehmen.
◗ Oder als Teemischung: 40 Gramm Birkenblätter mit je zehn Gramm Holunderblüten und Brennnesselblättern und 20 Gramm Schlehenblüten mischen; einen gehäuften Esslöffel der Mischung mit einer Tasse Wasser übergießen; zehn Minuten ziehen lassen, abseihen. Trinken Sie den Tee mehrmals am Tag möglichst warm.

*Stärken Sie Ihr Immunsystem: eine halbe Rote Bete und einen Apfel auspressen und mit einer Löffelspitze Meerrettich verrühren; täglich ein Glas trinken.*

### Kur mit Braunwurztee

Das Braunwurzkraut ist ein sehr altes Heil- und Hausmittel der Volksmedizin, das insbesondere bei der Behandlung von Hautkrankheiten seine Heilwirkung entfaltet. Allerdings sollten Sie Braunwurzkraut als Tee mindestens über einen Zeitraum von zwei Monaten hinweg regelmäßig (täglich eine Tasse) einnehmen: einen Teelöffel Braunwurzkraut mit einem Viertelliter kochendem Wasser aufbrühen; nach zehn Minuten abseihen und in kleinen Schlucken trinken.

### Frauenmantel reinigt

Ein Tee aus Frauenmantel- und Stiefmütterchenkraut reinigt und entspannt die Haut: Frauenmantel- und Stiefmütterchenkraut zu gleichen Teilen mischen; einen Teelöffel der Mischung mit einem Viertelliter kaltem Wasser übergießen und zum Sieden bringen; 15 Minuten ziehen lassen, abseihen; pro Tag ein bis drei Tassen trinken.

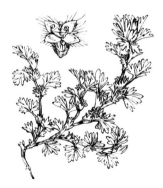

*Frauenmanteltee steht als Hausmittel hoch im Kurs.*

### Beruhigende Wirkung des Hafers

Hafer beruhigt, Essig klärt die entzündete Haut: zwei Esslöffel Hafermehl mit einem Esslöffel Apfelessig zu einer dickflüssigen Paste verrühren und auf das Gesicht auftragen (Augen frei lassen); nach zehn Minuten mit viel warmem Wasser gründlich abwaschen.

### Hautreinigung mit Hefe

Erleichterung bei Akneschüben verschafft auch eine Reinigungsmaske mit Hefe: einen Würfel Hefe mit lauwarmer Milch zu einem Brei verrühren und auf die betroffenen Hautpartien auftragen; 15 Minuten einwirken lassen, anschließend gründlich abspülen.

*Eine wirkungsvolle Blitzkur zur Aknebehandlung gibt es nicht. Verlieren Sie also nicht die Geduld, wenn nach nur wenigen Hausmittelanwendungen noch keine positiven Auswirkungen festzustellen sind.*

### Anwendungen mit »süßem Gold«

▶ Reinigend, erfrischend und zur Pflege gereizter und entzündeter Haut geeignet ist die Wirkung eines Honigtonics: je einen Esslöffel Honig und Zitronensaft mit 150 Milliliter destilliertem Wasser verrühren und in eine Flasche mit Zerstäuber füllen; kühl lagern. Das Gesicht morgens und abends mit dem Honigtonic benetzen.

▶ Ebenfalls äußerst wirksam: eine Honig-Weizenkleie-Maske. Hierfür bereiten Sie aus gleichen Teilen Honig und Kleie einen streichfähigen Brei, den Sie vor dem Schlafengehen auf die betroffenen Hautpartien auftragen. Am nächsten Morgen waschen Sie die Maske mit lauwarmem Wasser gründlich ab. Danach können Pickel und Mitesser vorsichtig ausgedrückt werden; anschließend desinfizieren Sie diese Stellen mit Rosenwasser oder Hamamelis.

### Eine belebende Jogurtmaske

*Die Volksmedizin empfiehlt zur Behandlung von eitrigen Pickeln die Einnahme von frischen Walderdbeeren (keine Plantagenfrüchte!). Die »süßen Früchtchen« wirken blutreinigend.*

Bei unreiner und fettiger Haut können Sie eine wirksame Jogurtmaske anwenden: Reinigen Sie Ihr Gesicht gründlich, und tragen Sie anschließend zwei bis drei Esslöffel Vollmilchjogurt auf (Augen frei lassen). Wenn der Jogurt trocken geworden ist, können Sie Ihr Gesicht zuerst mit Vollmilch, dann mit kaltem Wasser abwaschen.

### Heilkraft der Kamille

▶ Für ein Gesichtsdampfbad eignet sich auch die entzündungshemmende Wirkung der Kamille sehr gut: zwei Esslöffel Kamillenblüten in einer Schüssel mit heißem Wasser überbrühen. Schließen Sie die Augen, und beugen Sie Ihr Gesicht über den Dampf. Achten Sie dabei auf genügend Abstand, damit Sie sich nicht verbrühen.

❱ Hilfreich gegen Akne sind auch warme Kamillenkompressen: Tränken Sie ein Baumwolltuch mit Kamillentee (ein Teelöffel Kamillenblüten mit einer Tasse heißem – jedoch nicht kochendem – Wasser überbrühen). Dieses Tuch pressen Sie für etwa eine Minute auf die betroffenen Stellen; drei- bis viermal morgens und abends anwenden.

### *Nicht nur schmackhaft: Knoblauch*

❱ Betupfen Sie die entzündeten Hautpartien regelmäßig mit einer Mischung aus Knoblauchessig und Wasser (Mischungsverhältnis: 1 : 3): Knoblauchzehen klein hacken (eine rohe Zehe auf eine Tasse Obst- oder Weinessig), in eine weithalsige Flasche geben und mit der entsprechenden Menge Essig auffüllen; zwei bis drei Wochen gut verschlossen ziehen lassen; dann den Knoblauch abseihen. Den fertigen Knoblauchessig in eine dunkle Flasche umfüllen und kühl lagern.

*Knoblauch hilft, kann jedoch bei äußerlicher Anwendung zu Hautreizungen führen.*

❱ Mischen Sie eine zerdrückte Knoblauchzehe mit einem Esslöffel Honig, und streichen Sie diese Mischung behutsam auf die entzündeten Stellen; anschließend gründlich abwaschen. Ein Tipp: Verwenden Sie nur wirklich guten Honig. Dadurch wird die Heilwirkung der Mischung nachhaltig verstärkt.

❱ Statt der frischen Zehen können Sie auch 20 Tropfen Knoblauchtinktur mit dem Honig vermischen und auftragen: Knoblauchzehen schälen, in Scheiben schneiden, in ein Glas geben und mit klarem Schnaps aufgießen (Mischungsverhältnis: Zehen einer halben Knolle auf einen Liter Alkohol mit mindestens 45 Volumenprozent). Das Glas luftdicht verschließen und zwei Wochen lang an einem warmen Ort lagern; gelegentlich schütteln. Danach den Knoblauch abseihen und die Tinktur in dunklen Flaschen aufbewahren.

*Obwohl sich UV-Licht günstig auf Akne auswirken kann, ist von Sonnenbädern abzuraten. Durch die vermehrte Schweißbildung wird die Haut feucht. Dadurch können die verstopften Gänge der Talgdrüsen nach innen aufquellen und so weitere Entzündungen hervorrufen.*

❱ Ist die Haut trocken und haben sich Risse gebildet, sollten Sie es mit folgendem Hausrezept versuchen: Olivenöl mit ein paar Tropfen Knoblauchöl mischen und sanft einmassieren.

> **GROSSMUTTERS KNOBLAUCHTINKTUR**
>
> Selbst zubereitete Knoblauchtinktur nach alten Hausrezepten ist nicht mit Tinkturen zu verwechseln, die in Apotheken erhältlich sind. Handelsübliche Tinkturen werden meist mit mindestens 70-prozentigem Alkohol angesetzt. Für sie gilt: Niemals pur verwenden! Derartige Zubereitungen müssen immer im Verhältnis 1:4 verdünnt werden: ein Teil Knoblauchtinktur auf vier Teile Wasser.

### *Lavendel – Wohlriechendes Heilöl*

Lavendel verfügt über desinfizierende und entzündungshemmende Wirkstoffe. Mischen Sie fünf Tropfen ätherisches Lavendelöl (erhältlich in Apotheken und Reformhäusern) mit zwei Esslöffeln Oliven- oder Mandelöl; tränken Sie einen Wattepad, und tupfen Sie die Mischung zweimal täglich auf die Aknestellen auf.

### *Reinigendes Peeling mit Mandelkleie*

▸ Bei unreiner Haut hilft ein regelmäßiges Peeling; dabei lösen sich die abgestorbenen Hautschuppen. Besonders gut geeignet ist ein Peeling mit Mandelkleie: mit Wasser verrühren und sanft einmassieren; anschließend mit warmem Wasser gründlich abwaschen.

▸ Klärend und beruhigend auf die Haut wirkt auch eine Mandelkleie-Honig-Maske: je fünf Esslöffel Mandelkleie und Honig zu einem Brei verrühren und fingerdick auf das Gesicht auftragen (Augen und Mund frei lassen); 30 Minuten einwirken lassen und anschließend mit warmem Wasser sorgfältig abspülen. Diese Maske sollten Sie kurmäßig jeden zweiten Tag vier Wochen lang auflegen.

### *Mit Queckenwurzel gegen Akne*

Die Quecke ist ein Heil- und Hausmittel, das schon unsere Großeltern gegen chronische Hautausschläge angewendet haben: Die gründlich gewaschene und gereinigte Queckenwurzel wird fein zerkleinert und getrocknet. Um den Heiltee zu bereiten, übergießen Sie ein bis zwei Teelöffel der getrockne-

---

*Quendel oder Feldthymian gilt bei chronisch wiederkehrender Akne als altes Hausmittel. Geben Sie bereits während des Kochens etwas Quendelkraut in die Speisen, zum Beispiel Fleisch- oder Gemüsegerichte.*

*Den Heiltee aus der Queckenwurzel können Sie außerdem zum Reinigen der betroffenen Hautpartien verwenden.*

ten Wurzel mit einer Tasse kochendem Wasser und lassen das Ganze zehn Minuten zugedeckt ziehen, anschließend abseihen und in kleinen Schlucken trinken.

*Schwefelbäder regen die Durchblutung der Haut an*
Nehmen Sie zweimal pro Woche ein Schwefelbad (in der Apotheke erhältlich): maximal zehn Minuten baden; anschließend nicht abtrocknen, sondern eine halbe Stunde ruhen.

*Umschläge mit essigsaurer Tonerde*
Versuchen Sie es bei eitrigen Pickeln doch einmal mit einem Umschlag. Rühren Sie dazu in einen langsam erwärmten Esslöffel Sonnenblumenöl zwei Esslöffel essigsaure Tonerde ein. Diese Mischung auf die entzündeten Pickel auftragen; nach einer halben Stunde mit lauwarmem Wasser sorgfältig reinigen und trockentupfen.

*Heilerde verschafft zusätzlich Linderung: Das Pulver mit warmem Wasser zu einem Brei verrühren und auftragen; nach einer halben Stunde vorsichtig abwaschen und trockentupfen.*

*Behandlung mit Urin*
Urin wird bereits seit Generationen zur Eigenbehandlung gegen Akne eingesetzt. Wenn Sie sich dazu überwinden können, ist diese Behandlung sehr wirkungsvoll: Die Pickel und Pusteln müssen mit einigen Tropfen Ihres Morgenurins betupft werden und dürfen anschließend nicht gewaschen werden. Vorsicht: Urin kann die Haut reizen. Sollten bei der Behandlung Rötungen oder Juckreiz auftreten, Hautpartien gründlich abwaschen und ein anderes Mittel ausprobieren.

## Wann sollten Sie einen Arzt aufsuchen

Behandlungen mit Hausmitteln und Heilkräutern verschaffen in vielen Fällen spürbare Linderung. Dennoch gibt es Gegenanzeigen, bei denen es dringend geboten ist, einen Hautarzt (Dermatologen) zurate zu ziehen, z. B. wenn
▶ die oben beschriebenen Selbsthilfemaßnahmen erfolglos bleiben und sich die Akne weiter ausbreitet.
▶ Nebenwirkungen, zum Beispiel Hautrötungen, oder allergische Reaktionen, zum Beispiel Juckreiz, infolge der Behandlung mit Hausmitteln auftreten.

# ARTERIOSKLEROSE

## Beinahe unvermeidlich, aber beeinflussbar

Die Krankheit beginnt in der Regel unerkannt und beschwerdefrei. Vor allem ältere Menschen sind davon betroffen. Arteriosklerose ist letztendlich nicht zu verhindern. Man bemerkt die Krankheit erst, wenn sich Folgeerkrankungen einstellen. Altersarteriosklerose gehört zum Schicksal zahlreicher Menschen. Doch Sie können ihr Auftreten hinauszögern.

### Ursachen

Arteriosklerose ist die häufigste arterielle Gefäßkrankheit. »Arterienverkalkung« – so der Volksmund – ist das Resultat von Umbauvorgängen in den Arterien. Die Folge sind Durchblutungsstörungen. Im Verlauf der Krankheit verhärten und verdicken sich die Gefäßwände durch Einlagerung von Fett, Kalk und Bindegewebspartikeln. Die Folge: Die Elastizität der Arterien nimmt ab, und die Gefäßöffnung verengt sich zunehmend.

*Arteriosklerose ist nicht nur eine »Alterserscheinung«. Krankhafte Gefäßveränderungen können bereits im Kindes- und frühen Jugendalter einsetzen.*

### SYMPTOME

Allgemein: Blutdruckstörungen, → Bluthochdruck, → Schwindel, → Kopfschmerzen, → Nasenbluten

Herzkranzgefäße: Angina pectoris, koronare Herzkrankheit, Herzmuskelschwäche, Herzrhythmusstörungen, Herzinfarkt

Bein- und Beckenarterien: Raucherbein, Schaufensterkrankheit, Schmerzen beim Gehen, Potenzstörungen

Hals-Nacken-Arterien: Hirnleistungsstörungen, Schlaganfall

Hirnarterien: → Ohrgeräusche, → Schwindel, Sehstörungen

Kopfarterien: → Kopfschmerzen, → Migräne

## So können Sie vorbeugen

Die Arteriosklerose verläuft in der Regel zunächst beschwerdefrei. Treten erste spürbare Symptome (→ Kasten) auf, ist die Krankheit bereits weit fortgeschritten. Vorbeugung ist daher die beste Strategie gegen Arteriosklerose.

> **WIE SICH DER KÖRPER HILFT**
>
> Arteriosklerose bleibt lange Zeit unbemerkt, da sich der Körper zunächst selbst hilft und Beschwerden entsprechend ausbleiben. Der Körper bildet so genannte Kollateralgefäße – Querverbindungen zwischen den Arterien. Diese »Ersatzleitungen« umgehen verengte, nicht mehr durchlässige Stellen der Arterien. Statt durch die verkalkten Arterien bewegt sich der Blutstrom nun durch die kleineren Ersatzgefäße. Damit wird eine ausreichende Versorgung der Organe gewährleistet. Beschwerden bleiben zunächst aus. Nicht ausgeschlossen ist jedoch, dass auch diese Kollateralgefäße verstopfen.

### *Verändern Sie Ihren Lebensstil*

Eine ungesunde Ernährungsweise, Bewegungsmangel und Nikotingenuss sind die Hauptursachen. Tun Sie etwas, bevor Ihre Arterien unwiderruflich geschädigt sind!

▶ Ernähren Sie sich vor allem bewusst und gesund. Reduzieren Sie tierische Fette, und stellen Sie konsequent um auf eine ausgewogene, vitamin- und ballaststoffreiche Ernährung mit frischen Produkten. Setzen Sie zwei- bis dreimal wöchentlich Fisch auf Ihren Speiseplan. Bereiten Sie Gerichte ausschließlich mit Pflanzenölen und -fetten zu; diese enthalten einen großen Anteil an mehrfach ungesättigten Fettsäuren. Verringern Sie den Anteil gesättigter Fettsäuren: Meiden Sie fette tierische Lebensmittel. Beschränken Sie außerdem die Zuckerzufuhr, und reduzieren Sie den Alkoholkonsum.

▶ Senken Sie Bluthochdruck mithilfe gesunder Ernährung und Bewegung.

▶ Bauen Sie Übergewicht ab, und beugen Sie ihm vor.

▶ Geben Sie das Rauchen auf! Rauchen ist der gefährlichste Risikofaktor der Arteriosklerose und begünstigt zahlreiche Gefäßkrankheiten.

*Risikofaktor Nummer eins: »blauer Dunst«! Grundsätzlich gilt:*
- *Geben Sie das Rauchen auf!*
- *Fangen Sie gar nicht erst an zu rauchen!*
- *Meiden Sie Orte, an denen geraucht wird!*

- Treiben Sie regelmäßig Sport. Trainieren Sie wöchentlich zwei- bis dreimal 10 bis 30 Minuten.
- Lassen Sie regelmäßig Ihren Blutdruck und Ihre Blutfettwerte von einem Arzt kontrollieren.

*Achtung! Frauen, die rauchen und die Antibabypille einnehmen, haben ein 20fach erhöhtes Herzinfarktrisiko!*

## Was Sie tun können – Hausmittel gegen Arteriosklerose

Vorbeugung ist die beste Maßnahme gegen Arteriosklerose. Die allgemeine Umstellung des Lebensstils reduziert die Risiken, an einer ernst zu nehmenden oder gar lebensbedrohlichen Folgekrankheit zu erkranken. Hausmittelanwendungen können die vorbeugenden Maßnahmen nachhaltig und wirkungsvoll unterstützen.

### *Äpfel helfen bei der Darmreinigung*

Ein monatlicher Darmentgiftungstag auf Apfelbasis reinigt und regt den Stoffwechsel an. Und so sollte Ihr Kurtag aussehen:
- Frühstück: ein Glas (200 Milliliter) frisch gepressten Apfelsaft mit dem Saft einer halben Zitrone mischen und trinken.
- Vormittags: ein bis zwei rohe Äpfel (mit Schale) essen.
- Mittagessen: ein bis zwei Tassen Apfelschalentee (aus der Apotheke oder dem Reformhaus) lauwarm mit einem Teelöffel Honig gemischt trinken; ein bis zwei Stunden später drei bis vier Äpfel (mit Schale) essen.
- Nachmittags: jeweils um 15.00 und um 17.00 Uhr ein Glas frisch gepressten Apfelsaft trinken.
- Abends: einen Teller warmes Apfelmus essen; zwei bis drei Teelöffel Honig zugeben.

*Vor allem der hohe Anteil an Rutin und anderen Flavonoiden macht Buchweizen zu einem wirkungsvollen Heil- und Hausmittel bei der vorbeugenden Behandlung der Arteriosklerose.*

### *Tee aus Buchweizenkraut*

Zur Vorbeugung ist auch Buchweizentee gut geeignet: Zwei Teelöffel Buchweizenkraut mit einem Viertelliter siedendem Wasser übergießen; eine Minute kochen und dann 10 bis 15 Minuten ziehen lassen, abseihen; kurmäßig sechs Wochen lang täglich zwei bis drei Tassen trinken.

***So schützt Knoblauch***
Eine ausgewogene Ernährung, viel Bewegung und die richtige Portion Knoblauch beugen der Arteriosklerose vor.

▶ Nehmen Sie vor den Mahlzeiten fünf Tropfen Knoblauchtinktur mit einem Esslöffel Wasser gemischt ein: Knoblauchzehen schälen, in Scheiben schneiden, in ein Glas geben und mit klarem Schnaps aufgießen (Mischungsverhältnis: Zehen einer halben Knolle auf einen Liter Alkohol mit mindestens 45 Volumenprozent). Das Glas luftdicht verschließen und zwei Wochen lang an einem warmen Ort lagern; gelegentlich schütteln. Danach den Knoblauch abseihen und die Tinktur in dunklen Flaschen aufbewahren.

▶ Trinken Sie regelmäßig vor dem Schlafengehen ein Schnapsgläschen voll Knoblauchtonikum: eine Hand voll Knoblauchzehen abziehen, fein hacken, in einen Tonkrug geben und mit einem Liter Rot- oder Weißwein übergießen; den Krug gut verschließen und an einem kühlen Ort zwei Wochen ziehen lassen.

▶ Bereiten Sie ein Knoblauch-Zwiebel-Mus zu: die Zehen einer halben Knoblauchknolle fein hacken und mit einer großen Gemüsezwiebel und ein wenig Wasser zu einem Mus einkochen; dann mit einem Esslöffel Honig und etwas (Apfel-)Essig abschmecken; abkühlen lassen und dreimal täglich einen Esslöffel zwischen den Mahlzeiten einnehmen.

▶ Als Zwischenmahlzeit eignet sich ein dünn bestrichenes Butterbrot mit fein gehacktem Knoblauch.

▶ Gesund und schmackhaft: Zaziki. Zwei Knoblauchzehen fein hacken und mit einer fein gehobelten Salatgurke und 250 Gramm (Mager-)Jogurt mischen; mit wenig Salz und Pfeffer abschmecken.

▶ Wer die unangenehmen Knoblauchdünste während der Woche vermeiden muss, kann am Wochenende diese Knoblauchkur durchführen: Essen Sie am Freitagabend zwei Knoblauchzehen, verdoppeln Sie die Dosis am Samstag, und lassen Sie die Kur am Sonntag mit einer Zehe ausklingen. Nach etwa 20 Stunden sind die Gerüche verflogen. Dieses Kur können Sie öfter wiederholen.

*Seit mehr als 5 000 Jahren wird Knoblauch bereits als Arzneimittel verwendet. Glaubt man den Berichten Herodots, so haben sich schon die Arbeiter, die die Cheopspyramide errichteten, mit Knoblauch, Zwiebeln und Rettich gestärkt.*

*»Wohl kein Kraut der Erde ist so wirksam zur Reinigung von Magen, Gedärmen und Blut wie der Bärlauch.« Dieser Satz aus einem alten Kräuterbuch beschreibt wohl am besten die hohe Wertschätzung und Wirkungskraft des »wilden Knoblauchs«.*

> BÄRLAUCH – WILDER BRUDER DES KNOBLAUCHS
>
> »Iss Knoblauch zu jeder Zeit und Bärlauch im Mai, dann haben die Ärzte das ganze Jahr frei«, lautet ein russisches Sprichwort. Bärlauch riecht wie Knoblauch und schmeckt fast wie Knoblauch. Da wundert es kaum, dass dem wilden Bruder des Knoblauchs ebenfalls erstaunliche Heilwirkungen zugeschrieben werden: Bärlauch kann als Alternative zu allen Anwendungen mit Knoblauch angewendet werden. Großer Vorteil: Der Verzehr von Bärlauch hinterlässt keine unangenehmen Duftspuren. Doch Vorsicht! Bärlauchblätter sind den giftigen Blättern des Maiglöckchens und den Blättern der tödlich giftigen Herbstzeitlose sehr ähnlich. Der starke Knoblauchgeruch beim Zerreiben der Bärlauchblätter ist allerdings eine eindeutige Unterscheidungshilfe. Wer ganz sicher gehen möchte, sollte frischen Bärlauch im Mai auf dem Bauernmarkt kaufen.

### Heilkraft des Kohls

Vor allem Blumenkohl, Grünkohl, Kohlrabi und Wirsing sind ideale Helfer gegen Arteriosklerose.

▶ Nehmen Sie so oft wie möglich die angeführten Kohlsorten in Ihren Speiseplan auf.

▶ Trinken Sie täglich zwei bis drei Gläser (à 200 Milliliter) frisch gepressten Kohlsaft. Bevorzugen Sie Säfte oder Saftmischungen aus den aufgeführten Kohlsorten.

### Steinklee fördert die Durchblutung

Trinken Sie zur Anregung der Durchblutung regelmäßig diese Teemischung mit Steinklee: je 25 Gramm Steinklee, Buchweizen- und Mistelkraut und Weißdornblätter mit Blüten mischen; einen Teelöffel der Mischung mit einer Tasse (150 Milliliter) kochendem Wasser überbrühen; 15 Minuten ziehen lassen, abseihen; zwei- bis dreimal täglich eine Tasse des frisch zubereiteten Tees trinken.

### Heilsaft Urin

Zur Vorbeugung empfehlen sich auch Urinanwendungen. Reiben Sie den ganzen Körper kräftig mit Urin ein. Oder trinken Sie regelmäßig ein paar Schlucke Urin.

*Weißdorn stärkt Herz und Kreislauf*
Die Vorbeugemaßnahmen unterstützt auch eine Teemischung mit Weißdorn: je 25 Gramm Weißdornblüten, Mistel-, Rauten-, Zinn- und Hirtentäschelkraut mischen; einen Teelöffel der Kräutermischung mit einem Viertelliter kochendem Wasser übergießen; 15 Minuten ziehen lassen, abseihen; drei Wochen lang dreimal täglich eine Tasse trinken.

*Zwiebeln verhindern Arteriosklerose*
▶ Die einfachste Methode: Regelmäßig eine – möglichst frische – rohe Zwiebel essen.
▶ Vorbeugend wirkt auch ein schmackhafter Zwiebelsalat mit Olivenöl und Zitrone: Zwiebeln in feine Ringe schneiden, mit Olivenöl und Zitronensaft mischen und eventuell mit Pfeffer abschmecken. Diesen Salat können Sie kurmäßig über vier bis sechs Wochen täglich essen.

*Der regelmäßige Genuss frischer Zwiebeln beugt der Arteriosklerose wirkungsvoll vor.*

## Wann zum Arzt
Achten Sie auf die beschriebenen Symptome. Nehmen Sie sie unbedingt ernst. Auch wenn der Verlauf der Arteriosklerose zunächst beschwerdefrei ist, so sind die Folgeerkrankungen oftmals lebensbedrohend! Die Behandlung einer bereits bestehenden Arteriosklerose gehört auf jeden Fall in ärztliche Hand. Suchen Sie also einen Arzt auf, wenn
▶ die aufgeführten Symptome auftreten.
▶ Sie ein »Risikopatient« sind (Raucher, hohes Alter, Diabetiker, Hochdruckkranke, Übergewichtige, Veranlagung zu Fettstoffwechselstörung, bewegungsarme und stressintensive Lebensweise).
▶ Sie an Angina pectoris leiden.
▶ Sie an Kreislaufstörungen mit Schwindel und Sehstörungen oder an Hirndurchblutungsstörungen leiden.
▶ Anzeichen von Durchblutungsstörungen in den Beinen auftreten (Beinschmerz, Raucherbein, so genannte Schaufensterkrankheit).
▶ Bluthochdruck und erhöhte Blutfettwerte trotz Änderung des Lebensstils bestehen bleiben.

*Achtung!*
*Arteriosklerose muss vom Arzt behandelt werden. Hausmittel können die Behandlung lediglich flankieren. Die wichtigsten Maßnahmen sind:*
■ *Rauchen einstellen!*
■ *Fettverzehr reduzieren!*
■ *Bewegung, Bewegung, Bewegung!*

# ARTHRITIS (CHRONISCHE POLYARTHRITIS)

## Schon unsere Vorfahren litten an Entzündungen in den Gelenken

*Wissenschaftliche Untersuchungen haben ergeben, dass bereits die Neandertaler sowie die Pharaonen an Arthritis gelitten haben. Und auch Tiere, wie zum Beispiel die Dinosaurier, blieben vor Jahrmillionen von Gelenkschmerzen nicht verschont.*

Arthritis – oder chronische Polyarthritis – ist eine Entzündung der Gelenkinnenhaut, die im Immunsystem ausgelöst wird: Die Innenhaut des betroffenen Gelenks fängt an zu wuchern, schädigt dabei körpereigenes Gewebe (Knorpel) und beeinträchtigt dadurch zunehmend die Bewegungen. Im weiteren Verlauf der Krankheit kann Arthritis den Knochen zerstören. Die Betroffenen leiden unter schmerzenden Gelenken, später folgen Verformungen (Schwellungen) und Versteifungen der Gelenke.

### Ursachen der Arthritis

Bislang gibt es keine endgültigen wissenschaftlichen Erkenntnisse darüber, was chronische Polyarthritis auslöst. Als Ursachen dieser weltweit verbreiteten Krankheit werden genetisch bedingte Voraussetzungen und bakterielle Infektionen nach Verletzungen vermutet. Außerdem spielen Übergewicht und die psychische Verfassung der Betroffenen eine wichtige Rolle.

*Frauen erkranken mehr als zweimal so oft an Arthritis wie Männer.*

> **SYMPTOME**
>
> Schmerzhafte Gelenkentzündung mit Schwellung und Steifheit. Besonders häufig sind betroffen: Gelenke von Fingern, Zehen, Händen, Schultern, Knie, Hüften und Hals. In schweren Fällen erfolgt eine Deformation der Finger-, Hand- und Zehengelenke (Knotenbildung). Vorbote: eiskalte Finger; erste Anzeichen sind Fieber, warme Gelenke und leichte Schmerzen. Typisch: Morgensteifigkeit. Im fortgeschrittenen Stadium einer chronischen Polyarthritis können die Funktionen der Gelenke zunehmend eingeschränkt werden (bis hin zum völligen Funktionsverlust).

## So können Sie vorbeugen

Der erste Schritt heißt: Runter mit dem Gewicht! Falls Sie unter Übergewicht leiden, sollten Sie unbedingt Ihr Gewicht reduzieren. Je weniger Gewicht auf den Gelenken lastet, desto weniger anfällig werden diese für Entzündungen. Treiben Sie Sport: Regelmäßige Bewegung kräftigt die Muskeln, stärkt und entlastet gleichermaßen die Gelenke. Schwimmen und Radfahren sind dabei die geeignetsten Sportarten, da sie die Gelenke nachhaltig entlasten.

*Außerdem: Alkohol- und Kaffeegenuss reduzieren und unbedingt mit dem Rauchen aufhören!*

### SPORT TREIBEN – ABER RICHTIG!

Meiden Sie »schnelle« Sportarten mit plötzlichen Richtungsänderungen wie Badminton, Tischtennis oder Squash. Wenn Sie joggen, tragen Sie unbedingt Schuhe mit sehr guter Dämpfung. Wählen Sie Ihre Laufstrecke so aus, dass Sie hauptsächlich auf Waldwegen laufen können. Meiden Sie harten Untergrund (Straße, Gehwege etc.)!

### *Die Ernährung umstellen*

Verzichten Sie vor allem auf fettes Fleisch und tierische Fette. Stattdessen sollten Sie mehr Gerichte mit (See-)Fisch, Aal ausgenommen, in Ihren Speiseplan aufnehmen. Die in verschiedenen Arten von Fisch enthaltenen Fettsäuren können entzündungshemmend wirken. Außerdem sollten Sie natürlich viel frisches Gemüse und Obst zu sich nehmen. Unter den pflanzlichen Ölen sind Oliven- oder Rapsöl am besten geeignet.

*Hinweis: Oliven- und Rapsöl und viele Seefische enthalten Omega-3-Fettsäuren.*

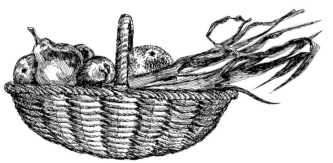

*Frisches Obst und Gemüse sollten auf Ihrem Speiseplan ganz oben stehen. Eine tägliche Portion ist ein absolutes Muss.*

> **VITAMIN-C-MANGEL AUSGLEICHEN**
>
> Bei Menschen mit Arthritisproblemen ist häufig ein Vitamin-C-Mangel festzustellen. Mit Obst oder Säften von Kiwis, Grapefruit, Sanddorn, Zitrone, Orange oder Holunder können Sie für den nötigen Ausgleich sorgen. Auch Vitamin A, das Sie reichlich in grünem Blattgemüse und Karotten finden, darf auf Ihrem Speiseplan nicht fehlen.

*Kupfer zuführen*

Möglicherweise führt auch ein Mangel an Kupfer zu Arthritisbeschwerden. Manche Patienten schwören auf Kupferarmbänder: Das gelöste Kupfer kann von Arthritiskranken über die Haut aufgenommen werden.

## Was Sie tun können – So lindern Sie arthritische Beschwerden

*Anwendungen mit Apfelessig*

▶ Waschungen der schmerzenden Gelenke mit Essigwasser lindern die Beschwerden: Einen Esslöffel Apfelessig mit 100 Millilitern Wasser vermischen, ein Tuch oder einen Waschlappen mit dem Essigwasser tränken und damit behutsam die betroffene Stelle waschen beziehungsweise sanft massieren.

▶ Einreibungen geschwollener Gelenke mit Apfelessig – pur oder mit Wasser verdünnt – wirken schmerzlindernd.

▶ Bei arthritischen Beschwerden haben sich auch Wickel mit Apfelessig bewährt: Einen Esslöffel Essig mit 100 Millilitern Wasser vermischen, ein Baumwoll- oder Leinentuch damit tränken und um das entzündete Gelenk wickeln.

▶ Kur mit Apfelessigtrunk: Sechs Teelöffel Apfelessig mit einem Viertelliter abgekochtem Wasser und zwei Teelöffel Honig verrühren; dreimal pro Tag zu den Mahlzeiten in kleinen Schlucken trinken. Diese Anwendung sollten Sie kurmäßig über einen längeren Zeitraum, bis sich die Beschwerden gebessert haben, durchführen.

▶ Wenn die Schmerzen sehr stark und akut auftreten, nehmen Sie den Apfelessigtrunk stündlich ein.

---

*Durch das Kühlen der schmerzenden Körperpartien mit Apfelessigwickeln gelangen die entzündungshemmenden Stoffe des Essigs direkt in den betroffenen Bereich.*

*Apfelessig kurbelt den Stoffwechsel an und trägt dadurch dazu bei, Ablagerungen in den Gelenken aus dem Körper zu entfernen. Außerdem entfaltet Apfelessig schmerzstillende Wirkungen und gleicht Mineralstoffdefizite im Körper aus.*

## Ein Bad lindert den Schmerz

Ein Vollbad mit etwa 37 °C entspannt und lindert den Schmerz. Als Badezusatz eignet sich Weidenrinde ganz ausgezeichnet: Einen Esslöffel Weidenrindenstücke in einem Viertelliter Wasser aufkochen, anschließend etwa fünf Minuten ziehen lassen, abseihen und dem Badewasser zugeben.

*Hinweis: Während der Schwangerschaft dürfen Anwendungen mit Weidenrinde nicht durchgeführt werden.*

## Heiltees mit Basilikum und Quendel

Übergießen Sie ein bis zwei Teelöffel Basilikum- oder Quendelkraut mit einer Tasse kochendem Wasser; zehn Minuten ziehen lassen, abseihen. Trinken Sie am besten dreimal täglich eine Tasse.

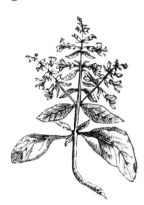

*Basilikum ist nicht nur schmackhaft, er trägt auch zur Linderung von Arthritisbeschwerden bei.*

## Bewegungsbäder helfen

Sehr hilfreich bei der Selbstbehandlung sind Bewegungsbäder: Unter fachkundiger Anleitung werden bestimmte Schwing- und Gehübungen sowie Rumpfbeugen durchgeführt. Durch diese Übungen im warmen Wasser werden die Muskeln gekräftigt und die Gelenke entsprechend entlastet.

## Mit Eis gegen akute Entzündungen

Erste Hilfe bei akuten Entzündungen bietet ein Eisbeutel oder eine Eispackung: Eiswürfel zerstoßen, in einen Plastikbeutel füllen und fest verschließen. Wickeln Sie den Beutel in ein (Hand-)Tuch, und legen Sie diese Packung für etwa 15 Minuten auf das schmerzende Gelenk; nach einer zehnminütigen Pause können Sie die Anwendung wiederholen. Achtung: Wenn Sie die Kälte als unangenehm empfinden, Eisbeutel sofort entfernen!

*Kälteanwendungen mit Eisbeuteln, Eispackungen oder so genannten Cold Packs (aus der Apotheke) sind als Erste-Hilfe-Maßnahmen vor allem bei akuten Arthritisbeschwerden hilfreich. Im Notfall tut auch ein Beutel mit Tiefkühl-Erbsen gute Dienste.*

## Anwendungen mit Honig

▸ Spürbare Erleichterung verschaffen Umschläge mit Honig: Zwei bis drei Esslöffel Honig im Wasserbad erwärmen und vor dem Schlafengehen auftragen. Wickeln Sie ein Baumwoll- oder Leinentuch um die betreffende Stelle; über Nacht einwirken lassen und am nächsten Morgen mit lauwarmem Wasser abwaschen.

▸ Kampfer-Honig-Kompresse: einen Teelöffel Kampfertinktur (in der Apotheke erhältlich) mit vier Esslöffeln Honig im Wasserbad erwärmen; ein Baumwoll- oder Leinentuch mit der Lösung tränken, auswringen und auf die schmerzende Stelle legen; wickeln Sie ein trockenes Tuch (oder einen Wollschal) darum. Die Kompresse am besten über Nacht einwirken lassen und am nächsten Morgen gründlich abwaschen.

### Knoblauchpaste zum Einreiben
Zerdrücken Sie eine Knoblauchzehe in etwas Schmalz, und reiben Sie damit die schmerzenden Gelenke ein.

### Die Heilkraft des Kohl
▸ Ein bewährtes Hausmittel bei Arthritis ist Grünkohl. Schnelle Hilfe bringen Kohlauflagen: Kohlblätter kurz in kochendem Wasser blanchieren; mehrere Schichten Kohlblätter mit einer elastischen Binde um das betroffene Gelenk wickeln und zwei bis drei Stunden einwirken lassen.
▸ Trinken Sie zwei bis dreimal täglich ein Glas (200 Milliliter) Kohlsaft.

### Die Kraft der Melisse
Auflagen mit Melissengeist eignen sich hervorragend zur Behandlung von Gelenkschmerzen: heiß bei nicht entzündlichen, kalt bei entzündlichen Schmerzen. Geben Sie einen Esslöffel auf einen halben Liter heißes oder kaltes Wasser. Tränken Sie damit ein Baumwoll- oder Leinentuch, und legen Sie dies auf die schmerzende Stelle.

*Hinweis: Wärmepackungen dürfen bei bestehenden Herz- und Kreislauferkrankungen sowie starken Durchblutungsstörungen keinesfalls angewendet werden!*

### Heiße Moorpackungen
Ein altes Hausmittel gegen Arthritis sind Moorpackungen (aus der Apotheke): Bereiten Sie die Packung nach Anleitung zu, und tragen Sie die Masse dann auf die betreffende Stelle auf. Decken Sie die behandelte Körperpartie mit Ölpapier und einem Baumwoll- oder Leinentuch ab. Legen Sie ein Wolltuch darüber. Nach etwa 30 Minuten Packung gründlich abwaschen. Achtung: Eine Wärmepackung ist anstrengend!

## Umschläge und Wickel mit Quark

▶ Gegen entzündliche Gelenkschwellungen hilft ein Quarkumschlag: Verrühren Sie 100 Gramm Quark mit zwei Teelöffeln Kochsalz, und streichen Sie die Masse auf das betroffene Gelenk; mit einem Tuch abdecken; nach 30 bis 40 Minuten gründlich mit warmem Wasser abwaschen.

*Das Salz entzieht dem Gelenk Flüssigkeit und lässt so die Schwellung abklingen.*

▶ Streichen Sie 500 Gramm gekühlten Quark etwa ein bis zwei Millimeter dick auf ein Baumwoll- oder Leinentuch, und legen Sie das Tuch mit der Quarkseite auf das Gelenk. Darüber wickeln Sie ein weiteres Baumwoll- oder Leinentuch; darüber wiederum ein Woll- oder Flanelltuch; etwa eine Stunde einwirken lassen, bis der Quark angetrocknet ist; anschließend gründlich mit lauwarmem Wasser abwaschen. Sie sollten sich während der Einwirkzeit nicht bewegen; wählen Sie entsprechend eine bequeme Sitz- oder Liegeposition.

## Urinauflagen lindern Schmerzen

Bei geschwollenen, heißen und geröteten Gelenken haben sich Auflagen mit Urin bewährt: Einen Waschlappen mit dem Urin tränken und auf die schmerzende Stelle legen. Diese Anwendung können Sie je nach Bedarf mehrmals wiederholen.

## Wann zum Arzt

Eine eindeutige Diagnose kann nur der Facharzt stellen. Eine Ultraschallmessung liefert sichere Informationen, ob Sie an einer Arthritis leiden oder nicht. Die Messung macht Auswirkungen und Folgen einer Erkrankung deutlich, zum Beispiel Verdickungen an den Gelenken, gelenknahe → Osteoporose oder Verschmälerung der Gelenkspalten. Weitere Diagnosemittel sind Röntgenaufnahmen und Blutuntersuchungen.

*Wenn sich Ihre Gelenke warm anfühlen, Sie unter Fieber und leichten Schmerzen leiden, sind dies meist erste Vorboten von Arthritis. In diesem Falle sollten Sie umgehend einen Arzt aufsuchen, der die entsprechenden Untersuchungen vornehmen kann.*

Die meisten Arthritispatienten sind in der Regel ihr weiteres Leben lang auf Medikamente angewiesen. Mit den beschriebenen Hausmitteln lassen sich jedoch ebenfalls sehr gute Effekte erzielen. Wenn Sie zu einer »Risikogruppe« gehören, z. B. an Übergewicht leiden, sollten Sie unbedingt auf die erwähnten Symptome achten.

# ARTHROSE

## Wenn die Gelenke »einrosten«

Mit zunehmendem Alter zeigen sich insbesondere an den Gelenken Anzeichen von Abnutzung und Verschleiß: Arthrose. Ab dem 50. Lebensjahr ist jeder Zweite davon betroffen, doch leiden bereits auch viele jüngere Menschen unter Arthrose. Veranlagung und Belastung sind hierfür die Gründe.

Die Gelenke – insbesondere Knie- und Hüftgelenke – gehören zu den Körperteilen, die wir im Laufe unseres Lebens am meisten belasten und strapazieren. (Über-)Gewicht und Bewegung, körperliche Arbeit und Sport hinterlassen Verschleißspuren. Arthrose ist die typische Verschleiß- oder Abnutzungserscheinung, die durch eine langfristige Überbeanspruchung der Gelenke entsteht. Das »Einrosten« der Gelenke kann jedoch durch Bewegung verhindert werden.

*Arthrose wird durch angeborene oder erworbene Fehlstellungen begünstigt (zum Beispiel O- oder X-Beine, Hüftgelenksluxationen, unterschiedliche Beinlängen, »Putzfrauenknie«). Sowohl Krankheiten wie Rheuma und Diabetes als auch unfallbedingte Verletzungen können Ursache einer Arthrose sein.*

### *Ursachenforschung: Wenn es in den Gelenken knirscht*

Auslösender Faktor für eine Arthrose ist in aller Regel ein Missverhältnis zwischen Belastung und Beschaffenheit beziehungsweise Leistungsfähigkeit der betroffenen Gelenke. Durch Knorpelabbau in den Gelenken kommen sich die knöchernen Partner eines Gelenks immer näher, was letztendlich zu einem weiteren verstärkten Knorpelabrieb führt. Die Folge: Reizung der empfindlichen Gelenkinnenhaut, Abnutzung und Verschleiß der Gelenkknorpel. Starken Einfluss auf diese Entwicklung haben Übergewicht, ständige, meist einseitige Beanspruchung sowie Bewegungsmangel.

Erste Anzeichen von Arthrose sind schmerzende Gelenke und knirschende Geräusche beim Heben und Tragen schwerer Gegenstände sowie beim Treppensteigen und Laufen. Besonders nach längeren Ruhepausen sind die Schmerzen stärker, werden jedoch bei Bewegung wieder schwächer. Deshalb wird die Krankheit oft zu spät ernst genommen. Wenn Sie rechtzeitig einen Arzt aufsuchen, kann durch gezielte Behandlung der Krankheit entgegengewirkt werden.

> **SYMPTOME**
> Häufig schmerzende Wirbelsäule, Hüftgelenke, Schultern und Knie, speziell beim Laufen, Treppensteigen oder Heben und Tragen schwerer Lasten. Vorzeichen: »Knirschen« bei Bewegungen oder Spannungsgefühle. Typisch: Nach einer Ruhepause sind die Schmerzen besonders stark, lassen jedoch bei weiterer Bewegung nach.

*Hinweis: Hausmittel basieren meist auf der Behandlung mit Heilpflanzen, zum Beispiel Kräuter, Tees, Wurzeln o. Ä. Der Körper reagiert auf die unterschiedlichen Anwendungen sehr individuell. Daher sollten Sie sich vor einer Selbstbehandlung mit Hausmitteln grundsätzlich mit einem Facharzt beraten.*

## So können Sie vorbeugen

Grundsätzlich gilt: Je früher Fehlstellungen, zum Beispiel O- oder X-Beine, erkannt und behandelt werden, desto leichter lassen sie sich beheben. Im Säuglingsalter sind Fehlstellungen in der Regel korrigierbar, später sind die Behandlungsmethoden und Eingriffe erheblich langwieriger und komplizierter. Bevor Sie also beginnen, schmerzende oder geschwollene Gelenke mit Hausmitteln selbst zu behandeln, sollten Sie unbedingt einen Rheumatologen konsultieren und sich mit diesem über entsprechende Behandlungsmethoden im Falle einer Arthrose beraten.

### *Maßnahme Nummer eins: Gewicht reduzieren*

Jedes Kilogramm, das Sie zu viel auf die Waage bringen, belastet die Gelenke zusätzlich und macht Sie anfälliger für Verschleiß und Entzündungen. Zu viel Gewicht kann nicht nur Ursache einer Arthrose sein, sondern führt außerdem dazu, dass deren Heilungschancen deutlich sinken. Vermeiden Sie daher Übergewicht.

### *Die beste Methode: bewegen, bewegen, bewegen!*

Überwinden Sie Ihre Bequemlichkeit. Treiben Sie Sport. Durch regelmäßigen Sport werden die Gelenke gekräftigt und durch die Stärkung der Muskulatur wiederum die Gelenke entlastet. Besonders geeignet sind gelenkentlastende Sport-

*Ein Tipp: Sport und Bewegung sollen Spaß machen. Der gesundheitsfördernde Effekt wird dadurch noch vergrößert.*

arten wie Schwimmen oder Radfahren. Trainieren Sie im Fitnessstudio nur an gelenkschonenden Geräten und unter fachlicher Anleitung. Wenn Sie gerne joggen, sollten Sie dazu auf jeden Fall Joggingschuhe tragen, deren Dämpfung optimal auf Ihr Gewicht und Ihre körperliche Konstitution abgestimmt ist. Lassen Sie sich im Fachhandel beraten. Joggen Sie möglichst nur auf weichen Böden, vermeiden Sie Asphaltwege und -straßen.

Auch langes Stehen oder Gehen auf hartem Untergrund belastet die Gelenke. Wenn sich dies dennoch nicht umgehen lässt, legen Sie öfter Pausen ein, und setzen Sie sich hin. Auf längeren Wegstrecken sollten Sie auf das Fahrrad umsteigen. Grundsätzlich gilt: Vermeiden Sie einseitige Körperhaltungen.

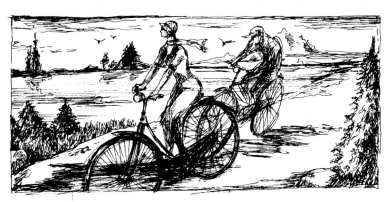

*Radfahren und Schwimmen schonen und entlasten die Gelenke.*

### *Ausgewogene Ernährung*

Stellen Sie Ihre Ernährung um. Decken Sie den täglichen Bedarf an Kalzium und Vitaminen mit Käse-, Obst- und Vollkornprodukten. Vermeiden Sie (fettes) Fleisch. Steigen Sie um auf Fisch und Geflügel. Zum Kochen und zum Anmachen von Salaten sollten Sie ausschließlich kaltgepresstes Oliven- oder Rapsöl verwenden.

*Nehmen Sie möglichst wenig Alkohol und Nikotin zu sich. Beide Stoffe bedingen Stoffwechselveränderungen im Knorpelgewebe. Am besten vermeiden Sie Alkohol und Nikotin vollständig!*

### Was Sie tun können – Selbstbehandlung bei Arthrose

Beraten Sie sich mit einem Rheumatologen, und stimmen Sie mit ihm die Behandlungsmethoden ab: Nicht alle Hausmittel sind für jeden Patienten gleichermaßen geeignet.

### Heilkraft der Erdbeere

Erdbeerblättertee – am besten verwenden Sie junge Walderdbeerblätter – lindert die Beschwerden: Zwei Teelöffel Erdbeerblätter mit einem Viertelliter kochendem Wasser übergießen, zehn Minuten ziehen lassen und abseihen. Von diesem Tee trinken Sie dreimal täglich eine Tasse.

### Der gute alte Franzbranntwein

Schon unsere Großeltern schworen auf die lindernde Wirkung von Franzbranntwein. Reiben Sie die betroffenen Gelenke mehrmals täglich damit ein. In derselben Weise können Sie Rizinusöl anwenden.

*Arthrosepatienten sollten täglich mindestens einen Liter Tee trinken. Besonders geeignet ist dafür eine Mischung zu gleichen Teilen aus Bohnenschalen, Brennnesseln und Zinnkraut.*

### Anwendungen nach Pfarrer Kneipp

▶ Schon Sebastian Kneipp wusste um die heilende Wirkung von Heublumen-, Haferstroh- oder Fichtennadelabsud – als Wickel oder Badezusatz: Zwei Hand voll Heublumen oder Haferstroh in vier Litern Wasser zum Sieden bringen; eine halbe Stunde kochen lassen, anschließend abseihen. Dann tränken Sie ein Baumwoll- oder Leinentuch mit dem Absud, wringen es aus und wickeln es um das schmerzende Gelenk. Den Wickel decken Sie am besten mit einem Wolltuch ab. Wenn der Kneipp-Wickel einigermaßen abgekühlt ist, können Sie ihn entfernen.

▶ Für einen Fichtennadelabsud bringen Sie drei Hand voll Fichtennadeln mit zwei Litern Wasser zum Kochen. Nach etwa 15 Minuten abseihen und wie den Heublumenwickel anwenden.

▶ Sowohl Heublumen- und Haferstroh als auch Fichtennadelabsud können Sie auch als Zusatz für ein Vollbad verwenden: Bei einer Wassertemperatur von 38 °C sollten Sie nicht länger als eine Viertelstunde baden.

▶ Als Badezusatz eignet sich außerdem ein Absud aus Weidenrinde: Einen Esslöffel getrockneter Weidenrindenstücke in einem Liter Wasser kurz aufkochen und anschließend fünf Minuten ziehen lassen, abseihen und dem Badewasser (maximal 38 °C) zugeben.

*Achtung! Vor allem bei Anwendungen mit Heublumen, zum Beispiel Heublumensäckchen, kann es zu allergischen Hautreaktionen kommen. Allergiker sollten daher ausschließlich feuchte Anwendungen, zum Beispiel Heublumenwickel, durchführen.*

### So hilft Knoblauch gegen Arthrosebeschwerden

> *Vorsicht! Knoblauch kann bei äußerer Anwendung zu Hautreizungen führen. Sollten Sie Juckreiz oder Brennen verspüren, müssen Sie die Behandlung sofort abbrechen.*

- Bei schmerzenden und entzündeten Gelenken hilft ein warmes Voll- oder Teilbad (maximal 38 °C) mit Knoblauchtee als Badezusatz: Eine rohe Knoblauchzehe zerdrücken, in ein Porzellangefäß geben und mit einer Tasse kochendem Wasser übergießen; 15 Minuten ziehen lassen und abseihen.
- Gegen das Knirschen in den Gelenken wirkt Knoblauchessig: Eine Knoblauchzehe fein hacken, in eine weithalsige Flasche geben und mit einer Tasse Obst- oder Weinessig auffüllen; gut verschließen und zwei bis drei Wochen ziehen lassen. Danach den Knoblauch abseihen, in eine dunkle Flasche umfüllen und kühl lagern. Für die Anwendung mischen Sie einen Esslöffel Knoblauchessig mit einem Glas Wasser (200 Milliliter); dreimal täglich ein Glas trinken.

### Großmutters Quarkwickel

> *Achtung! Bei empfindlicher Haut sollten Sie auf Quarkwickel verzichten.*

Quark wirkt kühlend und entzündungshemmend. Bei akuten Arthrosebeschwerden ist daher ein Quarkwickel empfehlenswert: Streichen Sie 100 bis 200 Gramm Quark etwa ein bis zwei Millimeter dick auf ein Baumwoll- oder Leinentuch (etwa 10 x 70 Zentimeter), und legen Sie es mit der Quarkseite auf das betroffene Gelenk. Darum wickeln Sie ein weiteres Baumwoll- oder Leinentuch (etwa 15 x 70 Zentimeter) und decken das Ganze mit einem großen Woll- oder Flanelltuch ab. Suchen Sie sich eine möglichst bequeme Sitz- oder Liegeposition, und versuchen Sie, sich während der Einwirkzeit (etwa eine Stunde) möglichst nicht zu bewegen. Wenn der Quark schließlich getrocknet ist, spülen Sie mit viel lauwarmem Wasser gründlich ab.

### Schwefelmoorbäder helfen gegen Schmerzen

> *Achtung! Bei bestehenden Herz-Kreislauf-Beschwerden dürfen Sie Schwefelmoorbäder nicht ohne vorherige Absprache mit Ihrem Arzt durchführen.*

Schwefelmoorbäder erhalten Sie in der Apotheke. Beachten Sie die Hinweise auf der Packung. Einmal pro Woche angewendet, können Schwefelmoorbäder die Beschwerden lindern. Vorsicht: Schwefelmoorbäder sind anstrengend und belasten den Kreislauf. Nach dem Bad sollten Sie sich daher eine Ruhephase gönnen.

## Urinwickel bei Arthrose an Füßen und Händen

Tauchen Sie Baumwollsocken in Urin, und tragen Sie sie über Nacht; darüber ziehen Sie dicke Wollsocken. An den Händen verfahren Sie entsprechend mit Stofffinger- und Fausthandschuhen. Diese Behandlung sollten Sie eine Woche lang durchführen. Ausnahme: Bei Hautreizungen sollten Sie die Behandlung sofort abbrechen.

## Weidenrindentee wirkt heilend

▶ Geben Sie einen Teelöffel getrockneter Weidenrindenstücke in einen Viertelliter Wasser. Die Mischung kurz aufkochen, fünf Minuten ziehen lassen und abseihen. Diesen Tee sollten Sie über den Tag verteilt trinken.

▶ Alternative: Setzen Sie zwei gehäufte Teelöffel getrockneter Rinde in einem halben Liter kaltem Wasser an, und lassen Sie sie acht Stunden ziehen. Anschließend kurz aufkochen und abseihen. Den Tee – heiß oder kalt – über den Tag verteilt trinken.

*Achtung! Während einer Schwangerschaft muss auf Anwendungen mit Weidenrinde unbedingt verzichtet werden.*

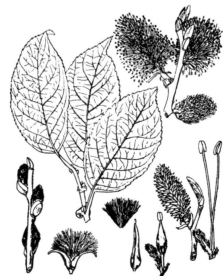

*In der Volksmedizin wird auf die Heilwirkungen der Weidenrinde vertraut.*

## Wann zum Arzt

Grundsätzlich gilt: Beim kleinsten Anzeichen sollten Sie einen Arzt aufsuchen. Nehmen Sie die ersten Symptome in jedem Falle ernst. Unwiderruflicher Gelenkverschleiß könnte sonst die Folge sein.

# ASTHMA

## Wenn der Atem in Not gerät

Unter Asthma verstehen wir eine Verkrampfung der Atemwege. Wenn sich die Bronchien plötzlich zusammenziehen, spürt der Asthmatiker Enge und ein Druckgefühl in der Brust. Der feuchtkalte Herbst ist für die Betroffenen die schlimmste Zeit. Bei Asthmaanfällen treten Atemnot, krampfartiger Husten und Auswurf von Schleim auf.

### Asthma ist nicht gleich Asthma

*Die Medizin unterscheidet zwischen Bronchial- und Herzasthma. Im Folgenden soll es ausschließlich um das Bronchialasthma, eine Erkrankung der Bronchien, gehen.*

Grundsätzlich unterscheidet man zwischen zwei Arten von Asthma: dem Bronchial- und dem Herzasthma. Hier geht es ausschließlich um Ersteres, eine Erkrankung der Atemwege. Bei Bronchialasthma verringert sich der Innenraum der Atemwege, da die Wände, die die Atemwege umschließen, verengt sind. Hinzu kommen in der Regel eine erhöhte Schleimproduktion sowie Atemwegsentzündungen. Der auftretende Husten ist normalerweise trocken. Bei schweren Asthmaerkrankungen wird zäher Schleim ausgehustet.

### Ursache: Allergie

Ist die asthmatische Erkrankung infolge einer allergischen Reaktion entstanden, so sollten unbedingt die Ursachen genau erforscht werden. Ein Hauttest bei einem Dermatologen verschafft Klarheit darüber, welche Allergene verantwortlich sind. Insbesondere Hausstaubmilben, Blütenpollen, Tierhaare, Textilfasern, Hautschuppen, Kosmetika oder Schimmelpilzsporen kommen als Auslöser in Frage. Oftmals genügen schon einfache Mittel zu deren erfolgreichen Bekämpfung. Weitere Auslöser eines Asthmaanfalls können erhöhte Abgaskonzentrationen, Smog und Luftverschmutzungen – in vielen Fällen ausgelöst durch Industrieanlagen – sein.

> **SYMPTOME**
>
> Akute Atemnot bis hin zum Atemversagen, Hustenattacken und Schleimauswurf treten anfallartig auf. Deutlich zu hörende Rasselgeräusche bei der Atmung, selbst über größere Distanz hinweg. Der Atem geht keuchend, pfeift, giemt und brummt. Beim Anfall selbst Engegefühl in der Brust, die Haut wird feuchtkalt und weiß, die Lippen verfärben sich blau, Hals- und Zungenvenen sind prall gefüllt.

## So können Sie vorbeugen

Vor allem in der feuchtkalten Jahreszeit im Herbst und im Winter leiden Asthmatiker unter Atemnotattacken. Während dieser Zeit sollten sich Asthmatiker so wenig wie möglich im Freien aufhalten. Lässt sich ein Aufenthalt an der frischen Luft dennoch nicht umgehen, sollten Sie Mund und Nase durch ein Tuch schützen: So verhindern Sie, dass Sie zu kalte und zu feuchte Luft einatmen. Atmen Sie kalte Luft nie durch den Mund, sondern immer durch die Nase ein. Dadurch wird die Luft gereinigt und erwärmt. Vermeiden Sie außerdem extreme Temperaturwechsel.

*Bis zum 40. Lebensjahr wird Asthma in neun von zehn Fällen durch eine allergische Reaktion ausgelöst. Tritt Asthma erst danach auf, sind in der Regel Erkrankungen der Lunge oder Atemwegsinfektionen die Auslöser.*

### *Sport treiben*

Treiben Sie regelmäßig Sport an der frischen Luft (jedoch nicht bei kalter und feuchter Witterung), beispielsweise Golf, Radfahren oder Joggen. Für Asthmatiker, deren Anfälle durch eine Pollenallergie ausgelöst werden, ist Schwimmen besonders gut geeignet, da die Luftfeuchtigkeit über der Wasseroberfläche die Pollen bindet.

### *Meiden Sie »schlechte Luft«*

Die Dämpfe handelsüblicher Putzmittel verursachen vielfach Reizungen der Atemwege. Asthmatiker sollten den Hausputz nach Möglichkeit keinesfalls selbst durchführen. Am besten ist es, wenn Sie sich in dieser Zeit nicht in Ihren Wohnräumen aufhalten. Gleiches gilt im Falle von Maler- oder Bodenlegerarbeiten: Innenraumfarben und Klebstoffe, die beim Bodenlegen verwendet werden, enthalten Lösungsmittel, deren

Dämpfe die Atemwege reizen können. Wenn derartige Arbeiten anstehen, sollten Sie die Räume mehrere Tage lang nicht betreten.

Selbstverständlich: Rauchen ist tabu! Meiden Sie auch verrauchte Räume. Bitten Sie Raucher um Rücksicht: Zigarettenrauch kann besonders bei Kindern zu einer Verschlimmerung des Asthmas führen.

Achten Sie darauf, dass offene Kamine oder Holzöfen, zum Beispiel Kachelöfen, stets optimal belüftet werden. So wird verhindert, dass Rauch- und Rußpartikel in die Lunge gelangen können.

*Sinnvoll: Stellen Sie das Kopfende Ihres Bettes höher, und erhöhen Sie die Kissen. Wenn sich über Nacht viel Schleim in den Bronchien ansammelt, kann er morgens durch kräftiges Husten entfernt werden.*

### Nahrungsmittelallergien als Auslöser

Auch Nahrungsmittel können Verursacher von Asthmaanfällen sein. Durch Tests bei einem Dermatologen können Sie feststellen lassen, ob und welche Lebensmittel die Atemnotattacke ausgelöst haben. Besonders häufig sind Milch, Nüsse, Meeresfrüchte oder Eier Auslöser der Anfälle.

### Die Rolle der Psyche

Psychische Belastungen und Stress können ebenfalls Asthmaanfälle auslösen. Vermeiden Sie daher Stresssituationen und seelische Belastungen. Lassen Sie Ihren Gefühlen freien Lauf. Spezielle Atemtechniken helfen, den Anfall abzumildern. Bleiben Sie stets gelassen, und üben Sie sich in Geduld. Positiv denken! Panik verschlimmert die Anfälle.

---

**ASTHMAAUSLÖSER**

- Körperliche Anstrengung
- Kalte und feuchte Luft
- Zigarettenrauch und Alkoholdämpfe
- Lösungsmitteldämpfe
- Angst, Stress, psychische Belastungen
- Infekte durch Viren und Bakterien
- Allergene wie Hausstaub, Pollen, Tierhaare, Milben, Smog, Abgase, Luftverschmutzung

## Was Sie tun können – Selbsthilfe für Asthmatiker

Zuallererst kommt es darauf an, die akuten Beschwerden des Asthmatikers zu lindern. Im zweiten Schritt können dann Ursachen und Auslöser gesucht und gezielt behandelt werden; hierfür ist eine eingehende Untersuchung bei einem Facharzt unbedingt notwendig.

Als Soforthilfemaßnahmen eignen sich hingegen eine Reihe von Hausmitteln. Besprechen Sie sich vor der Anwendung jedoch unbedingt mit Ihrem Arzt.

### *Armbäder entspannen*

▶ Warme Armbäder (36 bis 38 °C) wirken schleimlösend und entfalten eine entspannende Wirkung auf die Bronchien. Als Badezusatz eignet sich Thymian. Bereiten Sie dazu einen Tee zu: Zwei Teelöffel Thymian mit einem Viertelliter kochendem Wasser aufgießen und zehn Minuten ziehen lassen; anschließend abseihen und dem Badewasser zugeben.

▶ Zur Entkrampfung der Bronchien trägt auch ein temperaturansteigendes Armbad bei: Steigern Sie die Wassertemperatur binnen 20 Minuten von anfangs 33 °C auf 39 °C. Nach dem Abtrocknen sollten Sie sich etwa 30 Minuten hinlegen, um sich auszuruhen.

*Achtung! Armbäder sind anstrengend und belasten den Kreislauf. Bei bestehenden Herz-Kreislauf-Erkrankungen sollten Sie sich vorab unbedingt mit Ihrem Arzt beraten. Gleiches gilt beim Besuch einer Sauna oder eines Dampfbades.*

### *Brustwickel lindern und entspannen*

▶ Heiße Brustwickel wirken schleimlösend und auswurffördernd: Ein Baumwoll- oder Leinentuch in warmes Wasser (maximal 50 °C) tauchen und auswringen. Das Tuch um die Brust wickeln, mit einem trockenen Tuch und anschließend mit einem Wolltuch bedecken. Wenn die Wärmewirkung des Wickels nach etwa 30 Minuten nachlässt, sollte er entfernt werden.

▶ Ein kalter Brustwickel hemmt Entzündungen und lindert den Schmerz. Die kurzzeitige Abkühlung und anschließende Erwärmung sorgen für eine bessere Durchblutung im Brustraum: Anwendung wie bei einem heißen Brustwickel durchführen; das Tuch jedoch in kaltes Wasser (5 bis 10 °C) tauchen. Lassen Sie den Wickel etwa eine Stunde angelegt.

*Für die Zubereitung Ihres Heiltees gilt stets: Eine Tasse entspricht 150 Millilitern.*

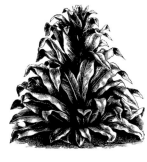

*Die Königskerze kann bis zu zwei Meter hohe Stauden ausbilden und findet sich häufig an Waldrändern, auf Brachland und auf Schuttplätzen.*

### *Lindernde Heiltees*

Heiltees können die ärztliche Therapie unterstützen.

▶ Tee aus Alantwurzel: Einen Teelöffel getrocknete und klein geschnittene Alantwurzel mit einem Viertelliter kochendem Wasser übergießen; zehn Minuten ziehen lassen, abseihen; täglich mehrmals eine Tasse trinken.

▶ Asthmatee: Je 30 Gramm Spitzwegerichblätter, Thymiankraut, Königskerzenblüten und zehn Gramm Eukalyptusblätter mischen; einen Teelöffel der Teemischung mit einer Tasse kochendem Wasser übergießen, zehn Minuten zugedeckt ziehen lassen, abseihen; dreimal täglich eine Tasse trinken.

▶ Asthma- und Bronchialtee: Je 25 Gramm Thymiankraut, Sonnentaukraut, Spitzwegerichkraut und Anisfrüchte miteinander vermengen; einen gehäuften Teelöffel der Mischung mit einer Tasse kochendem Wasser übergießen, 15 Minuten ziehen lassen, abseihen; dreimal täglich eine Tasse trinken.

▶ Asthmatee mit stärkender Wirkung auf das Nervensystem: Je 50 Gramm Johanniskraut und Gänsefingerkraut mit 30 Gramm Orangenblüten und 20 Gramm Lavendelblüten mischen; einen Teelöffel der Mischung mit einer Tasse kochendem Wasser übergießen, zehn Minuten zugedeckt ziehen lassen, abseihen; täglich morgens eine Tasse und abends zwei Tassen trinken.

▶ Schleimlösend wirkt ein Tee aus Baummalvenblüten (Stockrose): Zwei Teelöffel klein geschnittene Baummalvenblüten mit einem Viertelliter heißem Wasser übergießen; zehn Minuten ziehen lassen, abseihen; mit einem Esslöffel Honig süßen und dreimal täglich eine Tasse trinken.

▶ Lindernd wirkt ein Tee aus den Blättern der Edelkastanie (Maronie): Zwei gehäufte Teelöffel geschnittene Kastanienblätter mit einem Viertelliter kaltem Wasser übergießen; kurz aufkochen lassen und abseihen; täglich zwei bis drei Tassen davon trinken.

▶ Ein Tee aus Eibischblättern lindert ebenfalls Asthmabeschwerden: Zwei Teelöffel mit einem Viertelliter heißem Wasser übergießen; zehn Minuten ziehen lassen, abseihen; mit etwas Honig süßen und täglich zwei bis drei Tassen trinken.

- Fencheltee: Einen gehäuften Teelöffel Fenchelfrüchte mit einem Viertelliter kochendem Wasser übergießen; zehn Minuten zugedeckt ziehen lassen, abseihen; täglich drei Tassen trinken.
- Huflattichtee: Einen Teelöffel Huflattichblätter mit einem Viertelliter kochendem Wasser übergießen; zehn Minuten ziehen lassen, abseihen; dreimal täglich eine Tasse trinken.

*Fenchel- und Mispeltee können Sie mit Honig süßen. Beide Heiltees eignen sich sehr gut, um Atemwegsbeschwerden bei Kindern zu lindern.*

### HUFLATTICH

Huflattich kann sehr giftige Alkaloide enthalten. Kaufen Sie die Droge daher ausschließlich in der Apotheke. Nur hier ist gewährleistet, dass die gesetzlich festgelegten Grenzwerte eingehalten werden.

Anwendungen mit Huflattich sollten stets nur kurzzeitig erfolgen (pro Jahr maximal vier Wochen). Während der Schwangerschaft und der Stillzeit darf Huflattichtee keinesfalls getrunken werden.

- Mispeltee: Einen gehäuften Teelöffel Mispelfrüchte mit einem Viertelliter kochendem Wasser übergießen; zehn Minuten zugedeckt ziehen lassen, abseihen; täglich drei Tassen trinken.
- Malventee: Einen Teelöffel Malvenblüten mit einer Tasse heißem Wasser übergießen; fünf Minuten ziehen lassen, abseihen; mehrmals täglich eine Tasse trinken.
- Thymiantee: Einen Teelöffel zerkleinerter Thymianblätter mit einer Tasse heißem Wasser übergießen; zehn Minuten zugedeckt ziehen lassen, abseihen; über einen längeren Zeitraum mehrmals täglich eine Tasse des frisch gebrühten Tees trinken.
- Wacholderbeerentee: Einen Teelöffel zerdrückte Wacholderbeeren mit einer Tasse kochendem Wasser aufgießen; zehn Minuten ziehen lassen, abseihen; täglich drei Tassen trinken.

*Tee aus Wacholderbeeren darf bei akuten Nierenerkrankungen sowie während der Schwangerschaft nicht getrunken werden.*

### Honig verschafft Erleichterung

Honig-Pollen-Kur: Honig und Blütenpollen (erhältlich in der Apotheke und dem Reformhaus) zu gleichen Teilen mischen;

wenn der Honig zu dickflüssig ist, im Wasserbad leicht erwärmen. Von dieser Mischung nehmen Sie vier bis fünf Wochen lang täglich morgens und abends einen Teelöffel ein. Diese Kur können Sie bei Bedarf jederzeit wiederholen.

### Ein Hausmittel aus Amerika: Knoblauch

Schneiden Sie mehrere Knoblauchzehen in feine Scheiben, und geben Sie sie in einen Schüssel; mit Ahornsirup bedecken und fünf Stunden ziehen lassen. Anschließend füllen Sie den Sirup in ein verschließbares Glas um und bewahren ihn im Kühlschrank auf. Bei Bedarf können Sie jederzeit einen Teelöffel davon einnehmen.

### Meerrettich vor dem Schlafengehen

Erleichterung bei akuten Asthmabeschwerden kann auch ein Mus aus frisch geriebenem Meerrettich und etwas Honig verschaffen. Nehmen Sie täglich vor dem Schlafengehen einen Teelöffel davon ein.

### Quarkwickel wirken beruhigend und reizlindernd

Da Asthmaanfälle besonders häufig in den frühen Morgenstunden auftreten, sollten Sie den warmen Quarkwickel am besten am Abend vor dem Schlafengehen anlegen: 200 Gramm zimmerwarmen Speisequark ein bis zwei Millimeter dick auf ein Leinentuch streichen und mit der Quarkseite auf die Brust legen; darüber wickeln Sie ein trockenes Baumwoll- oder Leinentuch und darum zum Abschluss ein Wolltuch; das Wolltuch soll den Körper gut umschließen. Am Morgen gründlich mit lauwarmem Wasser abspülen.

### Senf – ein altes Hausmittel

▶ Auflagen mit schwarzem Senfmehl (erhältlich in Apotheken, Reformhäusern und im Fachhandel) wirken anregend: Einen Esslöffel Senfpulver mit heißem Wasser zu einem dickflüssigen Brei verrühren; Mischung auf ein Leinentuch streichen und um den Hals wickeln. Halten Sie den Hals mit einem Wolltuch oder -schal warm.

*Achtung: Senf kann die Haut reizen! Sollten Sie ein Brennen oder Jucken verspüren, müssen Sie den Wickel sofort entfernen beziehungsweise unverzüglich aus der Badewanne steigen.*

▶ Oder nehmen Sie ein Vollbad mit Senf: Senfbrei wie oben anrühren und dem Badewasser zusetzen. Ein zehnminütiges Senfbad ist eine wahre Wohltat für die Atmungsorgane.

### »Tapetenwechsel« hilft

Oftmals trägt schon ein Klimawechsel zur Linderung der Beschwerden bei. Aufenthalte im so genannten Reizklima von Hochgebirge (ab einer Höhe von 1500 Meter) und Meer schaffen deutliche Erleichterung und können eine nachhaltige Heilung einleiten.

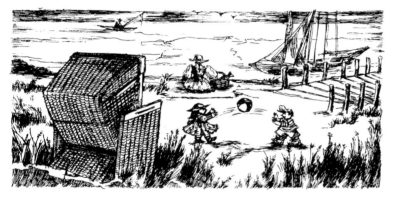

*Asthmapatienten sollten sich regelmäßig dem so genannten Reizklima, am Meer oder im Gebirge, aussetzen.*

### Hustenmittel aus Zwiebeln und Honig

Linderung verschafft auch ein Zwiebelsirup: eine große Zwiebel in Ringe schneiden, mit flüssigem, kaltgeschleudertem Honig (gegebenenfalls im Wasserbad erwärmen) bedecken und über Nacht ziehen lassen. Am nächsten Morgen Zwiebelringe gut ausdrücken und abseihen. Bei Bedarf einen Teelöffel des Sirups einnehmen.

### Wann zum Arzt

Asthmaanfälle können lebensgefährlich sein! Bei jedem Anfall droht dem Patienten Erstickungsgefahr. Daher ist es unabdingbar, dass Sie bereits beim kleinsten Verdacht einen Arzt aufsuchen. Für akute Fälle stehen zahlreiche Medikamente und Hilfsmittel zur Verfügung. Außerdem kann jeder Asthmatiker die Behandlung des Arztes durch eine ganze Reihe verschiedener Maßnahmen wirkungsvoll unterstützen und so einem Anfall vorbeugen.

*Achtung!*
*Der Arzt verschreibt Asthmapatienten unter anderem ein Notfallmedikament. Meist handelt es sich dabei um ein so genanntes Aerosol (eine Art Spray). Asthmatiker sollten dieses Medikament wegen der Risiken plötzlicher Atemnotattacken immer mit sich führen.*

# BAUCHSCHMERZEN

### Wenn es im Bauch rumort

Druckgefühl im Oberbauch, kolikartige Schmerzen oder gurgelnde Geräusche im Bauchraum: Das ist gemeint, wenn wir über Bauchschmerzen sprechen. Denn der Begriff Bauchschmerzen umschreibt lediglich eine Reihe von Symptomen und nicht die Krankheit selbst.

*Harmlos oder ernsthaft?*
Die Beschwerden sind häufig harmloser Natur, doch stecken immer wieder ernsthafte Erkrankungen dahinter. Haben Sie also andauernde Beschwerden, suchen Sie unbedingt einen Arzt auf. Sollten die Schmerzen plötzlich auftreten oder von Fieber und Erbrechen begleitet sein, muss sofort der Arzt gerufen werden.

*Bauchschmerzen sind in manchen Fällen Symptome für ernsthafte Erkrankungen, beispielsweise eine Magenschleimhautentzündung.*

SYMPTOME
Undefinierbares Druckgefühl im Oberbauch bis zu heftigen kolikartigen Schmerzen und Darmkrämpfen, Blähungen, oftmals begleitet von Aufstoßen, Sodbrennen, Übelkeit, Erbrechen, Völlegefühl, gurgelnden und knurrenden Geräuschen.

*Falsches Essverhalten und Stress*
Nicht nur durch falsches und zu schnelles Essen können Bauchschmerzen entstehen, auch durch Ängste oder Aufregung können sich ganz plötzlich unangenehme Schmerzen im Oberbauch einstellen. Dabei meint man häufig, sich übergeben zu müssen. Gehen deutlich lokalisierbare Beschwerden mit heftigen oder lang anhaltenden Schmerzen oder gar mit Schweißausbrüchen einher, ist die Behandlung durch einen Arzt unbedingt erforderlich.

## So können Sie vorbeugen

Grundsätzlich gilt: Vermeiden Sie zu heißes oder zu kaltes Essen oder Trinken. Außerdem sollten Sie Ihre Nahrungsaufnahme von drei großen Hauptmahlzeiten auf fünf kleinere Mahlzeiten täglich verteilen. Natürlich sind dabei frisch zubereitete, gesunde Speisen der mannigfaltigen Auswahl an Fertiggerichten vorzuziehen.

Beim Essen sollten Sie darauf achten, dass Sie langsam und mit Genuss essen, denn durch richtiges Kauen wird das Essen leichter verdaulich.

### *Möglichst wenig Alkohol*

Der ach so beliebte Schnaps – Magenbitter und dergleichen – nach fettem Essen ist keine geeignete Verdauungshilfe. Verdauungsfördernd hingegen wirkt ein Glas Wein als Begleiter zum Essen. Ob Sie nun eher Rot- oder Weißwein zu sich nehmen, hängt von dem Essen ab, dass Sie genießen. Wenn Sie Weinschorle bevorzugen, sollten Sie darauf achten, dass sie mit Mineralwasser zubereitet wird. Die Kohlensäure des Wassers regt die Magen- und Darmtätigkeit zusätzlich an.

*Rotwein hilft dank seiner Gerbsäure bei der Verdauung von dunklem, eher grobfaserigem Fleisch. Weißwein hilft mit seiner Säure bei der Verdauung des eiweißreichen hellen Fleisches und von Fisch.*

### *Wenn der Darm gereizt reagiert*

Nach dem Genuss welcher Nahrungsmittel spielt Ihr Darmtrakt verrückt? Beobachten Sie sich selbst ein bisschen genauer, und achten Sie auf Ihre Ernährung. Nehmen Sie vor allen Dingen möglichst viel Flüssigkeit zu sich. Erwachsene sollten pro Tag mindestens etwa eineinhalb bis zwei Liter Flüssigkeit zu sich nehmen; am besten in Form von Wasser und alkoholfreien, ungezuckerten Getränken. Greifen Sie also auf Mineralwasser, Früchtetees und grünen Tee zurück, und verzichten Sie möglichst auf Kaffee, schwarzen Tee, Alkohol und Zigaretten. Die darin enthaltenen Reizstoffe können den Magen empfindlich reizen. Zu starker Alkoholkonsum kann zu einer Gastritis (Magenschleimhautentzündung) führen.

Auch Medikamente und allzu scharfe Gewürze können diese Entzündung hervorrufen, zum Beispiel Acetylsalizylsäure (ASS), Antibiotika, Kortison etc.

*Magenschnäpse werden in der Regel ihrem Ruf als Verdauungshilfe nicht gerecht. Sie bewirken meist nur eine Verdünnung des Fetts, tragen aber nicht aktiv zu einer gesunden Verdauung bei.*

### Was Sie tun können – Hausmittel gegen Bauchschmerzen

Oft, wenn wir zu üppige und fette Speisen zu uns nehmen, melden sich Magen und Darm mit gurgelnden Geräuschen oder einfach mit Schmerzen und einem unangenehmen Völlegefühl. In Großmutters Hausapotheke findet sich eine Vielzahl wirkungsvoller Heilmittel.

#### Buttermilch kontra Milch

*Achtung! Säuglingen im ersten Lebensjahr dürfen Sie keinen Bienenhonig verabreichen. Er enthält Keime, die für das Kind lebensbedrohlich sein können.*

Während normale Milch eine zusätzliche Belastung für den überforderten und vollen Magen darstellt, können Sie sich mit Buttermilch oder einem ungesüßten Magerjogurt Erleichterung verschaffen. Begleitend können Sie noch eine Wärmflasche auflegen.

#### Bauchschmerzen bekämpfen mit Heiltees

▶ Haben Sie Magenkrämpfe? Diese können Sie mit Eisenkraut lindern. Es lässt sich als Geschmacksverbesserer in Teemischungen verwenden oder als purer Tee: Übergießen Sie zwei Teelöffel des Eisenkrauts mit einem Viertelliter kochendem Wasser; lassen Sie es zehn Minuten ziehen, und seihen Sie es ab. Trinken Sie mehrmals täglich schluckweise von diesem Tee.

▶ Fencheltee ist ein bewährtes und klassisches Mittel gegen Bauchschmerzen. Übergießen Sie einen Teelöffel zerdrückter Fenchelfrüchte mit einem Viertelliter kochendem Wasser. Lassen Sie den Tee fünf bis zehn Minuten ziehen, und seihen Sie ihn anschließend ab. Nehmen Sie täglich drei Tassen davon mit Honig gesüßt zu sich.

▶ Ein Tee aus Gänsefingerkraut verschafft Erleichterung bei Magenkrämpfen: Übergießen Sie einen Teelöffel des Gänsefingerkrauts mit einer Tasse kochendem Wasser, und lassen Sie das Ganze zehn Minuten ziehen. Von diesem Tee trinken Sie täglich mehrere Tassen.

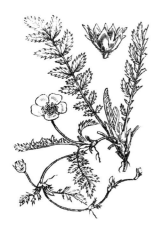

*Gänsefingerkraut im Heiltee hilft dem Magen bei Krämpfen.*

▶ Wenn Ihr Magen empfindlich und gereizt ist, wird Ihnen ein Tee aus der Kalmuswurzel Linderung verschaffen: Zwei Teelöffel geschälte und geschnittene Kalmuswurzel übergießen Sie mit einem Viertelliter kochendem Wasser; fünfzehn Minuten zugedeckt ziehen lassen, anschließend abseihen. Ganz wichtig: Kalmustee eignet sich nicht für den dauerhaften Gebrauch. Während der Schwangerschaft ist gänzlich auf die Einnahme zu verzichten.

❭ Teemischungen mit Kamille sind beliebte Hilfsmittel bei Bauchschmerzen: Übergießen Sie eine Mischung aus je einem Teelöffel Kamillenblüten, Melissen- und Pfefferminzblättern mit einem Viertelliter kochendem Wasser. Zehn Minuten zugedeckt ziehen lassen, dann abseihen. Dieser Tee sollte in kleinen Schlucken getrunken werden. Kamille wirkt entzündungshemmend, entkrampfend und beruhigend, Melisse wirkt ebenfalls beruhigend auf die Magenwände und Pfefferminze krampflösend.

❭ Haben Sie Beschwerden im Unterbauch? Hier bringt die Kamille ebenfalls rasche Erleichterung: Trinken Sie für eine Kamillenrollkur morgens auf nüchternen Magen schluckweise zwei Tassen warmen Kamillentee. Danach legen Sie sich im Fünf-Minuten-Rhythmus zunächst auf den Rücken, dann auf die linke Seite, den Bauch und abschließend auf die rechte Seite. Auf diese Weise überspült der Kamillentee die komplette Magenschleimhaut.

❭ Ein Tee aus Kümmel ist ein Klassiker unter den Hausmitteln gegen Bauchschmerzen: Zwei Teelöffel Kümmel mit einem Viertelliter kochendem Wasser übergießen, nach fünf Minuten abseihen und täglich drei Tassen davon trinken. Der Kümmel entfaltet seine Wirkung insbesondere bei Blähungen, außerdem besitzt er entwässernde Eigenschaften.

❭ Diese Teemischung mit Kümmel regt den Magen sanft an: je zehn Gramm Dill- und Kümmelfrüchte mit 30 Gramm Kamillenblüten mischen; zwei Teelöffel der Mischung mit einer Tasse heißem Wasser übergießen; zehn Minuten ziehen lassen, abseihen. Trinken Sie dreimal täglich vor den Mahlzeiten eine Tasse des Tees.

❭ Bei Magendruck verschafft Melisse Erleichterung: Je 25 Gramm Melissenblätter, Engelwurzel, Gänsefingerkraut und Kamillenblüten mischen; einen Teelöffel der Mischung mit ei-

*Um den Verdauungstrakt zu beruhigen hilft auch eine Tee-Zwieback-Kur. Dafür nehmen Sie einen ganzen Tag lang nur Zwieback und Kamillentee zu sich.*

*Achtung! Verwenden Sie Tausendgüldenkraut nicht, wenn Sie einen übersäuerten Magen haben.*

nem Viertelliter kochendem Wasser überbrühen; zehn Minuten ziehen lassen, abseihen; nach jeder Mahlzeit eine Tasse trinken.

▶ Bei Verdauungsproblemen hilft ein Tee aus Tausendgüldenkraut, von dem Sie einen Esslöffel mit einem Viertelliter kaltem Wasser ansetzen. Rühren Sie hin und wieder um; nach acht Stunden seihen Sie den Kaltauszug ab und erwärmen ihn. Dieser Absud sollte kurz vor den Hauptmahlzeiten getrunken werden.

### *Erleichterung durch Knoblauch*

Knoblauch regt die Leber- und Gallentätigkeit an und soll Darmerkrankungen verhindern. Essen Sie daher dreimal täglich ein bis zwei Knoblauchzehen. Zusammen mit Magerjogurt eingenommen, verschafft diese Mischung Erleichterung bei einem vollen Bauch.

*Wem die »Duftfahne« nach dem Genuss von Knoblauch unangenehm ist oder wer Knoblauch nicht verträgt, der sollte es einmal mit Bärlauch versuchen. Die Heilwirkungen des wilden Knoblauchs sind ebenso hervorragend.*

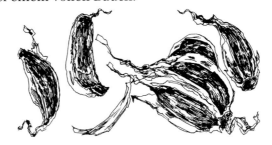

*Knoblauch aktiviert Leber und Galle.*

### *Auch zur Vorbeugung geeignet: Olivenöl*

Ist Ihr Magen überlastet? Dann hilft diese Mischung, die vor allem in Mittelmeerländern bei Bauchschmerzen gern verabreicht wird: Vermengen Sie je einen Esslöffel Olivenöl und frisch gepressten Zitronensaft mit fünf Tropfen Rosmarinöl. Bei Bedarf nehmen Sie einen Teelöffel der Mischung, die auch sehr gute vorbeugende Wirkungen besitzt.

### *Ein altes chinesisches Hausmittel: Reis*

Bei Schmerzen im Bauchraum können Sie auf einen chinesischen Heilbrei zurückgreifen: Kochen Sie die Schale einer ungespritzten Mandarine mit einer Tasse Reis in zwei Tassen Wasser auf. Nehmen Sie bei Beschwerden ein paar Löffel davon zu sich.

## Warme Wickel und Auflagen lindern den Schmerz

Warme Wickel, Kompressen oder Auflagen sind schon lange als Hausmittel bekannt.

▶ Für einen Bauchwickel tauchen Sie ein Leinentuch in warmes Wasser – etwa 40 °C – und wringen es leicht aus. Den feuchtwarmen Wickel legen Sie um den Bauch, darüber ein trockenes Baumwolltuch und zum Abschluss ein weiches Wolltuch. Lassen Sie den Wickel höchstens 20 Minuten aufliegen.

▶ Die gute alte Wärmflasche und ein im Backofen erwärmtes Kirschstein- oder Dinkelsäckchen bringen als Auflagen Linderung. Insbesondere die beiden Säckchen halten die Wärme sehr lange.

Achten Sie beim Auflegen auf die betroffene Stelle darauf, dass Wickel, Flasche oder Säckchen nicht zu heiß sind.

*Für Kinder eignet sich auch ein Wickel mit warmem Kamillentee. Dieser muss jedoch mehrmals erneuert werden, da er rasch abkühlt.*

## Wann zum Arzt

Wenn Ihre Bauchschmerzen länger als zwei Wochen andauern, sollten Sie unbedingt einen Arzt oder Facharzt für Magen- und Darmerkrankungen – einen Gastroenterologen – aufsuchen. Auch bei den folgenden Anzeichen ist es unerlässlich, ärztlichen Rat einzuholen, wenn

▶ Beschwerden im Oberbauch länger als zwei bis fünf Wochen anhalten.

▶ Beschwerden im Oberbauch wochenlang immer wieder auftreten.

▶ Bauchschmerzen mit übel riechendem, klebrigem, schwarzem teerartigen Stuhl auftritt.

▶ Bauchschmerzen und Bluterbrechen auftreten (ein potenziell lebensgefährlicher Zustand).

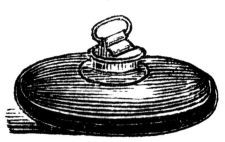

*Wärme hilft, Ob als warmer Wickel oder als Wärmflasche. Achten Sie jedoch stets darauf, dass der Wickel oder die Wärmflasche nicht zu heiß ist.*

# BINDEHAUTENTZÜNDUNG

## Gerötete Augen

Eine einfache Bindehautentzündung ist eine recht störende und unangenehme Sache. Sie ist grundsätzlich gut und leicht heilbar, man sollte sie jedoch nicht allzu lange unbehandelt lassen. Auslöser sind meist Bakterien oder Viren, und durch eine Überanstrengung oder eine Vernachlässigung der natürlichen Bewegungen der Augen kann die Erkrankung zudem begünstigt werden.

*Bakterien oder Viren, die in die Augen gelangen, können Entzündungen auslösen. Dabei verfärbt sich die normalerweise rosafarbene Bindehaut, wodurch es zu den bekannten roten Augen kommt.*

### *Äußere Reize*

Es genügen jedoch auch äußere Reize, um eine Bindehautentzündung auszulösen. Dazu gehören Staubpartikel, Makeup, Pflanzenpollen, Rauch oder Dämpfe, die ins Auge gelangen. Aber auch übermäßige UV-Strahlung, zum Beispiel durch eine Höhensonne, kann eine Entzündung verursachen.

### *Allergie als Ursache*

Bei Erwachsenen haben Bindehautentzündungen oftmals ihren Ursprung in einer Allergie. Menschen, die unter Heuschnupfen leiden, entwickeln eine starke Anfälligkeit für Bindehautentzündungen.

*Sollten Sie ein leichtes Brennen in den Augen verspüren, kann es schon helfen, die Augen einige Minuten zu schließen und sie entspannen zu lassen. Gönnen Sie ihnen einfach ein bisschen Ruhe.*

> **SYMPTOME**
> 
> Rötung, Tränenfluss, Jucken und Brennen, gelegentlich Lichtempfindlichkeit. Geschwollene Lider, verklebte Lider nach dem Schlafen. Das ständige unangenehme Gefühl, einen Fremdkörper, »Sand« im Auge zu haben.

### So können Sie vorbeugen

Wenn Sie eine für die Augen belastende Tätigkeit, zum Beispiel Bildschirmarbeit am Computer, intensives Lesen und langes Autofahren, ausüben, sollten Sie dabei immer wieder Pausen einlegen, um die Augen nach dieser kontinuierlichen Belastung zu entspannen.

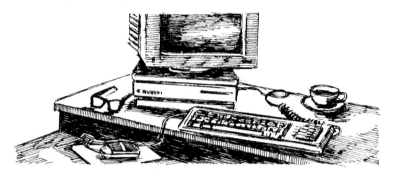

*Bildschirmarbeit am Computer oder intensives Lesen belasten die Augen sehr stark. Dies kann zu Beschwerden, z.B. einer Bindehautentzündung führen.*

In geheizten Zimmern herrscht meist trockene Raumluft. Lüften Sie daher regelmäßig. Eine weitere Möglichkeit: Hängen Sie feuchte Tücher auf. Diese erhöhen auf einfache Weise die Luftfeuchtigkeit.
Hygiene spielt eine große Rolle. Waschen Sie sich regelmäßig die Hände. Beim Abtrocknen von Gesicht und Augen sollten Sie immer nur Ihr eigenes Handtuch benutzen. Wechseln Sie es möglichst nach jedem Abtrocknen der Augen.
Wenn Sie auf Chlor im Schwimmbad allergisch reagieren, dann ist es ratsam, eine Schwimmbrille zu benutzen. Gegen UV-Strahlung gibt es spezielle Schutzbrillen, und gegen direkte Sonnenstrahlung hilft eine gute Sonnenbrille.

*Eine Bindehautentzündung kann ansteckend sein. Vor allem, wenn Bakterien oder Viren die Auslöser sind, erhöht sich die Gefahr für Kinder und besonders für Neugeborene: Eine Bindehautentzündung kann sogar zu Erblindung führen.*

## Was Sie tun können – Hausmittel gegen Bindehautentzündung

Vor einer Selbstbehandlung sollten Sie den Arzt aufsuchen, um den Ursachen der Entzündung auf den Grund zu gehen. Dauert eine Bindehautentzündung länger als einen Tag, dann besteht bei Nichtbehandlung die Gefahr, dass die Hornhaut auf Dauer geschädigt wird.

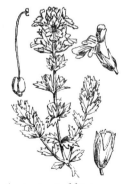

### *Augentrost als Trost für die Augen*
Die Volksmedizin hält für die Bindehautentzündung ein altes Hausmittel bereit: Augentrost. Übergießen Sie einen halben Teelöffel Augentrost mit einer Tasse kochendem Wasser; ein

*Augentrost »klärt« das Auge und wirkt antiseptisch.*

# BINDEHAUTENTZÜNDUNG

*Achtung! Eine Kompresse mit Augentrost ist für Kinder nicht geeignet!*

bis zwei Minuten ziehen lassen. Nach dem Abseihen lassen Sie die Flüssigkeit abkühlen und träufeln sie auf ein Baumwoll- oder Leinentuch. Legen Sie dieses für etwa zehn Minuten auf die geschlossenen Augen.

Es gibt auch bereits fertige mit Augentrost getränkte Kompressen in der Apotheke, wo es auch besondere Wannen und Duschen zur Durchführung derartiger Bäder und Spülungen gibt.

Auch in Kombination mit Kamille und Fenchel kann Augentrost für eine Augenkompresse verwendet werden.

*Achtung! Augenbäder und -spülungen sollten nur nach Absprache mit dem Arzt vorgenommen werden, denn durch unsachgemäße Anwendung kann es zu einer Ausbreitung der Infektion kommen. Speziell Kamillenumschläge und -augenbäder sowie Borwasser können zu einer Verschlimmerung der Beschwerden führen.*

Augenumschläge, -bäder und -spülungen mit Augentrost sollten Sie auf alle Fälle vorher mit dem Arzt absprechen.

### Mit Eichenrinde gegen die Entzündung

Eichenrinde bietet sich besonders für Auflagen an, da sie eine entzündungshemmende Wirkung besitzt: Kochen Sie zwei Esslöffel Eichenrindenstücke mit einem halben Liter Wasser rund eine Viertelstunde lang. Nach dem Abseihen lassen Sie den Sud abkühlen. Träufeln Sie den Sud auf ein Baumwoll- oder Leinentuch. Legen Sie dieses für etwa zehn Minuten auf die geschlossenen Augen.

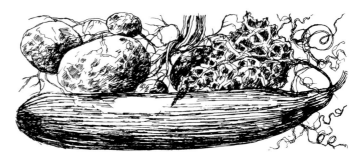

*Gegen Augenränder helfen Masken mit Gurken- oder Kartoffelscheiben.*

### Gurke oder Kartoffel und ein bisschen Ruhe

Bei Schlafmangel sehen wir oft müde und abgespannt aus. Dann haben wir rote Augen, und es treten dunkle Augenränder auf. Hier kann es helfen, Gurken- oder rohe Kartoffelscheiben auf die müden Augenlider zu legen. Dazu braucht man natürlich etwas Ruhe und ein ungestörtes Plätzchen.

*Salbei hemmt die Entzündung*
◗ Auch Salbei eignet sich gut für eine Augenauflage: Übergießen Sie einen Esslöffel Salbei mit einem Viertelliter kochendem Wasser. Lassen Sie die Flüssigkeit zehn Minuten ziehen und dann weiter auskühlen; anschließend auf eine Kompresse träufeln und für etwa zehn Minuten auf die geschlossenen Augen legen.
◗ Sie können die heilende Wirkung des Salbeis noch verstärken, wenn Sie Salbei zu gleichen Teilen mit Kamille mischen und daraus wie beschrieben einen Tee bereiten.

*Mit Quark gegen müde Augen*
Die lindernde Wirkung von frischem Quark kann müden und überanstrengten Augen Erholung bringen. Dafür lassen Sie eine dünne Auflage Quark etwa eine halbe Stunde auf den Lidern einwirken. Waschen Sie den eingetrockneten Quark mit lauwarmem Wasser anschließend gründlich ab. Diese Auflage können Sie täglich dreimal anwenden.

*Vorsicht! Die ätherischen Öle des Salbeis können den Magen belasten. Vermeiden Sie daher Überdosierungen.*

## Wann zum Arzt
Grundsätzlich gilt Folgendes: Bei Augenbeschwerden sollte man so schnell wie möglich einen Arzt aufsuchen. Sollte sich innerhalb der ersten drei Tage keine Besserung einstellen, dann ist ein Arztbesuch unbedingt erforderlich, wenn
◗ die Augen ständig tränen, brennen oder trocken sind.
◗ über einen längeren Zeitraum Lichtempfindlichkeit oder Lichtscheue auftritt.
◗ ein eingedrungener Fremdkörper nicht selbst entfernt werden kann.
◗ anhaltende Trockenheit in Zusammenspiel mit Juckreiz und Fremdkörpergefühl die Entzündung an den Augen verstärkt.
◗ sich die Sehfähigkeit verschlechtert und das Bild verschwimmt.
◗ Augenschmerzen oder Sehstörungen auftreten.
◗ der Verdacht auf einen zu hohen Augeninnendruck (Gefahr eines Glaukoms) besteht.

# BLÄHUNGEN

### »Jedes Böhnchen gibt ein Tönchen«

Meist sind Blähungen vorübergehender und harmloser Natur. Die Gasbildung im Darm ist eine ganz natürliche Angelegenheit. Nehmen wir jedoch beim Essen zu viel Luft mit auf, kommt es zu Luftansammlungen im Darm, und diese müssen früher oder später aus dem Körper transportiert werden. Die Bildung von Gasen erhöht sich, wenn wir außerdem ballaststoffreiche Speisen zu uns nehmen. In der Folge kommt es zu Blähungen. Stechende und drückende Schmerzen, ein aufgetriebener Bauch sowie gurgelnde Geräusche sind die Anzeichen dafür, dass die Gase nicht aus dem Körper gelangen können.

### *Nicht immer ganz harmlos*
Wenn Sie häufiger oder im schlimmsten Fall ständig unter Blähungen leiden, sollten Sie mit einem Arzt darüber reden. Es könnte durchaus der Fall sein, dass eine ernste Erkrankung der Grund ist; zum Beispiel eine Infektion der Gallenblase.

*Kleinkinder und Säuglinge leiden häufig unter Verdauungsproblemen, die meist in Verbindung mit Blähungen auftreten. Der Grund hierfür: Die Funktionen des Verdauungstraktes sind noch nicht vollständig entwickelt.*

> **SYMPTOME**
> Druck- und Völlegefühl im Bauch, → Bauchschmerzen, Verstopfung, Verdauungsstörungen, gurgelnde und knurrende Geräusche im Darm, → Durchfall, Darmwinde mit unangenehmem Geruch.

### So können Sie vorbeugen
Maß halten heißt die Devise für alle, die über Blähungen klagen. Schränken Sie zuallererst den Verzehr schwer verdaulicher Lebensmittel ein. Dazu zählen:
- alle Kohlsorten, ausgenommen Chinakohl,
- Hülsenfrüchte,

- frisches Brot,
- Bananen, Trauben, Kirschen, Pflaumen und Stachelbeeren,
- Rettich, Radieschen und Meerrettich,
- Zwiebeln und Knoblauch sowie
- Champignons.

Hülsenfrüchte werden bekömmlicher, wenn sie längere Zeit, am besten über Nacht, eingeweicht werden. Brot sollten Sie erst einen Tag ruhen lassen. Meiden Sie hingegen Speisen aus Hefeteig.

*Viele Speisen verursachen Blähungen. Durch eine bewusste Ernährung können die dadurch bedingten Beschwerden deutlich verringert werden. Schränken Sie die Aufnahme stark blähender Nahrungsmittel konsequent ein.*

### *Ballaststoffreiche Ernährung*

Frisches Obst und Gemüse sowie Vollkornprodukte sind optimal für die Verdauung.

Fertiggerichte hingegen sollten Sie unbedingt meiden. Diese Gerichte sind in der Regel aufgrund ihres hohen Fettgehalts äußerst schwer verdaulich. Vollziehen Sie die Umstellung auf ballaststoffreiche Nahrungsmittel aber in kleinen Schritten, denn durch die Umstellung können in der ersten Zeit vermehrt Darmgase entstehen. Würzen Sie Ihre Speisen beispielsweise mit Koriander oder Kümmel. Beide wirken verdauungsfördernd und gegen Blähungen. Frische Petersilie regt die Verdauung an.

### *Sport regt den Stoffwechsel an*

Gönnen Sie sich regelmäßig Bewegung oder Sport, denn dies fördert den Stoffwechsel und die Verdauung. Besonders Joggen, Schwimmen oder Radfahren haben eine stärkende Wirkung auf den Kreislauf. Und sie sind heilsam und wohltuend für Ihren Darm.

*Führen Sie Ihrem Körper reichlich Flüssigkeit zu, zum Beispiel Obstsäfte, Wasser, stilles Mineralwasser, Kräuter- oder Früchtetee. In der Regel sollten Sie täglich mindestens eineinhalb bis zwei Liter zu sich nehmen. Meiden Sie Milch und Milchprodukte, wenn Sie Milchzucker nicht vertragen.*

## Was Sie tun können – Blähungen den Nährboden entziehen

In aller Regel sind keine besonderen Maßnahmen vonnöten, da Blähungen oftmals genauso schnell wieder verschwinden, wie sie gekommen sind. Ein Unterdrücken der Darmwinde sollte auf alle Fälle vermieden werden.

*Honig bietet sich auch in Verbindung mit Fenchelsirup an. Von diesem Gemisch im Verhältnis 1 : 1 nehmen Sie dreimal täglich einen Teelöffel zu sich.*

### Die Kraft des Anis

Ein Tee aus Anisfrüchten wirkt krampfstillend und verdauungsfördernd: Übergießen Sie einen gehäuften Teelöffel der zerdrückten Anisfrüchte mit einer Tasse kochendem Wasser, und lassen Sie ihn zehn Minuten ziehen. Nach dem Abseihen trinken Sie den Tee lauwarm und in kleinen Schlucken, bis die Beschwerden nachlassen.

### Gegen Blähungen das perfekte Mittel: Apfelessig

▶ Für einen Apfelessigtrunk vermengen Sie zwei Teelöffel Apfelessig und ein bis zwei Teelöffel Bienenhonig mit einem Glas warmem Wasser. Verrühren Sie alles gut, und trinken Sie anschließend das Glas in kleinen Schlucken langsam aus. Sie sollten regelmäßig fünf Minuten vor jedem Essen ein Glas dieses Trunks zu sich nehmen, dem Sie je nach Geschmack auch einen halben Teelöffel Fenchel- oder Kümmelsamen zugeben können.

▶ Ein Apfelessigtrunk bietet sich grundsätzlich für eine Darmreinigungskur an. Selbst eine nur sieben Tage andauernde Anwendung zeigt spürbare positive Effekte: Fäulnisbakterien und unerwünschte Keime werden vernichtet und die Darmfunktion verbessert. Das im Apfelessig enthaltene Kalium regt den Zellstoffwechsel an, die Nierenleistung und Fließfähigkeit des Bluts verbessern sich und das Immunsystem wird gestärkt. Darüber hinaus werden wichtige Vitamine und Mineralstoffe zugeführt.

*Ein Tipp: Würzen Sie Speisen oder Tees hin und wieder mit Gewürznelken. Sie fördern die Verdauung und wirken lösend auf Blähungen.*

### Innerlich und äußerlich – Basilikumkraut hat es in sich

▶ Ein Tee aus dem Kraut des Basilikums gilt schon lange als abblähendes Mittel. Übergießen Sie zwei Teelöffel des Basilikumkrauts mit einer Tasse kochendem Wasser; zehn Minuten ziehen lassen, abseihen. Trinken Sie täglich dreimal eine Tasse.

▶ Auch für eine Bauchmassage eignet sich Basilikumkraut dank seiner ätherischen Öle hervorragend: Zerreiben Sie das Basilikumkraut mit den Fingern. Mit dem austretenden Extrakt massieren Sie den Bauch.

## Bauch- und Lendenwickelanwendungen

❱ Warme Leib- und Bauchwickel bringen rasche Hilfe. Tauchen Sie ein Baumwoll- oder Leinentuch in etwa 50 °C warmes Wasser, wringen Sie es aus, und wickeln Sie es um den Bauch. Decken Sie es mit einem trockenen Tuch ab, und legen Sie ein weiteres Wolltuch darüber. Lassen Sie diesen Wickel etwa eine halbe Stunde aufliegen. Sie können den Wickel auch mit einem Apfelessig-Wasser-Gemisch im Mischverhältnis 1 : 1 tränken oder ihn mit Kamillenblütentee beträufeln.

❱ Kalte Lendenwickel besitzen eine wärmestauende Wirkung. Dies wirkt in aller Regel beruhigend bei Blähungen. Verfahren Sie hierbei wie bei einem warmen Bauchwickel. Tauchen Sie den Wickel aber in höchstens 10 °C kühles Wasser. Wickeln Sie das Tuch um den Lendenbereich, und lassen Sie es zwischen einer Dreiviertelstunde und eineinhalb Stunden aufgelegt. Wenn Ihnen dabei kalt wird, muss der Wickel sofort abgenommen werden.

## Die bewährte Kraft des Fenchels

Fencheltee hat sich bei Blähungen bewährt, ob bei Kleinkindern oder Erwachsenen: Übergießen Sie einen gehäuften Teelöffel der zerdrückten Fenchelfrüchte mit einem Viertelliter kochendem Wasser. Lassen Sie alles zehn Minuten zugedeckt ziehen, und seihen Sie ab; drei Tassen täglich trinken. Erwachsene können den Tee zusätzlich mit Honig süßen. Heiße Milch mit zerdrückten Fenchelfrüchten oder Fenchelsamen hilft ebenfalls.

## Heiltees gegen Blähungen

❱ Melisse gehört zu den klassischen Heilkräutern der Volksheilkunde: Übergießen Sie zwei gehäufte Teelöffel Melisse mit einem Viertelliter kochendem Wasser. Lassen Sie alles zehn Minuten zugedeckt ziehen, und seihen Sie den Tee anschließend ab. Trinken Sie bei Bedarf eine Tasse des ungesüßten Tees.

❱ In Verbindung mit Kamille und Pfefferminze wirkt Melisse krampflösend und beruhigend: Übergießen Sie einen Tee-

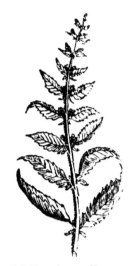

*Pfefferminze sollte nicht über einen längeren Zeitraum eingenommen werden, da sie zu Magen- und Darmreizungen führen kann.*

*In der Volksmedizin wird nicht immer eindeutig zwischen Melisse und Pfefferminze unterschieden. Da jedoch die Heilwirkungen beider Kräuter sehr ähnlich sind, ist die Verwechslung nicht so schwer wiegend.*

löffel der Mischung (zu gleichen Teilen) mit einer Tasse kochendem Wasser. Lassen Sie den Tee zehn Minuten ziehen, seihen Sie dann ab. Den ungesüßten Tee in kleinen Schlucken trinken.

▶ Ein Tee aus Thymian wirkt ebenfalls entkrampfend: Übergießen Sie einen Teelöffel Thymian mit kochendem Wasser. Lassen Sie die Mischung zehn Minuten lang ziehen, und seihen Sie sie dann ab; mehrmals täglich eine Tasse trinken. Wichtig: Der Tee sollte grundsätzlich immer frisch zubereitet werden.

### Beruhigung für den Magen mit Ingwertee

Ingwertee beruhigt den Magen und lindert Blähungen: Raspeln Sie frischen Ingwer, und übergießen Sie zwei Teelöffel davon mit einer Tasse kochendem Wasser. Lassen Sie alles zehn Minuten ziehen, und seihen Sie den Tee anschließend ab. Oft genügt schon eine Tasse. Wenn nicht, trinken Sie so viel, bis es Ihnen besser geht.

*Achtung! Ingwertee darf bei Übelkeit aufgrund seiner blutdrucksenkenden Wirkung während der Schwangerschaft auf keinen Fall getrunken werden!*

### Die beruhigende Kraft der Kamille

Kamille ist bei Blähungen äußerlich und innerlich anwendbar, sie wirkt krampflösend und beruhigend; Nebenwirkungen sind nicht bekannt.

▶ Sowohl zum Auflegen als Wickel als auch für den gebräuchlichen Trink- und Heiltee übergießen Sie zwei Teelöffel Kamillenblüten mit einem Viertelliter kochendem Wasser. Lassen Sie den Tee zugedeckt zehn Minuten ziehen, und seihen Sie ihn dann ab. Tröpfeln Sie für einen Bauchwickel den möglichst warmen Tee auf ein Baumwoll- oder Leinentuch. Bedecken Sie damit den Bauchbereich, und wickeln Sie ein Wolltuch darüber.

▶ Bei kolikartigen Blähungen wirkt ein Tee aus Kamille und Gänsefingerkraut entkrampfend: Übergießen Sie einen Esslöffel der beiden Kräuter (Mischungsverhältnis: 1 : 1) mit einer Tasse heißem Wasser. Lassen Sie den Tee zehn Minuten ziehen, seihen Sie ihn ab, und trinken Sie den Magen-Darm-Tee in kleinen Schlucken.

*Kamille gilt allgemein als gut verträglich. Dennoch kann es zu allergischen Reaktionen kommen.*

## Stärkung des Darms mit Karottenbrei

Um Magen und Darm bei Säuglingen und Kleinkindern zu stärken und die Blähungen zu lindern, bietet sich folgende Anwendung an: Verabreichen Sie Ihrem Kind eine Tasse mit vitaminhaltigem rohem Karottenbrei. Verarbeiten Sie dafür nach Möglichkeit ökologisch angebaute Karotten, die Sie im Mixer zerkleinern und zu einem Brei verarbeiten.

## Ein einfaches Hausmittel: Kümmeltee

Kümmeltee lindert Blähungsbeschwerden: Einen Teelöffel zerdrückten Kümmel übergießen Sie mit einer Tasse kochendem Wasser; 15 Minuten zugedeckt ziehen lassen und abseihen. Maximal sollten Sie vier Tassen pro Tag zu sich nehmen. Kümmel in heißer Milch wirkt außerdem mildernd auf die Beschwerden. Auch warmes Wasser mit Kümmelöl trägt zu Ihrem Wohlbefinden bei.

## Ein probates Mittel: Urin

Nehmen Sie etwa drei Wochen lang zwischen den Mahlzeiten einige Schlucke Mittelstrahlurin zu sich, oder lassen Sie ein paar Tropfen Urin für einige Zeit unter der Zunge wirken.

*Hausmittelanwendungen mit Urin sind sicherlich etwas gewöhnungsbedürftig. Dennoch: Mit Urin können Sie sich auch bei Verdauungsproblemen auf natürliche Art und Weise spürbare Erleichterung verschaffen.*

## Wann zum Arzt

Einen Gastroenterologen – einen Facharzt für Magen-Darm-Erkrankungen – sollten Sie unbedingt aufsuchen, wenn
- die Blähungen chronisch sind.
- bei älteren Menschen starke anhaltende Blähungen auftreten oder sich die Stuhlgewohnheiten drastisch verändern.
- Blähungen länger als eine Woche andauern und zudem Appetitlosigkeit, Durchfall, Verstopfung oder Fieber, Blutstuhl, Gelbsucht oder gar Herzbeschwerden auftreten.
- plötzliche schmerzhafte und starke Blähungen mit Wind- und Stuhlverhaltungen auftreten (Darmverschluss oder -lähmung).
- Blähungen, Bauchschmerzen, ein harter Bauch, Erbrechen und ein tagelang anhaltend ausbleibender Stuhlgang beobachtet werden.

# BLASENENTZÜNDUNG

## Schmerzender Harndrang

Blasenentzündung ist eine weit verbreitete Erkrankung. Plötzlich verspüren Sie zunehmenden Harndrang, doch es kommt nur wenig Harn. Die brennenden Schmerzen, die dabei auftreten, sind äußerst unangenehm. Verursacht wird dieses Leiden fast ausschließlich durch Keime und Bakterien, die aus dem Darm oder der Scheide stammen, und durch die Harnröhre in die Blase aufsteigen.

*Die weibliche Anatomie als Ursache*
Frauen haben aufgrund ihrer kürzeren Harnröhre öfter mit diesem Problem zu kämpfen als Männer. Außerdem sind Frauen weniger gegen Infektionen nach dem Geschlechtsverkehr geschützt. Und während der Schwangerschaft erhöhen die hormonellen Veränderungen die Infektionsgefahr für die Harnwege zusätzlich.

*Steigt die Infektion der Blase bis zu den Nieren hinauf, kann es zu einer Niereninfektion kommen, die mit Fieber, Schüttelfrost und Rückenschmerzen einhergeht.*

**SYMPTOME**
Häufiger, auch nächtlicher Harndrang, wobei meist nur kleine Mengen Harn abgelassen werden können, begleitet von stechenden, brennenden Schmerzen. Rückenschmerzen. Stechend riechender Harn, der blutige oder trübe Beimengungen enthält.
In manchen Fällen tritt auch eine begleitende Erkältung auf. Schwere Infektionen können von Übelkeit und Appetitmangel und/oder heftigen Schmerzen im Unterbauch begleitet sein.

*Infektion durch sexuellen Verkehr*
In vielen Fällen wird eine Blasenentzündung durch Geschlechtsverkehr ausgelöst. Häufig liegt dies an der fehlenden Gleitflüssigkeit oder an ungewohnten sexuellen Praktiken,

die sehr leicht Reizungen der Harnröhre auslösen können. Außerdem können leichte Verletzungen an der Blasenunterseite auftreten.

Eine Chlamydieninfektion – verursacht durch ungeschützten Geschlechtsverkehr – kann eine unspezifische Harnröhrenentzündung mit Ausfluss auslösen. Derartige Infektionen verursachen beim Wasserlassen in der Regel Schmerzen.

### *Allergien als Übeltäter*

Immer wieder lässt sich feststellen, dass Blasenentzündungen durch bestimmte Inhaltsstoffe in Nahrungsmitteln ausgelöst werden: Alkohol, Kaffee und stark gewürzte Speisen stehen dabei ganz oben auf. Auch in Spülmitteln, Schaumbädern und Kosmetikartikeln sind Stoffe enthalten, die die empfindliche Harnröhre reizen können. Dies führt zu starkem und häufigem Harndrang. Beim Wasserlassen verspürt man brennende Schmerzen.

*Immer häufiger ist eine allergische Reaktion Ursache einer Blasenentzündung. Vor allem bestimmte Inhaltsstoffe in Körperpflegemitteln gelten als Auslösefaktoren.*

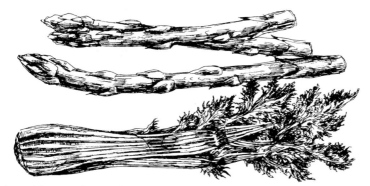

*Schmackhaft und gesund: Der regelmäßige Genuss von Spargel und Sellerie beugt einer Blasenentzündung vor.*

## So können Sie vorbeugen

Eine ausgewogene, ballaststoffreiche und gesunde Kost stärkt die Abwehrkräfte der Blasenschleimhaut. Außerdem sollte Ihr Essen salzarm, leicht verdaulich und harntreibend sein. Grundsätzlich gilt: Sellerie, Spargel, Meerrettich, Brunnenkresse und Brennnessel sind ideale Speisen, um einer Blasenentzündung vorzubeugen, Himbeeren wirken entwässernd und unterstützend.

*Eine sehr gute Vorbeugemaßnahme ist eine ausgewogene und ballaststoffreiche Ernährung.*

Viel Flüssigkeit ist in jedem Fall eine vorbeugende Maßnahme, denn durch erhöhte Flüssigkeitsaufnahme – mehr als zwei Liter täglich – wird die Keimkonzentration in der Blase verdünnt und die Harnwege werden gut gespült.

*Eine Kur mit Kürbis eignet sich ausgezeichnet bei Blasenleiden. Sie sollten dabei über einen Zeitraum von vier bis sechs Wochen täglich Kürbis beziehungsweise Kürbisgerichte zu sich nehmen.*

### Warme Kleidung

Neben der begleitenden Selbstbehandlung – auf pflanzlicher Basis und daher natürlich – ist Bewegung an der frischen Luft unerlässlich, da dies die Abwehrkräfte stärkt. Dabei sollten Sie, vor allem in der kalten Jahreszeit, auf warme Unterwäsche und Oberbekleidung zum Schutz von Blase und Niere achten. Baumwolle eignet sich bestens, um den Körper trocken zu halten. Übertrieben enge Hosen sollten Sie meiden, denn diese verhindern die Zirkulation der Luft.

### Hygiene ist unerlässlich

Sauberkeit ist zur Vorbeugung einer Blasenentzündung ein wichtiger Faktor. Dies beginnt bereits bei der Anwendung von Toilettenpapier. Insbesondere für Frauen gilt: Benutzen Sie Toilettenpapier immer von vorn nach hinten, damit keine Keime in die Scheide und damit in die Harnröhre gelangen. Wechseln Sie außerdem täglich den Waschhandschuh und auch das Handtuch.

*Ein Tipp für Frauen: Wenn Sie zu Blasenentzündungen neigen, verwenden Sie Binden statt Tampons.*

## Was Sie tun können – Hausmittel gegen Blasenentzündungen

Eine Blaseninfektion sollten Sie keinesfalls auf die leichte Schulter nehmen. Wird sie schlimmer, können auch die Nieren in Mitleidenschaft gezogen werden. Durch eine Behandlung mit Antibiotika ist eine Blasenentzündung innerhalb kürzester Zeit heilbar. Doch die Entscheidung über deren Anwendung liegt – nach einer eingehenden Diagnose – beim Arzt. Mit zahlreichen unterstützenden Selbstbehandlungsmaßnahmen können Sie zur Schmerzlinderung und Förderung des Heilungsprozesses auch selbst beitragen. Zudem sind die nachstehenden Anwendungen bestens zur Vorbeugung geeignet.

### Kurzfristige Behandlung mit Bärentraubenblättern

Bärentraubenblätter sind nicht für eine längere Anwendung geeignet. Die desinfizierende Wirkung hat sich aber für den kurzfristigen Einsatz bei Blasenleiden besonders gut bewährt: Setzen Sie einen Teelöffel der Bärentraubenblätter mit einem Viertelliter kaltem Wasser an. Der Ansatz sollte ein bis zwei Tage stehen bleiben. Hin und wieder muss umgerührt werden. Danach abseihen und unmittelbar vor der Einnahme erwärmen.

### Heiltees mit Birkenblättern

▶ Geradezu ein »Klassiker« ist diese Teemischung: Je 20 Gramm Birkenblätter, Ackerschachtelhalm, Hauhechelwurzel, Orthosiphon- und Bärentraubenblätter mischen. Einen Teelöffel der Mischung mit einer Tasse Wasser kalt ansetzen und kurz aufkochen lassen; fünf Minuten ziehen lassen, abseihen. Mehrmals am Tag zwei Tassen trinken.

### Heiltees mit Brennnesselblättern

▶ Tee aus Brennnesselblättern hat sich bei allen Arten von Harnwegserkrankungen bestens bewährt. Die Wurzel dürfen Sie jedoch auf keinen Fall verwenden. Übergießen Sie einen Teelöffel Brennnesselblätter mit einer Tasse kochendem Wasser. Lassen Sie die Mischung fünf Minuten ziehen; dann abseihen. Trinken Sie dreimal täglich eine Tasse in kleinen Schlucken. Achtung! Wenn Sie unter Wasseransammlungen durch eine eingeschränkte Herz- oder Nierenfunktion leiden, dürfen Sie diesen Tee auf keinen Fall zu sich nehmen!

▶ Einen ganz besonderen Blasen- und Nierentee für die längerfristige Anwendung können Sie aus den folgenden Zutaten zubereiten: 50 Gramm Brennnesselblätter, je 30 Gramm Goldrutenkraut und Zitronenmelisse, je 20 Gramm Schafgarbenblüten, Zinnkraut und Birkenblätter mischen. Nehmen Sie drei Teelöffel der Mischung, und brühen Sie sie mit einem halben Liter kochendem Wasser auf. Lassen Sie die Mischung zehn Minuten ziehen, und seihen Sie sie ab. Trinken Sie davon drei Tassen täglich.

*Orthosiphon ist ein Lippenblütengewächs, das ursprünglich aus Indien stammt. Aber auch in unserer Volksmedizin werden die Inhaltsstoffe der Pflanzenblätter inbesondere zur Behandlung von Harnwegserkrankungen seit vielen Jahren genutzt.*

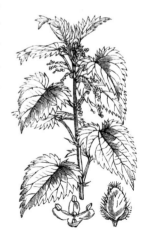

*Die Heilwirkungen der Brennnessel haben sich vor allem bei Blasenentzündungen bewährt.*

### Schneller Helfer in der Not: Eibisch

Man kann Eibischwurzel gemeinsam mit oder auch getrennt von den Blättern und Blüten kalt ansetzen. Das Mischungsverhältnis beträgt einen Teelöffel Eibisch auf eine Tasse Wasser. Der Ansatz muss zwei Stunden stehen. Rühren Sie ihn gelegentlich um. Nach dem Abseihen sollte die Mischung erwärmt, jedoch niemals gekocht werden.

*Wichtig: Schleimhaltige Heilpflanzen wie der Eibisch dürfen nicht gekocht oder heiß überbrüht werden!*

### Empfehlenswert: Behandlung mit Eigenurin

Reiben Sie sich am ganzen Körper mit altem Urin ein. Auch eine Massage mit körperwarmem Urin verschafft Erleichterung. Eine Kompresse mit Urin auf dem Unterbauch hilft zusätzlich. Zur Stärkung Ihrer Abwehrkräfte trinken Sie jeden Tag ein wenig Mittelstrahlurin. Achtung! Der Mittelstrahlurin darf nicht mit Keimen belastet sein!

### Harntreibende und heilende Tees

▶ Zwei Teelöffel Erdbeerblätter mit ein wenig Waldmeisterkraut mit einem Viertelliter kochendem Wasser übergießen; zehn Minuten ziehen lassen; nach dem Abseihen dreimal täglich eine Tasse trinken.

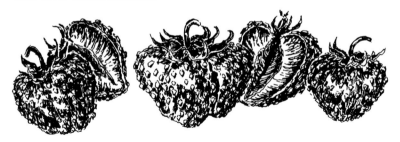

*Vor allem ein Tee aus den Blättern der süßen roten Früchte ist bei Blasenentzündungen sehr wirkungsvoll.*

*Bereits Martin Luther soll die Heilwirkung des Goldrutenkrauts sehr geschätzt und damit seine zahlreichen Beschwerden und Gebrechen behandelt haben.*

▶ Zur Ausheilung von Blasenleiden eignet sich ein Tee mit Goldrutenkraut. Die Herstellung erfolgt auf die gleiche Weise wie bei den Erdbeerblättern.

▶ Steinlösend und verdauungsanregend – das sind die Attribute, die der Hauhechelwurzel zugeschrieben werden: Übergießen Sie zwei Teelöffel der zerkleinerten Wurzel mit einer

Tasse abgekochtem kalten Wasser. Lassen Sie den Ansatz acht Stunden lang ziehen. Vor der Einnahme kurz aufkochen und ungesüßt trinken.

◗ Wassertreibende Wirkung besitzt ein Aufguss aus Liebstöckel: Schneiden Sie die Wurzel klein, und übergießen Sie zwei Teelöffel der Wurzel mit einem Viertelliter kaltem Wasser. Bringen Sie die Mischung zum Sieden, und seihen Sie sofort ab. Trinken Sie täglich zwei Tassen des ungesüßten Tees. Bei Nierenerkrankungen und Schwangerschaften dürfen Sie diesen Tee nicht trinken!

◗ Salbeitee wirkt unterstützend bei der Behandlung von Harnwegs- und Blasenentzündungen. Übergießen Sie einen Teelöffel Salbei mit einer Tasse kochendem Wasser. Lassen Sie den Tee zehn Minuten zugedeckt ziehen, und seihen Sie ihn dann ab. Salbeitee können Sie mehrmals am Tag zu sich nehmen.

*Hinweis: Salbei enthält große Mengen an ätherischem Öl, Gerb- und Bitterstoffen, die den Magen belasten können. Daher gilt: nicht überdosieren und nicht während der Schwangerschaft einnehmen.*

### *Aus der Volksheilkunde: Gurkenkörner*
Einen Teelöffel frische oder getrocknete Gurkenkörner auf eine Tasse heißes Wasser geben und 10 bis 15 Minuten köcheln lassen. Nach dem Absehen in kleinen Schlucken trinken.

### *Der gute alte Milchwickel*
Für einen Milchwickel tränken Sie ein Baumwolltuch mit kalter Milch. Nach dem Auswringen legen Sie ihn auf den Unterbauch, darüber ein größeres Tuch und eine Wolldecke. Wenn die kühlende Wirkung des Wickels nachlässt – etwa nach einer Viertelstunde – und er sich langsam erwärmt hat, nehmen Sie den Umschlag wieder ab. Diese Anwendung wiederholen Sie bis zu dreimal täglich, bis sich Ihre Beschwerden gebessert haben.

### *Wärme tut gut*
◗ Ob Wärmflasche, warmes Kirschsteinsäckchen oder Dinkelkissen: Wärme tut immer gut. Das Säckchen oder das Kissen erhitzen Sie ganz einfach im Backofen. Kirschsteine und Dinkel halten die Wärme sehr gut.

- Rasch und wohltuend erweist sich außerdem einmal mehr das Allroundmittel Kamille: Zwei Teelöffel Kamillenblüten lassen Sie in einem Viertelliter sanft köchelndem Wasser etwa zehn Minuten lang zugedeckt ziehen. Nach dem Abseihen tauchen Sie ein Baumwolltuch in die Flüssigkeit, wringen es kurz aus und bedecken damit den Unterbauch. Um die Wärme zu halten, wickeln Sie zusätzlich ein trockenes Tuch und eine Wolldecke darüber. Wenn der Wickel abgekühlt ist, nehmen Sie ihn wieder ab.
- Auflagen mit heißen Kartoffeln oder Zwiebeln helfen bei starken Unterleibsschmerzen. Für diese Behandlung füllen Sie gekochte und zerdrückte Kartoffeln oder mäßig heiße und frisch geschnittene Zwiebeln in ein Leinensäckchen. Auch bei dieser Auflage gilt: Wenn sich der Wickel abgekühlt hat, nehmen Sie ihn wieder ab.

*Achten Sie beim Kauf einer Wärmflasche auf gute Qualität. Flaschen minderer Qualität schließen oft nicht richtig und heiße Flüssigkeit kann austreten. Dann besteht die Gefahr von Verbrühungen.*

- Ein tägliches Fuß- oder Sitzbad hilft allgemein bei Blasenleiden. Am besten eignet sich ein temperaturansteigendes Bad. Dafür stellen Sie eine kleine Fußwanne in die Badewanne hinein. Beginnen Sie mit etwa körperwarmem Wasser (35 °C). Innerhalb einer Viertelstunde können Sie durch zulaufendes heißes Wasser die Temperatur auf 39 bis 40 °C steigern. Nach dem Bad trocknen Sie die Füße ab und legen sich für 20 Minuten ins Bett. Fügen Sie den einfachen Sitzbädern einen Aufguss aus getrockneten Kamillenblüten hinzu, dies beruhigt.
- Warme Bäder mit Haferstroh wirken entzündungshemmend: Zwei Hand voll Haferstroh werden in vier Liter Wasser zum Sieden gebracht und eine halbe Stunde lang gekocht. Nach dem Abseihen kann der Sud dem Vollbad beigemengt werden.
- Für die Variante mit Zinnkraut (Ackerschachtelhalm) verwenden Sie fünf Esslöffel des Krauts. Geben Sie das Zinnkraut in einen Liter warmes Wasser, und lassen Sie es zehn Minuten kochen. Nach dem Abseihen geben Sie den Zinnkrauttee dem Badewasser zu. Natürlich eignet sich sowohl die Variante mit Haferstroh als auch die mit Zinnkraut für einfache Sitzbäder.

**Wann zum Arzt**
Fachärzte für Erkrankungen des Blasentrakts sind Gynäkologen, Urologen und Neurologen. Kontaktieren Sie unbedingt einen Arzt, wenn
▸ Harninkontinenz zu beobachten ist.
▸ Blut im Urin auftritt.
▸ Schmerzen beim Wasserlassen, Fieber und Schüttelfrost auftreten.
▸ alle Symptome einer Blasenentzündung vorliegen und auch nach drei Tagen keine Besserung eintritt.
▸ die Blasenentzündung während einer Schwangerschaft oder in den Wechseljahren auftritt.
▸ Ihr Sexualpartner an einer Blasenentzündung leidet.

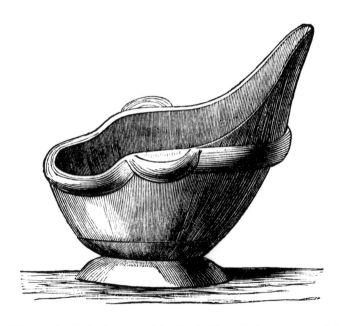

*Sie können ein Sitzbad ganz problemlos in Ihrer Badewanne durchführen. Wem dies jedoch zu kompliziert und etwas zu unbequem ist, der kann sich in der Apotheke oder im Sanitätsfachhandel eine spezielle Sitzbadewanne besorgen. (Hier ein Modell aus Großmutters Zeiten.)*

# VORGESTELLT: APFELESSIG

Bereits im Altertum wussten die Heilkundigen um die Wirkung von Essig und verordneten das heilende Elixier bei zahllosen Beschwerden. Besonders geschätzt wurde Apfelessig. Er regt den Stoffwechsel an, entwässert und entschlackt, wirkt antibakteriell, stimuliert das Abwehrsystem, saniert und reguliert die Darmflora. Auch als Haar- und Hautpflegeprodukt findet Apfelessig Verwendung, außerdem zum Kochen, Haltbarmachen von Nahrungsmitteln sowie zum Abtöten schädlicher Mikroorganismen.

**Gesundheit für Haut und Haare**

Die Inhaltsstoffe des Apfelessigs eignen sich ganz besonders zur Behandlung von Haut und Haaren:
- Er steigert und fördert die Durchblutung der Haut und macht sie vitaler, straffer und rosiger.
- Das säuerliche Lebenselixier unterstützt den Abtransport von Gift- und Schlackenstoffen aus den Hautschichten.
- Apfelessig hilft dabei, den natürlichen Säureschutzmantel der Haut aufrechtzuerhalten.
- Er schützt die Haut vor den Folgen der UV-Strahlung und beugt vorzeitigem Altern vor.
- Apfelessig glättet die Haut und wirkt der Faltenbildung entgegen.
- Apfelessig bewahrt Haut und Haaren ihre natürliche Feuchtigkeit, strafft die Kopfhaut und verleiht dem Haar natürlichen Glanz.
- Apfelessig wirkt entzündungshemmend und besitzt schmerzlindernde und beruhigende Eigenschaften.

**Apfelessigkuren**

Durch die tägliche Einnahme von Apfelessig über einen längeren Zeitraum kann eine ganze Reihe von Beschwerden gelindert werden. Dabei können schon kurze mehrtägige Kuren den Körper von Stoffwechselschlacken und Giftstoffen befreien. Ganz besonders gegen Ende des Winters empfiehlt sich eine derartige Entschlackungskur. Apfelessig bekämpft schädliche Fäulnisbakterien und andere Keime im Darm. Sie sollten während der Kur die Nahrungsaufnahme reduzieren und durch die Aufnahme von viel Flüssigkeit die Ausscheidung der Schlacken- und Giftstoffe unterstützen. In der Folge verbessern sich die Nierenleistung und die Fließfähigkeit des Bluts. Zudem wird das Immunsystem gestärkt und das schädliche LDL-Cholesterin im Blut gesenkt.

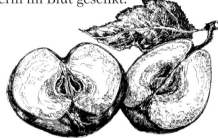

*Grundstoff des Heiltranks: Äpfel.*

**Apfelessig selbst herstellen**

Für die Herstellung brauchen Sie Geduld und ein bisschen Experimentierfreudigkeit.

Um Apfelessig herzustellen, benötigen Sie zunächst einen qualitativ hochwertigen Apfelmost: Waschen Sie etwa fünf bis sechs Kilo Äpfel, zum Beispiel Boskop oder Cox Orange aus biologischem Anbau. Sie vierteln die Äpfel und entsaften sie. Den Saft und die Fruchtrückstände füllen Sie in ein Glas- oder Steingutgefäß. Der Saft wird mit etwas Wasser verdünnt, außerdem kommen noch einige Stückchen Bäckerhefe hinein. Stülpen Sie einen Ballon luftdicht über das Gefäß. So stellen Sie den Behälter für rund vier bis acht Wochen an einen trockenen und gut temperierten Ort (18 bis 20 °C). Während der Gärungsphase wird sich der Ballon nach und nach aufblähen.

Nach etwa sechs Wochen füllen Sie den Most in ein flaches, breites Gefäß aus Steingut oder Keramik um. Geben Sie jetzt etwas Essigmutter – von einem Essighersteller oder einem Kellereibetrieb – oder einen Schuss fertigen Apfelessig aus natürlicher Herstellung hinzu. Decken Sie das Gefäß mit einem groben und luftdurchlässigen Stoff ab, und stellen Sie es an einen trockenen und warmen Platz (ideale Temperatur: 26 bis 28 °C). Schütteln Sie das Gefäß ab und zu; dabei sollten Sie aber die Essigbakterien nicht untertauchen. Mit einer Luftpumpe für Aquarien oder kleine Gartenteiche können Sie dem herangärenden Essig Sauerstoff zuführen.

Nach drei bis vier Wochen sollten Sie erstmals verkosten. Wahrscheinlich wird es noch etwa zwei weitere Wochen dauern, in manchen Fällen zwei weitere Monate, bis die Bakterien den Most in Essig verwandelt haben. Gießen Sie zum Abschluss das Endprodukt durch ein sauberes Leintuch ab, um die Hefe herauszufiltern. In Flaschen abgefüllt und mit einem Naturkorken verschlossen sind selbst gemachte Essige auch als Mitbringsel gut geeignet.

# BLUTDRUCK, HOHER

## Volkskrankheit Nummer eins

*Hinweis: Informationen zur Behandlung von niedrigem Blutdruck finden Sie unter dem Stichwort → Kreislaufbeschwerden.*

Hoher Blutdruck lässt sich nur schwer vom Arzt behandeln. Dies liegt vor allen Dingen an der Vielfalt der Ursachen, aber auch an der mehr oder weniger aktiven Mitarbeit des einzelnen Patienten. Da der hohe Blutdruck aber zu den beeinflussbaren Risikofaktoren gehört, ist durchaus eine Behandlung mit Hausmitteln möglich. Beraten Sie sich zuvor jedoch unbedingt mit Ihrem Arzt, und stimmen Sie alle Maßnahmen mit ihm ab.

### Diese Faktoren begünstigen Bluthochdruck
Kaum eine andere Erkrankung beruht auf so vielen Faktoren, die wir selbst beeinflussen können, wie die Hypertonie, der erhöhte Blutdruck. Zu den wichtigsten Faktoren zählen:
- Alkoholmissbrauch
- Bewegungsmangel
- Krankheiten wie Diabetes mellitus und → Gicht
- Rauchen
- → Stress, Frustration und Angst
- Übergewicht
- Vererbung

*Lediglich bei etwa fünf bis zehn Prozent der Bluthochdruckpatienten lässt sich die Ursache exakt diagnostizieren. Bei der überwiegenden Mehrheit der Fälle (90 bis 95 Prozent) bleibt die Ursache unbekannt.*

### Ursachenforschung
In den meisten Fällen beruht Bluthochdruck auf einer gestörten Funktion der kleinen Blutgefäße, die die Organe mit Blut versorgen. Sie verengen sich zusehends. Damit dennoch genügend Blut durch sie hindurchfließen kann, muss der Druck erhöht werden, mit dem das Blut über die Pumpleistung des Herzens durch den Körperkreislauf transportiert wird: Das Herz schlägt mit größerer Kraft, der Blutdruck steigt. Bleiben die kleinen Gefäße dauerhaft verengt, bleibt

auch der Blutdruck dauerhaft erhöht. Bei etwa 90 Prozent der Menschen, die unter hohem Blutdruck leiden, kennt man die Ursache bislang nicht. Etwa zehn Prozent leiden an einer Grundkrankheit, deren Folge wiederum Bluthochdruck ist. Solche Grundkrankheiten sind bestimmte Nieren- oder Herzerkrankungen, eine Schilddrüsenüberfunktion, Tumoren der Nebennieren, angeborene Stoffwechselerkrankungen oder Schäden, die im Spätstadium einer Zuckerkrankheit auftreten.

> **SYMPTOME**
> Die ersten Zeichen der Krankheit sind für den Betroffenen oft nicht bemerkbar, da sich ein hoher Blutdruck schleichend einstellt. Erkannt wird die Krankheit daher in der Regel über den Wert, den ein Blutdruckmessgerät übermittelt: Bei mehr als 160/95 mm Hg ist das Krankheitsbild eindeutig und behandlungsbedürftig. Typische Anzeichen: Schwindel, Sehstörungen, Atemnot und Kopfschmerzen.

## So können Sie vorbeugen

Körperliche Betätigung ist unerlässlich, wenn Sie Bluthochdruck verhindern oder senken wollen. Ausdauersportarten wie Radfahren, Wandern, Gymnastik und Tanzen anstelle von Leistungssport sind hilfreich.

*Denken Sie daran: Fahren Sie nicht immer mit dem Fahrstuhl, ein paar Treppen zu Fuß schaden niemandem.*

### *Ändern Sie Ihr Essverhalten!*

Vermeiden Sie Übergewicht! Wenn Sie bereits ein paar Pfunde zu viel haben, stellen Sie Ihre Essgewohnheiten um: Meiden Sie fettreiches Essen, legen Sie Fasten- oder Rohkosttage ein, und verwenden Sie weniger Salz.

Alkohol sollten Sie nur in Maßen oder gar nicht konsumieren, da er einer der Risikofaktoren schlechthin ist. Rotwein hingegen ist, in vernünftigen Maßen getrunken, durchaus gesund.

### *Weitere Risikofaktoren*

Nikotin ist zwar keine grundsätzliche Ursache des hohen Blutdrucks, doch stellt es einen zusätzlichen Risikofaktor dar. Gleiches gilt für den Konsum von Kaffee oder Tee.

Frauen, die zur Verhütung auf die »Pille« zurückgreifen, sollten gänzlich auf das Rauchen verzichten. Durch diese »Wirkstoffkombination« erhöht sich das Schlaganfallrisiko.

Vermeiden Sie Stress! Er ist ein weiterer großer Risikofaktor. Gemütliche Spaziergänge und bestimmte Entspannungsübungen – Ihr Arzt kann Ihnen hierbei sicherlich mit Rat und Tat zur Seite stehen – helfen Ihnen dabei, Stress abzubauen, der wahrscheinlich auch für Ihren Bluthochdruck mit verantwortlich ist.

### Was Sie tun können, um den Blutdruck zu senken

Wenn Sie merken, dass Sie sich wieder einmal wegen etwas Unwichtigem unnötig aufgeregt haben, dann lassen Sie ein paar Minuten lang kaltes Wasser über Ihre Pulsadern fließen. Das wirkt beruhigend.

*Kohlensäurebäder öffnen die Blutgefäße in der Haut, wodurch sich das Blut verteilt und der Blutdruck sinkt. Kohlensäurebäder sind in der Apotheke erhältlich.*

#### *Entspannung durch ein schönes Bad*

Geben Sie als Zusatz Fichtennadeln in Ihr Badewasser, das entspannt: Für zwei Liter Abkochung benötigen Sie drei Hand voll Fichtennadeln. Bringen Sie diese Mischung zum Kochen; nach 15 Minuten kann der Sud abgeseiht und dem Vollbad beigemengt werden.

#### *Blutdruck senken mit Knoblauch*

Knoblauch wirkt blutdrucksenkend und beugt der weiteren Schädigung der Blutgefäße vor. Um diese Wirkung zu erzielen, müssen Sie am Tag mehrere Zehen essen, mindestens ein bis zwei. Um den unangenehmen Geruch zu vermeiden, können Sie auch auf Fertigpräparate aus der Apotheke zurückgreifen.

*Verwenden Sie vor allen Dingen kochsalzarme Mineralwässer. Salze binden im Körper Wasser, wodurch der Blutdruck ansteigt!*

#### *Altbewährtes Hausmittel: Mistel*

Ob als Tee oder Öl, die Mistel besitzt positive Heilwirkungen auf die Blutgefäßmuskeln.

▶ Misteltee: Von einer Teemischung aus 30 Gramm Mistelblättern, je 20 Gramm Weißdornblüten und Schachtelhalmkraut nehmen Sie einen Teelöffel und übergießen ihn mit einer Tasse heißem Wasser. Lassen Sie den Tee zehn Minuten ziehen, und seihen Sie ihn anschließend ab. Zweimal täglich, morgens und abends, sollten Sie davon trinken.

◗ Misteltropfen: Vermengen Sie 20 Milliliter Misteltinktur mit je zehn Milliliter Weißdorn- und Zinnkrauttinktur, und nehmen Sie dreimal täglich 20 Tropfen davon ein. Die Tinkturen erhalten Sie in der Apotheke.

### Aus der Teeküche

◗ Weißdorn wirkt bei hohem Blutdruck regulierend und beugt Arterienverkalkung vor: Übergießen Sie zwei Teelöffel der getrockneten Früchte und Blüten mit einer Tasse kochendem Wasser. Lassen Sie die Mischung zehn Minuten ziehen, und seihen Sie dann den Tee ab. Trinken Sie dreimal täglich von dieser Teemischung.

◗ Lindenblütentee wirkt beruhigend, schlaffördernd und blutdrucksenkend: Übergießen Sie ein bis zwei Teelöffel Lindenblüten mit einer Tasse heißem Wasser. Lassen Sie den Tee zehn Minuten ziehen, und seihen Sie ihn dann ab. Trinken Sie von diesem Heiltee in kleinen Schlucken.

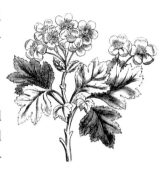

*Weißdorn eignet sich sehr gut für die kurmäßige Anwendung über einen längeren Zeitraum hinweg, da bislang keinerlei Nebenwirkungen bekannt sind.*

### Kalte Wadenwickel

Schon Pfarrer Sebastian Kneipp wusste um die Wirkung des Wassers. Tauchen Sie zwei Leinentücher in nicht zu kaltes Wasser, und wringen Sie sie ein wenig aus. Umwickeln Sie mit den Tüchern beide Unterschenkel. Dabei sollten die Wickel vom Knöchel bis zum Knie reichen und keine Falten werfen. Über die Wadenwickel legt man je ein trockenes Baumwolltuch und ein Wolltuch. Wenn sich die Wickel erwärmt haben, kann die Anwendung wiederholt werden. Nach spätestens einer halben Stunde müssen sie jedoch abgenommen werden.

*Achtung! Wenden Sie kalte Wadenwickel nicht bei einer akuten Harnwegsinfektion an!*

## Wann zum Arzt

Grundsätzlich gehört die Behandlung von Hypertonie in die Hand eines Facharztes. Sprechen Sie mit Ihrem Arzt über mögliche begleitende Maßnahmen, doch führen Sie diese niemals ohne seinen Rat durch.

# BRONCHITIS

## Wenn die Atemwege entzündet sind

Ihr vermeintlicher Husten wird nicht besser, egal was sie auch tun? Der Weg zum Arzt ist der letzte Ausweg, und dieser sagt Ihnen schließlich, dass Sie an einer Entzündung der oberen Atemwege, einer Bronchitis, leiden. Diese Erkrankung geht mit Hustenreiz einher, den viele fälschlicherweise als »einfachen« Husten betrachten, obwohl der weißliche bis grünliche Auswurf eindeutig auf eine schwerwiegendere Erkrankung hindeutet.

*Unter Bronchitis versteht man eine Entzündung der Bronchialschleimhaut, die zu vermehrter Schleimbildung und Hustenreiz führt. Die akute, fieberhafte Bronchitis tritt meist bei Erkältungskrankheiten auf und muss oft mit Antibiotika behandelt werden.*

### *Kein simpler Husten*

Um eine Bronchitis handelt es sich in der Regel dann, wenn Sie mit schmerzhaftem Husten und schleimigem Auswurf zu kämpfen haben. Eine akute Bronchitis entsteht meist im Zusammenhang mit einer Erkältung. Diese wird Sie normalerweise ein bis zwei Wochen plagen und sollte immer vollständig auskuriert werden. Andernfalls kann daraus leicht eine chronische Krankheit werden; eine chronische Bronchitis kann Sie dann über Monate hinweg belasten. Falls der Husten also länger dauert, konsultieren Sie unbedingt einen Arzt.

### *Wie kommt es zu einer Bronchitis?*

Fast immer sind es Viren, insbesondere Grippeviren, die Ursache und Auslöser einer Bronchitis sind. In selteneren Fällen können auch Bakterien für eine Entzündung der Bronchien ursächlich sein. Sehr oft befallen jedoch Bakterien die von Viren bereits vorgeschädigten Bronchialschleimhäute. Dadurch tritt eine weitere Verschlimmerung der Entzündung ein. Die Bronchialschleimhäute schwellen an und geben mehr Sekret ab als sonst. Diese verstärkten Absonderungen können in der Folge nicht mehr von den so genannten Flimmerhärchen weiterbefördert werden, sie verkleben. Dieser Zustand verursacht schließlich den Hustenreiz. Der Hustenauswurf ist zunächst fast farblos und schleimig. Haben sich Bakterien eingenistet, kann er auch eitrig aussehen.

> **SYMPTOME**
> Anfänglich ein Brennen auf der Brust und Auftreten eines trockenen, schmerzhaften Reizhustens. Verstärkter Husten, begleitet von Fieber und anderen Erkältungssymptomen. Typisches Kennzeichen einer schweren Bronchitis ist ein schleimiger Auswurf beim Husten.

## So können Sie vorbeugen

Die Stärkung des Immunsystems ist die beste Vorbeugung gegen alle Erkältungskrankheiten. Viele Vitamine und eine gesunde Lebensweise sind Grundlagen für die Erhaltung unserer Immunkräfte. Vor allen Dingen das in Melonen enthaltene Vitamin A schützt die Schleimhäute und beugt somit einer Bronchitis bestens vor.

### Grundsätzliche Maßnahmen

Viel Bewegung an der frischen Luft, natürlich in entsprechender Kleidung, und regelmäßige Saunabesuche helfen, einer Bronchitis vorzubeugen.

Andere erkältete Menschen stellen ein Ansteckungsrisiko für Sie dar. Meiden Sie daher große Menschenansammlungen. Waschen Sie sich außerdem mehrmals täglich die Hände. Damit vermindern Sie das Ansteckungsrisiko.

Ein anderes Problem sind Schadstoffe in der Luft. Aus diesem Grund sollten Sie verrauchte und schlecht gelüftete Räume nach Möglichkeit meiden. Falls Sie selbst Raucher oder Raucherin sind, schränken Sie es ein, oder hören Sie damit auf.

Befeuchten Sie die Luft in Ihrer Wohnung. Hängen Sie dazu feuchte Tücher auf, oder stellen Sie Schalen mit heißem Wasser in den Räumen auf. Geben Sie nach Lust und Laune einige Tropfen ätherisches Öl hinzu, beispielsweise Eukalyptus oder Fichtennadel.

*Achtung!*
*Eine akute Bronchitis tritt sehr häufig bei Kindern und Jugendlichen auf. Sie dauert in aller Regel etwa zwei Wochen und sollte unbedingt vollständig auskuriert werden. Andernfalls kann daraus leicht eine chronische Erkrankung werden.*

### Wechselduschen und Massagen

▶ Am Morgen sollten Sie regelmäßig Wechselduschen durchführen. Dabei sollten Sie zunächst drei bis fünf Minuten warm, dann ein paar Sekunden kalt duschen. Wiederholen Sie diesen Wechsel mehrmals.

▶ Trockenbürsten regt den Kreislauf an und fördert die Hautdurchblutung. Die Bürste sollte eine mittlere Härte besitzen, wenn möglich mit Naturborsten. Damit werden Arme und Beine in Längsrichtung, der übrige Körper mit kreisenden Bewegungen im Uhrzeigersinn zum Herzen hin gebürstet. Dabei beginnen Sie stets mit der rechten Körperseite. Zunächst werden die Füße und Beine außen, danach innen gebürstet. Die Arme werden von den Händen aufwärts bis zur Schulter massiert. Brust, Bauch und Rücken – mit einem Massageband oder durch eine zweite Person – werden anschließend in dieser Reihenfolge mit der Bürste abgerieben.

### Was Sie tun können – Äußerliche und innerliche Anwendungen bei Bronchitis

Zunächst einmal sollten Sie sich von anderen Menschen fernhalten, da sich sonst immer mehr Personen bei Ihnen anstecken können.

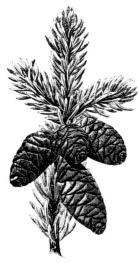

*Heilöle, z. B. Fichtennadelöl, sind als Badezusatz sehr gut geeignet. Die Dämpfe lindern die Beschwerden.*

*Hinweis: Vollbäder mit Heilölzusätzen befreien die Atemwege und lindern die Beschwerden nachhaltig. Achten Sie jedoch darauf, dass Sie nicht länger als maximal 20 bis 30 Minuten baden.*

### Ein heißes Bad lindert die Beschwerden

▶ Heilöle unterstützen die lindernde Wirkung eines heißen Bades, besonders Eukalyptus, Fichtennadeln, Thymian, Salbei oder Pfefferminze. Zehn Tropfen eines Öls oder einer Ölmischung reichen für ein Vollbad. Damit sich das Öl im Wasser auflöst, geben Sie einen Emulgator, beispielsweise Zitronensaft, Milch, Honig oder Sahne, hinzu. Achten Sie beim Baden darauf, dass die Wassertemperatur 39 °C nicht überschreitet, und dass die Badedauer bei höchstens 20 Minuten liegt. Nach dem Bad sollten Sie sich warm einpacken und ins Bett legen.

▶ Bäder mit einem Fichtennadelzusatz regen an und verbessern die Durchblutung. Auf zwei Liter Wasser geben Sie drei Hand voll Fichtennadeln. Bringen Sie diese Mischung zum

Kochen. Nach 15 Minuten können Sie den Sud abseihen und direkt dem Badewasser zugeben.

### Heiße Brustwickel wirken schleimlösend

Neben der schleimlösenden Wirkung fördert auch der heiße Brustwickel den Auswurf von Schleim: Tauchen Sie ein Baumwoll- oder Leinentuch in 50 °C heißes Wasser, und wringen Sie es aus. Wickeln Sie das Tuch um die Brust, und decken Sie es mit einem trockenen Tuch und einem Wolltuch ab. Sobald die Wärmewirkung nachlässt, etwa nach einer halben Stunde, entfernen Sie den Wickel. Erwachsene können vor der Anwendung des Wickels den Oberkörper noch mit Heilölen einreiben, bei Kindern sollten Sie darauf verzichten.

*Achtung!*
*Bei Kindern sollten Sie auf die Anwendung – Bad oder Einreibung – von Heilölen verzichten.*

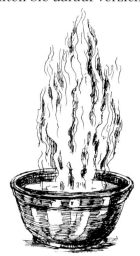

*Für eine Dampfinhalation benötigen Sie keinen Inhalator. Eine Schüssel und ein großes Handtuch sind völlig ausreichend.*

*Vorsicht!*
*Ist das Wasser zu heiß, besteht Verbrühungsgefahr! Außerdem sind Dampfinhalationen für Kinder und Menschen mit Herz-Kreislauf-Problemen nicht empfehlenswert.*

### Atmen Sie tief ein: Inhalationen

Dampfinhalationen sind ein hilfreiches Mittel, um einer Bronchitis auf den Leib zu rücken.

▶ Gießen Sie heißes Wasser in eine Schüssel, und atmen Sie den Dampf etwa zehn Minuten lang ein. Sie können die Anwendung intensivieren, indem Sie Ihren Kopf über die Schüssel beugen und den Kopf und das Gefäß mit einem Handtuch abdecken. Dabei sollten Sie darauf achten, dass die Abdeckung nicht zu dicht ist. Es besteht ansonsten die Gefahr von Verbrühungen oder von Herz-Kreislauf-Problemen. Insbesondere Kinder und ältere Menschen sind dadurch gefährdet.

- Verwenden Sie Zusätze beim Inhalieren: Dabei haben sich vor allem Salze und Heilöle bewährt, zum Beispiel Fichtennadelöl. Verwenden Sie für eine Inhalation einen Esslöffel Salz oder fünf bis acht Tropfen Heilöl. Wahlweise können Sie auch eine Hand voll Kamillenblüten oder Thymian nehmen.

### Brustauflage mit Senfmehl

Eine Auflage mit schwarzem Senfmehl regt die Atmung an: Geben Sie einen Esslöffel Senfpulver in heißes Wasser, und verrühren Sie es zu einem Brei. Diesen Brei streichen Sie auf ein Leinentuch und wickeln dieses um die Brust. Legen Sie ein Wolltuch darüber, um den Wickel möglichst lange warm zu halten.

*Achtung! Senf kann Hautreizungen verursachen. Daher muss die Auflage sofort entfernt werden, wenn Sie ein Brennen oder Jucken verspüren.*

### Hilfreiches aus der Teeküche

- Thymiantee kann eine ärztliche Behandlung aufgrund seiner krampflösenden Wirkung begleitend unterstützen: Übergießen Sie einen Teelöffel Thymian mit einer Tasse heißem Wasser, und lassen Sie den Tee zehn Minuten ziehen. Seihen Sie ihn ab, und trinken Sie mehrmals täglich eine Tasse des frisch zubereiteten Thymiantees.
- Malventee lindert den Hustenreiz: Übergießen Sie einen Teelöffel Malvenblüten mit einer Tasse heißem Wasser; lassen Sie die Mischung fünf Minuten ziehen, und seihen Sie sie anschließend ab. Sie können ohne Bedenken täglich mehrere Tassen des frisch gebrühten Malventees trinken.
- Auch ein Tee aus Veilchenblättern und -blüten wirkt lindernd, da er eine schleimlösende Wirkung besitzt: Übergießen Sie einen Teelöffel Blätter oder Blüten mit einem Viertelliter kochendem Wasser. Lassen Sie den Tee fünf Minuten ziehen, seihen Sie ihn dann ab, und süßen Sie ihn je nach Geschmack mit etwas Honig. Trinken Sie dreimal täglich eine Tasse von diesem Tee.
- Huflattich zählt zu den typischen Hausmitteln, wenn es um Erkrankungen der Atemwege geht: Übergießen Sie einen Teelöffel Huflattichblätter mit einem Viertelliter kochendem Wasser. Lassen Sie den Tee zehn Minuten ziehen, und seihen

*Bei einer akuten Bronchitis wird Bettruhe dringend empfohlen. Die gilt vor allem für Kinder und ältere Menschen.*

Sie ihn dann ab. Trinken Sie dreimal am Tag eine Tasse von diesem Heiltee, der jedoch nicht während der Schwangerschaft und der Stillzeit eingenommen werden darf.

▶ Wohltuend auf die Atmungsorgane wirken auch Wacholderbeeren und Fenchel: Nehmen Sie einen Teelöffel zerdrückte Wacholderbeeren oder Fenchelfrüchte, und übergießen Sie diese mit einer Tasse kochendem Wasser. Lassen Sie alles zehn Minuten ziehen, und seihen Sie den Tee dann ab. Trinken Sie täglich dreimal eine Tasse. Wacholderbeeren sollten Sie nicht verwenden, wenn Sie an akuten Nierenerkrankungen leiden, oder wenn Sie schwanger sind.

## Wann zum Arzt

Wenn der trockene Husten länger dauert als gewöhnlich und Sie noch immer erhöhte Temperatur haben, müssen Sie einen Arzt konsultieren. Er wird mit Medikamenten dafür sorgen, dass die Bronchitis nicht chronisch wird oder gar eine Lungenentzündung entsteht.

*Huflattich sollten Sie ausschließlich in der Apotheke kaufen. Selbst sammeln ist nicht empfehlenswert. Außerdem sollte die Einnahme von Huflattich auf maximal fünf Wochen pro Jahr beschränkt sein.*

*Großmutters Kräutertees sind bei Bronchitis besonders wirkungsvoll.*

# DARMBESCHWERDEN

## Wenn der Darm streikt

*Ist der Darm in seiner Funktion gestört, so hat dies großen Einfluss auf unsere Gesundheit und unser allgemeines Wohlbefinden.*

Immer mehr Frauen und Männer leiden unter Verdauungsproblemen. Speziell die leichteren Darm- und Magenbeschwerden, zum Beispiel Reizdarm, Blähungen und Verstopfung, nehmen drastisch zu. Die Folgen derartiger Erkrankungen können jedoch ungeahnte Ausmaße annehmen und chronische Leiden auslösen. Hauptursachen sind vor allen Dingen Allergien, Asthma und Gicht sowie Rheuma, Stoffwechselprobleme, Migräne und sogar Depressionen.

### Was dem Darm Schaden zufügt

Als allererstes sind hier üppiges, süßes und fettes Essen sowie der allseits bekannte Stress zu nennen. Wenn dies nur hin und wieder der Fall wäre, würde es den Darm kaum über Gebühr belasten. Da die Art und Weise der Nahrungsaufnahme in aller Regel jedoch alles andere als gesund und ausgewogen ist, wird unser Darm beinahe permanent überfordert. Kurzfristige und chronische Erkrankungen sind die Folgen.

*Das schadet dem Darm:*
- *Ungesunde Essgewohnheiten*
- *Falsche Ernährung*
- *Hektik und Stress*
- *Innere Unruhe*
- *Bewegungsmangel*
- *Schadstoffe in der Nahrung und in der Luft*
- *Medikamente*
- *Alkohol, Kaffee, schwarzer Tee, Nikotin u. Ä.*

Die häufigsten Fehler, die wir bei der Nahrungsaufnahme begehen, sind folgende:
▶ Hektik beim Essen: Die Nahrung wird nur mäßig gekaut, die Weiterverwertung dadurch beeinträchtigt.
▶ Zu große Mengen: Schlechte Nahrungsaufbereitung und Verlust des Sättigungsgefühls sind die Folgen.
▶ Häufiges Essen: Die letzte Nahrung ist noch gar nicht richtig verdaut, da kommt schon die nächste Portion.
▶ Schweres Essen: Die Nahrung verweilt länger im Darm.
▶ Spätes, nächtliches Essen: Der Darm muss nachts arbeiten, die Nachtruhe ist empfindlich gestört.
▶ Müdigkeit und Abgespanntheit beim Essen: Der Magen ist träge, er arbeitet nur mit verminderter Kraft.

Über Medikamente, verschmutzte Atemluft, Alkoholika und Rauchen gelangen täglich Schadstoffe und Gifte gemeinsam mit der Nahrung in unseren Körper. Diese belasten unseren Organismus zusätzlich. Antibiotika sind besonders schädlich für den Verdauungsapparat, da sie den Stoffwechsel notwendiger Bakterien blockieren und lebenswichtige Keime zerstören.

> **SYMPTOME**
> Blut und Schleim im Stuhl, → Durchfall, erhöhte Körpertemperatur und Fieber; Völlegefühl, Schwächegefühl, Übelkeit und → Erbrechen, Mundgeruch, Zungenbelag und → Kopfschmerzen; Enddarmblutungen und Verhärtung der Darmarterienwände; → Blähungen, → Verstopfung, Bauchdeckenschwellung; Appetitlosigkeit, Lethargie, Halssteifigkeit sowie zunehmende Druckempfindlichkeit der Bauchdecke (besonders bei Kindern).

*Der Darm ist das größte Abwehrorgan des Menschen. Ausgebreitet würde er 200 bis 300 Quadratmeter Fläche beanspruchen, mehr als hundert Mal so viel wie die Haut.*

## So können Sie vorbeugen
Beobachten Sie sich selbst, und achten Sie dabei auf Ihre Ernährung und die Reaktionen Ihres Magen-Darm-Bereiches. Trinken Sie möglichst viel Flüssigkeit. Greifen Sie dabei auf Mineralwasser, Früchtetees und grünen Tee zurück, und meiden Sie Kaffee, schwarzen Tee, Alkohol und Zigaretten. Darin sind Reizstoffe enthalten, die Magen und Darm empfindlich reizen können. Die Einnahme von Knoblauch hingegen kann Darmbeschwerden vorbeugen.

## Was Sie tun können – Sanfte Darmsanierung mit Hausmitteln
Wenn Ihr Darm überlastet und gereizt reagiert, sollten Sie einige Fastentage einlegen. Nehmen Sie während dieser Zeit viel Flüssigkeit, mindestens zwei Liter täglich, zu sich, am besten stilles Mineralwasser und Kräuter- oder Früchtetee.

*Regelmäßige Essenszeiten helfen Magen und Darm dabei, sich auf geregelte Verdauungszeiten einzustellen.*

### *Apfel und Apfelessig*
▶ Ein frisch geriebener Apfel gilt schon seit uralten Zeiten als äußerst hilfreich bei Darmerkrankungen: Reiben Sie einen

*Honig bietet sich auch in Verbindung mit Fenchelsirup an. Von diesem Gemisch im Verhältnis 1 : 1 nehmen Sie dreimal täglich einen Teelöffel zu sich.*

Apfel mit Schale. Lassen Sie diesen Brei einige Zeit stehen, und rühren Sie hin und wieder um. Wenn der Brei eine bräunliche Farbe bekommen hat, können Sie ihn löffelweise essen.

▶ Für einen darmreinigenden Apfelessigtrunk vermengen Sie zwei Teelöffel Apfelessig und ein bis zwei Teelöffel Bienenhonig mit einem Glas warmem Wasser. Verrühren Sie alles gut, und trinken Sie anschließend das Glas in kleinen Schlucken langsam aus. Sie sollten regelmäßig fünf Minuten vor jedem Essen ein Glas dieses Trunks zu sich nehmen, dem Sie je nach Geschmack einen halben Teelöffel Fenchel- oder Kümmelsamen zugeben können.

▶ Der Apfelessigtrunk bietet sich grundsätzlich für eine Darmreinigungskur an. Selbst eine nur sieben Tage andauernde Kur zeigt bereits spürbare positive Effekte: Fäulnisbakterien und unerwünschte Keime werden abgetötet und die Darmfunktionen aktiviert. Das im Apfelessig enthaltene Kalium regt zusätzlich den Zellstoffwechsel an, die Nierenleistung und die Fließfähigkeit des Blutes verbessern sich und das Immunsystem wird gestärkt. Darüber hinaus werden wichtige Vitamine und Mineralstoffe zugeführt.

*Darmsanierungen dürfen nur bei sehr gutem Allgemeinzustand durchgeführt werden. Haben Sie körperliche Beschwerden, sollte Ihr Arzt eine Darmsanierung überwachen und beaufsichtigen.*

### Natürliche Darmsanierung

Zunächst einmal sollte Sie der Arzt gründlich untersuchen. Er entscheidet, ob eine Darmkur anzuraten ist.

Vorab sollten Sie sich zwei bis drei Tage erholen und zur Ruhe kommen. Es folgen je ein Entlastungs- und ein Glaubersalztag, dann zwischen fünf und vierzehn Fastentage. Abschließend führen Sie einen Tag so genanntes Fastenbrechen und bis zu fünf Aufbautage durch, in denen Sie wieder auf die normale Ernährung umstellen.

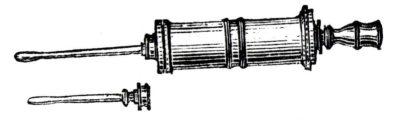

*Eine Klistierspritze oder einen Irrigator erhalten Sie in der Apotheke.*

## SO KÖNNTE EIN KURTAG AUSSEHEN

Die einzelnen Kurtage sollten grundsätzlich nach einem regelmäßigen Plan ablaufen, zum Beispiel:

|  |  |
|---|---|
| 7.00 Uhr | Darmsäuberung mit einem Bittersalztrunk |
| 7.15 Uhr | Mit Trockenbürsten und Wechselduschen den Kreislauf in Schwung bringen |
| 7.45 Uhr | Gymnastik (etwa zehn Minuten) |
| 8.00 Uhr | Frühstück |
| 9.30 Uhr | Sportliche Aktivitäten: Spazierengehen, Schwimmen oder Wandern |
| 11.00 Uhr | Sanfte Darmreinigung durch einen Einlauf |
| 12.00 Uhr | Mittagessen |
| 13.00 Uhr | Mittagsruhe und Leibwickel zur Verdauung |
| 14.00 Uhr | Atemübungen und Bauchselbstmassage |
| 15.00 Uhr | Bewegung: anfänglich kurze Spaziergänge, später längere Wanderungen |
| 16.30 Uhr | Nachmittagstee |
| 17.00 Uhr | Entspannungsstunde (u.U. Sauna) |
| 18.00 Uhr | Abendessen |
| 19.30 Uhr | Entspannung |
| 21.30 Uhr | Atemübungen und Bauchselbstmassage, Wickel und frühe Bettruhe |

*Der Sinn des Glaubersalztages ist es, mit einem »Einlauf von oben« den Kot herauszuspülen. Am Beginn einer Darmkur ist die Wirkung des Bittersalztrunks besonders effektiv.*

### *Der Einlauf*

Sanfte Darmspülungen mit warmem Wasser reinigen den Darm von unten. Die Darmbewegungen werden angeregt und dadurch der Stuhlgang gefördert und erleichtert. Sie benötigen dafür eine Klistierspritze mit Gummiballon, noch besser wäre ein Irrigator mit Schlauch und Darmrohr. Diese Hilfsmittel können Sie in der Apotheke erwerben.

Flach auf eine wasserdichte Unterlage legen und Beine hochstellen. Schieben Sie ein kleines Kissen unter den Po. Saugen Sie mit dem Klistierballon das warme Wasser auf. Führen Sie ihn dann vorsichtig in den After ein, und befördern Sie das Wasser langsam von unten in den Darm. Überfüllen Sie den Darm nicht! Es darf Ihnen nicht unangenehm sein.

*Achtung! Wenige Minuten nach der Durchführung eines Darmeinlaufs werden Sie zur Toilette gehen müssen! Gehen Sie also nicht sofort danach aus dem Haus, ohne vorher diesen notwendigen Gang erledigt zu haben.*

### Heilende Erde

Mit innerlich anwendbarer Heilerde unterstützen Sie den Aufbau der Darmflora und bekämpfen nachhaltig Verdauungsbeschwerden. Nehmen Sie täglich über einen längeren Zeitraum einen Teelöffel Heilerde (Lös und Lehm) nach dem Mittag- und Abendessen zu sich. Vermengen Sie sie dafür mit Wasser oder Tee. Trinken Sie diese Mischung in kleinen Schlucken.

*Heilerde erhalten Sie in der Apotheke oder im Reformhaus.*

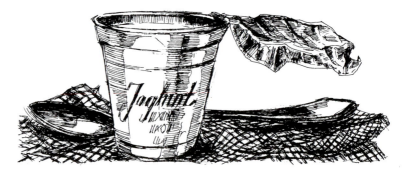

*Jogurt ist ein gesunder und leckerer Fitmacher, und Sie können ihn ganz leicht selbst herstellen.*

### Jogurt selbst gemacht

Sauermilchgetränke haben einen positiven Einfluss auf unsere Gesundheit. Die darin enthaltenen Milchsäurebakterien stärken die Immunabwehr, verhindern das Ansiedeln von schädlichen Mikroben im Verdauungstrakt, ermöglichen die Milchverdauung, normalisieren den Cholesterinspiegel und schützen vor Infektionen und Tumoren.

Für die Eigenproduktion von Jogurt benötigen Sie für einen ersten Ansatz einen Liter H-Milch, ein Päckchen Jogurtferment aus dem Bioladen und eine wasserdichte Kühltasche oder -box oder eine Jogurtmaschine.

Lösen Sie in der Milch zwei Esslöffel Jogurtferment auf. Sollten Sie im Besitz einer Jogurtmaschine sein, füllen Sie die Mischung in die Gläschen und schalten die Maschine für etwa acht Stunden ein. Anschließend kommt der Jogurt in den Kühlschrank.

Wenn Sie über keine Maschine verfügen, verfahren Sie folgendermaßen: Stellen Sie die gut verschlossene Milchflasche

*Frisch zubereiteter Jogurt muss zugedeckt im Kühlschrank ruhen. Die Kühlung festigt seine Beschaffenheit und verhindert, dass er sauer wird.*

in die Kühlbox, und füllen Sie rundherum mit 15 Liter 42 °C warmem Wasser auf. Die Box muss für 20 Stunden an einen warmen Ort untergebracht werden. Nach Ablauf dieser Zeit muss der fast fertige Jogurt nur noch über Nacht in den Kühlschrank. Danach ist er zum Verzehr bereit.

### *Darmsanierer Knoblauch*

Das im Knoblauch enthaltene Allizin regt die Bewegung der Darmwände an und fördert so die Darmtätigkeit.

▶ Es empfiehlt sich, Knoblauchpulver immer mit den Mahlzeiten einzunehmen, damit die Wirkstoffe unversehrt den Magen passieren und in den Darm gelangen können. Die Knolle regt die Produktion von Verdauungsenzymen an, was zu einer besseren Schadstoffverarbeitung führt.

▶ Warme Milch mit Knoblauch hilft bei Durchfall und Verdauungsproblemen: Geben Sie eine Messerspitze Knoblauchpulver auf ein Glas (200 Milliliter) Milch, und verrühren Sie es. Trinken Sie täglich langsam ein Glas.

▶ Lauwarmes Reiswasser mit Knoblauch besänftigt den Darm: Mischen Sie eine Prise Knoblauchsalz und einen Teelöffel Knoblauchsaft mit einer Tasse lauwarmem abgegossenem Reiswasser. Trinken Sie täglich eine Tasse in kleinen Schlucken.

▶ Ein Knoblaucheinlauf hilft bei Darmgrippe: Zerdrücken Sie eine große Knoblauchzehe, und vermischen Sie sie mit zwei Tassen destilliertem Wasser. Geben Sie einen Teelöffel Olivenöl zu, und füllen Sie die Mischung in einen Klistierbeutel. Lassen Sie eine Tasse dieser Flüssigkeit langsam in den Darm laufen, dabei auf der linken Seite liegen. Drehen Sie sich nach rechts, und lassen Sie die zweite Tasse einlaufen. Gehen Sie in der nächsten Zeit nicht auf die Toilette, halten Sie die Flüssigkeit möglichst lang im Darm.

▶ Desinfizierung des Darmausgangs mit Knoblauch: Reiben Sie den Darmausgang nach dem Stuhlgang sanft mit Knoblauchöl ein: Zehen einer mittelgroßen Knoblauchknolle schälen und längs halbieren; in eine Flasche geben und mit Öl auffüllen; einige Tage ziehen lassen.

*Hinweise:* Knoblauchpräparate aus dem Handel unterliegen strengen Qualitätskontrollen. Dadurch wird gewährleistet, dass in jeder Kapsel oder in jedem Pulver stets die gleiche Menge an Wirkstoffen enthalten ist.

*Roher Knoblauch entfaltet eine hohe antibakterielle Wirkung und tötet schädliche Bakterien im Darmtrakt ab.*

- Vor allem bei Kindern: Faden- und Bandwürmer im Darm mit Knoblauch bekämpfen. Für einen Darmeinlauf kochen Sie 100 Gramm Knoblauch in einem Liter Wasser auf; abgießen und nach dem Abkühlen als Einlauf verwenden. Als Alternative können Sie eine rohe Knoblauchzehe vor dem Verzehr in Salz oder Essig tauchen und sie dann essen.

### Aus der Teeküche

- Ein aromatischer Magen-Darm-Tee aus 40 Gramm Thymiankraut, 30 Gramm Lavendelblüten und 20 Gramm Pfefferminzblätter wirkt positiv auf die Verdauungsorgane: Übergießen Sie ein bis zwei Teelöffel der Mischung mit einem Viertelliter kochendem Wasser. Lassen Sie den Tee zehn Minuten zugedeckt ziehen; dann abseihen. Trinken Sie zwei- bis dreimal täglich eine Tasse, möglichst ungesüßt.
- Johanniskrauttee lindert Darmentzündungen: Übergießen Sie einen bis zwei Teelöffel Johanniskraut mit einem Viertelliter kochendem Wasser. Lassen Sie den Tee zehn Minuten zugedeckt ziehen, und seihen Sie ihn anschließend ab. Trinken Sie täglich morgens und abends eine Tasse.
- Kamillentee hemmt Entzündungen, stillt Krämpfe, hilft gegen Blähungen und unterstützt die Regeneration der Darmflora: Übergießen Sie einen bis zwei Teelöffel Kamillenblüten mit einer Tasse kochendem Wasser. Lassen Sie den Tee zehn Minuten zugedeckt ziehen; anschließend abseihen. Trinken Sie dreimal täglich eine Tasse.
- Milder Abführ- und Verdauungstee: Vermengen Sie 20 Gramm Holunderblüten, je zehn Gramm Malvenblüten, Fenchelsamen, Anissamen und Süßholzwurzel. Übergießen Sie einen Teelöffel dieser Mischung mit einer Tasse kochendem Wasser. Lassen Sie den Tee zehn Minuten ziehen, und seihen Sie ihn dann ab. Trinken Sie dreimal täglich eine Tasse.
- Pfefferminztee wirkt krampflösend bei Darm- und Magenkrämpfen: Übergießen Sie einen bis zwei Teelöffel Pfefferminzblätter mit einer Tasse kochendem Wasser. Lassen Sie den Tee zehn Minuten zugedeckt ziehen; dann abseihen. Trinken Sie dreimal täglich eine Tasse.

*Die Volksmedizin birgt einen schier unerschöpflichen Vorrat an Heilkräutern und -pflanzen, die positive und heilende Wirkungen auf den Darm und die Darmflora haben.*

◗ Tormentill- oder Blutwurztee wirkt zusammenziehend und darmpflegend: Übergießen Sie einen Teelöffel Tormentillwurzel mit einer Tasse kochendem Wasser. Lassen Sie den Tee zehn Minuten sieden, und seihen Sie ihn ab. Trinken Sie zwei- bis dreimal am Tag eine Tasse.

*Tormentill, auch Blutwurz genannt, ist eine so genannte Gerbstoffdroge. Durch längere Lagerung schwächt sich die magenfreundliche Wirkung ab.*

**Wann zum Arzt**
Nehmen Sie Darmbeschwerden niemals auf die leichte Schulter. Hausmittel und Heilkräuter verschaffen zwar in den meisten Fällen Erleichterung und Linderung. Dennoch gehören Darmbeschwerden stets unter Beobachtung eines Facharztes. Vor allem, wenn
◗ Beschwerden im Oberbauch wochenlang immer wieder auftreten.
◗ Sie krampfartige Bauchschmerzen quälen sowie wässriger Stuhl und Fieber hinzukommen.
◗ Blähungen, Bauchschmerzen, ein harter Bauch, Erbrechen, und ein tagelang anhaltend ausbleibender Stuhlgang beobachtet werden.
◗ Schleim und Blut im Stuhl festgestellt werden.
◗ sich der Verdacht auf eine Blinddarmentzündung oder einen -durchbruch einstellt.
◗ Sie Pilze verzehrt haben oder wenn mehrere Personen nach dem Genuss der gleichen Speisen betroffen sind.
◗ Sie unter chronischer Verstopfung leiden (Verdacht auf Dickdarmtumoren).
◗ Sie verstärkt unter Gewichtsabnahme und Blut im Stuhl leiden (Crohn-Krankheit).

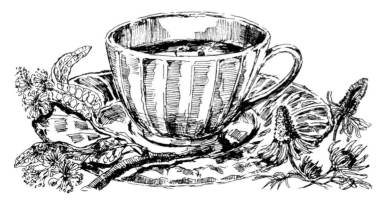

*Heiltees sind bei Darmbeschwerden besonders wirkungsam. Sprechen Sie sich vor der Einnahme jedoch mit Ihrem Hausarzt ab.*

# DURCHBLUTUNGS-STÖRUNGEN, ARTERIELLE

**Vorsicht Lebensgefahr!**

Es kribbelt in den Beinen, die Hände sind taub, Finger und Zehen sind kalt, Krämpfe durchziehen die Beine. All dies sind Warnsignale und Hinweise auf Durchblutungsstörungen. Viele betroffene Menschen leben meist jahrelang mit ihren Beschwerden, ehe sie einen Arzt konsultieren. Die Folgen können lebensbedrohlich sein: Die Zellen sind schließlich häufig so weit geschädigt, dass Gewebetod in bestimmten Körperteilen auftritt, Herzinfarkt und Schlaganfall drohen.

*Was passiert, wenn die Durchblutung stockt*
Über die Schlagadern (Arterien) wird der gesamte Körper mit sauerstoffreichem Blut und damit mit Energie versorgt. Verstopfen die Gefäße der Arterien, kommt es zu Störungen der Durchblutung. Neben der häufigsten Erkrankung, der Arteriosklerose, kommt es zu Durchblutungsstörungen des Herzens, des Gehirns sowie der Arme und Beine.

*Bewegen Sie sich regelmäßig oder treiben Sie Sport! Damit können Sie gefährlichen Gefäßerkrankungen vorbeugen.*

### SYMPTOME
- Brustengefühle, Brustschmerzen, Herzstolpern, Atemnot, Schweißausbrüche, Kreislaufkollaps bei Durchblutungsstörungen des Herzens.
- Kalte Beine, Erektionsstörungen, krampfartige Schmerzen beim Gehen, Beinschmerzen in Ruhe und beim Liegen, Geschwüre, schwarz gefärbte Zehen oder Füße bei Durchblutungsstörungen der Bein- und Armarterien.
- Kopfschmerzen, Gehstörungen, Drehschwindel, Koordinationsstörungen, Sehstörungen, Gefühlsstörungen, halbseitige Lähmungserscheinungen, Bewusstlosigkeit bei Durchblutungsstörungen des Gehirns.

## So können Sie vorbeugen

An erster Stelle der Vorbeugung steht: Bewegung, Bewegung, Bewegung! Und: Vermeiden Sie Risikofaktoren, die zu → Arteriosklerose führen. Nehmen Sie nicht den Fahrstuhl, sondern steigen Sie Treppen. In vielen Städten gibt es so genannte Gefäßsportgruppen, die Programme für jedermann anbieten.

*Geben Sie unbedingt das Rauchen auf! Es gilt als der Risikofaktor schlechthin.*

### *Härten Sie sich ab!*

Kalt Duschen und Kneipp'sche Wechselbäder werden Ihnen gut tun, oder gehen Sie zum Wassertreten ins Frei- oder Hallenbad. Damit sind nur einige der effektiven und preisgünstigen Methoden angesprochen, um die Arterien zu trainieren. Bei Anwendung von kaltem Wasser ziehen sich die Arterien zusammen, bei warmem Wasser weiten sie sich.

### *Stellen Sie Ihre Ernährung um!*

Den Verzehr von fettem Fleisch und Fleischerzeugnissen sollten Sie drastisch reduzieren. Zwei- bis dreimal pro Woche mageres Fleisch und Fleischerzeugnisse sind ausreichend. Meiden Sie außerdem tierische Fette, zum Beispiel Butter, Schmalz oder Knochenmark, und ersetzen Sie diese durch pflanzliche Fette. Noch besser wären Öle mit einem hohen Anteil an mehrfach ungesättigten Fettsäuren, zum Beispiel Oliven- oder Rapsöl, um die Aufnahme von Cholesterin zu vermindern.

*Lassen Sie Ihren Cholesterinspiegel regelmäßig beim Arzt überprüfen! Zu viel Cholesterin im Blut ist ein weiterer großer Risikofaktor.*

## Was Sie tun können – So regen Sie die Durchblutung an

Mit einfachen Gymnastikübungen können Sie Durchblutungsstörungen ganz leicht selbst mindern. Schon zehn Minuten täglich reichen aus, um die typischen Symptome, beispielsweise kalte Hände oder Kribbeln in den Füßen, zu lindern. Fragen Sie Ihren Arzt nach geeigneten Übungsprogrammen für Sie. Er kennt Ihre Krankengeschichte am besten und kann daher gut einschätzen, welche Übungen für Sie infrage kommen.

*Aus der Teeküche*

◗ Tee aus Buchweizenkraut: Mischen Sie je 25 Gramm Buchweizen- und Mistelkraut, Steinklee und Weißdornblätter; einen Teelöffel der Mischung mit einer Tasse kochendem Wasser übergießen; eine Viertelstunde ziehen lassen, abseihen; zwei- bis dreimal täglich eine Tasse des frisch zubereiteten Tees trinken.

◗ Hirtentäscheltee wirkt regulierend auf den Blutdruck: Übergießen Sie einen Teelöffel Hirtentäschelkraut mit einer Tasse kochendem Wasser, und lassen Sie alles fünf Minuten ziehen. Dann abseihen und täglich zwei Tassen trinken.

◗ Johanniskrauttee wirkt unterstützend: Übergießen Sie einen Teelöffel des Johanniskrauts mit einem Achtelliter kochendem Wasser, und lassen Sie alles zugedeckt eine Viertelstunde ziehen; ab und zu umrühren, dann abseihen. Die Behandlung mit diesem Tee wird kurmäßig bis zu sechs Wochen lang durchgeführt. Trinken Sie täglich zwei Tassen.

◗ Knoblauch-Kräutertee steigert die Abwehrkräfte und fördert die Durchblutung: Vermischen Sie je 20 Gramm Weißdornblüten, Mistelstängel, Schachtelhalmkraut, Brennnesselblätter und gemahlenen Knoblauch. Übergießen Sie einen Teelöffel der Mischung mit einem Viertelliter kochendem Wasser, und lassen Sie alles fünf Minuten ziehen; dann abseihen. Trinken Sie zwei bis drei Tassen täglich.

◗ Misteltee beugt Herzschäden und Arteriosklerose vor: Übergießen Sie einen Teelöffel Mistelkraut mit einem Achtelliter kochendem Wasser, und lassen Sie alles 20 Minuten ziehen; anschließend abseihen. Trinken Sie bis zu drei Tassen täglich. Als Kaltansatz verstärken die Mistelblüten ihre Wirkung noch: Setzen Sie drei Teelöffel Mistelkraut mit einem Viertelliter Wasser an, und erwärmen Sie diesen Ansatz am Morgen. Erst dann seihen Sie das Getränk ab. Trinken Sie davon täglich zwei Tassen.

◗ Rosskastanienaufguss: Übergießen Sie einen Teelöffel Rosskastanientinktur aus der Apotheke mit einem Viertelliter nicht mehr kochendem Wasser. Lassen Sie den Aufguss drei bis fünf Minuten ziehen. Trinken Sie langsam und in kleinen Schlucken zwei- bis dreimal täglich eine Tasse.

*Weißdorn zählt zu den wichtigsten pflanzlichen Herzmitteln. Das Rosengewächs erweitert die Herzkranzgefäße, fördert die Durchblutung des Herzmuskels und hilft auch bei Herzrhythmusstörungen.*

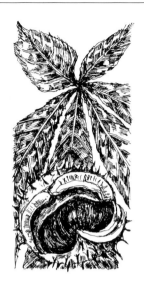

*Die Heilwirkung der Rosskastanie bei Durchblutungsstörungen hat sich über Jahrhunderte hinweg bewährt.*

## Die Heilkraft des Wassers

Kalte oder wechselwarme Wasseranwendungen sollten Sie nur mit gut gewärmtem Körper (Bettwärme) durchführen. Auch nach der Anwendung sollten Sie dafür sorgen, dass es Ihr Körper warm hat. Während der Behandlung sollte der Raum wohl temperiert sein (18 bis 22 °C). Vermeiden Sie ganz besonders Zugluft.

Entleeren Sie vor der Kälteanwendung Darm und Blase. Sie sollten die Anwendungen auch nicht direkt vor oder nach den Mahlzeiten durchführen; führen Sie täglich höchstens drei Wasseranwendungen durch. Kälteempfindliche Menschen sollten generell mit wechselwarmen Anwendungen beginnen und erst später mit Kaltwasserbehandlungen einsetzen. Achten Sie während der Anwendung darauf, dass der Wasserstrahl nicht zu hart ist; er soll sanft massieren. Wichtig ist eine gleichmäßige und ruhige Atmung, selbst während der Kaltwasseranwendungen. Wechselwarme Waschungen, Güsse, Bäder oder Duschen beginnen grundsätzlich mit warmem Wasser und enden mit kaltem. Sie sollten mindestens dreimal von warm zu kalt wechseln.

Trocknen Sie sich nach einer Anwendung nicht ab, sondern streichen Sie das Wasser mit der Handkante vom Körper. Wickeln Sie sich nach der Behandlung in ein Handtuch ein, oder ziehen Sie einen Jogginganzug über, und legen Sie sich eine halbe Stunde ins vorgewärmte Bett.

*Weitere Informationen über Kneippvereine in Ihrer Nähe erhalten Sie beim Kneipp-Bund e.V., Bad Wörishofen, unter der Telefonnummer 08247/30020 oder im Internet unter www.kneippbund.de*

*Die Wirkung einer Ganzkörperwaschung verstärkt sich, wenn dem Wasser Haushaltsessig im Verhältnis 1 : 2 oder 1 : 3 beigemengt wird. Noch besser wirkt natürlich vergorener Apfelessig.*

▶ Kalte und wechselwarme Ganzkörperwaschung (mithilfe eines Partners): Dafür werden getränkte Handtücher in einer bestimmten Reihenfolge auf den Körper aufgelegt. Beginnen Sie am rechten Handrücken, am Arm außen hinauf zur Schulter, am Arm innen abwärts wieder zur Hand zurück. Drehen Sie sich jetzt auf den Bauch, und waschen Sie die rechte Rückenhälfte bis zum Gesäß. Dann hinten am Bein entlang zum Fuß waschen. Drehen Sie sich jetzt wieder auf den Rücken. Am rechten Bein wird jetzt innen bis zur Leiste und zur rechten Bauchhälfte und zur Brust gewaschen. Anschließend verfahren Sie mit der linken Seite genauso. Während der Waschung muss das Tuch mehrmals angefeuchtet werden. Bei der wechselwarmen Waschung müssen Sie alle Vorgänge doppelt – warm und kalt – durchführen.

▶ Kalte Oberkörperwaschung: Beginnen Sie am rechten Handrücken; dann am Arm außen hinauf zu Schulter, am Arm innen abwärts wieder zur Handfläche zurück. Es geht jetzt wieder innen am Arm zurück zur Achsel, dann zum Hals, der rechten Brust und abschließend zur rechten Bauchseite. Links gehen Sie analog vor.

▶ Wechselwarme Waschung der Beine: Beginnen Sie am rechten Fuß; danach geht es außen am Bein aufwärts bis zur Hüfte. Waschen Sie innen am Bein bis zur Fußsohle – links in gleicher Weise. Achtung: Wenn Sie unter Krampfadern leiden, dürfen Sie nicht zu stark aufdrücken.

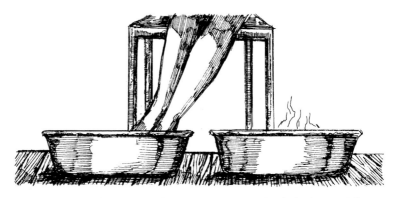

*Kneippbäder, -waschungen oder -güsse kurbeln den Kreislauf an und fördern die Durchblutung.*

◗ **Wechselwarmer Knieguss:** Der Strahl sollte ähnlich einer Gießkanne sein, also sanft hervorquellen. Optimal ist der Guss, wenn Sie ihn aus einer Entfernung von 15 Zentimeter auf Ihre Beine richten. Beginnen Sie mit warmem Wasser am rechten kleinen Zeh, an der Fußaußenseite entlang bis zur Ferse. Führen Sie den Strahl dann dreimal über den Fußrücken hin und her, ehe Sie außen an der Wade entlang zur Kniekehle wandern. Verweilen Sie kurz an diesem Punkt, und lassen Sie den Strahl an der Wade hinunterfließen. An der Innenseite gehen Sie wieder beinabwärts zur Ferse. Links gehen sie ebenso vor. Auch an den Vorderseiten beginnen Sie zuerst rechts. Von der Mitte des Fußrückens leiten Sie den Strahl an der Außenkante des Schienbeins entlang zur Kniescheibe. Wieder längere Zeit das Wasser laufen lassen und den Wasserstrahl an der Innenseite des Unterschenkels über die Ferse zum großen Zeh führen. Wiederholen Sie den Vorgang mit kaltem Wasser. Richten Sie bei diesem Guss den Strahl nicht direkt auf die Knochenpartien, sondern auf die Muskelstränge.

*Der wechselwarme Schenkelguss ist die Erweiterung des wechselwarmen Kniegusses; verfahren Sie entsprechend. Achten Sie jedoch bei der Durchführung darauf, dass Sie die Blasenregion, den Unterleib und die Schienbeine nicht direkt begießen.*

*Ein Vorteil des Gusses ist, dass er auf benachbarte Körperteile ausstrahlt. Ein Knieguss beispielsweise wirkt sich positiv auf Bauch- und Beckenorgane aus.*

*Der kalte Armguss: So wird's gemacht!*

◗ **Kalter oder wechselwarmer Armguss:** Gehen Sie mit dem Strahl wie bei der Waschung vor. Beginnen Sie außen am kleinen Finger, und leiten Sie den Strahl bis zur Schulter hoch. Hier kurz verweilen und schließlich innen am Arm abwärts zur Hand zurück. Haben Sie Schmerzen in der Schulter, verlängern Sie den Guss bis zum Hals hinauf.

- Kalter oder wechselwarmer Gesichtsguss: Schließen Sie dabei unbedingt Augen und Mund. Richten Sie den Wasserstrahl auf die rechte Schläfe, und bewegen Sie ihn abwärts zum Kinn, darum herum und hinauf zur linken Schläfe. Gießen Sie mehrere Male von rechts nach links über die Stirn, danach mehrmals von den Augenbrauen zum Kinn hinunter und wieder hinauf. Als Abschluss eignet sich eine kreisende Bewegung mit dem Wasserstrahl um das Gesicht. Dieser Guss fördert die Durchblutung im Kopfbereich, hilft bei müden Augen und gegen Unreinheiten der Gesichtshaut.

- Wassertreten: Vor der Anwendung dieser Kneipp'schen Methode sollten Sie mindestens einen Monat lang Warm-Kalt-Wasseranwendungen durchgeführt haben. Lassen Sie kaltes Wasser in die Badewanne laufen, bis es drei Viertel Ihrer Wadenhöhe hoch steht, und legen Sie sicherheitshalber eine Noppenmatte unter. Stolzieren Sie jetzt eine halbe Minute lang wie ein Storch mit kleinen Schritten in der Wanne umher. Sollten Ihre Füße schon vorher zu stark frieren, beenden Sie schon eher. Legen Sie sich nach dem Wassertreten für fünf Minuten ins vorgewärmte Bett. Wenn Ihre Füße nicht warm werden, streifen Sie Socken über, und gehen Sie auf und ab, bis sich eine wohlige Wärme breit macht.

- Wechselduschen: Grundsätzlich gilt hierbei: Immer mit warmem Wasser beginnen. Nach zwei bis drei Minuten Warmduschen stellen Sie auf kalt um. Der Wasserstrahl sollte jetzt einen Abstand von 30 Zentimeter zum Körper aufweisen. Beginnen Sie am rechten Fuß, führen Sie die Brause außen am Bein entlang hoch bis zur Hüfte, dann an der Beininnenseite wieder abwärts zum Fuß. Machen Sie mit dem linken Bein weiter. Zum Schluss duschen Sie zuerst die rechte und linke Brust – und dann die rechte und linke Bauchseite ab. Wenn Sie sehr kälteempfindlich sind, sollten Sie zunächst Nacken, Brust und Bauch aussparen. Anschließend duschen Sie zwei bis drei Minuten lang warm, bevor Sie sich nochmals kalt abbrausen. Sie sollten sich nicht abtrocknen, nur das überschüssige Wasser abstreifen. Wickeln Sie sich in ein Handtuch, und legen Sie sich für zehn Minuten ins Bett.

*Winterliche Variante zum Wassertreten: Gehen Sie ins Freie, und laufen Sie ein bis zwei Minuten im Schnee oder Raureif.*

*Achtung! Wenn Sie unter Krampfadern leiden, sind wechselwarme und warme Fußbäder nicht geeignet.*

◗ Fußbäder: Füllen Sie für ein wechselwarmes Fußbad eine Fußwanne mit 38 °C warmem, eine zweite Wanne mit 15 °C kaltem Wasser. Beginnen Sie die Fußbäder im kalten Wasser für etwa zehn bis fünfzehn Sekunden, und steigen Sie dann für fünf Minuten in das warme Wasser. Machen Sie das insgesamt je dreimal, und gehen Sie nach dem Fußbad so lange auf und ab, bis Ihre Füße trocken und warm sind. Reiben Sie die Füße nicht ab. Ganz anders nach einem kurzen – 5 bis 15 Sekunden – kalten Fußbad. Nach dem Fußbad, das im Höchstfall zwei Minuten dauern soll, reiben Sie Füße und Waden kräftig ab und machen einige gymnastische Beinübungen. Wechselwarme Fußbäder fördern die Durchblutung, kalte sind gut bei Kreislaufstörungen und störend niedrigem Blutdruck.

*Der regelmäßige Gang in die Sauna trainiert die Blutgefäßregulation und regt den Stoffwechsel an. Es härtet ab und entschlackt den Körper.*

◗ Armbäder: Ein kaltes Armbad hilft zuverlässig bei Durchblutungsstörungen. Es sollte zwischen 20 und 30 Sekunden dauern. Die Arme sollten bis knapp unter die Achselhöhlen mit Wasser bedeckt sein. Reiben Sie die Arme nach dem Bad gut ab, und schwingen Sie sie, um die Durchblutung zu unterstützen.

## Wann zum Arzt

Arterielle Durchblutungsstörungen können lebensbedrohlich werden! Eine Selbstbehandlung mit Hausmitteln hat hauptsächlich vorbeugende Wirkung; außerdem können Hausmittelanwendungen die ärztliche Behandlung wirkungsvoll flankieren. Suchen Sie jedoch grundsätzlich immer und umgehend einen Facharzt für Gefäßkrankheiten (Angiologen) auf, wenn

◗ Sie die eingangs beschriebenen Symptome und Beschwerden feststellen.

◗ Sie häufig unter kalten Füßen und Händen leiden, die nur schwer aufzuwärmen sind.

◗ Sie zur Gruppe der Risikopatienten gehören (Raucher, Diabetiker usw.).

◗ Sie unter Durchblutungsstörungen der Gliedmaßen, dem Herz oder dem Gehirn leiden.

# DURCHBLUTUNGS-STÖRUNGEN, VENÖSE

## Wenn sich das Blut staut

Erkrankungen der Venen gehören heute beinahe schon zur Gruppe der so genannten Volkskrankheiten. Beinahe ein Drittel aller Deutschen ist partiell von Venenleiden, jeder achte Deutsche ist von chronischen Venenleiden betroffen. Schon bei Jugendlichen können heutzutage leichte bis mittelschwere Krampfadern festgestellt werden. Hauptgrund für diese Entwicklung ist der bewegungsarme und meist ungesunde allgemeine Lebensstil.

*Meistens entstehen Krampfadern zuerst an den Unterschenkeln, dem Bereich, der am weitesten vom Herz entfernt liegt.*

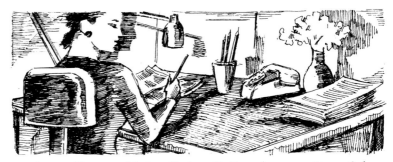

*Langes Sitzen und Stehen fördern die Entstehung von Krampfadern.*

***Krampfadern und Besenreiser***
Die häufigste Erkrankung der oberflächlichen Venen ist die Krampfader (Varikose).
Besenreiser weisen in aller Regel auf eine Schwäche der Venenwände hin. Diese ist in der Regel erblich bedingt und kann zu bleibenden Gefäßveränderungen führen. Die Ausbreitung dieser kleinen Krampfadern kann auf medizinischem und therapeutischem Weg beeinflusst werden. Fragen Sie dazu Ihren Arzt oder suchen Sie einen Spezialisten, einen Phlebologen, auf.

> **SYMPTOME**
>
> Schwere müde Beine, geschwollene Unterschenkel und Knöchel, Spannungsgefühl in den Beinen, besenreiserartig auseinander strebende Gefäßäste (rotblau gefärbt).
> Bei dicken Beinen: Flüssigkeitsansammlungen im Beingewebe.
> Bei offenen Beinen: bläuliche bis bräunliche Hautverfärbung am Bein; Rötung, Druckschmerz und Geschwürbildung, auch bei Oberflächenvenenentzündungen.
> Bei Venenthrombosen: ziehender Waden-, Kniekehlen- oder Fußsohlenschmerz, angespannte Wadenmuskulatur, plötzlich auftretende Schwellungen im Knöchelbereich, Schwellungen im gesamten Bein.

## So können Sie vorbeugen

Sorgen Sie für ausreichende körperliche Betätigung. Doch Vorsicht: Sie sollten keine Extrem- oder Hochleistungssportarten ausüben: Gehen Sie spazieren, Rad fahren, wandern oder schwimmen. Besonders gut eignen sich Skilanglauf und Skiwandern, da dabei Kreislauf und Bewegungsapparat komplett gestärkt werden (→ Venenleiden).

*Diese Sportarten sollten Sie meiden: Tennis und Squash, Snowboard und Ski fahren, Kampfsportarten (Judo, Karate, Boxen) und Ballsportarten (Fuß-, Hand-, Basket-, Volleyball).*

### Ernährungstipps

Zu viel Gewicht belastet Ihre Beine. Versuchen Sie ein paar Pfunde loszuwerden. Sie werden sehen, das hilft. Ausreichende Flüssigkeitszufuhr steht ganz oben: Sie sollten täglich mindestens zwei Liter, im Sommer besser drei, zu sich nehmen. Ernähren Sie sich vollwertig und faserreich. Vitamin C sollten Sie auf alle Fälle in ausreichender Menge zu sich nehmen, da dics die Venenwände stärkt. Sehr gute Vitamin-C-Lieferanten sind Kiwis, Holunderbeeren, Paprika, Zitronen und Grapefruits. Schränken Sie den Alkoholkonsum ein: Jeder Tropfen Alkohol zu viel fördert die Entstehung von Krampfadern.

### Wechselduschen und Ruhe

Wechselduschen und kalte Beinabduschungen tun den Beinen gut. Knie- und Schenkelgüsse oder auch das berühmte Wassertreten nach Pfarrer Kneipp sind ausgezeichnete An-

*Achten Sie beim Kauf von Kompressionsstrümpfen auf das Rezept Ihres Arztes. Vermerkt sein sollte:*
- *die Diagnose,*
- *die Anzahl der Strümpfe, ob Paar oder Einzelstück,*
- *die Länge,*
- *ob Maßanfertigung oder Serienstrumpf und*
- *die Kompressionsklasse.*

wendungen. Vermeiden Sie hingegen lange heiße Wannenbäder (höchstens 15 Minuten, besser kürzer). Auch den Saunabesuch oder ein Sonnenbad sollten Sie kurz halten.

Für eines sollten Sie sich unbedingt die nötige Zeit abringen, ob tagsüber oder abends nach der Arbeit: Legen Sie Ihre Beine hoch, und entspannen Sie ein wenig. Das wirkt wohltuend und vor allen Dingen durchblutungsfördernd.

Wenn Ihnen der Arzt Kompressionsstrümpfe verschrieben hat, sollten Sie diese konsequent jeden Tag anziehen, am besten bereits morgens im Bett vor dem Aufstehen.

## Was Sie tun können – Wie Sie die Venen frei machen

Außer den äußerlichen und innerlichen Hausmittelanwendungen empfiehlt es sich, ein paar Yoga- oder ähnliche Entspannungsübungen durchzuführen, denn diese fördern den Blutfluss. Sicher gibt es auch in Ihrer Nähe Seminarangebote oder Schulungen zu diesen Themen.

### *Hagebutten und Himbeeren stärken die Blutgefäße*

▶ Die Hagebutte enthält ein Flavonoid, das Rutin, früher als Vitamin P bezeichnet. Sie ist dafür geeignet, Besenreiser, Krampfadern oder geplatzte Äderchen im Auge zu lindern. Für die Anwendung befreien Sie die Früchte von Stiel und Blüten und waschen sie. Wichtig: Die Kerne müssen restlos entfernt werden. Kochen Sie das Fruchtfleisch mit nur wenig Wasser bei niedriger Hitze rund 20 Minuten lang. Süßen Sie den Saft nach Geschmack.

*Achtung Fuchsbandwurm! Waldhimbeeren müssen grundsätzlich sorgfältig gewaschen werden.*

▶ Himbeeren enthalten wie Hagebutten das Flavanoid Rutin. Sie können Himbeeren roh essen, zu Jogurt oder Quark reichen, als Marmelade, Saft, Mus oder Sirup. Im Gegensatz zu anderen Beeren, zum Beispiel Erdbeeren, lassen sich Himbeeren gut einfrieren. Sie behalten auf diese Weise ihr Aroma auch über einen längeren Zeitraum bei.

### *Heiltees gegen venöse Durchblutungsstörungen*

▶ Durchblutungsfördernder Tee: Aus je 15 Gramm Steinklee-, Mistel- und Waldmeisterkraut, Weißdornblätter und -blüten mischen Sie einen Tee. Übergießen Sie einen Teelöffel der Teemischung mit kochendem Wasser, und lassen Sie alles fünf Minuten zugedeckt ziehen. Von dem abgeseihten Tee trinken Sie schluckweise dreimal täglich eine Tasse ungesüßt nach den Mahlzeiten.

❱ Grüntee-Zimt-Getränk: Übergießen Sie vier gestrichene Teelöffel grünen Tee und eine halbe Zimtstange mit einem Liter nicht mehr kochendem Wasser, und lassen Sie alles zwei bis drei Minuten ziehen. Nach dem Abseihen geben Sie einen Teelöffel Zitronensaft und ein bis zwei Teelöffel Honig je nach Geschmack zu. Diesen Tee können Sie warm oder kalt genießen.

❱ Misteltee: Übergießen Sie zwei Teelöffel Mistelkraut mit einem Viertelliter kochendem Wasser, und lassen Sie alles 20 Minuten ziehen. Als Variante kann die Mistel auch als kalter Ansatz getrunken werden, wodurch die Wirkung etwas stärker wird: Setzen Sie sechs Teelöffel Mistelkraut mit drei Tassen kaltem Wasser über Nacht an. Am Morgen seihen Sie den Ansatz ab. Über den Tag verteilt trinken Sie die gesamte Menge in kleinen Schlucken.

### Heilkraft des Kohls

Sauerkrautsaft ist ein Entschlackungsmittel, das sich besonders gut für Frühjahrskuren eignet. Er ist auch bei Durchblutungsstörungen hilfreich und reinigt das Blut. Trinken Sie täglich zwei bis drei Gläser in kleinen Schlucken.
Auch der Wirsing ist ein natürliches Mittel gegen Durchblutungsstörungen. Versuchen Sie ihn einmal nicht gekocht, sondern als Rohkost; vielleicht als Salat.

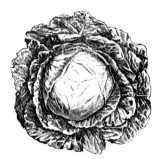

*Sauerkrautsaft können Sie ganz einfach selbst herstellen. Sie erhalten ihn aber auch im Reformhaus oder in der Apotheke.*

### Quarkwickel regen die Durchblutung an

Für diesen anregenden Quarkwickel benötigen Sie 100 bis 200 Gramm gekühlten Speisequark, zwei Leinen- oder Baumwolltücher (etwa 10 x 70 Zentimeter und 15 x 80 Zentimeter) und ein Woll- oder Flanelltuch: Streichen Sie nun den Quark etwa zwei Millimeter dick auf das schmalere der beiden Tücher, und bedecken Sie damit die zu behandelnde Stelle, in

*Vorsicht! Bei empfindlicher Haut sollten Sie auf Quarkwickel verzichten.*

aller Regel die Wade. Wickeln Sie darüber das zweite, etwas breitere Tuch und darüber das Woll- oder Flanelltuch. Damit der Quarkwickel nicht verrutscht, sollten Sie diesen Wickel nur dann anlegen, wenn Sie Zeit zum Ruhen oder Liegen haben. Auf alle Fälle sollten Sie sich jetzt möglichst wenig bewegen. Etwa eine Stunde wird der Wickel seine kühlende Wirkung entfalten, ehe der Quark durch die Körpertemperatur trocken wird. Spülen Sie dann den getrockneten Quark mit lauwarmem Wasser gründlich ab.

### *Heilkraut Rosmarin*
Die ätherischen Öle des Rosmarins wirken ausgesprochen belebend und fördern außerdem die Durchblutung. Nach fünf Uhr nachmittags sollten Sie daher auf eine generelle Anwendung, ob als Heilmittel oder Küchengewürz, verzichten.

*Achtung! Auf Rosmarin sollten Schwangere, stillende Mütter und Kinder unbedingt verzichten, da eine Giftwirkung auf das Kind nicht grundsätzlich ausgeschlossen werden kann.*

▶ Rosmarinaufguss fürs Bad: Kochen Sie 30 Gramm Rosmarinblätter in einem Liter Wasser auf. Lassen Sie diese Abkochung eine halbe Stunde ziehen, und seihen Sie den Sud ab. Geben Sie diesen Aufguss ins Badewasser.
▶ Rosmarinöl: Als Einreibemittel ist diese Variante zu empfehlen. Geben Sie 20 Gramm Rosmarinblätter in eine Flasche, und füllen Sie mit einem Viertelliter Spiritus auf. Lassen Sie diesen Ansatz etwa zehn Tage ruhen, bevor Sie ihn abseihen.
▶ Rosmarintee: Übergießen Sie zwei Teelöffel Rosmarin mit einem Viertelliter kochendem Wasser, und lassen Sie den Tee eine Viertelstunde ziehen; anschließend abseihen. Ist Ihr Blutdruck sehr niedrig, sollten Sie morgens zwei Tassen dieses Tees trinken.

### *Ein altes Hausmittel: Rosskastanie*
Die Wirkstoffe der Rosskastanie können die Venenwände bis zu einem bestimmten Grad verdichten. Dadurch wird die Gefahr von Schwellungen verringert. Die beste Art, Rosskastanie zu sich zu nehmen, erfolgt über Extrakte und Tinkturen aus der Apotheke. Sie können zwischen verschiedenen Mitteln auswählen. Fragen Sie jedoch vorher Ihren Arzt um Rat. Auch die äußerliche Anwendung in Form von Salben ist hilfreich.

Sehr wirksam ist ebenfalls der leicht bittere Rosskastanientee: Übergießen Sie einen Teelöffel Rosskastanientinktur aus der Apotheke mit einem Viertelliter nicht mehr kochendem Wasser. Lassen Sie den Aufguss drei bis fünf Minuten ziehen. Trinken Sie zwei- bis dreimal täglich langsam und in kleinen Schlucken eine Tasse des Aufgusses.

### *Wasseranwendungen: Die wirken immer!*

Ideal sind wechselwarme Waschungen. Dazu zählen Knieguss, Schenkelguss, Wassertreten sowie ein Saunabesuch mit kalten Güssen. Damit bringen Sie Ihren Kreislauf auf Trab. Kaltwasseranwendungen wirken auf die Venen anregend.

*Detaillierte Beschreibungen zahlreicher Kneipp-Anwendungen finden Sie unter dem Stichwort **Durchblutungsstörungen, arterielle** ab Seite 92.*

▶ Kreislaufstabilisierend wirken Wechselfußbäder: Füllen Sie eine Fußwanne mit warmem, eine zweite Wanne mit kaltem Wasser. Beginnen Sie die Fußbäder in kaltem Wasser für etwa zehn Sekunden, und steigen Sie dann für fünf Minuten in das heiße Wasser um; insgesamt je dreimal; anschließend die Füße gut abrubbeln. Das stimuliert den Blutkreislauf in den Beinen.

▶ Kneippgüsse sind ausgesprochen effektiv: Lenken Sie den kalten Wasserstrahl langsam am rechten Bein außen vom Fuß aufwärts bis zur Leiste und auf der Beininnenseite wieder zurück. Gleiche Vorgehensweise am linken Bein wiederholen. Sie sollten diese kalten Güsse zweimal pro Bein und zwei- oder dreimal pro Tag durchführen.

## Wann zum Arzt

Beschwerden, die durch venöse Durchblutungsstörungen verursacht werden, lassen sich mit Hausmitteln in aller Regel sehr gut lindern. Ziehen Sie einen Facharzt zurate, wenn
▶ Gehbeschwerden, Schmerzen, Hautveränderungen und starke Schwellungen am Bein auftreten.
▶ Krampfadern und Besenreiser sichtbar sind.
▶ Schweregefühl und plötzlich ziehende Schmerzen im Bein auftreten.
▶ sich am Unterschenkel ein Geschwür gebildet hat.
▶ sich Ödeme, Wasseransammlungen im Gewebe bilden.

# DURCHFALL

## Wenn der Stuhlgang flüssig wird

*Durchfall zählt zu den häufigsten Nebenwirkungen, die durch Medikamente hervorgerufen werden.*

Von Durchfall (Diarrhö) spricht man in der Regel, wenn der Stuhl wässrig und flüssig ist und mehr als dreimal am Tag auftritt. Häufig verschwindet Durchfall genauso schnell wieder, wie er gekommen ist.

Greifen Sie beim Auftreten nicht gleich auf stopfende Medikamente zurück. Hält der Durchfall länger als drei Tage an, ist der Weg zum Arzt dringend anzuraten. Dann besteht der Verdacht, dass die Viren und Keime, die den Durchfall verursacht haben, nicht mit dem Stuhl aus dem Körper ausgeschieden wurden.

*Häufig sind allergische Reaktionen und Lebensmittelunverträglichkeiten Auslöser von Durchfall. Beobachten Sie genau, auf welche Nahrungsmittel Sie »allergisch« reagieren, und vermeiden Sie diese Speisen.*

### Typische Magen-Darm-Erkrankungen

Zahlreiche Infektionskrankheiten (Ruhr, Salmonelleninfektion etc.) lösen eine vorübergehende Entzündung der Darmschleimhaut aus, was schließlich zum Durchfall führt, da aus dem Kreislauf zu viel Flüssigkeit durch die beschädigte Darmwand in den Darm einsickert. Tritt gleichzeitig Fieber auf, muss der Arzt Stuhlproben analysieren, um die Erreger zu bestimmen. Danach kann er eine geeignete Behandlung einleiten.

Eine Vireninfektion führt in der Regel zu Durchfall und Erbrechen. Eine Lebensmittelvergiftung macht sich häufig durch plötzlich auftretende Übelkeit, Erbrechen und Durchfall einige Stunden nach dem Verzehr bemerkbar. Je nach Art und Wirkungsweise des Erregers kann der Durchfall innerhalb von zwei bis drei Stunden, manchmal allerdings auch erst nach bis zu 24 Stunden auftreten.

Beim Reizdarm treten Verstopfung und Durchfall im Wechsel auf. Anspannung, Stress und Angstzustände begünstigen diese Art der Darmkrankheit.

> **SYMPTOME**
> Häufiger Stuhlgang, mehr als dreimal pro Tag. Plötzlicher breiiger bis dünnflüssiger Stuhlgang. Begleitsymptome sind meist kolikartige Bauchschmerzen, knurrende oder gurgelnde Geräusche im Darm, Blut im Stuhl oder Erkältungssymptome (Fieber, Übelkeit, Erbrechen).

## So können Sie vorbeugen

Zur Vorbeugung von Durchfall gibt es ein paar einfache Regeln. Außerdem sollten Sie sich regelmäßig bewegen. Das stärkt die körpereigenen Abwehrkräfte und regt die Darmtätigkeit an.

### *Eine ausgewogene Ernährung*

Sie sollten beim Essen maßvoll sein und insbesondere scharfe Speisen meiden, da diese abführend wirken können. Stellen Sie Ihren Speiseplan auf Leichtverdauliches um. Alle Arten von Kohl und Hülsenfrüchten sind unbedingt zu meiden. Da eine zu ballaststoffreiche Ernährung zu Durchfall führen kann, sollten Sie Wert auf eine ausgewogene Ernährung legen. Setzen Sie Rettich auf Ihren Speiseplan. Damit sorgen Sie für eine gesunde Darmbesiedelung, da dieses alte Hausmittel Pilze und Bakterien im Darm abtötet. Ebenso hilfreich ist Sellerie.

*Durchfall kann sich durch Weizenprodukte, Backpflaumen, Birnen, Pfirsiche, Papaya und Kartoffeln verschlimmern.*

### *Stress, Alkohol und Nikotin*

Stresssituationen schlagen bei vielen Menschen auf den Magen. Entspannungsübungen, zum Beispiel autogenes Training, können dabei helfen Stresssituationen zu »entschärfen«. Reduzieren Sie außerdem Ihren Alkohol- und Nikotinkonsum. Da Alkohol dem Körper Wasser entzieht, sollte man bei Durchfall gänzlich darauf verzichten.

### *Hygiene ist wichtig*

Waschen Sie sich stets die Hände, wenn Sie Kontakt mit Haustieren haben. So niedlich die vierbeinigen Mitbewohner auch sein mögen, sie sind Überträger von Bakterien. Wenn Sie bereits an Durchfall leiden, dürfen Sie kein Essen für andere Personen zubereiten: Bakterien können in die Speisen gelangen und so andere Menschen anstecken. Um eine weitere Ausbreitung des Durchfalls zu verhindern, sollten sich alle Familienmitglieder immer wieder gründlich die Hände waschen. Zur vorbeugenden Hygienemaßnahme zählt auch die häufige Reinigung der gemeinsam benutzten Toilette.

*Wenn einer eine Reise tut, ... dann sollte er auf Folgendes achten:*
- *Nur gekochte und geschälte Lebensmittel essen!*
- *Nur abgekochtes Wasser oder Wasser aus originalverpackten Flaschen trinken!*

## Was Sie tun können – Hausmittel gegen Durchfall

Es ist wichtig, dass Sie genügend Flüssigkeit, zum Beispiel Mineralwasser mit etwas Kochsalz oder Zucker, zu sich nehmen. Um den Flüssigkeitsverlust auszugleichen, eignet sich auch Hühnerbrühe ausgezeichnet.

### *Apfelessig und Apfelbrei*

▶ Apfelessig steuert dem Mineralstoffverlust bei Durchfall entgegen: Trinken Sie über den Tag verteilt sechs bis sieben Gläser stilles Mineralwasser mit zwei Teelöffeln Apfelessig versetzt, bis sich der Stuhlgang wieder normalisiert hat.

▶ Ein frisch geriebener Apfel gilt schon seit uralten Zeiten als äußerst hilfreich gegen Durchfall: Reiben Sie einen Apfel mit Schale. Lassen Sie diesen Brei einige Zeit stehen, bevor Sie ihn löffelweise essen.

### *Die Kraft der Heidelbeere*

▶ Übergießen Sie zwei Teelöffel Heidelbeerblätter mit einem Viertelliter kochendem Wasser, und lassen Sie alles zehn Minuten ziehen. Trinken Sie zwei- bis dreimal täglich eine Tasse davon.

▶ Bringen Sie drei Esslöffel getrocknete Heidelbeeren mit einem halben Liter Wasser zum Kochen. Seihen Sie die Abkochung nach zehn Minuten ab. Von diesem Heiltrank können Sie über ganzen Tag verteilt immer wieder trinken.

*Bewährt hat sich bei Durchfall schwarzer Johannisbeer- oder Heidelbeersaft. Auch die gedörrten oder gekochten Beeren sind wirksame Helfer.*

### *Heiltees gegen Durchfall*

▶ Bohnenkrauttee: Bereiten Sie sich einen Tee aus einem Teelöffel Bohnenkraut und einer Tasse kochendem Wasser, den sie zehn Minuten ziehen lassen; anschließend abseihen. Trinken Sie eine Tasse Tee bei Bedarf.

▶ Blutwurztee: Aus 40 Gramm Blutwurz und je 20 Gramm Gänsefingerkraut, Brombeerblätter und Kamillenblüten stellen Sie eine Teemischung her. Übergießen Sie einen Teelöffel des Tees mit einem Viertelliter kochendem Wasser, und lassen Sie alles zehn Minuten ziehen. Sie können am Tag drei Tassen des ungesüßten Tees schluckweise trinken.

*Achtung! Der hohe Gerbstoffgehalt der Blutwurz kann bei Daueranwendung bei Menschen mit einem empfindlichen Magen zu Magenbeschwerden führen.*

▶ Hagebuttentee: Übergießen Sie einen Teelöffel zerkleinerte Hagebutten mit einer Tasse kochendem Wasser. Lassen Sie den Tee eine Viertelstunde ziehen, und seihen Sie ihn ab. Trinken Sie mehrmals täglich eine Tasse.

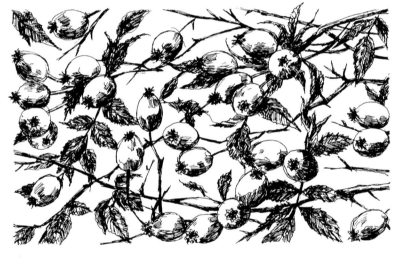

*Hagebuttentee hat sich bei der Behandlung von Durchfallerkrankungen sehr gut bewährt.*

▶ Kamillentee: Übergießen Sie zwei Teelöfel Kamillenblüten mit heißem Wasser. Lassen Sie alles zehn Minuten zugedeckt ziehen, und seihen Sie den Tee ab. Trinken Sie zwei bis drei Tassen täglich in kleinen Schlucken.

▶ Kamillen-Salbei-Tee: Übergießen Sie einen Teelöffel der Teemischung mit einer Tasse kochendem Wasser. Lassen Sie den Tee zehn Minuten ziehen, und seihen Sie ihn dann ab. Trinken Sie den Tee noch heiß und schluckweise.

▶ Medizin kann lecker schmecken, so auch ein Tee aus 40 Gramm Thymiankraut, 30 Gramm Lavendelblüten und 20 Gramm Pfefferminzblätter. Übergießen Sie ein bis zwei

*Ein altes Hausmittel gegen Durchfall sind getrocknete oder zu Brei verkochte Holunderbeeren. Sie können nach Belieben auch die gedörrten Beeren einnehmen.*

Teelöffel der Mischung mit einem Viertelliter kochendem Wasser, und lassen Sie alles zehn Minuten zugedeckt ziehen; dann abseihen. Trinken Sie täglich drei Tassen von dem Tee.

▶ Wermuttee: Übergießen Sie einen Teelöffel Wermutkraut mit einem Viertelliter kochendem Wasser. Lassen Sie alles zehn Minuten ziehen, und seihen Sie anschließend ab. Der noch sehr warme Tee sollte dreimal täglich getrunken werden. Für Schwangere ist dieser Tee ungeeignet.

### *Jogurt und Kefir*

Die Einnahme von Jogurt und Kefir wirkt bei Durchfall lindernd und heilend. Nehmen Sie täglich vor den drei Hauptmahlzeiten 250 Gramm Magermilchjogurt oder Kefir zu sich, bis die Durchfallsymptome ausbleiben.

### *Tausendgüldenkraut*

Wenn Sie gurgelnde Darmgeräusche vernehmen oder sich Bauchschmerzen ankündigen, kann eine Abkochung aus Tausendgüldenkraut vorbeugend gute Dienste leisten. Setzen Sie einen Esslöffel Tausendgüldenkraut mit einem Viertelliter kaltem Wasser an, und rühren Sie hin und wieder um. Nach etwa acht Stunden seihen Sie den Ansatz ab und erwärmen ihn leicht. Trinken Sie davon zwei bis drei Tassen täglich.

### *Wärme tut dem Magen gut*

▶ Bereiten Sie einen Kamillentee vor. Tauchen Sie ein Leinen- oder Baumwolltuch in den lauwarmen Tee, wringen Sie es aus, und legen Sie es auf den Bauch. Über dieses Tuch breiten Sie ein weiteres trockenes Tuch und decken dieses wiederum mit einem Frottiertuch ab. Lassen Sie den Wickel ein bis zwei Stunden aufliegen.

▶ Machen Sie zweimal täglich einen warmen – wenn möglich heißen – Apfelessig-Bauchwickel: Tränken Sie ein größeres Leinentuch mit heißem Essigwasser (maximal 45 °C). Das Mischverhältnis von Wasser und Apfelessig sollte 1 : 1 betragen. Wringen Sie anschließend das Tuch aus; es sollte noch gut feucht sein. Wickeln Sie es faltenlos und straff um den

Bauch. Darüber legen Sie ein trockenes Baumwolltuch und ein weiteres Wolltuch. Zum Befestigen können Sie jeweils Sicherheitsnadeln verwenden. Lassen Sie den heißen Wickel aufliegen, bis er abgekühlt ist, jedoch nicht länger als eine halbe Stunde.

❱ Warme Heublumenauflage: Sieben Sie zunächst das frisch geerntete Heu mehrmals durch. Durch diesen Vorgang filtern Sie alle groben Teile sowie Erde und Sand heraus. Füllen Sie einen Leinensack zu zwei Dritteln mit dem Heu, und verschließen Sie ihn fest. Feuchten Sie den Sack mit heißem Wasser zuerst leicht an, dann erhitzen Sie ihn etwa 20 Minuten über Wasserdampf. Anschließend schütteln Sie den Sack auf, ehe Sie ihn in ein Leinentuch wickeln und auf den Bauch legen. Achten Sie darauf, dass es Ihnen nicht zu heiß ist.

*Hinweis: Bei Heublumenanwendungen könnten allergische Reaktionen die Folge sein. Klären Sie dies vorher bei Ihrem Arzt.*

**Wann zum Arzt**

Hausmittel erzielen bei Durchfall in aller Regel sehr gute Wirkungen. Eine Durchfallerkrankung sollte jedoch niemals auf die leichte Schulter genommen werden. Oftmals ist Durchfall nur das Symptom einer ernsthaften Krankheit. Vor der Selbstbehandlung mit Hausmitteln sollten Sie daher zunächst immer Ihren Hausarzt oder einen Internisten aufsuchen. Vor allem dann, wenn

❱ bei älteren Menschen oder Säuglingen massiver Durchfall einsetzt; es drohen lebensgefährliche Wasserverluste.

❱ der Durchfall nach spätestens drei Tagen noch immer nicht nachlässt.

❱ der Verdacht besteht, dass Nebenwirkungen von Arzneimitteln die Ursache sind.

❱ krampfartige Bauchschmerzen, zusätzliche Übelkeit, Fieber und wässriger Stuhl auftreten.

❱ Schleim und Blut im Stuhl beobachtet werden.

❱ Sie aus einem Land der Dritten Welt oder den Tropen zurückgekehrt sind und direkt danach der Durchfall aufgetreten ist.

❱ Sie Pilze verzehrt haben, oder wenn mehrere Personen nach dem Genuss der gleichen Speisen betroffen sind.

# EKZEME

## Nicht einfach eine Allergie

Bei einem Ekzem handelt es sich um eine nicht ansteckende Entzündung der Haut. Die Hautstelle ist gerötet, juckt meist und nässt. Zum einen kann ein Ekzem durch den direkten Kontakt mit einem Allergen entstehen – ein so genanntes Kontaktekzem. Bei einem atopischen oder ortsbezogenen Ekzem wird der auslösende Stoff hingegen durch Atmung oder Nahrungsmittel aufgenommen (Neurodermitis).

### *Das reizt die Haut*

Eine allergische Reaktion ist nicht immer der Grund für Ekzeme. Es gibt sehr viele Substanzen, die die Haut reizen können. Gefährdet sind besonders Menschen, die aus beruflichen Gründen ständig mit aggressiven Mitteln umgehen.

Wer sehr trockene Haut hat, ist anfälliger für Entzündungen. Dieser Hauttyp benötigt besondere Pflege. Wenn die Haut bereits durch Ekzeme geschädigt ist, können sich an diesen Stellen zusätzliche Infektionen ausbreiten.

Eine wirkungsvolle Behandlung schließt immer den Versuch der Ursachenbekämpfung ein. Bei Ekzemen kann die Suche danach jedoch zu einer fast unlösbaren Aufgabe werden. Die Erkrankung verlangt vom Betroffenen große Vorsicht im Umgang mit allen möglichen Auslösern.

*Ekzeme sind nicht ansteckend, da sie weder durch Bakterien oder Viren noch Pilze ausgelöst werden.*

### *Kontaktekzem und atopisches Ekzem*

Das Kontaktekzem entsteht genau an der Stelle, wo die Haut mit dem auslösenden Stoff in Berührung kommt. Dieser Entzündungsauslöser ist entweder ein Allergen oder ein in irgendeiner Weise aggressiver Stoff. Zu den hautreizenden Stoffen gehören unter anderem Sonnenlicht, Säuren, Laugen und Lösungsmittel.

Im Gegensatz zum Kontaktekzem gelangen Allergene nicht durch direkten, äußeren Kontakt auf beziehungsweise in die Haut. Allergene werden durch das Einatmen oder die Nahrungsaufnahme in den Körper aufgenommen und lösen das Ekzem von innen her aus.

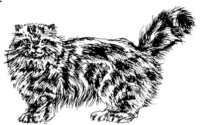

*So niedlich sie auch sind: Katzen können der Auslöser für ein Ekzem sein.*

### Die Katzenhaarallergie

Eigentlich ist dies ein falscher Begriff, denn es sind Substanzen aus dem Katzenspeichel, die eine Allergie auslösen können. Die allergischen Reaktionen reichen von Bindehautentzündung bis hin zu Ekzemen oder Asthmaattacken. Zur Behandlung empfiehlt sich eine schrittweise Herabsetzung der Überempfindlichkeit mit der so genannten Desensibilisierungsmethode.

*Platzen Bläschen bei akuten Ekzemen auf, bilden sich nässende Hautstellen. Wenn diese eintrocknen, kommt es zu Krustenbildung und im Ausheilungsstadium schließlich zur Schuppung.*

> **SYMPTOME**
>
> Gerötete Hautstellen, die später anschwellen, begleitet von Juckreiz und nässender Bläschenbildung. Schuppung bei Ausheilung und Besserung.
> Beim so genannten »Kontaktekzem«: am Ort der Schadstoffeinwirkung beginnend, bei anhaltender Einwirkung weitere Ausbreitung. Beim so genannten atopischen Ekzem: der Hauptbefallsort richtet sich nach dem jeweiligen Alter:
> - Kleinkind: Entzündungen im Gesicht und an der Kopfhaut
> - Schulalter: Entzündungen in den großen Gelenkbeugen
> - Erwachsener: Entzündungen an Gesicht, Hals und Brust

### So können Sie vorbeugen

Meiden Sie die Stoffe, von denen Sie wissen, dass Sie darauf empfindlich reagieren. Bei Hitze tragen Sie am besten lockere Baumwollkleidung. Schützen Sie Ihre Hände bei der Hausarbeit mit Handschuhen, die je nach Verträglichkeit aus Gummi oder PVC gefertigt sind. Sind die Handschuhe innen nicht gefüttert, besorgen Sie sich dünne Baumwollhandschuhe, die Sie unter den Schutzhandschuhen tragen können.

Vermeiden Sie milde Pflegemittel für Ihre Haut. Verzichten Sie am besten auf parfümierte Produkte, und achten Sie auf die Inhaltsstoffe, damit Sie unverträgliche Substanzen bestimmen können.

Vermeiden Sie Schweiß, oder duschen Sie sofort nach schweißtreibenden Sportarten. Trocknen Sie sich stets gründlich ab. Nach dem Duschen, Baden oder Waschen sollten Sie die befallenen Stellen grundsätzlich vorsichtig abtupfen, da sonst die Haut noch mehr gereizt wird. Ein akutes Ekzem trocknen Sie mit dem Fön bei niedriger Temperatur.

Baden Sie stark angegriffene oder rissige Hände vor dem Zubettgehen in warmem Olivenöl. Um Ihre Bettwäsche zu schützen, sollten Sie anschließend Handschuhe aus Baumwolle tragen.

*Achtung!*
*Einem Ekzem kann unter Umständen eine Belastung des Organismus mit Schwermetallen oder auch eine Lösungsmittelvergiftung zugrunde liegen!*

## Was Sie tun können – Hausmittel gegen Ekzeme

Betupfen Sie die betroffenen Stellen mehrmals täglich mit unverdünntem Apfelessig. Der Heilessig regeneriert den Säureschutzmantel der Haut, lindert die Entzündung und erhöht die Widerstandskraft. Bei nässenden Ekzemen wirkt das Betupfen mit Zinköl heilsam und schmerzlindernd. Bei trockenen Ekzemen lindert Olivenöl den Juckreiz und unterstützt die Regeneration der Haut. Schnelle Hilfe bringt auch das Betupfen der geröteten Stellen mit einem erkalteten Kamillenteebeutel.

### *Auflagen und Umschläge*

▶ Kochen Sie ein bis zwei Esslöffel Eichenrindenstücke mit einem halben Liter Wasser eine Viertelstunde lang; nach dem Abseihen auskühlen lassen. Tränken Sie ein Leinen- oder Baumwolltuch mit dem Absud, und legen Sie dieses auf die betroffene Stelle. Wechseln Sie das Tuch, bevor es trocken wird; Anwendung dreimal täglich durchführen.

- Für lockere Umschläge eignen sich Teezubereitungen mit Kamille oder Malve: Übergießen Sie zwei Esslöffel Blüten mit einem halben Liter kochendem Wasser. Lassen Sie den Tee zehn Minuten ziehen, und seihen Sie ihn anschließend ab. Befeuchten Sie ein Baumwoll- oder Leinentuch mit dem noch warmen Tee, und legen Sie das Tuch für etwa eine Stunde auf die betroffene Stelle. Wiederholen Sie die Prozedur mehrmals.
- In der gleichen Weise verfahren Sie mit den Blüten der Ringelblume. Es muss jedoch vorher abgeklärt werden, ob Sie auf die Wirkstoffe des Korbblütlers allergisch reagieren.
- Auflage mit Ruprechtskraut: Kochen Sie eine Hand voll des Ruprechtskrauts in einem Liter Wasser auf. Lassen Sie die Mischung fünf Minuten ziehen, und seihen Sie sie ab. Befeuchten Sie anschließend ein Baumwoll- oder Leinentuch mit der Flüssigkeit, und legen Sie das Tuch für etwa eine Stunde auf die betroffene Stelle. Den Absud können Sie auch als Badezusatz verwenden.
- Quark-Petersilien-Auflage: Sie benötigen 250 Gramm Magerquark, zwei bis vier Sträußchen Petersilie und ein frisches Leinentuch. Hacken Sie die Petersilie klein, und mischen Sie sie unter den Quark. Diese Masse streichen Sie fingerdick direkt auf das Ekzem. Bei einem feuchten Ekzem legen Sie anschließend ein mit kaltem Wasser befeuchtetes Leinentuch darüber, bei einem trockenen Ekzem ein trockenes Tuch. Lassen Sie die Auflage so lange einwirken, bis der Quark eingetrocknet ist, also mindestens eine halbe Stunde.

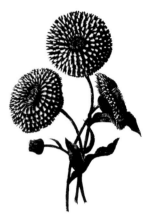

*Ringelblumensalbe ist aus der Volksmedizin nicht wegzudenken. Vor allem bei der Behandlung von Ekzemen ist sie äußerst wirkungsvoll.*

*Wenn das Ekzem nässt, decken Sie die Auflage mit einem kühlen, in Wasser getränkten Leinentuch ab.*

### Bäderanwendungen

- Treten die Ekzeme am ganzen Körper auf, empfiehlt sich ein Vollbad. Sie können die Wirkung des Vollbades mit einem Zusatz von Walnussbaumaufguss (Walnussbaumrinde aus der Apotheke) verstärken.
- Kühle Waschungen mit Kamillentee oder -lösung haben sich bei Ekzemen mit Juckreiz bewährt.
- Abwaschungen mit Essigwasser: Verdünnen Sie 200 Milliliter Obstessig mit zwei Liter kaltem Wasser, und waschen Sie die betroffenen Stellen damit vorsichtig ab.

*Ein Haferstrohbad eignet sich auch bei Rheuma, Gicht und anderen Stoffwechselstörungen sowie als Sitz- oder Teilbad bei Frostbeulen.*

▶ **Haferstrohbad:** Übergießen Sie 75 Gramm Haferstroh mit zwei Liter kochendem Wasser. Lassen Sie alles zehn Minuten ziehen, und seihen Sie die Abkochung ab. Den Sud geben Sie dem Badewasser bei.

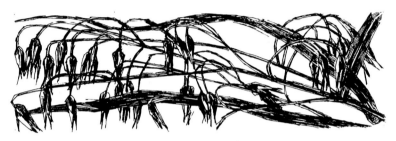

*Ein warmes (maximal 37 °C) Bad mit Hafer fördert die Reifung von Ekzemen.*

### Heiltee gegen Ekzeme

▶ Bei chronischen Ekzemen wirkt dieser Tee sehr gut: Je 25 Gramm Birken- und Walnussblätter, Sandseggen- und Seifenkrautwurzel mischen; einen Teelöffel dieser Mischung mit einer Tasse (150 Milliliter) kochendem Wasser überbrühen; zehn Minuten zugedeckt ziehen lassen, abseihen. Trinken Sie über vier bis sechs Wochen hinweg zweimal täglich eine Tasse.

▶ Mit Roterlentee können Sie sich etwas Linderung verschaffen: Übergießen Sie einen Esslöffel Blätter und Rinde der Roterle mit einem Viertelliter kochendem Wasser. Lassen Sie den Tee zehn Minuten ziehen. Nach dem Abseihen kann der Tee schluckweise getrunken werden. Sie können für einen Umschlag auch ein paar Tropfen des Roterlentees auf ein feuchtes Tuch geben.

*Stoffwechselkuren helfen dem Körper, Gifte und Schlackenstoffe auszuscheiden. Sie fördern damit den Reinigungs- und Heilungsprozess der Haut.*

▶ Diese Teemischung regt den Stoffwechsel an: 50 Gramm Stiefmütterchenkraut mit 30 Gramm Brennnesselblätter und je 20 Gramm Goldrutenkraut und Löwenzahnwurzel (mit Kraut) mischen; einen Teelöffel dieser Mischung mit einer Tasse kochendem Wasser überbrühen; zehn Minuten zugedeckt ziehen lassen, abseihen. Trinken Sie sechs Wochen lang morgens und abends eine Tasse.

### *Saftkuren für die Haut*
Dreimal täglich sollten Sie ein Glas Buttermilch mit einem Esslöffel Brennnesselsaft oder ein kleines Glas Karottensaft zu sich nehmen.
Für einen täglichen Blutreinigungssaft brauchen Sie eine halbe mittelgroße Rote Bete, einen Apfel und eine Messerspitze frisch geriebenen Meerrettich. Pressen Sie die Rote Bete und den Apfel aus, und geben Sie den Meerrettich hinzu. Rühren Sie alles gut durch.

### *Heilsaft Urin*
Bei Hautenzündungen haben sich die Heilwirkungen des Urins nachhaltig bewährt. Je nachdem, wie stark die Haut bereits angegriffen ist, bringt vorsichtiges Betupfen oder Einreiben mit Urin sowie das Auflegen von Urinkompressen eine Enzündung meist rasch zum Abklingen.
Wenn die Haut gerötet ist und sich schon kleine Bläschen, Knötchen und Risse gebildet haben, eignet sich eine Auflage mit dem sterilen, frisch aufgefangenen Urin.
Großflächige Ausschläge, Entzündungen und juckende Ekzeme sprechen gut auf warme Vollbäder mit Urin an.
Um den Stoffwechsel anzukurbeln, die Entgiftung des Organismus zu beschleunigen und die Abwehrkräfte zu stärken, trinken Sie am besten frischen Mittelstrahlurin. Oder Sie geben einige Tropfen davon unter die Zunge.

*Erstaunliche Erfolge kann man bei der Urintherapie von → Neurodermitis erzielen, einer Krankheit, die für die Betroffenen äußerst schmerzhaft und quälend ist.*

### **Wann zum Arzt**
Bevor Sie mit der Selbstbehandlung mit Hausmitteln beginnen oder gar an den entzündeten juckenden Hautpartien kratzen oder versuchen die Bläschen aufzustechen oder auszudrücken, sollten Sie unbedingt einen Hautarzt (Dermatologen) konsultieren und mit ihm entsprechende Behandlungsmaßnahmen abstimmen. Vor allem, wenn
- Juckreiz auftritt.
- entzündliche Hautveränderungen vorliegen.
- Hautrötung, Bläschen, Pusteln, Hautrisse oder -schuppung auftreten.

# ERBRECHEN

## Auslöser ist nicht immer der Magen

Ein jeder von uns kennt wohl leider Übelkeit und Erbrechen aus eigener Erfahrung. Die Übelkeit und das spätere Erbrechen resultieren häufig aus einem verdorbenen Magen. Erbrechen kann aber auch durch verschiedene Krankheiten hervorgerufen werden; außerdem durch unangenehme Geruchs- und Geschmacksempfindungen oder Schwindelgefühle. Auch Schreck und vor allem Ekel können Erbrechen auslösen.

*Was verursacht Erbrechen?*
Erbrechen ist eine unwillkürliche und reflexartige Muskelkontraktion des Magens und des Zwerchfells. Dabei wird der Mageninhalt schubweise durch die Speiseröhre, den Schlund und den Mund entleert.
Wenn infizierte Lebensmittel, beispielsweise durch Salmonellen, der Grund für eine Magenschleimhautentzündung sind, kann es häufig zu sehr starkem Erbrechen und heftigen Durchfällen (→ Durchfall), hohem → Fieber und → Bauchschmerzen kommen. Derartige Lebensmittelvergiftungen werden oftmals schnell lebensgefährlich, da der Körper in diesen Fällen binnen kurzer Zeit große Mengen Flüssigkeit verliert, einschließlich der darin enthaltenen lebenswichtigen Mineralsalze (Elektrolyte) und Spurenelemente.
Besonders gefährdet durch Lebensmittelvergiftungen sind Kleinkinder, geschwächte oder ältere Menschen. In der Regel setzen die Beschwerden durch eine Nahrungsmittelvergiftung einige Stunden nach dem Verzehr ein. Bei manchen aufgenommenen Giftstoffen kann es jedoch auch erst 24 Stunden nach dem Essen zu Übelkeit und Erbrechen kommen.
Bauchschmerzen, Magenkrämpfe, Durchfall und Schweißausbrüche können begleitende Beschwerden sein.

*Wenn eine Übelkeit mit Erbrechen über längere Zeit anhält, sollten Sie den Arzt aufsuchen, um die Hintergründe und Ursachen zu klären.*

> **SYMPTOME**
> Brechreiz, Schwindel, Blässe, Bauchschmerzen, Durchfall, Kopfschmerzen, Erschöpfung, Beschleunigung der Atmung und des Herzschlags, abfallender Blutdruck. Mögliche Folge des Erbrechens: Sodbrennen.

*Schwangerschaftserbrechen*
Schwangere leiden innerhalb der ersten vier Monate häufig unter Übelkeit, die manchmal mit Erbrechen einhergeht. In seltenen Fällen werden die Beschwerden so gefährlich, dass Mutter und Kind ernsthaft durch dieses heftige Erbrechen in Mitleidenschaft gezogen werden. Wenden Sie sich in einem derartigen Fall an Ihren Gynäkologen oder eine Ernährungsberatungsstelle, denn Arzneimittel sollten während der Schwangerschaft nicht beziehungsweise so wenig wie möglich eingenommen werden.

*Weitere Ursachen*
Wiederholte Reizungen des Gleichgewichtorgans im Innenohr – vor allem durch plötzliche und schnelle Bewegungen – werden an das Brechzentrum im Gehirn weitergeleitet und dies kann ein Erbrechen auslösen. Daher wird uns bei See-, Flug- und Autofahrten oder beim Karussellfahren schnell übel (»Seekrankheit«).
Arzneimittel und ganz besonders auch Drogen besitzen mannigfaltige Nebenwirkungen, die uns auch auf Magen und Darm schlagen können. Schmerzmittel sowie Zink- und Kaliumpräparate, Chemotherapie und Strahlenbehandlung können ebenfalls Erbrechen auslösen.

*Legale Drogen wie Nikotin und Alkohol sowie illegale Drogen (Haschisch, Kokain, Ecstasy usw.) verursachen häufig Übelkeit und in der Folge Erbrechen.*

*Heißhunger und Erbrechen (Bulimie)*
Bei Kindern und Jugendlichen sind Essstörungen recht häufig. Die so genannte Ess-Brech-Sucht (Bulimie) – sie betrifft vor allem Mädchen und junge Frauen – ist jedoch eine ernst zu nehmende psychische Störung, die in ihrem Verlauf stark persönlichkeitsverändernd sein kann. Außerdem sind körperliche Schäden zu erwarten. Sie äußert sich in regelmäßi-

gen Heißhungerattacken: Große Mengen Nahrung werden hierbei in meist kurzer Zeit regelrecht verschlungen. Anschließend wird jedoch selbstständig ein Erbrechen der aufgenommenen Speisen herbeigeführt. Bulimie ist keine Bagatellerkrankung! Sie kann sehr schnell lebensbedrohlich werden! Die Behandlung von Bulimie-Patienten ist langwierig und erfordert in jedem Fall unbedingt einen Facharzt und einen erfahrenen Therapeuten.

**So können Sie vorbeugen**

Erbrechen ist ein Alarmsignal des menschlichen Körpers. Es will uns auf eine gesundheitliche Beeinträchtigung aufmerksam machen. Da jeder Mensch jedoch eine andere körperliche Konstitution besitzt, sind allgemeine Vorbeugungsmaßnahmen nicht möglich. Grundsätzlich gilt: Um Beschwerden von vornherein zu vermeiden, sollten die Maßnahmen ganz spezifisch auf die möglichen verursachenden Erkrankungen oder Störungen ausgerichtet sein. Handelt es sich ganz banal um eine Magenverstimmung, so kann man ihr am besten dadurch vorbeugen, dass man magenschädigende Arzneimittel meidet oder um scharf gewürzte Speisen oder sehr kalte oder sehr heiße Getränke einen großen Bogen macht.

*Ernähren Sie sich Ihrem Magen zuliebe gesund! Milch, Jogurt, Obst und Vollkornprodukte sollten dabei an erster Stelle stehen.*

**Was Sie tun können – Hausmittel gegen Erbrechen**

Sie sollten viel trinken, um den Flüssigkeitsverlust, der durch das Erbrechen entsteht, auszugleichen. Nehmen Sie vor allem Mineralwasser oder Tee mit Salz und etwas Zucker vermischt zu sich, und verteilen Sie es gleichmäßig über den gesamten Tag. Nicht alles auf einmal und in kleinen Schlucken trinken. Wichtig: Keine Milch, keinen Alkohol und keinen Kaffee. Wenn Sie kein Salz in Ihre Getränke geben möchten, nehmen Sie zwei Messerspitzen Kochsalz (Elektrolyte) pur zu sich. Es gibt auch spezielle Brausetabletten, die Glukose, Natrium, Kalium und Chlorid enthalten. Sind diese im Akutfall nicht zur Hand, helfen auch Fruchtsäfte oder Cola-Getränke. Grundsätzlich gilt: Solange die Beschwerden akut sind, sollten Sie nichts essen. Nach dem Erbrechen sollten Sie zunächst langsam mit dem Essen anfangen, zum Beispiel mit Zwieback oder Salzstangen. Darin sind stärkende Kohlenhydrate enthalten. Mögen Sie Götterspeise oder Pudding? Diese Speisen brauchen im Magen nicht verflüssigt zu werden und sind deshalb leicht verdaulich. Wenn der Magen schließlich nicht mehr »rebelliert«, können Sie auch wieder kleinere Mengen eiweißhaltige Speisen zu sich nehmen. Essen Sie Suppe, zum Beispiel eine möglichst fettarme Fleischbrühe, noch besser: Gemüsebrühe. Auf keinen Fall jedoch dürfen Sie scharf gewürzte, heiße oder schwer verdauliche Gerichte auf Ihren Speiseplan setzen.

*Wenn Sie an Übelkeit und Erbrechen leiden, benötigen Körper und Psyche Ruhe und Entspannung.*

### *Cola-Kur für Kinder*
Es gibt zwar bislang keinen wissenschaftlichen Nachweis für die Wirkung von Cola, aber das besonders bei Kindern äußerst beliebte Getränk hat sich als wirkungsvolles Magenberuhigungsmittel bewährt. Es enthält leicht verdauliche konzentrierte Kohlenhydrate. Beachten Sie aber, dass Sie die Cola vor der Einnahme eine Weile offen stehen lassen oder schütteln, damit die Kohlensäure entweichen kann. Die winzigen Bläschen der Kohlensäure wirken animierend auf den Brechreiz. Die Dosis für Kinder: ein bis zwei Teelöffel; für Erwachsene ein bis zwei Esslöffel – so oft wie nötig, um den Magen zu beruhigen.

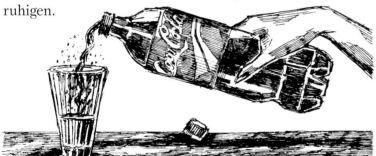

Cola als Medizin! Vor allem kleine Patienten schätzen diese »Arznei«.

### *Heiltees gegen Erbrechen*
Beruhigend auf den Magen wirken schwarzer, Kamillen- und Salbeitee. Versuchen Sie auch eine Teekur mit Baldrian, Ingwerwurzel, Melisse, Tausendgüldenkraut oder Wermut.

*Heilkräutertees sind – möglichst warm und in kleinen Schlucken getrunken – stets probate Hausmittel bei Erbrechen.*

## ERBRECHEN

- **Ingwer-Kräuter-Tee:** Sie benötigen 20 Gramm Ingwerwurzel und je zehn Gramm Pfefferminzblätter, Lavendelblüten und Melissenblätter. Übergießen Sie einen Teelöffel der Mischung mit einem Viertelliter kochendem Wasser. Lassen Sie alles zehn Minuten zugedeckt ziehen, seihen Sie den Tee dann ab, und trinken Sie zwei- bis dreimal täglich bei Bedarf eine Tasse.
- **Kamillentee:** Übergießen Sie zwei bis drei Teelöffel getrocknete Kamillenblüten mit einer Tasse kochendem Wasser. Lassen Sie den Aufguss fünf bis zehn Minuten ziehen, seihen Sie ihn anschließend ab, und trinken Sie täglich drei- bis viermal eine Tasse schluckweise, am besten auf leeren Magen.
- **Magen-Darm-Tee:** Sie benötigen eine Teemischung aus Pfefferminzblättern, Baldrianwurzel, Kamillenblüten und Kümmelfrüchten zu gleichen Teilen. Übergießen Sie einen Teelöffel der Mischung mit einer Tasse kochendem Wasser. Lassen Sie das Ganze fünf bis zehn Minuten zugedeckt ziehen; dann abseihen. Trinken Sie täglich dreimal eine Tasse vor den Mahlzeiten.
- **Tausendgüldenkrauttee:** Übergießen Sie einen Teelöffel Tausendgüldenkraut mit einer Tasse kochendem Wasser. Lassen Sie alles zehn Minuten zugedeckt ziehen; anschließend abseihen. Trinken Sie täglich dreimal eine Tasse vor den Mahlzeiten.
- **Tee bei Gallenbeschwerden:** Sie benötigen eine Teemischung aus Faulbaumrinde, zerstoßenen Fenchelfrüchten, Pfefferminzblättern, Krauseminze und Wermutkraut zu gleichen Teilen. Übergießen Sie einen Teelöffel der Mischung mit einer Tasse kochendem Wasser. Lassen Sie alles zehn Minuten ziehen, und seihen Sie den Tee anschließend durch ein feines Sieb ab. Trinken Sie täglich dreimal eine Tasse vor den Mahlzeiten.
- **Tee bei leichten Magenbeschwerden:** Sie benötigen je 25 Gramm Tausendgülden- und Wermutkraut, je 20 Gramm Enzianwurzel und Pomeranzenschale sowie zehn Gramm Zimtrinde. Übergießen Sie zwei Teelöffel der Mischung mit einer Tasse kochendem Wasser. Lassen Sie den Tee fünf bis

*Achtung! Tausendgüldenkraut sollten Sie nicht anwenden, wenn Sie an einem Magen-Darm-Geschwür leiden.*

*Wermutkraut trägt im Volksmund auch die Namen Heilbitter und Magenkraut. Dies deutet bereits auf seine gute Wirkkraft bei Magen-Darm-Problemen hin.*

zehn Minuten zugedeckt ziehen; anschließend abseihen. Trinken Sie täglich zwei- bis dreimal eine Tasse vor den Mahlzeiten.

❱ Wermuttee: Übergießen Sie einen Teelöffel Wermutkraut mit einer Tasse kochendem Wasser. Lassen Sie alles zehn Minuten zugedeckt ziehen. Trinken Sie täglich dreimal eine Tasse vor den Mahlzeiten.

**Wann zum Arzt**

Erbrechen kann vielerlei Auslöser und Ursachen haben. In vielen Fällen helfen Großmutters Hausrezepte sehr gut. Dennoch ist es ratsam, bei akuten Brechanfällen – oder auch danach – einen Arzt zu konsultieren. Vor allem, wenn

❱ Bluterbrechen nach einer Kopfverletzung (Gehirnerschütterung) auftritt: Notfall!

❱ Brechdurchfall und Fieber gemeinsam auftreten: Notfall!

❱ dem Erbrechen eine Nahrungsmittelvergiftung zugrunde liegt.

❱ der Brechreiz in einem Abstand von etwa zwei Stunden nach einer fettreichen Mahlzeit auftritt und die Schmerzen in der oberen rechten Bauchhälfte auftreten (Gallensteine).

❱ es sich um eine Arzneimittelnebenwirkung handeln könnte.

❱ Hausmittel auch nach zwei Tagen nicht wirksam gegen das Erbrechen waren.

❱ Übelkeit und Erbrechen wiederholt auftreten.

*Hinweis: Erbrechen kann ein Symptom für viele schwer wiegende Erkrankungen sein, zum Beispiel Vergiftungen. Sie sollten daher stets Ihren Arzt aufsuchen. Dies gilt vor allem dann, wenn Kleinkinder betroffen sind.*

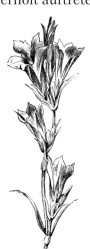

*Achtung! Enzianwurzel sollte nicht eingenommen werden bei sehr hohem Blutdruck, bei bestehenden Magen- und Darmgeschwüren sowie während der Schwangerschaft.*

# ERFRIERUNGEN

### Wenn die Zehen blau werden

Erfrierungen treten hauptsächlich im Winter nach einem längeren Aufenthalt im Freien auf. Wer viel im Hochgebirge auf Gletschern unterwegs ist, der weiß aber auch, dass dort selbst im Sommer oftmals klirrende Kälte den Wanderer oder Tourengeher überraschen kann. Daher sollten auch Bergsteiger immer die nötigen wärmenden Bekleidungsstücke bei sich haben, um das Risiko von Erfrierungen auf ein Minimum zu reduzieren.

*Häufige Ursachen für Erfrierungen sind:*
- *unzureichende Kleidung,*
- *alle Umstände, die mit Durchblutungsstörungen einhergehen können*
- *zu enge und nicht ausreichend gefütterte Schuhe.*

### Brennende Schmerzen

Betroffen von Erfrierungen sind vor allem weniger geschützte Körperteile. Von Kälteschäden häufig betroffen sind im Kopfbereich Nase und Ohren sowie Finger und Zehen. Nässe und Wind begünstigen zudem Erfrierungen. Erste Anzeichen für entstehende Frostbeulen sind brennende Schmerzen auf der Haut. Die Haut wird in der Folge weiß und gefühllos. Wird die Haut zudem kalt und hart, handelt es sich bereits um eine schwere Erfrierung. Treten diese Symptome auf, muss der Betroffene sofort zu einem Arzt oder ins Krankenhaus. Menschen, die an Arteriosklerose leiden, haben ein geringeres Schmerzempfinden. Sie sind daher anfälliger für Erfrierungen. Kinder sind ebenfalls häufig betroffen, da sie die Gefahr einer Erfrierung oft nicht wahrnehmen.

### Die drei Schweregrade

Eisige Kälte schädigt unsere Haut in unterschiedlicher Weise: zunächst einmal durch die kältebedingte Schädigung des Gewebes, daneben aber auch durch das Auslösen einer Engstellung der Gefäße und damit einer Minderdurchblutung des Gewebes.

Analog zu → Verbrennungen unterteilt man Erfrierungen in drei Schweregrade. Bei Erfrierungen ersten Grades zeigt sich eine starke Rötung der Haut, und es kommt zu einer leichten Gefühllosigkeit. Wenn sich die Haut wieder erwärmt hat, kann es zu jucken beginnen. Blasen- und Ödembildung zeigen sich in der zweiten Stufe. Beim dritten Grad kommt es zur so genannten Nekrosebildung (Mumifikation). Hierbei handelt es sich um eine völlige und nicht mehr rückbildungsfähige Schädigung der Hautgewebe und in der Folge zum Absterben. Bei der Abheilung kommt es zur Narbenbildung.

*Achtung!*
*Was Sie bei Erfrierungen niemals tun sollten: massieren oder mit Schnee abreiben, direkt erwärmen oder erhitzen, mit erfrorenen Füßen umhergehen.*

### SYMPTOME
Leichtes Brennen auf der Haut ist das erste Anzeichen einer Frostbeule. Kalte, weiße, harte Haut, die gänzlich ohne Gefühl ist, Apathie, Orientierungslosigkeit oder irrationales Verhalten sowie langsame und flache Atmung deuten auf eine schwere Erfrierung hin.

## So können Sie vorbeugen

Bei leichten Erfrierungen bleiben normalerweise keinerlei Schäden zurück. Wenn jedoch immer wieder der gleiche Körperteil von Erfrierungen betroffen ist, kann dies zu ernsthaften Schädigungen im Gewebe führen. Um jeder weiteren Belastung durch Kälte vorzubeugen, sollten Sie sich nach dem Aufwärmen keinesfalls erneut in die Kälte begeben. Ruhen Sie sich in einem warmen Raum aus.

Bei eisiger Kälte sollten Sie zwei Paar Strümpfe übereinander, Fausthandschuhe und Mützen mit Ohrenschützern tragen. Nasse Kleidung sollten Sie möglichst sofort wechseln, da sie sonst anfrieren kann. Aus dem gleichen Grund sollten Sie kein Metall an oder auf der Haut tragen (Ohrringe, Ringe, Reißverschlüsse usw.).

*Achtung!*
*Bei eisigen Temperaturen, beispielsweise beim Skifahren oder Snowboarden, sollten Sie auf Alkohol- und Nikotingenuss verzichten. Alkohol kann zu Wärmeverlust und Nikotin zu Durchblutungsstörungen führen!*

## Was Sie tun können – Wie Sie sich wieder auftauen

Sind Ihre Hände so richtig kalt? Schieben Sie sie in die Achselhöhle, und erwärmen Sie sie langsam. Bei erfrorenen Füßen sollten Sie diese nach dem Aufwärmen sofort hochlegen.

*Achtung!*
*Wenn Sie Erfrierungen haben, dürfen Sie die betroffenen Körperpartien niemals direkter Hitze aussetzen.*

Begeben Sie sich beim ersten Anzeichen einer Erfrierung in einen geschlossenen Raum. Meiden Sie jedoch die Nähe von Heizkörpern und vor allem von offenen Feuern. Ideal ist das langsame Aufwärmen in warmem Wasser bei etwa 40 °C. Die betroffenen Stellen sollten Sie keinesfalls mit Schnee einreiben, da dies zu Hautreizungen führt. Besser ist, heiße Getränke trinken, aber keinen Alkohol, da er die Gefäße der Haut erweitert und dadurch zusätzlich Wärme verloren geht.

### Wohlig wärmendes Wasser

Ansteigende Bäder oder Teilbäder helfen beim Aufwärmen. Zu Beginn sollten Sie stets lauwarmes, gut temperiertes Wasser verwenden, niemals heißes. Haut- und Körpertemperatur sollten auf jeden Fall gleich sein. Haben sich im Gesicht Erfrierungen eingestellt, erwärmen Sie diese mit einem lauwarmen Tuch. Nach spätestens einer halben Stunde sollte sich die betroffene Stelle warm anfühlen und eine rosarote Farbe bekommen und behalten.

- Fuß- oder Handbad mit Zinnkraut. Übergießen Sie 20 Gramm des getrockneten Zinnkrauts mit zwei Liter kaltem Wasser. Diese Mischung wird zum Kochen gebracht und sollte anschließend eine Viertelstunde ziehen. Der Absud wird ins Badewasser gegeben.
- Ein Eichenrindenbad hilft gegen Frostbeulen: Geben Sie fünf Esslöffel Eichenrinde in zwei Liter kaltes Wasser. Erhitzen Sie das Wasser, lassen Sie es fünf Minuten kochen, und seihen Sie es dann ab. Geben Sie die Flüssigkeit ins Badewasser.
- Ein Haferstrohbad eignet sich bestens zum Aufwärmen: Bringen Sie zwei Hand voll Haferstroh in etwa vier Liter Wasser zum Sieden. Das Haferstroh lassen Sie eine halbe Stunde lang kochen, dann seihen Sie es ab. Geben Sie diese Abkochung ins Badewasser.
- Sie können die Durchblutung nach Erfrierungen mit einem Wechselbad fördern: Baden Sie die Füße in einem Gefäß mit etwa 38 C° warmem Wasser. Anschließend sollten Sie fünf Sekunden in kaltem Wasser baden. Dieser Vorgang kann mehrmals wiederholt werden.

*Grundsätzlich gilt: Kein Alkohol! Alkoholgenuss erweitert die Gefäße. Dadurch geht weitere Körperwärme verloren.*

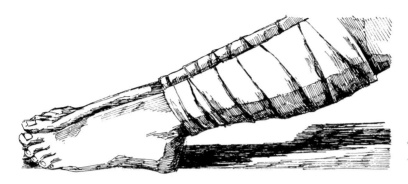

*So wird der Wadenwickel richtig angelegt.*

## Wickel und Umschläge

▶ Sie können die Erfrierungsbeschwerden mit einem Wickel lindern. Tränken Sie ein Baumwoll- oder Leinentuch mit einem Haferstrohabsud: Bringen Sie dafür zwei Hand voll Haferstroh in etwa vier Liter Wasser zum Sieden. Lassen Sie das Haferstroh eine halbe Stunde lang kochen; dann seihen Sie es ab. Legen Sie das getränkte Tuch auf die betroffene Stelle und decken Sie es mit einem trockenen Tuch und einem Wolltuch ab. Der Wickel soll so lange einwirken, bis er abkühlt. Diese Anwendung können Sie bei Bedarf wiederholen.

▶ Verrühren Sie Heilerde (aus der Apotheke) nach Packungsanweisung mit heißem Wasser zu einem Brei. Streichen Sie die Masse auf ein Leinen- oder Baumwolltuch. Dann legen Sie den noch warmen Umschlag auf die betroffene Körperpartie und decken ihn mit einem Wolltuch ab. Der Umschlag sollte aufliegen, bis sich der Brei abgekühlt hat.

*Eine erste schriftliche Aufzeichnung über die erfolgreiche Anwendung von Heilerde fand man im alten Ägypten. Sie stammt aus dem Jahr 3 000 vor unserer Zeitrechnung.*

## Wann zum Arzt

Erfrierungen können je nach Schweregrad zu ernsthaften, ja schwerwiegenden Schädigungen der Haut, der Nerven und der Muskulatur führen – im schlimmsten Fall besteht sogar Lebensgefahr. Daher ist es unabdingbar, dass Sie im Akutfall sowie zur Nachbehandlung einen Arzt aufsuchen beziehungsweise zurate ziehen. Dies gilt insbesondere dann, wenn
▶ die Haut kalt, hart und weiß wird und ohne Gefühl ist.
▶ Sie sich nicht mehr orientieren können.
▶ Sie auf andere apathisch wirken.
▶ Sie zum ersten Mal unter Erfrierungen zu leiden haben.

# ERKÄLTUNG (GRIPPALER INFEKT)

## Es kratzt im Hals, die Nase ist verstopft

Wenn es anfängt, im Hals zu kratzen, handelt es sich meist nur um eine harmlose und vorübergehende Sache, die in 10 bis 14 Tagen wieder vorbei ist. Mit einfachen Hausmitteln können Sie eine simple Erkältung schnell und wirkungsvoll lindern. Treten aber auch Hals- und Gliederschmerzen, Fieber und Husten auf, dann hat Sie wohl ein grippaler Infekt erwischt.

*Besonders groß ist das Erkältungsrisiko im Spätherbst und Winter. Unterkühlt man den Körper, zum Beispiel durch nicht der Witterung angepasste Kleidung, schafft man die besten Voraussetzungen für eine Erkältung.*

### *Die »gemeine« Erkältung*

Eine Erkältung oder ein grippaler Infekt ist spätestens nach zwei Wochen überstanden. Aber wie kommt es überhaupt dazu? So genannte Rhino- oder Erkältungsviren setzten sich in den Schleimhäuten von Mund, Nase und Atemwegen fest und verursachen die typischen Beschwerden:

- Halsschmerzen mit Schluckbeschwerden
- Kribbeln in der Nase
- starker Niesreiz
- Husten

Etwa am dritten und vierten Tag nimmt der Kopfdruck in den Nasennebenhöhlen und im Stirnbereich zu, Kopfschmerzen und Abgeschlagenheit machen sich breit. Schmerzen im Brustbereich können dabei auftreten.

Tag fünf kennzeichnet in der Regel den Höhepunkt der Erkältung. Die Beschwerden sind jetzt besonders stark und man schwitzt stark. Ab dem siebten bis zehnten Tag lassen die Beschwerden schließlich langsam nach.

Nach einigen Tagen der Erkältungszeit verschwindet der Husten. Sollte dies jedoch nicht der Fall sein und der ausgeworfene Schleim eine gelblich grüne Färbung annehmen, kann eine Entzündung vorliegen. In diesem Fall ist es ratsam, unverzüglich den Hausarzt aufzusuchen.

> **SYMPTOME**
>
> Ein Schnupfen beginnt mit Kratzen im Hals, häufigem Niesen, tropfender und verstopfter Nase, erhöhter Schleimbildung in den Atemwegen, Kälteempfindlichkeit, rauer Stimme, Heiserkeit und Husten. Leichtes Fieber, Kopf- und Gliederschmerzen sowie Abgeschlagenheit können hinzukommen.

## So können Sie vorbeugen

So lange die Abwehrkräfte Ihres Körpers intakt sind, ist er weit weniger anfällig für Erkältungskrankheiten. Die Ernährung spielt hierbei eine wichtige Rolle. Vor allen Dingen sollten Sie Wert auf viel Obst und Gemüse legen. Doch auch Bewegung an der frischen Luft ist wichtig. Spaziergänge im Freien stärken Ihr Immunsystem. Achten Sie auf die richtige Kleidung!

Regelmäßiges Händewaschen ist ebenso wichtig. So können Sie die Gefahr einer Infektion vermindern. Meiden Sie engeren Kontakt zu bereits Erkälteten, dazu gehört auch das Händeschütteln.

*Achtung Ansteckungsgefahr! Meiden Sie den direkten Kontakt mit infizierten Personen. Schon beim Händeschütteln können Erkältungsviren übertragen werden.*

### *Regen Sie die Durchblutung an*

Trockenbürsten wirkt manchmal Wunder. Verwenden Sie eine mittelharte Bürste, am besten mit Naturborsten. Damit bürsten Sie Arme und Beine in Längsrichtung, den übrigen Körper mit kreisenden Bewegungen im Uhrzeigersinn hin zum Herzen. Beginnen Sie immer mit der rechten Körperhälfte, Füße und Beine werden zuerst außen, dann innen gebürstet; anschließend ist das Gesäß, zum Schluss die Hüfte an der Reihe. Die Arme werden von den Händen bis zur Schulter gebürstet. Der Reihe nach werden dann Brust, Bauch und Rücken trockengebürstet. Für den Rücken verwenden Sie ein Massageband, wenn Sie nicht einen freundlichen Menschen bei sich haben, der Ihnen hilft.

Morgendliche Wechselduschen härten ab. Duschen Sie sich drei Minuten lang mit heißem Wasser, anschließend für 20 Sekunden so kalt wie möglich. Führen Sie diese Wechseldusche dreimal hintereinander durch.

*Steigt im Verlauf der Erkältung Ihre Körpertemperatur über 38 °C, treten extreme Hals- und Ohrenschmerzen auf und leiden Sie außerdem an Atembeschwerden und schmerzhaftem Husten, dann haben Sie sich wahrscheinlich eine echte Grippe »eingefangen«. Suchen Sie in diesem Fall unbedingt Ihren Hausarzt auf.*

### Achten Sie auf warme Füße

Haben Sie sich kalte oder gar nasse Füße geholt? Machen Sie sich so schnell wie möglich ein warmes Fußbad: Beginnen Sie mit einer Ihnen angenehmen Wassertemperatur. Steigern Sie dann die Temperatur durch Zugabe von wärmerem Wasser auf etwa 38 °C. Nach einer Viertelstunde reiben Sie Ihre Füße trocken und ziehen sich warme Socken an.

Kalte Füße machen Sie anfälliger für Erkältungskrankheiten. Mit einem wärmenden Fußbad und einem warmen Kirschsteinsäckchen können Sie rasch Abhilfe schaffen: Baden Sie Ihre Füße in warmem Wasser, oder halten Sie die Füße unter einen warmen Wasserstrahl.

Erhitzen Sie zugleich das Kirschsteinsäckchen bei 130 °C im Backofen. Rubbeln Sie Ihre Füße gut ab, und reiben Sie sie in den warmen Kirschsteinen.

*Hinweis: Saunabesuche dienen der Abhärtung des Körpers. Sollten Sie bereits erkältet sein, müssen sie allerdings auf dieses Vergnügen verzichten.*

### Ruhe, Schlaf und ausreichend Flüssigkeit

Gönnen Sie Ihrem Körper die nötige Ruhe und den notwendigen Schlaf. Dies sind die einfachsten Hausmittel, um einer Erkältung entgegenzutreten. Nehmen Sie viel Flüssigkeit – besonders Wasser und Kräutertee sowie frisch gepresste Obst- und Gemüsesäfte – zu sich. Sie sollten mindestens eineinhalb bis zwei Liter Flüssigkeit pro Tag zu sich nehmen.

*Hinweis: Sie sollten sich bei einer Erkältung nicht überanstrengen. Intensive sportliche Betätigung kann Ihnen mehr Schaden zufügen als nutzen.*

## Was Sie tun können – Hausmittel gegen Erkältung

Bereits der erste Anflug einer Erkältung kann mit einfachen Hausmitteln bekämpft werden. Man sollte besonders viel Vitamin C zu sich nehmen, sobald man erste Anzeichen einer aufkommenden Erkältung verspürt. Sehr viel Vitamin C enthalten Orangen-, Grapefruit- und Preiselbeersaft. Ausreichend frisches Obst und Gemüse sind eine Grundvoraussetzung, um die ersten Anzeichen im Keim zu ersticken.

Unsere Vorfahren schworen zudem auf die Heilkraft einer guten Hühnersuppe. Inzwischen gilt es auch als erwiesen, dass dieses alte Hausmittel bei Erkältungskrankheiten sehr wirksam ist. Das darin enthaltene Spurenelement Zink hilft dabei, Viren und Bakterien zu bekämpfen.

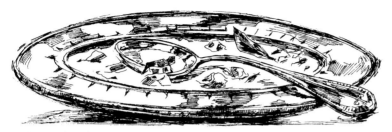
*Lecker und wirksam: Großmutters Hühnersuppe.*

### Warme Bäder lindern die Erkältung

Ein heißes Bad ist ausgesprochen wirkungsvoll. Heilöle wie Eukalyptus, Fichtennadel, Thymian, Salbei oder Pfefferminze unterstützen die Wirkung. Etwa zehn Tropfen eines Heilöls oder einer Ölmischung genügen für ein entspannendes Vollbad. Damit sich das Öl im Wasser gut löst, vermischen Sie es mit ein bis zwei Esslöffel eines Emulgators: Zitronensaft, Milch, Sahne oder Honig. Die Badetemperatur von 39 °C sollte nicht überschritten werden; die Dauer des Bades sollte bei etwa einer Viertelstunde liegen. Nach dem Bad packen Sie sich warm ein und legen sich in das vorgewärmte Bett.

*Tipp:* Achten Sie beim Kauf von Heilölen darauf, dass es sich um reines Öl handelt. Zu den Qualitätsmerkmalen zählen die botanische Bezeichnung und die Angabe des Herkunftslandes auf dem Etikett.

▶ Fichtennadelbäder stärken die Abwehrkräfte, wirken anregend und sorgen für eine bessere Durchblutung: Geben Sie auf zwei Liter Wasser drei Hand voll Fichtennadeln, und bringen Sie diese Mischung zum Kochen. Nach etwa einer Viertelstunde kann der Sud abgeseiht und dem Vollbad beigemischt werden.

▶ Temperaturansteigende Fußbäder helfen insbesondere bei beginnenden oder leichten Atemwegsentzündungen: Füllen Sie einen Eimer oder eine Wanne bis etwa Wadenhöhe mit eiskaltem Wasser; einen zweiten Eimer füllen Sie mit warmem Wasser. Stellen Sie beide Gefäße in die Wanne. Beginnen Sie für 10 bis 15 Minuten im warmen Wasser. Lassen Sie dann heißes Wasser nachlaufen, damit die Temperatur langsam ansteigt. Das Wasser sollte dabei höchstens etwa 38 bis 40 °C erreichen. Stellen Sie abschließend beide Füße kurz in das kalte Wasser. Trocknen Sie Ihre Beine nicht ab, sondern ziehen Sie über die noch feuchten Füße Wollstrümpfe. Diese Anwendung können Sie beliebig oft durchführen.

*Achtung!* Achten Sie bei Inhalationen stets darauf, dass das Handtuch, das Sie über Ihren Kopf legen, nicht zu dicht abschließt. Es besteht die Gefahr von Verbrühungen.

***Inhalationen treiben die Erkältung hinaus***

◗ Kamillendampfbad: Übergießen Sie zwei Esslöffel Kamillenblüten mit einem Liter kochendem Wasser, und inhalieren Sie täglich zweimal zehn Minuten lang. Ersatzweise können Sie auch selbst Kamillenöl herstellen, von dem sie einige Tropfen (fünf bis zehn) dem kochenden Wasser zugeben. Für das Kamillenöl vermengen Sie 100 Gramm frische Kamillenblüten mit einem halben Liter Olivenöl. Stellen Sie diesen Ansatz für sechs Wochen an einen hellen und sonnigen Ort. Sie sollten die Flasche mit dem Öl nach Möglichkeit täglich schütteln. Nach dem Abseihen füllen Sie dieses Öl in lichtundurchlässige Flaschen um.

◗ Linderung verschafft eine Inhalation mit Fichtensprossen: Bringen Sie zwei Liter Wasser zum Kochen, und geben Sie zwei Esslöffel Fichtensprossen bei. Zweimal täglich, etwa zehn Minuten lang, können Sie den Dampf inhalieren.

*Tipp: Auf zu viel Alkohol und vor allem auf das Rauchen sollten Sie bei einer Erkältung besser verzichten.*

**Aus Großmutters Teeküche**

◗ Anis- und Fenchelfrüchtetee mit Thymian und Salbei: Vermischen Sie 60 Gramm Anisfrüchte, 40 Gramm Thymiankraut, 30 Gramm Fenchelfrüchte und 20 Gramm Salbeiblätter. Übergießen Sie einen Teelöffel der Teemischung mit einer Tasse (150 Milliliter) kochendem Wasser. Lassen Sie alles zehn Minuten zugedeckt ziehen, und seihen Sie den Tee dann ab. Trinken Sie davon zweimal täglich eine Tasse.

◗ Reizlindernder Kräutertee: Sie benötigen je 20 Gramm Königskerzenblüten, Bibernell- und Eibischwurzel. Übergießen Sie einen Teelöffel der Kräutermischung mit einem Viertelliter kochendem Wasser. Lassen Sie die Mischung zehn Minuten ziehen; dann abseihen. Trinken Sie dreimal täglich schluckweise eine Tasse nach den Mahlzeiten. Zuvor gurgeln Sie mit einem Schluck des Tees.

◗ Malventee mit Basilikum und Quendel: Mischen Sie Malve, Basilikum und Quendel zu gleichen Teilen, und nehmen Sie pro Tasse Tee einen Esslöffel der Kräutermischung. Trinken Sie eine Tasse des Tees, den Sie etwa fünf Minuten ziehen lassen, nach den Mahlzeiten.

◗ Sonnentautee gegen Reizhusten: Übergießen Sie einen Teelöffel getrockneten Sonnentau mit einem Viertelliter kochendem Wasser. Lassen Sie den Tee zehn Minuten zugedeckt ziehen, und seihen Sie ihn dann ab. Trinken Sie zwei Tassen täglich.

◗ Schlüsselblumentee: Übergießen Sie einen Esslöffel getrocknete Schlüsselblumenblüten und -blätter mit einer Tasse kochendem Wasser. Lassen Sie den Tee etwa zehn Minuten ziehen, und seihen Sie ihn dann ab. Trinken Sie mehrmals täglich eine Tasse.

*Hinweis: Schlüsselblumentee ist für Menschen, die an einer Primelallergie leiden, nicht geeignet.*

◗ Lindenblüten- oder Holunderblütentee unterstützt beim Schwitzen: Übergießen Sie ein bis zwei Teelöffel Blüten mit einer Tasse heißem Wasser, und lassen Sie den Tee zehn Minuten ziehen. Seihen Sie ihn ab, und trinken Sie den Tee schluckweise.

◗ Fiebertee bei Erkältung: Vermischen Sie je 30 Gramm Linden- und Holunderblüten und je 20 Gramm Mädesüßblüten und Hagebuttenschalen miteinander. Übergießen Sie einen Teelöffel der Teemischung mit einer Tasse heißem Wasser. Lassen Sie das Ganze fünf bis zehn Minuten ziehen; anschließend abseihen. Wie Linden- oder Holunderblütentee anwenden.

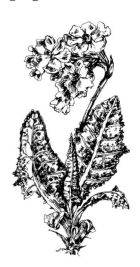

*Die Schlüsselblume gilt als altes Hausmittel bei Erkältungskrankheiten.*

**Vitamin C gegen Erkältung**

◗ Anti-Grippe-Vitaminmix: Sie benötigen eine Orange, eine Zitrone, zwei Esslöffel Heidelbeersaft und einen Esslöffel Sanddornsaft. Pressen Sie die Früchte aus, und mischen Sie sie mit dem Heidelbeer- und dem Sanddornsaft. Bei einer Erkältung sollten Sie täglich ein Glas trinken.

◗ Paprika zählt zu den Vitamin-C-reichsten Gemüsesorten überhaupt. Die würzige Schote enthält sogar ein Vielfaches mehr als die Zitrone. Für einen Heilsaft waschen Sie die Paprika und entfernen die Kerne. Schneiden Sie sie in Stücke, und geben Sie diese in den Entsafter. Trinken Sie bis zu dreimal täglich ein Glas Paprikasaft.

◗ In der Volksheilkunde ist die Wirkung der Roten Bete schon lange bekannt. Ihr Vitamin-C-Gehalt ist sehr hoch; daher eig-

*Tipp:*
*Tragen Sie beim Schneiden der Roten Bete Küchenhandschuhe! Den roten Farbstoff der Knolle bekommt man nur sehr schwer wieder ab.*

nen sich die roten Knollen sehr gut zur Behandlung von Erkältungen. Trinken Sie dreimal täglich ein Glas Rote-Bete-Saft. Verwenden Sie zur Herstellung möglichst junge Knollen aus biologischem Anbau. Nach sorgfältiger Reinigung unter fließendem Wasser schneiden Sie die Knollen in Stücke und geben sie in den Entsafter.

▶ Vitamincocktail: Sie benötigen eine Orange, eine halbe Zitrone, einen Apfel und ein halbes Glas weißen Traubensaft. Pressen Sie die Früchte aus, und mischen Sie sie mit dem Traubensaft – fertig ist ein schmackhafter Vitamintrunk.

### Ein schöner warmer Wickel hilft immer

Ein warmer Brustwickel wirkt äußerst wohltuend: Tauchen Sie ein Baumwoll- oder Leinentuch in etwa 20 °C warmes Wasser, und wringen Sie es aus. Das Tuch wird um die Brust gewickelt, mit einem trockenen Tuch und anschließend mit einem Wolltuch bedeckt. Wenn die Wärmewirkung des Wickels nach etwa einer halben Stunde nachlässt, sollten Sie ihn entfernen.

### Nase frei mit Zitronensaft

Zitronensaft befreit eine verstopfte Nase schnell und effektiv: Pressen Sie eine Zitrone aus, und ziehen Sie einen Teelöffel davon in die Nase hinauf. Lassen Sie die Flüssigkeit kurz einwirken, dann kräftig schnäuzen.

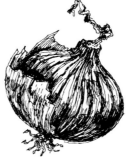

*Zwiebeln helfen: Im Handumdrehen ist Ihre Nase wieder frei!*

### Heilkraft der Zwiebel

▶ Hat Ihr Kind eine Erkältung oder Husten? Zerquetschen Sie eine rohe Zwiebel, und vermischen Sie diese mit Honig. Geben Sie Ihrem Kind davon löffelweise zu essen; das lindert die

Erkältungsbeschwerden. Gegen Husten helfen ausgepresste Zwiebeln mit warmer Milch und Honig.

▶ Zwiebelwasser lässt sich bei Halsschmerzen und Heiserkeit als Gurgelwasser einsetzen: Schneiden Sie eine Zwiebel in Scheiben, und übergießen Sie sie mit einem Viertelliter warmem Wasser. Lassen Sie den Ansatz zwei Stunden ziehen. Gurgeln Sie zunächst mit der Flüssigkeit, und trinken Sie danach einen Schluck davon.

▶ Auch Zwiebelsirup tut gute Dienste bei Husten, Grippe und Erkältung: Zerkleinern Sie ein paar Zwiebeln, und kochen Sie sie mit Zucker und Wasser behutsam ein. Pressen Sie anschließend die Zwiebelmasse aus. Den Saft können Sie mehrmals täglich einnehmen.

▶ Zwiebeltropfen gegen eine verstopfte Nase: Pressen Sie eine Zwiebel aus, und geben Sie mit einer Pipette ein paar Tropfen in jedes Nasenloch.

*Schon unsere Vorfahren nutzten die Heilkraft der Zwiebel zur Vorbeugung und zur Linderung von Husten und Heiserkeit, Hals- und Ohrenschmerzen.*

## Wann zum Arzt

Deuten die Symptome ohne jeden Zweifel auf eine Erkältung hin, können Sie mit der Selbstbehandlung beginnen. Suchen Sie aber in jedem Fall einen Arzt auf, wenn

▶ ältere Menschen oder Kinder unter sieben Jahren betroffen sind.
▶ eitriger oder blutiger Auswurf beobachtet werden kann.
▶ Infektionskomplikationen (Lungen-, Mittelohr- und Brustfellentzündung) auftreten.
▶ Sie an Zuckerkrankheit (*Diabetes mellitus*) leiden.
▶ Sie an Herz-Kreislauferkrankungen leiden.
▶ länger anhaltendes oder sehr hohes Fieber auftritt (über 38 °C). Grippegefahr!
▶ Sie an Nieren- oder Leberfunktionsstörungen leiden.
▶ Sie bereits an anderen Atemwegserkrankungen erkrankt sind, zum Beispiel → Asthma.
▶ Sie den Verdacht haben, dass es sich um eine echte Grippe oder eine Stirn- oder Nasennebenhöhlenentzündung handelt.
▶ Sie Schmerzen in der Brust verspüren.
▶ Sie schwanger sind oder stillen.

# FIEBER

## Abwehrmechanismus des Körpers

*Fieber ist eine Begleiterscheinung zahlreicher Krankheiten, die die natürlichen Abwehrvorgänge im Körper wirkungsvoll unterstützt.*

Fieber ist keine Krankheit im eigentlichen Sinne. Es ist vielmehr ein Symptom, das im Verlauf unterschiedlicher Erkrankungen auftritt: Bei Fieber handelt es sich um einen sinnvollen und wichtigen Abwehrmechanismus unseres Körpers gegen Krankheitserreger. Die Körpertemperatur erhöht sich über den Normalwert (36,5 bis 37 °C), aktiviert damit unser Immunsystem und regt dadurch die Bekämpfung der Krankheitserreger an.

### *Erster Schritt: Ursachenforschung*

Einerseits fördert die Abwehrreaktion Fieber die Selbstheilungsprozesse des Körpers, andererseits belastet Fieber gleichzeitig den Kreislauf sehr stark. Bevor Sie also zur Selbstbehandlung mit Hausmitteln schreiten, sollte von einem Arzt die Ursache des Fieberschubs geklärt werden. Erst dann können Sie gegebenenfalls fiebersenkende Maßnahmen ergreifen. Bedenken Sie dabei jedoch immer, dass das Fieber einen äußerst nützlichen Zweck erfüllt. Es verkürzt Krankheiten, stärkt das Immunsystem sowie die Abwehrkräfte des Körpers und verringert damit das Infektionsrisiko. Wägen Sie – in Absprache mit Ihrem Arzt – also immer ab, ob es von Fall zu Fall deshalb nicht besser ist, dem Fieber sozusagen freie Hand zu lassen, anstatt es mit natürlichen oder chemischen Mitteln zu bekämpfen.

*Achtung! Bei hohem Fieber über 39 °C muss stets ein Arzt hinzugezogen werden. Vor allem dann, wenn keine erkennbaren Ursachen vorliegen.*

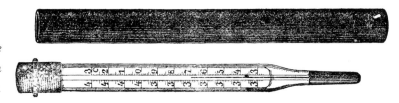

*Gehört in jede Hausapotheke: ein Fieberthermometer.*

> **SYMPTOME**
>
> Eine Körpertemperatur von 37,1 bis 38 °C gilt als erhöhte Temperatur. Ab einer Körpertemperatur von 38 °C (rektal gemessen) spricht man von Fieber. Temperaturen zwischen 38 und 38,5 °C sind mäßiges, solche zwischen 39 und 40,5 °C hohes Fieber.
>
> Begleitsymptome: zunächst kurzfristig Frösteln und Schüttelfrost, dann Hitzegefühl und Schweißausbrüche, später Schwäche, Abgeschlagenheit, Benommenheit, Kopfschmerzen, Durst, Appetitlosigkeit, Verstopfung, eventuell unruhiger Schlaf.
>
> Besonders bei Kindern sind Fieberanfälle von Angst- und Wahnvorstellungen (Fieberfantasien) begleitet.

## So können Sie vorbeugen

Die beste Schutz gegen Infektionen ist ein intaktes Immunsystem. Stärken Sie die Abwehrkräfte des Körpers: Viel Bewegung an der frischen Luft und eine gesunde Ernährung sind dabei wichtig. Gönnen Sie Ihrem Körper viel Ruhe und Schlaf.

### *Flüssigkeits- und Kalorienzufuhr erhöhen*

Trinken Sie sehr viel! Vor allem Wasser, Mineralwasser und Kräutertee sowie frisch gepresste Obst- und Gemüsesäfte (Meiden Sie Alkohol!). Sie sollten mindestens eineinhalb bis zwei Liter Flüssigkeit pro Tag zu sich nehmen. So führen Sie dem Körper neben notwendiger Flüssigkeit Mineralsalze, Kalorien und Kohlenhydrate zu: Denn durch das Schwitzen bei Fieber gehen dem Körper große Mengen Flüssigkeit und Mineralsalze verloren.

Ebenso wichtig: essen. Die Erhöhung der Körpertemperatur bei Fieber bedingt einen steigenden Kalorienverbrauch. Nehmen Sie leicht verdauliche Kohlenhydrate zu sich; auch Obst ist sehr gut geeignet.

*Ist das Fieber nicht zu hoch, sollten Sie es nicht mit allen Mitteln senken: Warten Sie ab, der Körper hilft sich selbst. Unterstützen Sie ihn mit erhöhter Flüssigkeitszufuhr, leichter, vitaminreicher Ernährung und heißen Bädern.*

## Was Sie tun können – Fiebersenkende Maßnahmen und Hausmittel

Fieber unterstützt die Selbstheilungskräfte unseres Körpers und belastet gleichzeitig unseren Kreislauf bis an die Grenze

*Sie sollten fiebersenkende Maßnahmen erst dann einleiten, wenn das Fieber bereits seinen Höhepunkt erreicht hat.*

seiner Leistungsfähigkeit. Erst wenn jedoch die Gefahr besteht, dass das Herz-Kreislauf-System überfordert wird, sollten Sie fiebersenkende Maßnahmen – in Absprache mit Ihrem Hausarzt – ergreifen.

### RICHTIG FIEBER MESSEN

Schütteln Sie das Thermometer vor der Messung so lange, bis das Quecksilber unter die 36-°C-Marke gesunken ist. Nach erfolgter Messung waschen Sie das Thermometer in kaltem Seifenwasser gründlich ab. Es gibt zwei verlässliche Möglichkeiten, um die Körpertemperatur zu ermitteln:

- Rektale Messung: Bei Kindern unter fünf Jahren sollte die Temperatur grundsätzlich im Po (rektal) gemessen werden. Verwenden Sie für die Messung spezielle Fieberthermometer (in der Apotheke erhältlich). Legen Sie das Kind bäuchlings auf Ihren Schoß. Fetten Sie das Ende des Thermometers mit Haut- oder Babycreme ein, und führen Sie es vorsichtig etwa zwei Zentimeter ein. Entfernen Sie das Fieberthermometer, wenn sich die Quecksilbersäule nicht mehr verändert (nach etwa ein bis zwei Minuten), und lesen Sie den Wert ab.
- Orale Messung: Vor der Messung im Mund (oral) sollten Sie eine halbe Stunde lang nicht gegessen, getrunken oder geraucht haben; dies könnte den Messwert verfälschen. Platzieren Sie das Thermometer unterhalb der Zunge in eine der beiden darunter liegenden Taschen. Halten Sie das Thermometer mit den Lippen; atmen Sie durch die Nase. Nach drei bis fünf Minuten können sie die Temperatur ablesen.

*Bei Kindern steigt und fällt die Körpertemperatur sehr schnell. Daher muss die Temperatur im Krankheitsfall häufiger gemessen werden.*

### Universalhausmittel Apfelessig

▶ Wadenwickel mit Apfelessig beruhigen und verschaffen bereits nach kurzer Zeit ein angenehmes Wärmegefühl am ganzen Körper: Apfelessig und kaltes Wasser (10 bis 15 °C) zu gleichen Teilen mischen; ein Leinentuch damit tränken und auswringen; das Tuch straff um den Unterschenkel wickeln. Darüber wickeln Sie ein weiteres, trockenes Leinentuch und abschließend ein Wolltuch. Der Wickel sollte eine halbe Stunde angelegt bleiben; zwei- bis dreimal wiederholen.

▶ Ähnlich gut wirken mit verdünntem Apfelessig getränkte Socken: Sechs Esslöffel Apfelessig mit 200 Milliliter kaltem

Wasser mischen; ein Paar Baumwollsocken in die Mischung tauchen, auswringen und anziehen. Darüber streifen Sie ein oder zwei Paar Wollsocken und legen sich gut zugedeckt ins Bett. Sobald die Essigsocken warm geworden sind, sollten Sie erneuert werden.

▶ Ganzkörperwaschungen mit verdünntem Apfelessig senken die Temperatur, entfernen den Schweiß und verleihen zudem ein wohliges Gefühl: Tauchen Sie einen Waschlappen oder -handschuh in kaltes Essigwasser (Mischungsverhältnis: ein Esslöffel Apfelessig auf 100 Milliliter Wasser); den Waschlappen nur leicht ausdrücken. Dann beginnen Sie mit der Waschung an der rechten Hand; entlang des rechten Arms geht es hoch zur Achselhöhle und wieder zurück zur Hand; Verfahren am linken Arm wiederholen. Anschließend waschen Sie Hals, Brust und Bauch. Dann gehen Sie zu den Beinen über: Waschen Sie vom rechten Fußrücken bis hinauf zum Gesäß; anschließend waschen Sie das linke Bein auf die gleiche Weise. Zum Abschluss begießen Sie die Fußsohlen kurz mit kaltem Wasser; nicht abtrocknen, sofort anziehen.

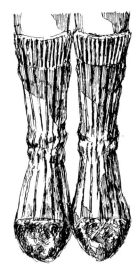

*Mit Apfelessig getränkte Socken wirken fiebersenkend.*

*Wenn Ihnen während der Waschung Essigwasser in die Augen spritzt, spülen Sie dieses umgehend mit reichlich klarem Wasser gründlich aus.*

### Fiebersenkende Heiltees

Heilkräuter, die den Körper in seinem Abwehrprozess sanft unterstützen, sind für die Behandlung von Fieber ideal.

▶ Fiebertee mit Schafgarbe und Sonnenhut: Holunderblüten, Schafgarbe, Sonnenhut und Wasserhanf zu gleichen Teilen mischen; einen gehäuften Teelöffel der Mischung mit einem Viertelliter kochendem Wasser überbrühen; zehn Minuten ziehen lassen, abseihen. Trinken Sie dreimal täglich eine Tasse.

▶ Fiebertee mit Thymiankraut und Weidenrinde: Je 30 Gramm Weidenrinde und Holunderblüten, 20 Gramm Thymiankraut, zehn Gramm Hagebutten und je fünf Gramm Süßholzwurzel und Malvenblüten mischen; einen Teelöffel der Mischung mit einer Tasse kochendem Wasser übergießen; 10 bis 15 Minuten ziehen lassen, abseihen; dreimal täglich zwischen den Mahlzeiten eine Tasse schluckweise trinken.

▶ Lindenblütentee: Ein bis zwei Teelöffel der Blüten mit einer Tasse heißem Wasser übergießen; fünf Minuten zuge-

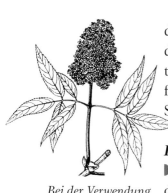

*Bei der Verwendung von Holunderblüten sind keine Nebenwirkungen zu befürchten.*

deckt ziehen lassen, abseihen. Trinken Sie ein bis zwei Tassen des frisch zubereiteten Tees, am besten am späten Nachmittag, so heiß wie möglich, und legen Sie sich anschließend sofort warm zugedeckt ins Bett. Statt der Lindenblüten können Sie auch Holunderblüten verwenden.

### Heilkraft der Kamille

▸ Kalte Wadenwickel mit Kamille helfen vor allem bei Kindern: Zwei Teelöffel Kamillenblüten mit einer Tasse Wasser überbrühen; etwa fünf Minuten ziehen lassen, abseihen und abkühlen lassen. Wenn der Tee abgekühlt ist, tränken Sie zwei Baumwoll- oder Leinentücher damit; leicht ausdrücken. Dann umwickeln Sie damit beide Unterschenkel Ihres Kindes; der Wickel sollte vom Knöchel bis zum Knie reichen und keine Falten werfen. Darüber legen Sie schließlich je ein trockenes Baumwoll- und ein Wolltuch. Der Wickel sollte mindestens zwei Stunden angelegt bleiben und kann bei Bedarf wiederholt werden.

*Mit Kamilleneinläufen lässt sich das Fieber bei Kindern um etwa ein Grad senken. Dadurch lassen auch Fiebersymptome wie Benommenheit und Unruhe spürbar nach. Sollte das Fieber wider Erwarten nicht sinken und Ihr Kind zudem Fieberkrämpfe entwickeln, sollten Sie unbedingt den Kinderarzt rufen.*

▸ Besonders wirksam bei Kindern: Kamilleneinläufe. Bereiten Sie zunächst einen Kamillentee zu (s. o.). Hat Ihr fieberndes Kind Verstopfung, sollte der Tee zimmerwarm sein; leidet es zusätzlich zum Fieber an Erbrechen und Durchfall, verwenden Sie lauwarmen Tee. Ein Klistier oder einen Irrigator erhalten Sie in der Apotheke.

### Was Pfarrer Kneipp schon wusste

▸ Ein bewährtes Hausmittel zur Fiebersenkung: kalte Wadenwickel. Tauchen Sie zwei Leinentücher in nicht zu kaltes Wasser, und drücken Sie sie leicht aus. Dann umwickeln Sie damit beide Unterschenkel; der Wickel sollte vom Knöchel bis zum Knie reichen und keine Falten werfen. Darüber legen Sie schließlich je ein trockenes Baumwoll- und ein Wolltuch. Wenn der Wickel warm wird, können Sie die Anwendung wiederholen. Spätestens jedoch nach 30 Minuten muss er abgenommen werden.

▸ Fieberschüben bei kleinen Kindern begegnet man am wirkungsvollsten mit physikalischen temperatursenkenden Maßnahmen. Jedoch nur nach Rücksprache mit dem Arzt! In den meisten Fällen empfiehlt sich ein Abkühlungsbad; es ist angenehmer als ein Wickel und entzieht dem Körper mehr Wärme: Bereiten Sie Badewasser vor, das um ein Grad kühler ist als die Körpertemperatur des Kindes. Setzen Sie das Kind hinein, und lassen Sie langsam kühles (nicht eiskalt!) Wasser zulaufen. Nach etwa 20 Minuten sollte die Wassertemperatur nur noch 30 °C betragen. Danach trocknen Sie das Kind gut ab und legen es ins Bett.

▶ Waschungen wirken ebenfalls fiebersenkend: Ein Leinentuch in einen Eimer mit kaltem bis lauwarmem Wasser tauchen und auswringen. Dann werden im Liegen die Unterarme mit dem Tuch abgerieben. Decken Sie sich ohne Abtrocknen zu. Nach etwa 15 Minuten erwärmt sich die Haut wieder, und Sie können die Prozedur wiederholen; führen Sie die Anwendung etwa fünfmal durch.

*Bei Schüttelfrost werden die Waschungen mit warmem bis heißem Wasser durchgeführt.*

### *Wadenwickel mit Urin*

Der Urin für einen Wadenwickel sollte etwas kühler sein als die Körpertemperatur. Tränken Sie ein Baumwoll- oder Leinentuch damit, und umwickeln Sie damit beide Unterschenkel. Darüber schlagen Sie ein trockenes Wolltuch. Wird der Umschlag zu kühl, muss er abgenommen werden.

### **Wann zum Arzt**

Fieber ist eine Reaktion der körpereigenen Abwehrkräfte auf einen »Eindringling« – einen Krankheitserreger. Fieber kann Symptom sein für Krankheiten wie Grippe (Influenza), Rachen- und Mandelentzündung, Bronchitis, Lungenentzündung, Mittelohrentzündung, Hirnhautentzündung, Magen- und Darmentzündungen, Leberentzündung (Hepatitis), Blinddarmentzündung oder Nieren-, Blasen- und Harnwegsentzündungen. Derartige Infektionskrankheiten sind immer ernst zu nehmen. Sie sollten daher grundsätzlich stets einen Arzt aufsuchen, wenn Sie beim Fiebermessen eine (leicht) erhöhte Körpertemperatur feststellen. Dies gilt auch und vor allem für Fieber bei Kindern.

*Fieber kann auch als Nebenwirkung eines Medikaments oder als Folge einer Impfung auftreten. In beiden Fällen ist Vorsicht geboten. Informieren Sie sofort Ihren behandelnden Arzt.*

# FURUNKEL

## Eitrige Entzündungen – schmerzhaft und unschön

Ein Furunkel kann entstehen, wenn sich ein Haarbalg (Haarfollikel) entzündet. Die Haut spannt an dieser Stelle und ist gerötet. Unter der Oberfläche bildet sich Eiter. Der Furunkel wird größer, er reift. Schließlich platzt er auf und der Eiter kann ablaufen. Dann heilt die Stelle ab.

### Ursache: eine Staphylokokkeninfektion

*Achtung! Versuchen Sie niemals, ein Furunkel oder Karbunkel durch Drücken oder Quetschen zu öffnen. Dies kann zu gefährlichen Infektionen führen.*

Die eitrige Entzündung eines Furunkels ist häufig sehr schmerzhaft und unschön. Wenn Sie immer wieder mit diesem Problem zu kämpfen haben, sollten Sie einen Arzt zurate ziehen: In aller Regel ist der Auslöser ein geschwächtes Immunsystem. Die Infektion wird meist durch Eiterbakterien (Staphylokokken) hervorgerufen. Diese Bakterien kommen normalerweise an verschiedenen Körperstellen vor. Siedeln sie sich im Bereich eines Haarfollikels – der taschenförmigen Einsenkung in der Haut, aus der ein Haar herauswächst – an (zum Beispiel in den Achselhöhlen, dem Gesicht, Genick oder Gesäß) und können sie sich dort vermehren, rufen sie eine Entzündung hervor.

### Karbunkel

Besonders wenn → Fieber hinzukommt oder der Furunkel sehr groß wird, sollten Sie sofort zum Arzt gehen. Dies gilt ebenso für Furunkel im Kopfbereich und Karbunkel. Bei einem Karbunkel wachsen mehrere Furunkel zusammen. Ein Karbunkel wird von Schwellungen der Lymphknoten behandelt. Dies muss dringend von einem Arzt behandelt werden, um eine Ausbreitung über einen ganzen Körperteil zu verhindern.

> **SYMPTOME**
>
> Ein Furunkel zeigt sich zunächst als schmerzhafter Knoten, über dem die Haut gerötet und gespannt ist. Der Knoten wird weicher und von dunkelrot bläulicher Farbe, bis er schließlich durch ein kreisrundes Loch aufbricht, aus dem eine eitrig-blutige Flüssigkeit abläuft. Nach dem Aufbrechen kann der Furunkel vollständig abheilen. Entstehen Furunkel dagegen an der gleichen Stelle oder auch an mehreren Körperstellen immer wieder, spricht man von einer chronischen Furunkulose. Bevorzugte Hautbereiche für das Auftreten eines Furunkels sind: Nacken, Rücken, Gesäß, Oberschenkel, Lippenränder, Achseln und Leisten.

## So können Sie vorbeugen

Grundsätzlich gilt: Finger weg! Wird ein Furunkel geöffnet, bevor es reif ist, könnte es sich nach innen leeren. Es besteht dann die große Gefahr, dass sich die Infektion ausbreitet.

### *Stärken Sie Ihr Immunsystem*

Dazu gehören in erster Linie eine gesunde, vitaminreiche Ernährung und viel Bewegung. Warm-kalte Wechselduschen am Morgen – drei bis fünf Minuten warm, dann ein paar Sekunden kalt duschen, mehrmals wiederholen – unterstützen die Stärkung der körpereigenen Abwehrkräfte ebenso wie regelmäßige Saunagänge.

Zusätzlich helfen Trockenbürstenmassagen. Mit einer mittelharten Bürste, am besten mit Naturborsten, werden Arme und Beine in Längsrichtung, der übrige Körper mit kreisenden Bewegungen im Uhrzeigersinn zum Herzen hin gebürstet. Es wird stets mit der rechten Körperhälfte begonnen. Zunächst werden die Füße und Beine außen, dann innen massiert. Anschließend folgen Gesäß und Hüfte. Die Arme werden beginnend mit den Händen bis zur Schulter gebürstet. Dann folgen Brust, Bauch und Rücken.

Ein weiteres bewährtes Hausmittel zur Steigerung der Abwehrkräfte ist Berberitze. Die Früchte enthalten sehr viel Vitamin C. Ein daraus bereiteter Sirup kann regelmäßig eingenommen werden.

*Liegen Gegenanzeigen vor, zum Beispiel Herz-Kreislauf-Probleme, müssen Sie sich unbedingt von Ihrem Arzt beraten lassen. Physikalische Anwendungen wie Wechselduschen und Saunagänge belasten den Kreislauf in starkem Maße.*

*Duschen statt baden*

Bei einem bereits bestehenden Furunkel sollten Sie auf ein Vollbad verzichten und eine Dusche vorziehen, um die Entzündung nicht auf andere Hautstellen zu übertragen. Achten Sie stets darauf, Ihre Hände sorgfältig zu waschen, wenn Sie einen Furunkel berührt haben. Nur so stellen Sie sicher, dass Sie keine Bakterien übertragen und sich erneut infizieren.

*Wenn Kinder von einem Furunkel betroffen sind, sollten Sie unbedingt darauf achten, dass die Kinder die betroffene Hautpartie nicht berühren.*

> **OBERSTES GEBOT: HYGIENE**
>
> Peinlich genaue Hygiene schützt vor der Ausbreitung der Furunkel. Waschen Sie den Bereich um das Furunkel nur mit antiseptischer Seife oder Waschlotion (ohne Parfümstoffe), um eine Ausbreitung der Infektion zu verhindern. Aus diesem Grund sollten Sie auch auf Vollbäder verzichten. Waschen Sie sich jedes Mal gründlich die Hände, wenn Sie das Furunkel berührt haben.

## Was Sie tun können – Bewährte Hausmittel bei Furunkeln

Auch wenn die Haut über einem Furunkelknoten spannt und schmerzt, öffnen Sie unreife Furunkel nicht mit Gewalt. Üben Sie sich in Geduld, und achten Sie stets auf die richtige Hygiene. Bei der Selbstbehandlung mit Hausmitteln müssen Sie ebenfalls größte Sorgfalt walten lassen.

### Heiltee aus Birkenblättern und Löwenzahn

*Hinweis: Wenn sich durch eine eingeschränkte Herz- oder Nierenfunktion Wasseransammlungen gebildet haben, dürfen Sie keinen Brennnessel- und Birkenblättertee trinken.*

Positive Wirkung bei der Behandlung von Furunkeln hat ein Tee aus Birkenblättern und Löwenzahn: Einen Esslöffel Blätter mit einer Tasse kochendem Wasser überbrühen; fünf Minuten zugedeckt ziehen lassen, abseihen. Täglich zwei bis drei Tassen trinken.

### Bockshornklee – Hausmittel der Griechen und Römer

Für eine Auflage bereiten sie zunächst einen dicken Brei: Einen Esslöffel Samen mit abgekochtem heißem Wasser gut verrühren. Diesen Brei streichen Sie dann auf ein kleines Mulltuch. Legen Sie diesen Umschlag so warm wie möglich für etwa 20 Minuten auf die betroffene Stelle. Die Auflage muss auch nach dem Aufbrechen der Furunkel angewendet werden, bis die Haut wieder glatt, weich und normal gefärbt ist.

**Heilkraut Brennnessel**
Um die Heilung von Furunkeln zu unterstützen, können Sie außerdem Brennnesseltee trinken: Einen Teelöffel Brennnesselblätter mit einer Tasse kochendem Wasser übergießen; fünf Minuten ziehen lassen, abseihen. Trinken Sie dreimal täglich eine Tasse.

**Eibisch lindert die Beschwerden**
Die Reifung von Furunkeln wird beschleunigt, wenn man sie mit Eibischumschlägen behandelt. Zudem lindert Eibisch die Beschwerden: Zwei Teelöffel Eibischblätter mit einem Viertelliter heißem Wasser überbrühen; zehn Minuten ziehen lassen, abseihen. Dann tränken Sie ein Baumwoll- oder Leinentuch und legen es auf die betroffene Hautstelle; mit einem weiteren trockenen Tuch fixieren. Wenn der Umschlag abgekühlt ist, können Sie die Anwendung wiederholen.

*Tipp: Behandeln Sie auch bereits aufgebrochene Furunkel mit entsprechenden Auflagen. Damit fördern Sie den Heilungsprozess der Haut und verhindern, dass später unschöne Narben zurückbleiben.*

**Kleines Blümchen, große Wirkung**
Für rasche Hilfe sorgt eine Auflage aus Gänseblümchen. Frische Blüten und Blätter der Heilpflanze werden zerkleinert, auf ein Baumwoll- oder Leinentuch aufgetragen und auf die betroffene Hautpartie gelegt. Achten Sie darauf, dass Sie die Gänseblümchen nur auf ungedüngten Wiesen sammeln.

**Heilkraft der Kamille**
Heiße Kamillenkompressen beschleunigen das Aufbrechen und Abheilen von Furunkeln: Zwei Teelöffel Kamillenblüten mit einer Tasse Wasser übergießen; etwa fünf Minuten ziehen lassen, abseihen. Tränken Sie mit dem Tee eine kleine Kom-

*Kamillenkompressen fördern die Reifung eines Furunkels.*

presse, und legen Sie diese auf den Furunkel; wickeln Sie ein trockenes Tuch darüber. Nach zwei Stunden wiederholen Sie die Anwendung mit einer neuen Kompresse.

### *Ein Leinsamenpflaster lindert die Schmerzen*

Ein Leinsamenpflaster fördert die Reifung des Furunkels und lindert die Schmerzen: Einen Esslöffel Leinsamen mit einem Teelöffel Olivenöl und einem Esslöffel Honig verühren; die Paste auf ein Heftpflaster streichen und auf der betroffenen Hautpartie fixieren. Lassen Sie das Pflaster den ganzen Tag über einwirken. Tipp: Je hochwertiger der Honig, desto erfolgreicher die Behandlung.

### *Auflage mit Käsepappeltee*

Käsepappel? Seien Sie ganz beruhigt, dies ist lediglich ein Volksname der Malve. Eine Auflage mit einem Absud von Malve wirkt beruhigend und lindernd: Einen gehäuften Teelöffel Malvenblüten oder -blätter mit einer Tasse lauwarmem Wasser übergießen; diesen Ansatz acht Stunden ziehen lassen, gelegentlich umrühren, dann abseihen. Schließlich tränken Sie ein kleines Tuch mit dem Tee und legen es auf die Wunde. Die Auflage mit diesem lauwarmen Malvenaufguss können Sie mehrmals wiederholen. Wechseln Sie dabei jedoch jedes Mal das Tuch.

*Hieronymus Bock schreibt 1577 über die Heilwirkungen der Malve: »Plinius schreibt: welcher allen tag ein drunck thu vom Pappelsaft, der sei denselbigen tag für alle zufallenden kranckheiten behüt.«*

### *Wärme unterstützt die Reifung*

▶ Sie können die Reifung eines Furunkels unterstützen: Ein Leinen- oder Baumwolltuch in warmes Wasser tauchen, auswringen und auf die betroffene Stelle legen. Nach etwa 20 Minuten nehmen Sie das Tuch ab. Machen Sie diese Auflage dreimal pro Tag.

▶ Eine warme Auflage mit Heilerde hilft ebenfalls: Heilerde (aus der Apotheke) mit heißem Wasser zu einem Brei verrühren und auf ein Leinen- oder Baumwolltuch streichen. Das Tuch mit dem warmen Brei auf den Furunkel legen und die Auflage mit einem Wolltuch abdecken. Anwendung wiederholen, wenn der Brei abkühlt.

*Die Behandlung eines Furunkels bedarf etwas Geduld. Erst wenn sich Eiter gebildet hat, ist der Furunkel reif und kann vorsichtig geöffnet werden. Am besten übernimmt dies Ihr Hautarzt.*

## FURUNKEL AUFSTECHEN

Nach Rücksprache mit Ihrem Arzt können Sie gegebenenfalls einen kleinen Furunkel selbst öffnen. Vorausgesetzt, er ist reif. Sie erkennen dies daran, dass sich Eiter gebildet hat und die Spannung deutlich nachlässt. Mit einer desinfizierten Nadel stechen Sie den hellen Eiterkopf vorsichtig an. Den Eiter anschließend mit einem sauberen Tuch vorsichtig abtupfen, eventuell mit leichtem Druck nachhelfen. Wunde abschließend sorgfältig mit Alkohol aus der Apotheke desinfizieren.

## Wann zum Arzt

Furunkel können Sie sehr gut mit natürlichen Heilmitteln selbst behandeln. Dennoch sollten Sie in bestimmten Fällen unbedingt einen Hautarzt (Dermatologen) konsultieren. Vor allem dann, wenn

- der Furunkel im Gesicht auftritt.
- die Entstehung eines Furunkels mit → Fieber einhergeht.
- Furunkel immer wieder auftreten (Verdacht auf chronische Furunkulose).
- der Furunkel trotz Hausmittelbehandlung nicht binnen 10 bis 14 Tagen abheilt.
- es sich um einen großen Furunkel oder ein Karbunkel handelt.

*Ein besonders großer Furunkel muss vom Arzt unter örtlicher Betäubung geöffnet werden.*

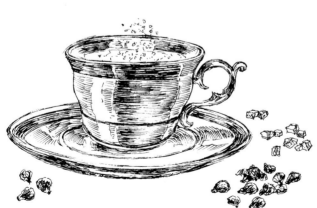

*Mit Heiltees – ob innerlich oder äußerlich angewendet – kann man die Reifung eines Furunkel nachhaltig beschleunigen und so den Heilungsprozess unterstützen.*

# FUSSPILZ UND FUSSGERUCH

## »Zeigt her eure Füße, zeigt her eure Schuh'...«

Fußpilz kann grundsätzlich jeden treffen. Glaubt man den statistischen Erhebungen, leiden Männer zwar häufiger an Fußpilz, Frauen sind jedoch vor dieser lästigen Infektion keineswegs sicher. Häufig behandeln wir unsere Füße geradezu »stiefmütterlich« und vernachlässigen sie hinsichtlich entsprechender Pflege. Dabei sind es gerade unsere Füße, die uns sozusagen auf Schritt und Tritt durch das Leben tragen.

*Fußpilz wird durch Hautpilze (Dermatomykose) hervorgerufen. Hautpilze gedeihen besonders gut in feuchtwarmem Milieu und finden sich häufig dort, wo viele Menschen zusammenkommen: im Schwimmbad, im Sport- und Fitnessstudio oder in der Sauna.*

### Idealer Nährboden: Feuchtigkeit

Ständig »eingesperrt« in (zu) engen Schuhen, können die Füße oft nicht richtig abtrocknen. Das feuchte Milieu, vor allem zwischen den Zehen, ist die ideale Brutkammer für Krankheitserreger: Eine Fußpilzerkrankung wird meist durch Hautpilze (Faden-, Hefe- oder Schimmelpilze) verursacht, die so ziemlich überall vorhanden sind. Nicht immer jedoch führt ihr Kontakt mit der Haut zu einer Infektion. Hautpilze gedeihen prächtig in einer feuchtwarmen Umgebung. Feuchte Füße in geschlossenen Schuhen bieten ideale Voraussetzungen. Weitere Risikofaktoren sind eine bereits geschädigte Haut oder geschwächte Abwehrkräfte.

Fußpilz beginnt mit geröteten Hautstellen, meist zwischen den Zehen. Dann kommen Juckreiz und weißliche Beläge, die sich schuppen, hinzu. Sind die Fußnägel von Pilzbefall betroffen, werden sie dick und gelblich und zerbröseln schließlich regelrecht.

Fußpilz gehört unverzüglich in ärztliche Behandlung. Nur ein Dermatologe kann eine eindeutige Diagnose stellen, den Erreger bestimmen und die notwendigen Behandlungsmaßnahmen einleiten.

> **SYMPTOME**
>
> Zunächst gerötete Hautpartien am Fuß, hauptsächlich zwischen den Zehen, seltener auf den Fußsohlen. Später unangenehmer Juckreiz und schuppende oder aufreißende, weißlich verquollene Hautstellen. Darunter befinden sich nässende Hautschäden.
> Bei Befall der Fußnägel: verdickte, gelblich gefärbte, später krümelig zerfallende Nägel, die sich vom Nagelbett abheben. Der Pilzbefall der Nägel ist völlig schmerzlos. Er verläuft chronisch.

## So können Sie vorbeugen

Richtige Hygiene ist die beste Voraussetzung, um der Erkrankung vorzubeugen. Waschen Sie Ihre Füße gründlich und regelmäßig. Trocknen Sie die Füße gut ab, besonders zwischen den Zehen. Beachten Sie jedoch: Vermeiden Sie übertriebene Hygiene. Wenn Sie Ihre Füße zu oft waschen, vor allem mit Seife, könnten Sie den Säureschutzmantel der Haut zerstören. Mit Wechselfußbädern fördern Sie die Durchblutung.

### Trockene Schuhe und Socken schützen

Ziel aller vorbeugenden Maßnahmen ist es, für Hautpilze günstige Lebensbedingungen zu vermeiden, zum Beispiel durch gewissenhafte Pediküre, Maniküre und Hygiene. Wechseln Sie täglich Ihre Strümpfe oder Socken. Bevorzugen Sie Socken oder Strümpfe aus Naturmaterialien, zum Beispiel Baumwolle. Verzichten Sie während der Behandlung unbedingt auf Nylonstrümpfe.

Achten Sie beim Kauf neuer Schuhe darauf, dass diese luftdurchlässig sind. Wechseln Sie die Schuhe öfter, damit sie gut austrocknen können. Angenehm und wirkungsvoll gleichermaßen: Barfußlaufen durch feuchte Wiesen.

Gewöhnen Sie sich an, Badeschuhe zu tragen: Ob in öffentlichen Bädern, Duschen oder Saunen, sie bieten den notwendigen Schutz vor einer Ansteckung.

Um der (Fuß-)Schweißbildung entgegenzuwirken, nehmen Sie Talkumpuder oder, falls Sie diesen nicht zu Hause haben, einfach handelsübliches Backpulver.

*Pilze werden immer und überall übertragen. Bei Menschen mit intaktem Immunsystem entsteht daraus jedoch nicht zwangsläufig Fußpilz. Nur bei vorgeschädigter Haut oder bestehender Abwehrschwäche des Körpers kann sich Fußpilz ausbreiten.*

*Fußpilzerkrankungen sind äußerst hartnäckig. Sie müssen daher über einen längeren Zeitraum hinweg behandelt werden, denn auch ohne äußere Anzeichen kann der Pilz noch vorhanden sein.*

> **SO HABEN PILZE WENIG CHANCEN**
> - Waschen Sie die Füße, aber übertreiben Sie nicht. Sie zerstören sonst den Säuremantel der Haut, der dazu dient, Pilze abzuwehren.
> - Zehenzwischenräume, besonders zwischen dem vierten und fünften Zeh, immer gut abtrocknen. In feuchtem Klima gedeihen Pilze besonders gut.
> - Tragen Sie luftdurchlässiges Schuhwerk.
> - Wechseln Sie die Socken täglich. Auch die Schuhe sollten Sie möglichst oft wechseln. Laufen Sie möglichst oft barfuß im Freien.
> - Verwenden Sie pilzabwehrende Haut- und Nagelcremes zur Pflege. Eine geschlossene Nageloberfläche verhindert das Eindringen von Keimen.
> - Reinigen Sie Ihre Fußnägel regelmäßig mit einer Nagelbürste und einem Nagelreiniger.

## Was Sie tun können – Hausmittel gegen Fußpilz

*Grundsätzlich gilt: Verzichten Sie während der Fußpilzbehandlung auf jede Art von Zucker, denn Pilze »lieben« Zucker.*

Eine Pilzbehandlung ist langwierig, da die auslösenden Hautpilze sehr weit verbreitet sind. Sie können aber nur dann eine Infektion auslösen, wenn sie nach einem Hautkontakt günstige Bedingungen für Wachstum und Vermehrung antreffen. Haben die Pilze dennoch »Fuß gefasst«, können zahlreiche bewährte Hausmittel helfen.

### Dem Fußpilz keine Chance: Apfelessig

- Fußbäder mit Apfelessig: Eine Tasse Apfelessig (150 Milliliter) und eine halbe Tasse Salz mit einem Liter warmem Wasser vermischen. Gönnen Sie Ihren Füßen zweimal pro Tag ein derartiges Fußbad; das Salz weicht die Haut etwas auf und unterstützt die Wirkung der Essigsäure gegen den Pilz.
- Oder betupfen Sie die betroffenen Hautpartien regelmäßig morgens und abends mit unverdünntem Apfelessig.

*Achtung! Essigstrümpfe dürfen auf keinen Fall bei kalten Füßen angewendet werden.*

- Ein altes Hausmittel: Der Essigstrumpf. Sechs Esslöffel Apfelessig mit 200 Milliliter Wasser mischen und ein Paar Baumwollsocken damit tränken; auswringen und anziehen. Darüber ziehen Sie ein oder zwei Paar dicke Wollsocken und legen sich gut zugedeckt ins Bett. Wenn die Essigstrümpfe warm geworden sind, sollten sie erneuert werden (sie können jedoch auch die ganze Nacht angelegt bleiben).

## Mit Knoblauch gegen Fußpilz

❱ Knoblauch ist ein wirkungsvoller Pilzbekämpfer. Daher sollten Sie ihn auch innerlich anwenden und täglich zwei bis drei Knoblauchzehen zu sich nehmen.

❱ Oder Sie nehmen dreimal täglich je einen Esslöffel Knoblauchsaft ein; am besten in Gemüsebrühe auflösen.

❱ Zerdrücken Sie eine Knoblauchzehe, und legen Sie sie direkt auf die betroffenen Hautpartien; etwa eine halbe Stunde liegen lassen, anschließend gründlich mit Wasser abwaschen; Anwendung täglich wiederholen. Nach einer Woche sollte eine Besserung spürbar sein.

❱ Knoblauchzehen fein hacken, auf die Fußsohle legen, Socken darüber ziehen und über Nacht einwirken lassen.

❱ Baden Sie Ihre Füße in warmem Wasser. Danach gut abtrocknen und mit Knoblauchöl einreiben: Für einen Liter Knoblauchöl benötigen Sie die Zehen einer mittelgroßen Knolle. Knoblauchzehen schälen und der Länge nach halbieren; in eine Flasche geben und mit kaltgepresstem Öl, zum Beispiel Oliven- oder Distelöl, auffüllen; luftdurchlässig verschließen und einige Tage ziehen lassen.

❱ Baden Sie die Füße in warmem Knoblauchessig und Wasser (Mischungsverhältnis: 1:1): Auf eine Tasse Essig (Wein- oder Obstessig) geben Sie eine rohe Knoblauchzehe. Knoblauchzehen zerteilen, in eine weithalsige Flasche geben und mit dem Essig auffüllen; zwei bis drei Wochen gut verschlossen ziehen lassen, abseihen. Essig in eine dunkle Flasche umfüllen und kühl lagern.

❱ Reiben Sie Ihre Schuhe regelmäßig mit Knoblauchtinktur aus: Knoblauchzehen schälen, in feine Scheiben schneiden, in ein Glas geben und mit klarem Schnaps aufgießen (Mischungsverhältnis: Zehen einer halben Knolle auf einen Liter medizinischen Alkohol mit mindestens 45 Volumenprozent). Das Glas luftdicht verschließen und zwei Wochen lang an einem warmen Ort lagern; gelegentlich schütteln. Danach den Knoblauch abseihen und die Tinktur in dunklen Flaschen aufbewahren. Für die Anwendung zehn Tropfen der Tinktur mit einer Tasse Essigessenz mischen.

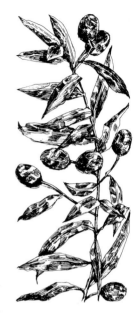

*Olivenöl ist aufgrund seiner anerkannten heilsamen Wirkungen besonders für die Herstellung von Knoblauchöl geeignet.*

*Nach einem Fußbad mit Knoblauchessig können Sie die gut abgetrockneten Füße zudem mit Knoblauchöl einreiben.*

### Balsam für die Füße: Olivenöl

Die heilenden Wirkungen von Olivenöl haben sich auch bei Fußpilzerkrankungen bewährt.

▶ Beinwell-Rosmarin-Ölbalsam: Zehn Gramm Rosmarinblüten und 20 Gramm Beinwellwurzel mit 750 Milliliter Olivenöl mischen und etwa 30 Minuten im Wasserbad erhitzen; anschließend auf Körpertemperatur abkühlen lassen, abseihen und zwölf Stunden ziehen lassen; dann 40 Gramm Bienenwachs (in der Apotheke erhältlich) langsam im Wasserbad schmelzen und vorsichtig mit der Ölmischung vermengen, bis die Mischung die Konsistenz einer Salbe aufweist. Diesen Ölbalsam sollten Sie mehrmals täglich vorsichtig auf die betroffenen Hautpartien auftragen. Er heilt, lindert Juckreiz und macht die Haut auf Dauer widerstandsfähig.

▶ Linderung verschafft auch ein Heilöl aus 100 Milliliter Olivenöl und je fünf Tropfen Myrren-, Teebaum- und Thymianöl, mit der Sie die befallenen Stellen mehrmals pro Tag einreiben.

### Wirkungsvolle Wechselfußbäder

*Achtung! Bei Venenleiden und Durchblutungsstörungen sind warme und temperaturansteigende Fußbäder keine geeignete Behandlungsmethode. Konsultieren Sie vorab unbedingt Ihren Arzt.*

▶ Für Wechselfußbäder verwenden Sie am besten zwei Fußwannen, und füllen Sie sie mit 38 °C warmem beziehungsweise etwa 15 °C kaltem Wasser. Tauchen Sie Ihre Füße für zehn Sekunden in kaltes Wasser und dann fünf Minuten in heißes Wasser. Wechselbad noch zweimal wiederholen, anschließend Füße gut abtrocknen.

▶ Um die Wirkung der Wechselfußbäder noch zu verstärken, können Sie natürliche Zusätze verwenden. Eichenrinde oder Zinnkraut (Ackerschachtelhalm) eignen sich zum Beispiel ganz besonders gut: zwei Esslöffel Eichenrindenstücke oder einen Esslöffel Zinnkraut mit einem halben Liter kaltem Wasser übergießen; Mischung erhitzen und etwa zehn Minuten kochen lassen, anschließend abseihen. Abkochung unverdünnt dem Fußbad zugeben.

▶ Für einen Zusatz mit Rosmarin erhitzen Sie eine Hand voll Rosmarinblätter in einem Liter Wasser. Eine halbe Stunde ziehen lassen, abseihen und in das Fußbad geben.

▶ Oder Sie bereiten einen Kamillenzusatz: Eine Hand voll Kamillenblüten mit einem Liter kochendem Wasser aufbrühen; zehn Minuten zugedeckt ziehen lassen, abseihen und zum Fußbad geben.
▶ Regelmäßige Wechselfußbäder eignen sich zur Vorbeugung und zur Behandlung. Sie fördern die Durchblutung und damit die Abwehr gegen Pilze. Badezusätze können die Wirkung erhöhen: Kamille, Eichenrinde oder Schachtelhalm haben sich besonders bewährt. Kamillenöl kann auch unverdünnt in die befallenen Hautstellen einmassiert werden. Versuchen Sie auch Rosmarinfußbäder. Anschließend sollte Puder zwischen den Zehen aufgetragen werden.

*Fußpilz heilt nicht von selbst. Unbehandelte Infektionen verursachen Risse in der Haut und können dadurch schlimmere bakterielle Infektionen nach sich ziehen. Ein Besuch beim Hautarzt ist daher stets anzuraten.*

**Wann zum Arzt**
Fußpilz muss gezielt behandelt werden. Bei ersten Anzeichen sollten Sie einen Dermatologen aufsuchen. Nur er kann eine eindeutige Diagnose stellen und weitere, schwerer wiegende Ursachen ausschließen. Handelt es sich beispielsweise um eine Nagelpsoriasis, ist eine äußerliche Behandlung des befallenen Nagels mit speziellen, wirkstoffhaltigen Nagellacken erforderlich. Eine derartige Behandlung erstreckt sich über mehrere Monate. Zahlreiche Hausmittel zur Bekämpfung einer Fußpilzerkrankung sind wirkungsvoll, müssen jedoch immer über einen längeren Zeitraum angewendet werden. Stimmen Sie daher Selbstbehandlungsmaßnahmen stets mit einem Hautarzt ab. Suchen Sie einen Facharzt (Dermatologen) auf, wenn
▶ die Pilzerkrankung hartnäckig bestehen bleibt und Selbstbehandlungsmaßnahmen erfolglos sind.
▶ großflächige Hautschäden, starker Juckreiz und vermehrte Hautschuppung vor allem an der Fußsohle festzustellen sind.
▶ die Fuß- und Zehenkanten befallen sind.
▶ sich die Zehennägel deutlich verändern.
▶ Hautschäden und Nagelveränderungen auftreten bei gleichzeitig bestehender Immunschwäche (HIV-Infektion), Zuckerkrankheit (Diabetes) oder weiteren Hauterkrankungen (→ Ekzeme, → Neurodermitis, → Schuppenflechte).

# GALLENBESCHWERDEN

## Ein empfindliches Organsystem

Die Galle – genauer: die Gallengänge und die Gallenblase – ist ein äußerst sensibles und schmerzempfindliches Organ. Schmerzen im rechten Oberbauch und Rücken, verbunden mit Verdauungsbeschwerden und → Blähungen, können erste Hinweiszeichen für eine Entzündung oder Infektion der Gallenblase sein. Diese Beschwerden treten meist nach dem Genuss eines fettreichen Menüs auf. Häufig sind Gallensteine die Ursache einer akuten Entzündung. Bei einer Gallenkolik kann es oft zu Übelkeit, Erbrechen, Krämpfen, Fieber und Schweißausbrüchen kommen.

*Frauen sind häufiger betroffen*

Deutlich mehr Frauen als Männer leiden unter Gallenblasenstörungen. Erbliche Anlagen, seelische Belastungen sowie Übergewicht und Fettleibigkeit können für einen gestörten Gallenfluss verantwortlich sein. Durch falsche Ess- und Ernährungsgewohnheiten, zu viel Alkohol und Süßigkeiten enthält die Gallenflüssigkeit zu viel Cholesterin.

*Besonders an Fest- und Feiertagen, zum Beispiel Weihnachten, schlagen viele Menschen gerne einmal »über die Stränge«: zu fett, zu süß, zu viel sollte unbedingt die Ausnahme bleiben. Achten Sie grundsätzlich auf eine ausgewogene Ernährung. Ihre inneren Organe, allen voran die Gallenblase, werden es Ihnen danken.*

### SYMPTOME
Völlegefühl, Bauchschmerzen im rechten Oberbauch; Schmerzen im Rücken, Verspannung im Bereich der rechten Schulter; Druck unter dem rechten Rippenbogen; Blähungen, Verstopfung und Durchfall im Wechsel; kolikartige Bauchkrämpfe; Übelkeit, Erbrechen, Fieber und Schweißausbrüche; gelblich graue Verfärbung des Teints, gelblich belegte Zunge.

## So können Sie vorbeugen

Viele Menschen kämpfen mit einem mehr oder weniger deutlichen Zuviel an Gewicht. Nehmen Sie bei Übergewicht je-

doch unbedingt langsam ab. Eine zu schnelle Diät erhöht unter anderem das Risiko, dass sich Gallensteine bilden.
Achten Sie auf regelmäßigen Stuhlgang und ändern Sie Ihre Essgewohnheiten. Durch eine ausgewogene und fettarme Ernährung mit wenig tierischem Eiweiß können Sie Koliken vermeiden. Ersetzen Sie tierische Fette durch pflanzliche Öle, zum Beispiel Oliven-, Sonnenblumen- oder Distelöl. (See-)Fisch, Obst und Gemüse sollte möglichst häufig auf Ihrem Speiseplan stehen. Insbesondere Radieschen und Rettich wirken vorbeugend gegen Gallensteine.

*Beachten Sie bei Ihrer Ernährung stets auch die so genannten versteckten Fette, die in allen Wurstwaren und vielen Süßspeisen sowie Fertiggerichten enthalten sind.*

Verzichten Sie außerdem möglichst auf Koffein und Alkohol. Diese Genussmittel belasten die Leber und wirken sich außerdem auf den Gallenfluss aus.
Und: Mit viel Bewegung an der frischen Luft und Gymnastik können Sie Gallenbeschwerden entgegenwirken.

## Was Sie tun können – Hausmittel bei Gallenbeschwerden

Gallenleiden gehören zu den häufigsten Erkrankungen. Statistiken zufolge ist jeder dritte Mensch gallenkrank, jeder vierte leidet bereits an Gallensteinen. Oftmals sind Stress und Hektik im Alltag die Ursache. Wem die täglichen Belastungen zu viel werden, dem »läuft leicht die Galle über«.

### *Ein mediterranes Hausmittel: die Artischocke*
Der Genuss von Artischocken oder Artischockensaft senkt den Cholesterinspiegel und sorgt für geregelten Gallenabfluss.

### *Heiltees bei Gallenbeschwerden*
▶ Brunnenkresse fördert den Gallenfluss und lindert Völlegefühl: Ein bis zwei Teelöffel Brunnenkresse mit einer Tasse kochendem Wasser überbrühen; zwei bis drei Minuten ziehen lassen, abseihen; dreimal täglich eine Tasse trinken.
▶ Tee von Heidekraut hilft bei Gallensteinen und Gallenbeschwerden: Zwei Teelöffel Heidekraut mit einem Viertelliter kochendem Wasser übergießen; zehn Minuten ziehen lassen, abseihen; täglich drei Tassen trinken.

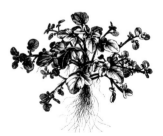

*Bei übermäßigem Verzehr kann Brunnenkresse zu Magenschleimhautreizungen führen.*

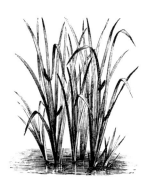

*Kalmuswurzel sollte während der Schwangerschaft nicht eingenommen werden.*

*Achtung! Nebenwirkungen sind bei Pfefferminze bislang nicht bekannt. Trotzdem ist der Tee für einen dauerhaften Gebrauch nicht empfehlenswert.*

*Vorsicht! Einen Tee aus Tausendgüldenkraut oder Wermut sollten Sie nicht trinken, wenn Sie bereits an einer Magenübersäuerung leiden.*

▶ Ein altes Hausmittel: Kalmuswurzel bei Gallenbeschwerden. Zwei Teelöffel geschälte und geschnittene Wurzel mit einem Viertelliter kochendem Wasser übergießen; fünfzehn Minuten zugedeckt ziehen lassen, abseihen; Kalmustee eignet sich nicht für eine dauerhafte Anwendung.

▶ Löwenzahn eignet sich sehr gut für eine Teekur bei Gallenbeschwerden: Einen Teelöffel Löwenzahn mit einer Tasse kaltem Wasser zum Kochen bringen und nach zwei Minuten abseihen; mindestens drei Tassen am Tag trinken.

▶ Bereits in mittelalterlichen Kräuterbüchern wird auf die Heilkraft von Odermennig bei Gallensteinerkrankungen hingewiesen: Einen Teelöffel Odermennig mit einer Tasse kochendem Wasser überbrühen; fünf Minuten ziehen lassen, abseihen; pro Tag zwei bis drei Tassen des warmen Tees trinken.

▶ Die gallefördernde Wirkung der Pfefferminze lindert die durch Gallensteine verursachten Schmerzen: Zwei Teelöffel Pfefferminzblätter mit einer Tasse kochendem Wasser übergießen; zehn Minuten zugedeckt ziehen lassen, abseihen; den lauwarmen Tee schluckweise trinken.

▶ Salbeitee wirkt entzündungshemmend: Einen Teelöffel Salbeiblätter mit einer Tasse heißem Wasser übergießen; zehn Minuten zugedeckt ziehen lassen, abseihen; mehrmals täglich eine Tasse trinken.

▶ Tausendgüldenkraut regelt auf natürlichem Wege die Gallentätigkeit: Einen Esslöffel Tausendgüldenkraut mit einem Viertelliter kaltem Wasser ansetzen; ab und zu umrühren; etwa acht Stunden ruhen lassen; anschließend abseihen und leicht erwärmen; jeweils kurz vor den Mahlzeiten eine Tasse trinken.

▶ Wegwarte fördert die Gallenabsonderung und die Ableitung von Gallensteinen: Einen Teelöffel Wurzel-, Blätter- und Blütenteile mit einem Viertelliter Wasser ansetzen und erhitzen; nach etwa fünf Minuten abseihen; täglich zwei bis drei Tassen schluckweise trinken.

▶ Wermut beseitigt Völlegefühl und regt den Gallenfluss an: Einen Teelöffel Kraut mit einem Viertelliter kochendem Wasser übergießen; zehn Minuten zugedeckt ziehen lassen, abseihen; dreimal täglich eine Tasse – möglichst heiß – trinken. Achtung: Für Schwangere ist dieser Tee nicht geeignet.

### Heilkraut Kamille

❱ Kamillentee wirkt entzündungshemmend und krampflösend: Zwei Teelöffel Kamillenblüten mit einem Liter kochendem Wasser übergießen; zehn Minuten zugedeckt ziehen lassen, abseihen; täglich zwei bis drei Tassen trinken.

❱ Noch wirksamer ist Kamillentinktur: 20 Gramm fein gehackte Kamillenblüten mit 100 Milliliter medizinischem Alkohol (70 Volumenprozent) ansetzen; zwei bis drei Wochen ziehen lassen; anschließend in eine dunkle Flasche abfüllen. Bei Gallenkoliken nehmen sie alle fünf bis zehn Minuten 20 Tropfen ein, so lange, bis Besserung eintritt.

### Was Pfarrer Kneipp schon wusste

❱ Bei chronischen Gallenbeschwerden helfen wechselwarme Duschen oder ein ansteigendes Halbbad: Duschen Sie etwa drei Minuten so heiß wie möglich, dann für 20 Sekunden so kalt, wie Sie es ertragen. Wiederholen Sie diese Prozedur insgesamt dreimal hintereinander.

❱ Für ein ansteigendes Halbbad füllen Sie die Badewanne mit 36 °C warmem Wasser. Wenn Sie in der Wanne liegen, sollte Ihnen das Wasser etwa bis zur Hüfte reichen. In den nächsten 20 Minuten langsam heißes Wasser zulaufen lassen, bis die Wassertemperatur auf etwa 42 °C angestiegen ist; anschließend abtrocknen und ungefähr 30 Minuten gut zugedeckt ruhen.

*Achtung! Warme Bäder können den Kreislauf belasten. Wenn Sie an einer Herz-Kreislauf-Erkrankung leiden, müssen Sie sich vorab unbedingt mit Ihrem Arzt abstimmen.*

### »Flüssiges Gold«: Olivenöl

In den Mittelmeerländern wird Olivenöl nicht nur als Nahrungs-, sondern vor allem auch als Heilmittel von alters her sehr geschätzt. Zur Auflösung von Gallensteinen hat sich diese Anwendung bewährt: Trinken Sie auf einen Zug 100 Milliliter kaltgepresstes Olivenöl, eine Viertelstunde später eine Tasse starken Bohnenkaffee und nach einer weiteren halben Stunde noch einmal 100 Milliliter Olivenöl. Danach legen Sie sich eine Stunde auf die rechte Körperseite und entspannen sich.

### Eine uralte Kulturpflanze: der Rettich

Ob mit Honig und braunem Zucker angesetzt oder als reiner Saft bringt Rettich die Gallenblasenentzündung zum Abklingen. Und so »pressen« Sie den Rettich aus: Rettich raspeln und mit drei Esslöffel Honig mischen; zehn bis zwölf Stunden ziehen lassen; dann die Mischung in ein Leinensäckchen füllen und kräftig auspressen.

Oder: Rettich mit einem scharfen Messer aushöhlen, mit Honig und zerstoßenem Kandiszucker füllen und den Ansatz einige Stunden warm stellen; anschließend zuerst die »Füllung«, danach die Hülle, also den Rettich, essen.

*Nebenwirkungen sind beim Genuss von Rettich nicht zu erwarten. Sollten Sie allerdings einen empfindlichen Magen haben, sollten Sie zuerst vorsichtig probieren, ob Sie die scharfe Wurzel vertragen.*

### Wärme hilft

Bei Gallenblasenbeschwerden haben sich warme Anwendungen bewährt. Beachten Sie jedoch, dass Sie sich nach allen nachstehenden Anwendungen anschließend immer ausruhen und entspannen sollen.

▶ Für eine warme Heublumenauflage füllen Sie einen Leinensack mit frisch geerntetem Heu, das Sie mehrmals durchsieben. Dadurch filtern Sie alle groben Teile sowie Erde und Sand heraus. Den Sack zu zwei Drittel füllen, fest verschließen und mit heißem Wasser zuerst anfeuchten und dann etwa 20 Minuten über Wasserdampf erhitzen. Danach kann der Sack nach dem Aufschütteln in ein Leinentuch gewickelt aufgelegt werden. Achten Sie darauf, dass die Auflage nicht zu heiß ist.

▶ Für eine heiße Auflage können Sie auch ein Säckchen mit Kirschsteinen im Backofen bei etwa 130 °C erhitzen. Legen Sie es auf die schmerzende Stelle. Achten Sie darauf, dass die Temperatur richtig ist und Sie sich nicht verbrennen.

▶ Kartoffelauflagen können ebenfalls angewendet werden: Eine Pellkartoffel mit einer Gabel zerdrücken, mit einem Eigelb vermischen; heiße Milch zugeben, bis ein streichfähiger Brei entsteht; den Brei auf ein Leinentuch streichen und um

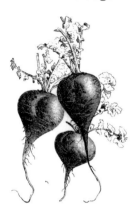

*Ein altes Hausmittel: Rettichsaft mit Zucker.*

*Hinweis: Heublumen können allergische Hautreaktionen auslösen. Daher sind für Allergiker vor allem feuchte Anwendungen zu empfehlen.*

den Körper wickeln; mit einem trockenen Tuch abdecken. Wenn die Auflage abkühlt (nach etwa 20 Minuten), sollte sie erneuert werden.

◗ Für Leinsamenumschläge wird der ganze beziehungsweise geschrotete oder gemahlene Samen mit der doppelten Menge Wasser aufgekocht. Den heißen Brei anschließend fingerdick auf ein Tuch streichen, wobei die Ränder umgelegt werden. Dieses kompakte Päckchen wird dann möglichst warm auf die betroffene Stelle gelegt und mit einem Wolltuch bedeckt. Wenn der Umschlag abkühlt, sollte er gewechselt werden. Tipp: Diese Anwendung dauert etwa eine Stunde. Damit die Temperatur des Leinsamenpäckchens konstant bleibt, können Sie es auch zwischen zwei Wärmflaschen legen. Achten Sie jedoch darauf, dass die Wärmflasche nicht zu heiß ist.

◗ Ein altbewährtes Hausmittel bei Entzündungen der Gallenblase ist ein Milchwickel: Ein Tuch mit kalter Milch tränken und auf den rechten Oberbauch legen. Der Wickel sollte die rechte Körperhälfte ab dem oberen Rippenbogen bedecken. Wechseln Sie den Wickel, wenn sich das Tuch erwärmt (nach etwa 10 bis 15 Minuten).

*Wenn sich akute Gallenbeschwerden mit Großmutters Hausmitteln nicht lindern lassen, sollten Sie nicht zögern und einen Facharzt aufsuchen.*

## Wann zum Arzt

Nehmen Sie Gallenbeschwerden niemals auf die leichte Schulter. Gallenbeschwerden können für sich bereits äußerst schmerzhaft und unangenehm sein; außerdem können die Beschwerden auf weitere schwer wiegende Erkrankungen hinweisen. Sollten oben beschriebene Symptome auftreten, ist es auf alle Fälle ratsam, einen Arzt zu konsultieren. Er kann eine verlässliche Diagnose stellen und eine entsprechende Behandlung empfehlen.

Vielfach lassen sich Gallenbeschwerden mit einfachen Hausmitteln kurieren. Wenn jedoch die Selbstbehandlung keinen Erfolg bringt oder die Beschwerden häufig beziehungsweise immer wieder auftreten, müssen Sie sich auf jeden Fall in ärztliche Behandlung begeben: Dann ist die Schulmedizin gefordert.

# GERSTENKORN

## Schmerzhafte Knötchen am Lidrand

Von Mensch zu Mensch unterschiedlich häufig bildet sich am Lidrand eine Schwellung, die in manchen Fällen sehr schmerzhaft sein kann: ein Gerstenkorn. In der Regel ist der kleine Knoten am Lid harmlos. Die eitrige Entzündung kann jedoch ausgesprochen unangenehm sein.

*Als Gerstenkorn (Hordeoleum) bezeichnet man eine eitrige Entzündung der Schweißdrüsen am Lidrand. Auslöser dieser eitrigen Entzündung sind Bakterien.*

### Ursache: Bakterien

Auslöser, die zur Bildung eines Gerstenkorns führen, sind Bakterien. Dringen diese Bakterien in die Augen ein, versuchen körpereigene Abwehrzellen die »Eindringlinge« zu bekämpfen. Dabei sterben Abwehrzellen ab und bilden Eiter, der sich als fühl- und sichtbarer Knoten unter der Haut ansammelt und abkapselt (→ Abszess).

> **SYMPTOME**
>
> Rötung und Schwellung der Bindehaut meist am oberen Augenlid. Die getreidekornförmige Wölbung enthält Eiter, ist sehr schmerzhaft und in manchen Fällen juckend.

### So können Sie vorbeugen

Stärken Sie Ihr Immunsystem. Ein Gerstenkorn entsteht in der Regel nur bei verminderter Widerstandskraft. Eine richtige Ernährung mit ausreichend Vitaminen sowie der vernünftige Umgang mit dem Körper (Bewegung) sind Voraussetzungen für ein intaktes und funktionsfähiges Abwehrsystem. Auch ausgedehnte Spaziergänge an der frischen Luft und regelmäßige Wechselduschen stärken die körpereigenen Abwehrkräfte nachhaltig: Sie duschen etwa drei Minuten so heiß wie möglich, dann für 20 Sekunden so kalt, wie Sie es ertragen. Diese Prozedur führen Sie insgesamt dreimal hintereinander durch.

### *Besonders wichtig: Hygiene*
Bei einem Gerstenkorn gilt grundsätzlich: Finger weg! Durch Berührung und Reiben kann sich die Infektion ausbreiten. Das sollten Sie auf jeden Fall vermeiden.
Wenn Sie ein Gerstenkorn berührt haben, waschen Sie sich sorgfältig die Hände, um eine Ausbreitung zu verhindern. Nehmen Sie eigene Handtücher, die Sie sofort nach Gebrauch wechseln. Achten Sie unbedingt darauf, dass niemand sonst mit dem verwendeten Handtuch in Berührung kommt

*Achtung!*
*Die auslösenden Bakterien sind leicht übertragbar! Berühren Sie das Gerstenkorn möglichst nicht! Gegebenenfalls Hände gründlich waschen!*

## Was Sie tun können – Hausmittel gegen Gerstenkorn
Unsere Augen sind äußerst empfindliche Organe. Treten Beschwerden auf, zum Beispiel Entzündungen, Rötungen, Schwellungen etc., sollten Sie diese unbedingt ernst nehmen. Der Besuch beim Augenarzt ist immer erforderlich. Stimmen Sie sich mit Ihrem Arzt ab: Nicht in jedem Fall müssen Sie gleich zur »chemischen Keule« greifen.

*Achtung!*
*Gerstenkörner niemals ausdrücken!*

### *Apfelessig wirkt entzündungshemmend*
Träufeln Sie zwei bis drei Teelöffel Apfelessig auf ein sauberes Papiertaschentuch, und betupfen Sie damit vorsichtig den entzündeten Lidrand. Wenn es zu sehr brennt, verdünnen Sie den Essig mit abgekochtem Wasser.

### *Warme Auflagen fördern die Reifung*
Dic Reifung eines Gerstenkorns kann durch Wärmepackungen (Auflagen, Kompressen) nachhaltig beschleunigt werden.
▶ Augentrosttee: Einen halben Teelöffel Augentrost mit einer Tasse kochendem Wasser übergießen; ein bis zwei Minuten ziehen lassen, abseihen; den Tee auf ein Baumwoll- oder Leinentuch tröpfeln und auf das entzündete Auge legen.
▶ Eine Auflage mit Bockshornklee kann ebenfalls hilfreich sein: Einen Esslöffel gemahlene Bockshornkleesamen mit abgekochtem Wasser zu einem Brei verrühren; Brei auf ein Lei-

*Achtung!*
*Für Kinder sind Anwendungen (Augenauflagen, Augenbäder) mit Augentrost nicht geeignet.*

nentuch streichen und für etwa eine halbe Stunde auf das Gerstenkorn legen.

▶ Auflagen mit warmem Fenchel- oder Kamillentee: Zwei Teelöffel Kamillenblüten oder einen gehäuften Teelöffel zerdrückte Fenchelfrüchte mit einem Viertelliter kochendem Wasser übergießen; zehn Minuten zugedeckt ziehen lassen, abseihen; den möglichst warmen Tee auf ein Baumwoll- oder Leinentuch tröpfeln und auf das betroffene Auge legen.

*Öffnet sich das Gerstenkorn, tupfen Sie abfließenden Eiter mit einem sauberen Papiertaschentuch ab. Den betroffenen Bereich reinigen Sie mit Augentrost.*

▶ Heilerdeauflage: Aus gleichen Teilen Heilerde (aus der Apotheke), Augentrosttee (Herstellung siehe »Augenbad mit Augentrost«, Seite 163) und Honig einen Brei anrühren; diesen Brei auf ein sauberes Tuch streichen und für zehn Minuten auf das Gerstenkorn legen; Anwendung mehrmals im Abstand von einer Stunde wiederholen.

▶ Schmerzlindernd wirken Kartoffelauflagen: Eine zerdrückte Pellkartoffel mit einem Eigelb vermischen; heiße Milch zugeben und einen streichfähigen Brei herstellen; diesen Brei auf ein Leinentuch streichen; die Auflage für etwa 20 Minuten auf das geschlossene Auge legen.

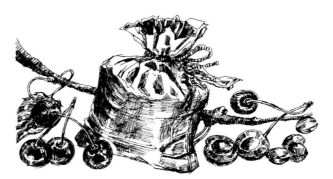

*Achten Sie unbedingt darauf, dass die Temperatur des Kirschkernsäckchens nicht zu hoch ist. Es besteht Verbrennungsgefahr!*

*Linderung verschafft auch ein Eisbeutel. Packen Sie einfach ein paar Eiswürfel in ein Handtuch, und legen Sie es auf das entzündete Auge.*

▶ Ebenfalls gut geeignet: Ein kleines Kirschkernsäckchen. Leinensäckchen mit Kirschsteinen füllen und im Backofen erhitzen; möglichst warm auf das Auge legen. Alternativ können Sie auch ein kleines Dinkelkissen verwenden. Da Dinkel ein schlechter Wärmeleiter ist, bleibt die Temperatur relativ konstant.

▶ Für schnelle Hilfe sorgt ein Leinsamensäckchen: Zwei bis drei Esslöffel Leinsamen in ein kleines Leinensäckchen füllen und zehn Minuten im Wasser sieden lassen; anschließend das Säckchen so warm wie möglich auf das Gerstenkorn legen und mit einem Wolltuch abdecken; Behandlung nach etwa einer halben Stunde wiederholen.

### Augenbad mit Augentrost
So bereiten Sie den Augentrosttee für das Augenbad: Einen halben Teelöffel Augentrost mit einer Tasse (150 Milliliter) kochendem Wasser übergießen; ein bis zwei Minuten ziehen lassen, abseihen; ein sauberes Tuch mit dem Aufguss tränken und auf das betroffene Auge legen.

### Bei ersten Anzeichen: Urinbad
Bei den ersten Symptomen, die auf die Bildung eines Gerstenkorns hinweisen, hat sich die Behandlung mit einem Urinbad bewährt: Urin mit abgekochtem Wasser verdünnen (damit verhindern Sie starkes Brennen des Auges), auf ein sauberes Tuch träufeln und auf die betroffene Stelle legen. Wenn die Auflage getrocknet ist, können Sie die Anwendung wiederholen.

*Vorsicht! Augenspülungen und -bäder können eventuell dazu beitragen, das sich die Infektion ausbreitet. Fragen Sie vorab Ihren Arzt.*

## Wann zum Arzt
Die bezeichneten Hausmittel haben sich bei der Behandlung eines Gerstenkorns sehr gut bewährt. Das Gerstenkorn reift, platzt nach einigen Tagen auf, der Eiter kann abfließen und die Entzündung klingt ab. Zwar muss der Augenarzt nur in seltenen Fällen nachhelfen und das Gerstenkorn öffnen, dennoch ist ein Besuch beim Arzt unbedingt anzuraten. Nur der Augenarzt kann eine genaue Diagnose stellen und entsprechende Behandlungsmethoden empfehlen. In manchen Fällen deutet ein Gerstenkorn auf eine ernste Erkrankung hin. Dies gilt vor allem, wenn
▶ sich das Gerstenkorn nicht innerhalb weniger Tage (etwa eine Woche) von selbst öffnet.
▶ die angewendeten Hausmittel keinerlei Wirkung zeigen.

# GICHT

## Das »Zipperlein«

Bis zur Mitte des vergangenen Jahrhunderts war das so genannte Zipperlein noch ein eher seltenes Leiden. Heute hingegen kann man Gicht durchaus als Volksleiden bezeichnen. Ursachen dieser »Wohlstandskrankheit« sind eine fett- und fleischreiche Ernährung sowie übermäßiger Alkoholgenuss. Gicht kann allerdings auch erblich bedingt sein.

### Wenn's in den Gelenken zwickt

Gicht, der → Arthritis sehr ähnlich, ist eine Gelenkentzündung und tritt meist in Schüben auf. Männer leiden etwa zehnmal öfter als Frauen an dieser Stoffwechselkrankheit. Besonders von dieser Krankheit betroffen sind an Übergewicht leidende Männer.

Gicht äußert sich durch schmerzhafte Anfälle in den Gelenken, meist beginnend im großen Zeh. Die schmerzhaften Anfälle beginnen häufig nachts, die Haut um das betroffene Gelenk rötet sich und schwillt an. Auslöser des Krankheitsbildes ist zu viel produzierte Harnsäure.

*Lediglich ein geringer Prozentsatz der Gichtkranken leidet unter einer Überproduktion von Harnsäure infolge eines erblichen Enzymdefekts. In aller Regel ist eine fett- und fleischreiche Ernährung Auslöser dieser Stoffwechselkrankheit.*

**SYMPTOME**

Zuerst schmerzhafte, tagelang anhaltende Anfälle im Grundgelenk des großen Zehs, in den Gelenken der Hand oder den Kniegelenken. Die Haut in Gelenknähe rötet sich, schwillt an. Später können immer mehr Gelenke befallen werden.

### So können Sie vorbeugen

Grundsätzlich gilt: Meiden Sie purinreiche Lebensmittel (siehe Kasten)! Stellen Sie Ihre Ernährung konsequent um! Bei Übergewicht heißt das erste Gebot: Gewicht reduzieren!

Ziel ist es, den Harnsäurespiegel zu senken. Verzichten Sie auf Fleisch, Innereien, Hülsenfrüchte, Pilze, Spargel, Blumenkohl und Spinat. Ebenso schädlich können sich scharfe Gewürze auswirken.

Senken Sie Ihren Verbrauch an tierischen Fetten, zum Beispiel an Butter, und verwenden Sie Pflanzenöle wie etwa Olivenöl. Fett kann auch durch Grillen, Dünsten und Garen in Folie eingespart werden.

Verzichten Sie auf alkoholische Getränke. Trinken Sie viel Mineralwasser mit möglichst wenig Mineralsalzen, Früchte- oder Kräutertees.

Bewegung härtet ab. Wandern, Laufen, Radfahren, Schwimmen – dies sind Sportarten, die Sie bis ins hohe Alter betreiben können. Halten Sie sich fit!

*Harnsäure ist ein Stoffwechselendprodukt, das beim Abbau von Zellkernen (Purine) entsteht. Je mehr Purine mit der Nahrung aufgenommen werden, desto mehr Harnsäure bildet sich.*

*Je mehr Sie trinken, umso geringer ist die Gefahr, dass sich Harnsäuresteine bilden.*

### PURINREICHE LEBENSMITTEL

Auf nachstehende Lebensmittel und Getränke sollten Gichtpatienten unbedingt verzichten:
- Fleisch und Fett von Tieren (auch Geflügel)
- Wurst und Suppen aus Fleischextrakten
- Innereien, zum Beispiel Leber, Zunge, Herz, Milz
- Heringe, Sardellen, Ölsardinen
- Mayonnaise und Remoulade
- Hülsenfrüchte, zum Beispiel Erbsen, Linsen, Bohnen, Erdnüsse
- Spargel, Spinat, Blumenkohl
- Pilze
- scharfe Gewürze
- Alkohol

## Was Sie tun können – Hausmittel gegen Gicht

Besteht bereits eine Gichterkrankung, ist die Behandlung durch einen Arzt unumgänglich. Haus- und Naturheilmittel können die ärztliche Behandlung jedoch positiv unterstützen und begleiten. Bei akuten Gichtanfällen kann die Anwendung von Hausmitteln helfen und schnell Linderung und Erleichterung verschaffen.

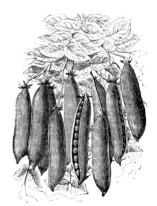

*Erbsenschoten: Hülsenfrüchte sind für Gichtpatienten ungeeignet.*

### Auch bei Gichtanfällen hilft Apfelessig

Reiben Sie das schmerzende Gelenk mit einem Gemisch aus Apfelessig und Wasser ein; Mischungsverhältnis: ein Teil Essig auf sieben Teile Wasser.

### Arnika wirkt entzündungshemmend

*Vorsicht! Arnika darf nur äußerlich angewendet werden. Es kann zu allergischen Reaktionen kommen.*

Stellen Sie zunächst eine Arnikatinktur her: Getrocknete Arnikablüten mit medizinischem Alkohol (70 Volumenprozent) im Verhältnis ansetzen; zwei Wochen stehen lassen, anschließend abseihen; fertige Tinktur nach weiteren zehn Tagen durchfiltern. Dann einen Esslöffel Tinktur mit einem halben Liter Wasser mischen; ein Leinen- oder Baumwolltuch damit befeuchten und auf die betroffenen Stellen legen.

### Heilkraut Brennnessel

Brennnesseltee unterstützt eine Gichttherapie.

▶ Brennnesseltee entsäuert: 50 Gramm Brennnesselblätter mit je 25 Gramm Birkenblätter, Ackerveilchen und Zinnkraut mischen; einen Teelöffel der Mischung mit einer Tasse kochendem Wasser (150 Milliliter) überbrühen; acht Minuten ziehen lassen, abseihen; drei Wochen lang morgens nüchtern eine Tasse des frisch gebrühten Tees trinken.

*Achtung! Bei akuten oder chronischen Nierenbeschwerden dürfen Wacholderbeeren keinesfalls verwendet werden.*

▶ Aus der Hofapotheke König Ludwigs II.: 50 Gramm Wacholderbeeren mit je 25 Gramm Brennnesselblätter, Birkenblätter und Schafgarbenblüten mischen; zwei Teelöffel der Mischung mit einem halben Liter kochendem Wasser überbrühen; acht Minuten ziehen lassen, abseihen; drei Wochen lang täglich eine Tasse des frisch gebrühten Tees trinken.

### Heiltees bei Gichtanfällen

*Achtung! Wenn sich durch eine eingeschränkte Herz- oder Nierenfunktion Wasseransammlungen gebildet haben, dürfen Sie keinesfalls Birkenblättertee trinken.*

▶ Mit Birkenblättertee können Sie erfolgreich gegen Gicht ankämpfen: Zwei Teelöffel Birkenblätter mit einem Viertelliter kochendem Wasser übergießen; zehn Minuten ziehen lassen, abseihen; dreimal täglich eine Tasse davon trinken. Diesen Tee können Sie auch mit Zinnkraut mischen.

▶ Eisenkrauttee wirkt schmerzlindernd: Einen Teelöffel Eisenkraut mit einer Tasse kochendem Wasser übergießen; zehn

Minuten ziehen lassen, abseihen. Alternativ können Sie auch Salbeiblätter verwenden. Beide Teesorten mehrmals täglich in kleinen Schlucken zu sich nehmen.

◗ Harntreibend und stoffwechselaktivierend wirkt auch ein Tee mit Hauhechelwurzel: 15 Gramm Hauhechelwurzel mit je zehn Gramm Löwenzahnwurzel, Brennnesselblätter, Schachtelhalmkraut, Wacholderbeeren und Weidenrinde mischen; einen Teelöffel der Mischung mit einem Viertelliter kochendem Wasser überbrühen; zehn Minuten zugedeckt ziehen lassen, abseihen; dreimal täglich eine Tasse des frisch gebrühten Tees nach den Mahlzeiten trinken; einige Tage lang oder bei Bedarf anwenden.

◗ Heilend wirkt auch Preiselbeertee: Einen Teelöffel Preiselbeerblätter mit einer Tasse siedendem Wasser übergießen; fünfzehn Minuten ziehen lassen, abseihen; täglich mehrmals eine Tasse trinken.

◗ Linderung verschafft auch ein Tee aus Schlüsselblumen: Einen Teelöffel Schlüsselblumenblüten mit einer Tasse kochendem Wasser übergießen; fünf Minuten ziehen lassen, abseihen; dreimal täglich eine Tasse trinken.

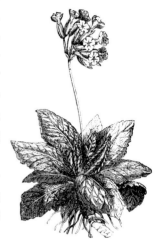

*Schlüsselblumentee ist nicht für Menschen geeignet, die an einer Primelallergie leiden.*

### Anwendungen nach Pfarrer Kneipp

◗ Bei Gicht können Sie ein Farnvollbad nehmen: Ein Bund frische Farnblätter im Wasser etwa zehn Minuten kochen und abseihen. Den Absud können Sie ins Badewasser gießen und eine gute Viertelstunde darin baden (maximal 37 °C).

◗ Ein Bad mit dem Absud aus Lindenblüten und -blättern entspannt und ist äußerst wohltuend: Eine Hand voll Lindenblüten und -blätter in einem halben Liter Wasser etwa eine Viertelstunde kochen; abseihen und den Absud in das Badewasser geben; maximal 20 Minuten darin baden.

◗ Ein Brennnessel- oder Haferstrohbad verschafft ebenfalls Linderung: Zwei Hände voll getrocknete Kräuter in zwei Liter Wasser etwa 20 Minuten kochen; sechs bis acht Stunden ziehen lassen; anschließend abseihen und ins Badewasser geben; eine knapp halbe Stunde darin baden, nur leicht abtrocknen und sofort ins Bett legen.

*Unterstützen Sie die Selbstbehandlung durch eine gekräftigte körperliche Konstitution: Sport und Bewegung stärken Muskeln, Knochen und Gelenke.*

### So hilft Knoblauch

▶ Knoblauchtee fördert die Ausscheidung von Harnsäure: Eine rohe Knoblauchzehe zerdrücken und mit einer Tasse kochendem Wasser übergießen; 15 Minuten ziehen lassen und abseihen; dreimal täglich eine Tasse Knoblauchtee im Wechsel mit Birkenblättertee (→ S. 166 unten) trinken.

▶ Harntreibend wirkt auch Knoblauchessig: Eine Knoblauchzehe fein hacken, in eine weithalsige Flasche geben und mit einer Tasse Obst- oder Weinessig auffüllen; gut verschließen und zwei bis drei Wochen ziehen lassen. Danach den Knoblauch abseihen, in eine dunkle Flasche umfüllen und kühl lagern; einen Esslöffel Knoblauchessig mit einem Glas Wasser (200 Milliliter) mischen; dreimal täglich ein Glas trinken.

▶ »Wundercocktail« aus der Volksheilkunde: Kirschsaft mit Knoblauchtinktur. Knoblauchzehen schälen, in Scheiben schneiden, in ein Glas geben und mit klarem Schnaps aufgießen (Mischungsverhältnis: Zehen einer halben Knolle auf einen Liter Alkohol mit mindestens 45 Volumenprozent). Das Glas luftdicht verschließen und zwei Wochen lang an einem warmen Ort lagern; gelegentlich schütteln. Danach den Knoblauch abseihen und die Tinktur in dunklen Flaschen aufbewahren; täglich ein Gläschen trinken.

*Russisches Hausmittel bei Gicht: Wodka und Knoblauch in jeder Form. Diese Kombination soll sogar Nierensteine auflösen.*

### Betroffene Gelenke kühlen

▶ Als Soforthilfe bei Gichtattacken das schmerzende Gelenk zwei Minuten lang unter fließendes kaltes Wasser halten.

▶ Bei einem akuten Gichtanfall stellen Sie das betroffene Gelenk ruhig und kühlen es durch feuchte, kalte Umschläge: Ein Baumwoll- oder Leinentuch in 5 bis 10 °C kaltes Wasser tauchen und auswringen; das Tuch um das Gelenk wickeln und mit einem trockenen Tuch abdecken; der Umschlag sollte nach etwa einer Stunde erneuert werden.

▶ Sie können die geschwollenen schmerzenden Gelenke auch mit Eispackungen kühlen. Packen Sie dazu zerstoßenes Eis in einen Plastikbeutel, den Sie gut verschließen. Wickeln Sie den Eisbeutel in ein Tuch, oder legen Sie ein Tuch zwischen Haut und Eis.

## Meerrettich reinigt

Ein Meerrettichabsud fördert die Ausscheidung von Harnsäure: 15 Gramm frisch geriebenen Meerrettich mit einem halben Liter Wasser ansetzen, kurz aufkochen lassen und abseihen; von dem Absud eine Woche lang täglich eine kleine Tasse (Espressotasse) auf nüchternen Magen trinken.

## Kühlende Quarkauflage

Eine kalte Packung mit Quark kann ebenfalls die Schmerzen eines akuten Gichtanfalls lindern: Frischen, gekühlten Quark dick auf ein Leinentuch streichen; Tuch um die schmerzende Stelle wickeln und einige Stunden wirken lassen; anschließend den Wickel entfernen und das Gelenk gründlich abwaschen.

## Heilsaft Urin

Urinauflagen lindern die Schmerzen bei akuten Gichtanfällen: Ein Baumwoll- oder Leinentuch mit Urin tränken und auf das betroffene Gelenk legen; mit einem Wolltuch abdecken; wenn das Tuch getrocknet ist, wiederholen.

## Ein altes Hausmittel: der Zinnkrautwickel

Zinnkraut eignet sich sehr gut für einen Wickel: Fünf Esslöffel Zinnkraut in einem Liter Wasser aufkochen; nach zehn Minuten Kochzeit Tee abseihen; ein Baumwoll- oder Leinentuch in den Absud eintauchen, auswringen und auf die schmerzende Stelle legen; den Wickel mit einem trockenen Tuch abdecken; wenn der Wickel abkühlt, entfernen und bei Bedarf wiederholen.

## Wann zum Arzt

Beim ersten Anzeichen der beschriebenen Symptome und Beschwerden sollten Sie unbedingt einen Arzt aufsuchen. Gichtanfälle sollten nur mit ärztlicher Hilfe behandelt werden.
Selbsthilfe mit Haus- und Naturheilmitteln können therapiebegleitend als Ergänzung erfolgen.

---

*Sauerkraut entschlackt und unterstützt den Organismus bei der Ausscheidung von Harnsäure. Trinken Sie täglich zwei bis drei Gläser Sauerkrautsaft. Alternativ können Sie auch täglich eine Portion rohes Sauerkraut essen.*

*Achtung! Wenn Sie unter Kreislaufproblemen leiden, sollten Sie vor Urintherapien unbedingt Ihren Arzt konsultieren.*

# HALSSCHMERZEN

## Wenn die Stimme versagt

Halsschmerzen, Kratzen im Hals, Schluckbeschwerden oder Heiserkeit sind erste Anzeichen für eine Entzündung im Hals- und Rachenraum, eine Erkältung oder eine echte Grippe. Nehmen Sie das Kratzen im Hals, Heiserkeit oder Tonlosigkeit also nicht auf die leichte Schulter. Handelt es sich bei den Beschwerden um Begleiterscheinungen eines grippalen Infekts, können Sie sie mit verschiedenen Hausmitteln selbst behandeln und lindern. Geeignet sind außerdem alle Maßnahmen, die Sie auch bei einer → Erkältung ergreifen können.

*Achtung! Halsschmerzen können vor allem bei Kindern auf eine Rachenmandelentzündung (Tonsillitis) hindeuten. Suchen Sie daher bei ersten Anzeichen Ihren Kinderarzt auf.*

### Ursache: Viren und Bakterien

In der Regel rühren Halsschmerzen von einer Entzündung der Rachenschleimhaut her, die durch Viren – in seltenen Fällen auch durch Bakterien (Streptokokken) – ausgelöst wird. Die Folge: Die Rachenmandeln schwellen an und reagieren empfindlich auf Druck. Auf diese Weise entstehen »klassische« Halsschmerzen. In den meisten Fällen heilt die Infektion von selbst ab. Nach etwa fünf bis zehn Tagen hat das körpereigene Abwehrsystem die Erkrankung im Griff.

*Die körpereigenen Abwehrmechanismen bekämpfen die Virusinfektion sehr effektiv und wirkungsvoll. Antibiotika hingegen zeigen bei Viruserkrankungen keinerlei Wirkung und sollten ausschließlich bei Bakterieninfektionen eingesetzt werden.*

> **SYMPTOME**
> Brennen und Kratzen im Hals und Rachen, Schluckbeschwerden, heisere, eventuell versagende Stimme. Hustenreiz, Husten. Starke Rötung und Schwellung hinter dem Zäpfchen; möglicherweise von Fieber begleitet. Meist treten gleichzeitig weitere Symptome eines grippalen Infekts auf.

### So können Sie vorbeugen

Die wichtigste und einfachste Möglichkeit: Stärken Sie die körpereigenen Abwehrkräfte. Ein starkes Abwehrsystem kann vor Viren und Bakterien und damit auch vor einer Hals- oder Rachenentzündung schützen. Haben Sie sich jedoch bereits mit Viren infiziert, lassen sich lediglich die Symptome lindern. Viel Bewegung an der frischen Luft, eine gesunde Ernährung, morgendliche Wechselduschen (drei Minuten so heiß, dann 20 Sekunden so kalt wie möglich duschen; dreimal wiederholen) und – wenn möglich – regelmäßige Saunabesuche tragen dazu bei.

Beruhigen Sie Ihren gereizten Rachen, und meiden Sie rauchige Luft und überhitzte Räume. Um trockener Raumluft entgegenzuwirken, hängen Sie feuchte Tücher im Zimmer auf. Den gleichen Zweck erfüllen Schalen mit heißem Wasser, die Sie im Raum verteilen. Halten Sie den Hals warm, besonders wenn Sie sich im Freien bewegen. Und vermeiden Sie den Kontakt mit erkälteten Menschen, um sich nicht anzustecken.

*Achtung! Wenn Sie bereits an einem grippalen Infekt leiden, sollten Sie auf Saunabesuche verzichten: Die Beschwerden können sich in diesem Falle verschlimmern.*

### TROCKENBÜRSTEN

Trockenbürsten regt die Durchblutung der Haut an und aktiviert das körpereigene Abwehrsystem: Mit einer mittelharten Bürste, am besten mit Naturborsten, werden Arme und Beine in Längsrichtung, der übrige Körper mit kreisenden Bewegungen im Uhrzeigersinn zum Herzen hin gebürstet. Es sollte stets mit der rechten Körperhälfte begonnen werden. Zuerst werden die Füße und Beine außen, dann innen massiert. Anschließend das Gesäß, dann die Hüfte. Die Arme werden beginnend mit den Händen bis zur Schulter gebürstet. Der Reihe nach werden dann Brust, Bauch und Rücken (mit einem Massageband) trockengebürstet.

## Was Sie tun können – Hausmittel zur Linderung von Halsschmerzen

Halsschmerzen lassen sich mit einer Vielzahl von Haus- und Naturheilmitteln lindern. Welches Mittel Sie auch immer ausprobieren wollen, haben Sie etwas Geduld: Hausmittel können bei einer bestehenden Infektion wirkungsvoll zur Linderung der akuten Beschwerden beitragen. Der eigentliche Heilungsprozess dauert dennoch etwa fünf bis zehn Tage.

### Kraft des Apfelessigs

▶ Erste Hilfe bei akuten Beschwerden: Gurgeln mit Apfelessig. Drei Teelöffel Apfelessig und zwei Teelöffel Honig in einem Glas lauwarmen Wasser verrühren; stündlich damit gurgeln.

▶ Variante: Einen Teelöffel Rettichsamen (aus dem Reformhaus) mit einem Esslöffel Honig und einer halben Tasse Apfelessig kurz aufkochen; diese Mischung mit so viel Wasser verdünnen, bis die Schärfe angenehm ist; dreimal täglich mit der Mixtur gurgeln.

▶ »Powercocktail«: Je 50 Milliliter Apfelessig und Honig zu einem Sirup verrühren; stündlich ein bis zwei Teelöffel einnehmen.

▶ Variante: Einen Teelöffel Apfelessig und zwei Teelöffel Honig in 100 Milliliter warmem Wasser auflösen; diese Mischung acht- bis zehnmal am Tag langsam und in kleinen Schlucken trinken.

▶ Inhalation mit Apfelessig: Zehn Teelöffel Apfelessig in einen Liter kochendes Wasser geben; dann den Kopf darüber beugen und mit einem Handtuch abdecken, sodass kein Dampf entweichen kann; den Dampf ruhig und tief einatmen.

▶ Einreibungen von Brust und Hals mit purem Apfelessig sind sehr wirkungsvoll. Durch die Körperwärme entstehen die lindernden Essigdämpfe.

▶ Einen ähnlichen Effekt erzielen Sie, wenn Sie einige Tropfen Apfelessig auf Ihr Kopfkissen träufeln und die Dämpfe über Nacht einatmen.

*Apfelessig und Honig besitzen sehr gute keimtötende und schmerzlindernde Eigenschaften, die wie Balsam auf den strapazierten und schmerzenden Hals-Rachen-Raum wirken.*

> **VORSICHT BEI INHALATIONEN!**
>
> Wenn Sie Kopf und Schüssel mit einem Handtuch abdecken, besteht die Gefahr, dass Sie sich Verbrühungen zuziehen. Kopf und Handtuch gelegentlich anheben und »lüften«; ruhig und tief durchatmen.
>
> Bei entzündlichen Hauterkrankungen, sehr niedrigem Blutdruck und anderen Herz-Kreislauf-Problemen sollten Sie von Inhalationen unbedingt absehen. Treten bei einer Inhalation Schwindelgefühle auf, müssen Sie die Anwendung sofort abbrechen.

*Heiße und kalte Halswickel, die Linderung verschaffen*

▶ Apfelessig: Ein Baumwoll- oder Leinentuch in warmes Apfelessigwasser (Mischungsverhältnis: ein Esslöffel Essig auf 100 Milliliter Wasser) tauchen, auswringen und um den Hals wickeln; mit einem Wolltuch abdecken; sobald der Wickel trocken ist, abnehmen. Den Wickel mit Apfelessig sollten Sie zweimal täglich anwenden, bis die Halsschmerzen vollständig abgeklungen sind.

▶ Neben der schleimlösenden Wirkung fördern heiße Brustwickel auch den Auswurf von Schleim: Ein Baumwoll- oder Leinentuch in 50 °C heißes Wasser tauchen; gut auswringen; das feuchte Tuch um die Brust wickeln; mit einem weiteren trockenen Tuch und einem Wolltuch abdecken. Sobald die Wärmewirkung nachlässt, etwa nach einer halben Stunde, entfernen Sie den Wickel.

▶ Kartoffelwickel: Zwei Kilogramm heiße Pellkartoffeln mit einer Gabel oder einem Kartoffelstampfer zerquetschen und in ein Baumwolltuch wickeln; die Auflage um den Hals legen und eine Stunde wirken lassen.

▶ Quarkwickel: Den frischen Quark dick auf ein Leinentuch streichen und so um den Hals wickeln, dass der Quark auf der Haut aufliegt; mit einem Wollschal bedecken und für einige Stunden angelegt lassen.

▶ Senfwickel: Einen Esslöffel Senfpulver mit heißem Wasser zu einem Brei verrühren, auf ein Leinentuch streichen und so um den Hals wickeln, dass der Senfbrei auf der Haut aufliegt; mit einem Wolltuch bedecken und den Hals warm halten.

▶ Urinwickel: Ein Leinentuch mit frischem Urin tränken und um den Hals wickeln; mit einem Wolltuch abdecken; abnehmen, wenn der Wickel abgekühlt ist.

▶ Zitronenwickel: Eine unbehandelte Zitrone in Scheiben schneiden; fünf bis sechs Scheiben nebeneinander in ein Baumwoll- oder Leinentuch legen und leicht drücken; das Tuch um den Hals legen und mit einem Wooltuch fixieren.

▶ Zwiebelwickel: Ein heißer Halswickel aus gebratenen Zwiebelscheiben verschafft ebenfalls Linderung. Die heißen Zwiebeln in ein Leinentuch einschlagen und um den Hals wickeln.

*Vorsicht! Senf kann Hautreizungen auslösen. Deshalb muss der Senfwickel sofort entfernt werden, wenn ein Brennen oder Jucken zu verspüren ist.*

### Heiltees zum Gurgeln und Trinken von A bis Z

◗ Bibernelle wirkt desinfizierend und ist bei Halsentzündungen ein gut geeignetes Mittel zum Gurgeln: Einen gehäuften Teelöffel der klein geschnittenen Bibernellewurzel mit einem Viertelliter Wasser langsam erhitzen; etwa eine Minute kochen lassen, abseihen.

◗ Tee aus Blutwurz und Kamille: Je einen Teelöffel Blutwurz und Kamillenblüten mit einem Viertelliter Wasser erhitzen und bei niedriger Hitze zehn Minuten köcheln lassen; abseihen und abkühlen lassen; nach zwei bis drei Stunden mit dem Tee gründlich gurgeln und spülen. Nicht schlucken!

◗ Dieser Tee stärkt die Abwehrkräfte: Je 25 Gramm Eibischblätter, Salbeigamanderkraut, Königskerzenblüten und Anisfrüchte (im Mörser zerstoßen) mischen; zwei Teelöffel der Mischung mit einer Tasse heißem Wasser überbrühen; fünf bis zehn Minuten zugedeckt ziehen lassen, abseihen; mehrmals täglich eine Tasse trinken.

◗ Zum Gurgeln empfiehlt sich auch Kamillentee: Zwei Teelöffel Kamillenblüten mit einem Viertelliter kochendem Wasser übergießen; zehn Minuten zugedeckt ziehen lassen, abseihen und stündlich damit gurgeln.

◗ Kräuterteemischung: Je zehn Gramm Kamillenblüten, Salbeiblätter und Blutwurz mischen; zwei Esslöffel der Kräutermischung mit einem Viertelliter kochendem Wasser übergießen; fünf Minuten ziehen lassen, abseihen und abkühlen lassen; mehrmals täglich damit gurgeln. Diese Teemischung ist besonders im Anfangsstadium einer Halsentzündung sehr wirkungsvoll.

◗ Reizlindernder Kräutertee: Sie benötigen je 20 Gramm Königskerzenblüten, Bibernell- und Eibischwurzel. Übergießen Sie einen Teelöffel der Kräutermischung mit einem Viertelliter kochendem Wasser. Lassen Sie die Mischung zehn Minuten ziehen. Trinken Sie dreimal täglich eine Tasse schluckweise nach den Mahlzeiten. Zuvor gurgeln Sie mit einem Schluck des Tees.

◗ Entzündungshemmend wirkt ein Tee von der wilden Malve (Käsepappel): Zwei Teelöffel wilde Malve (Blüten und/

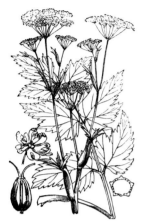

*In der Volksmedizin ist die Bibernelle ein beliebtes Hausmittel gegen Halsschmerzen und Husten.*

*Wilde Malve muss immer auf kaltem Wege ausgezogen werden, da sonst die wichtigen Schleimstoffe zerstört werden.*

oder Blätter) mit einem Viertelliter lauwarmem Wasser übergießen; den Ansatz sechs bis zehn Stunden ziehen lassen, abseihen; mehrmals am Tag eine Tasse trinken.

◗ Variante für Kinder: Je 30 Gramm Malvenblüten oder -blätter und Schlüsselblumenwurzel mischen; ein bis zwei Teelöffel der Mischung mit einem Viertelliter kochendem Wasser überbrühen; acht bis zehn Minuten ziehen lassen, abseihen; täglich zwei bis drei Tassen verabreichen; eventuell mit Honig süßen.

*Schlüsselblumentee ist für Menschen nicht geeignet, die an einer Primelallergie leiden.*

◗ Sehr gute Dienste leistet Salbeitee: Einen Teelöffel Salbeiblätter mit einer Tasse heißem Wasser übergießen; zehn Minuten zugedeckt ziehen lassen, abseihen; mehrmals täglich mit dem Tee gurgeln.

◗ Variante mit Salbei: Zwei Teelöffel Salbeiblätter mit einem Viertelliter heißem Wasser übergießen; zehn Minuten zugedeckt ziehen lassen; anschließend je einen Teelöffel Apfelessig und Honig dazugeben und gut umrühren; mit dieser Mischung mehrmals täglich gurgeln.

◗ Oder Thymiantee: Einen Teelöffel Thymianblätter mit einer Tasse heißem Wasser übergießen; zehn Minuten zugedeckt ziehen lassen, abseihen; mehrmals am Tag gurgeln.

### Schwarzer Johannisbeersaft lindert Halsschmerzen

Schwarzer Johannisbeersaft kann zur Linderung der Beschwerden bei Heiserkeit und Halsschmerzen beitragen: Täglich mit dem Saft gurgeln. Johannisbeeren enthalten außerdem sehr viel Vitamin C. Wer zu Sodbrennen neigt, sollte nicht zu viel davon zu sich nehmen.

*Zum Gurgeln bei chronischen Halsschmerzen eignen sich außerdem frische Säfte mit Ingwer oder Petersilie sowie Preiselbeersaft.*

### Heilkraft der Kamille

Ein warmer Kamillenumschlag erleichtert die Beschwerden: Einen Esslöffel Kamillenblüten mit ein bis zwei Tassen kochendem Wasser (eine Tasse = 150 Milliliter) übergießen; fünf Minuten zugedeckt ziehen lassen; anschließend ein Leinentuch in den Sud tauchen, auswringen und um den Hals legen, bis das Tuch abkühlt; die Prozedur wiederholen, so lange es Ihnen angenehm ist.

*Die Kamille zählt zu den Korbblütlern. Allergische Reaktionen bei Anwendungen mit dieser Heilpflanze sind daher nicht ausgeschlossen.*

### Meerrettich – Ein altes russisches Hausmittel

*Vorsicht bei der Anwendung (und Zubereitung) von frischem Meerrettich. Ein Zuviel der scharfen, haut- und schleimhautreizenden Inhaltsstoffe kann zu Reizungen des Magen-Darm-Trakts und der Nieren führen. Vorsicht auch beim Reiben des Meerrettichs: Die Dämpfe reizen die Augen.*

Verrühren Sie einen Esslöffel frisch geriebenen Meerrettich mit je einem Teelöffel Honig und Gewürznelken in einem Glas warmem Wasser (200 Milliliter). Trinken Sie diese Mischung langsam in kleinen Schlucken; alternativ können Sie mit der Mixtur auch gurgeln. Zwischendurch umrühren.

> **GROSSMUTTERS HAUSMITTEL: HEISSE MILCH MIT HONIG**
>
> Lange Jahre galt ein Glas heiße Milch mit einem Teelöffel Honig verrührt als das Wundermittel schlechthin bei Halsschmerzen. Von diesem Glauben muss man sich zwischenzeitlich jedoch verabschieden: Die Anwendung dieses Hausmittels führt zu einer zusätzlichen Verschleimung des Hals- und Rachenraums. Verzichten Sie bei Halsschmerzen also auf diese »Wunderwaffe« aus Großmutters Hausmittelschrank.

### Rachenspülung mit Salz

Salz wirkt desinfizierend: einen Teelöffel Salz in einem halben Liter lauwarmem Wasser auflösen und stündlich damit gurgeln. Für diese Anwendung können Sie auch Emser Salz (aus der Apotheke oder dem Reformhaus) verwenden.

### Heilsaft Urin

▶ Bei Schluckbeschwerden, gerötetem Rachen und Heiserkeit hilft mehrmaliges Gurgeln mit Urin.

▶ Ebenfalls sehr wirkungsvoll sind Urininhalationen: zwei Teile heißes Wasser und einen Teil frischen Urin in eine Schüssel geben; den Kopf darüber beugen und mit einem Tuch abdecken. Atmen Sie die Dämpfe ruhig und tief durch die Nase ein (etwa 10 bis 30 Minuten). Wenn Ihnen unwohl wird, Inhalation abbrechen.

### Gurgeln mit Zitronensaft

▶ Zitronensaft hat sich bei Halsentzündungen bewährt: den Saft einer halben Zitrone mit einem halben Teelöffel Meersalz in einem Glas mit warmem, abgekochtem Wasser (200 Milliliter) mischen; mehrmals täglich gurgeln.

## Zwiebeln wirken entzündungshemmend

▶ Für Zwiebelwasser schneiden Sie eine Zwiebel in dünne Scheiben und übergießen sie mit einem Viertelliter warmem Wasser; zugedeckt zwei Stunden ziehen lassen, anschließend abseihen und mehrmals am Tag gurgeln.

▶ Zwiebelsaft lindert Halsschmerzen: Zwiebeln leicht ankochen und im Entsafter auspressen (oder durch ein feines Sieb streichen); den Saft mit Honig süßen und mehrmals täglich einen Esslöffel davon einnehmen.

▶ Zwiebelsaftvariante: zwei Zwiebeln klein schneiden und mit Zucker bedeckt über Nacht ziehen lassen; das Ganze kräftig ausdrücken; den Saft teelöffelweise einnehmen.

▶ Kochen Sie eine Zwiebel und eine Knoblauchknolle in einem Liter Milch, bis sie weich sind; abseihen und mit Honig süßen; stündlich mehrere Schlucke trinken.

*Die Zwiebel zählt zu den ältesten Hausmitteln. Schon unsere Vorfahren erkannten und nutzten ihre Heilwirkungen zur Vorbeugung und Linderung von Husten und Heiserkeit, Hals- und Ohrenschmerzen.*

## Wann zum Arzt

Es besteht zunächst kein Anlass zu Besorgnis, wenn es im Hals einmal kratzt. Halsschmerzen können mit Hausmitteln wirkungsvoll behandelt werden. Dennoch ist es ratsam, einen Hals-Nasen-Ohren-Arzt (HNO-Arzt) aufzusuchen, wenn

▶ sich die Beschwerden verschlimmern oder nach drei Tagen nicht gebessert haben.

▶ Sie unter Atemnot leiden.

▶ Fieber hinzukommt und höher als 39,5 °C steigt.

▶ Sie Blut husten.

▶ Sie unter Ohrenschmerzen leiden.

### RISIKOGRUPPE RAUCHER

Eine Schädigung der Rachenschleimhaut durch Rauchen kann das Entstehen einer Rachenentzündung begünstigen. Besonders bei Rauchern besteht die Gefahr, dass eine Rachenentzündung monatelang bestehen bleibt und chronisch wird. Heiserkeit in Verbindung mit Schluckbeschwerden und Räusperzwang können erste Symptome einer Kehlkopfentzündung oder gar eines Kehlkopftumors sein. Suchen Sie daher bei anhaltender Heiserkeit unbedingt einen HNO-Arzt auf.

# HÄMORRHOIDEN

## Zwei Drittel aller Erwachsenen sind betroffen

Im Grunde haben viele Menschen Hämorrhoiden – man redet nur nicht gern darüber. Weder mit dem Partner, noch mit dem Hausarzt. Und: Nicht alle Hämorrhoiden müssen behandelt werden. Die Entscheidung darüber hängt davon ab, ob die Hämorrhoiden krankhaft verändert sind.
Was aber sind Hämorrhoiden eigentlich? Es handelt sich um knotige Venenerweiterungen in der Schleimhaut des Afterbeziehungsweise Enddarmbereichs. In der Regel sind diese Venenerweiterungen nicht spür- oder wahrnehmbar. Brechen sie jedoch auf, bluten, brennen und nässen sie, verursachen Hämorrhoiden in den meisten Fällen große Beschwerden und starke Schmerzen.

*Hämorrhoiden können sehr lästig und unangenehm sein. Eine Behandlung wird jedoch erst notwendig, wenn sie Beschwerden oder Schmerzen verursachen. Sprechen Sie mit Ihrem Arzt über mögliche Behandlungsmethoden.*

### *Vielfältige Ursachen*
Die Entstehung von Hämorrhoiden wird durch viele Faktoren begünstigt. Sie können infolge einer erblich bedingten Bindegewebsschwäche oder einer Schwangerschaft entstehen. Chronische Verstopfung, Übergewicht, der Missbrauch von Abführmitteln, eine falsche Ernährungsweise, Bewegungsmangel oder überwiegend sitzende Tätigkeiten können die Bildung schmerzhafter Hämorrhoiden auslösen. Aber auch übermäßiger Alkoholgenuss (Leberzirrhose) ist als Auslöser anzuführen.

### *Äußere und innere Hämorrhoiden*
Man unterscheidet äußere und innere Hämorrhoiden. Als äußere Hämorrhoiden bezeichnet man knotige Verdickungen in der Nähe der Afteröffnung. Sie sind mit Hausmitteln in aller Regel leicht und erfolgreich zu behandeln. Von schmerzhaften

äußeren Hämorrhoiden sind vor allem Menschen betroffen, die hauptsächlich sitzende Tätigkeiten (Büroarbeit) ausüben. Deutlich schwieriger wird die Selbstbehandlung bei inneren Hämorrhoiden, die weiter oben im Analkanal auftreten. Innere Hämorrhoiden können bei allen Menschen auftreten. Sie verursachen starke Schmerzen und Beschwerden und müssen unbedingt vom Arzt untersucht werden: Innere Hämorrhoiden können auf ernsthafte Erkrankungen im Magen-Darm-Trakt hinweisen.

*Eine ballaststoffreiche Ernährung sowie ausreichend Bewegung bringen den Darm in Schwung und verhindern die Bildung von Hämorrhoiden.*

> **SYMPTOME**
> Juckreiz, Ekzeme, brennende oder stechende Schmerzen vor, während und nach dem Stuhlgang, Blutung aus dem After oder frisches hellrotes Blut im Stuhl, schwarzer Teerstuhl. Hämorrhoiden können innerhalb oder außerhalb des Afterschließmuskels lokalisiert sein. Sitzen sie außerhalb, können sie sich besonders während des Pressens beim Stuhlgang als weiche, nässende Knoten bemerkbar machen.

## So können Sie vorbeugen

Grundsätzlich gilt: Sorgen Sie für ausreichende körperliche Bewegung, achten Sie auf eine ballaststoffreiche Ernährung und führen Sie Ihrem Körper ausreichend Flüssigkeit (kein Alkohol!) zu.

Bringen Sie Darm und Darmflora auf Vordermann. Machen Sie einmal pro Jahr eine Fastenkur zur Darmreinigung und Entschlackung des Körpers.

Sorgen Sie für regelmäßigen Stuhlgang: Ist der Darm träge oder verstopft, führt dies bei der Stuhlentleerung zu verstärktem Pressen. Dadurch erweitern sich die Hämorrhoidenknoten.

Besonders wichtig ist außerdem eine gründliche und sorgfältige Analhygiene.

Auch Hämorrhoiden, die aufgrund einer erblichen Bindegewebsschwäche entstanden sind, können sich durch regelmäßige körperliche Bewegung und ballaststoffreiche Kost wieder vollständig zurückbilden.

*Wichtig! Beugen Sie vor! Lassen Sie es nicht so weit kommen, dass Hämorrhoiden operiert werden müssen. Einfache Maßnahmen erzielen bereits große Wirkung.*

> **BALLASTSTOFFE SCHÜTZEN VOR HÄMORRHOIDEN**
>
> Nachstehend einige ballaststoffreiche Nahrungsmittel, die Sie zur Vorbeugung schmerzhafter Hämorrhoiden in Ihren Speiseplan aufnehmen und regelmäßig zu sich nehmen sollten: Bohnen, Erbsen, Karotten, Kartoffeln, Rotkohl, Spinat und Tomaten; Vollkornbrot, Vollkornhaferflocken und Weizenkleie; Äpfel, Bananen, Heidelbeeren und Rote Johannisbeeren.

## Was Sie tun können – Hausmittel gegen Hämorrhoiden

Solange Hämorrhoiden nur leichte Beschwerden verursachen, können Sie sie mit einfachen Hausmittel selbst behandeln und Schmerzen und Beschwerden deutlich lindern.

### *Regt die Darmtätigkeit an: Apfelessig*

▶ Trinken Sie jeden Morgen ein Glas Wasser (200 Milliliter), in das Sie je zwei Teelöffel Apfelessig und Honig rühren.

▶ Oder betupfen Sie äußere Hämorrhoiden vorsichtig mit unverdünntem Apfelessig.

▶ Für die Behandlung innerer Hämorrhoiden: Apfelessigtampon. Einen Tampon mit unverdünntem Apfelessig tränken und vorsichtig in den After einführen; solange es angenehm ist, dort belassen.

### *Sitzbäder mit Eichenrinde*

*Schmerzlindernd wirken auch kühlende Sitzbäder mit Holunderblüten-, Kamille-, Petersilie-, Schafgarbe- und Thymianzusätzen.*

Bringen Sie zwei Hand voll Eichenrinde in zwei Liter kaltem Wasser zum Sieden. Lassen Sie die Mischung fünf Minuten kochen. Anschließend geben Sie den abgeseihten Sud direkt ins Badewasser. Alternativ können Sie auch Blutwurz (Tormentill) als Zusatz für Ihr Sitzbad verwenden. Die Zubereitung des Blutwurzabsuds erfolgt wie bei der Eichenrinde.

> **DAS SITZBAD**
>
> Sitzbäder wirken entspannend und schmerzlindernd. Dabei ist wichtig, dass nur der Unterleib im Wasser ist und die Beine über den Rand der Wanne hängen. Am besten ist eine Sitzbadewanne geeignet. Eine Sitzbadewanne erhalten Sie in der Apotheke oder im Sanitätshaus.

## Heiltees, die helfen

▶ **Brennnesseltee:** Je fünf Gramm Brennnessel, Lavendel, Löwenzahnpulver, Salbei und Thymian vermischen; zwei bis drei Teelöffel der Mischung mit einem Viertelliter kochendem Wasser übergießen; zehn Minuten ziehen lassen, abseihen; über einen Zeitraum von sechs bis acht Wochen jeweils abends eine Tasse trinken.

▶ **Heiltee mit Birkenblättern:** Je 30 Gramm Birkenblätter, Steinklee- und Johanniskraut und zehn Gramm Arnikablüten mischen; zwei Teelöffel der Mischung mit einer Tasse kochendem Wasser überbrühen; zehn Minuten ziehen lassen, anschließend abseihen. Über einen Zeitraum von vier bis sechs Wochen morgens und abends eine Tasse trinken.

▶ Harter Stuhl kann bei der Darmentleerung sehr schmerzhaft sein. Hier hilft ein Tee aus Faulbaumrinde: Einen Teelöffel klein geschnittener Faulbaumrinde mit einem Viertelliter kaltem Wasser ansetzen; zwölf Stunden ziehen lassen; gelegentlich umrühren; anschließend abseihen; den Tee wieder leicht erwärmen und lauwarm vor dem Schlafengehen trinken.

*Tipp: Kaufen Sie Faulbaumrinde ausschließlich in der Apotheke. In der Apotheke unterliegen Heilpflanzen einer strengen Qualitätskontrolle. Zudem können Sie sich über Wirkungsweise und Dosierung fachmännisch beraten lassen.*

> **FAULBAUM (GICHTHOLZ, HUNDSBEERE, SCHUSTERHOLZ)**
> Die Wirksamkeit der Faulbaumrinde hängt davon ab, dass die Rinde mindestens ein Jahr gelagert ist. Ein Tee aus frischer Rinde führt zu Erbrechen und Durchfall. Fragen Sie Ihren Apotheker. Der Tee aus der Faulbaumrinde soll kurzzeitige Erleichterung bringen, eignet sich jedoch keinesfalls für den dauerhaften Gebrauch. Während der Schwangerschaft darf Faulbaumtee nicht getrunken werden.

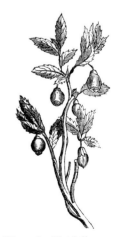

▶ **Kur mit Heidelbeertee:** Einen gehäuften Esslöffel Heidelbeeren mit einer Tasse (150 Milliliter) kaltem Wasser übergießen; zehn Minuten kochen lassen, abseihen; über einen Zeitraum von drei bis vier Wochen täglich zwei Tassen trinken.

▶ Je 30 Gramm Ringelblumenblüten und Steinkleekraut mit je 20 Gramm Schafgarbenkraut und Weißdornblüten (mit Blättern) mischen; zwei Teelöffel der Mischung mit einem

*Hinweis: Heidelbeertee ist nicht für den Dauergebrauch geeignet.*

*Eine ganze Reihe von Kräuteranwendungen können bei Hämorrhoiden Hilfe, Linderung und Erleichterung bringen.*

Viertelliter kochendem Wasser übergießen; zehn Minuten ziehen lassen, abseihen. Etwa vier bis sechs Wochen lang dreimal täglich eine Tasse zwischen den Mahlzeiten trinken.

▶ Rasche Hilfe bringt auch Steinklee: Zwei Teelöffel Steinkleekraut mit einem Viertelliter kochendem Wasser übergießen; zehn Minuten ziehen lassen, abseihen; zwei bis drei Tassen täglich trinken.

▶ Variante: 80 Gramm Steinkleekraut und 20 Gramm Goldrutenkraut mischen; zwei Teelöffel der Mischung mit einer Tasse kochendem Wasser überbrühen; 15 Minuten ziehen lassen, abseihen. Dreimal täglich eine Tasse des frisch gebrühten Tees trinken.

▶ Oder: Je 20 Gramm Steinkleekraut und Rosskastanienblätter mit je 15 Gramm Schafgarben- und Hirtentäschelkraut und je zehn Gramm Schlehdorn- und Ringelblumenblüten und Hamamelisblätter vermischen; einen Teelöffel dieser Mischung mit einem Viertelliter kochendem Wasser überbrühen; zehn Minuten zugedeckt ziehen lassen, abseihen; zwei- bis dreimal täglich eine Tasse schluckweise etwa eine halbe Stunde nach den Mahlzeiten trinken.

### Kamille hilft auch bei Hämorrhoiden

▶ Rasche Hilfe bringt ein Dampfbad mit Kamille: Eine Hand voll Kamillenblüten mit einem Liter kochendem Wasser überbrühen; zehn Minuten ziehen lassen, abseihen. Stellen Sie eine Schüssel in die Toilette, und setzen Sie sich darauf. Vorsicht! Der Dampf darf nicht zu heiß sein.

▶ Alternativ können Sie den Sud auch für ein Sitzbad verwenden.

▶ Oder Sie tränken einen Wattebausch damit und betupfen die schmerzenden Stellen.

*An einem dunklen, kühlen Ort können Sie Knoblauchöl bis zu zwei Wochen aufbewahren.*

### Naturheilmittel Knoblauch

▶ Schnelle Hilfe bringt Knoblauchöl: Knoblauchzehen einer mittelgroßen Knolle abziehen und längs halbieren; in eine dunkle Flasche geben und mit einem Liter kaltgepresstem Pflanzenöl, zum Beispiel Olivenöl, auffüllen; Flasche gut ver-

schließen und einige Tage ziehen lassen; nach jedem Stuhlgang den Darmausgang sanft mit dem Öl einreiben.
◗ Knoblauch desinfiziert den Darm: Eine frisch gepresste Knoblauchzehe mit einer Tasse (150 Milliliter) kochendem Wasser übergießen; zehn Minuten ziehen lassen, abseihen und abkühlen lassen; einen Wattebausch mit dem abgekühlten Tee tränken und auf die betroffene Stelle legen; Anwendung mehrmals am Tag wiederholen.

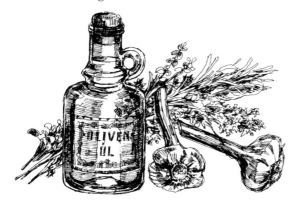

*Besonders geeignet zur Behandlung von Hämorrhoiden: Olivenöl.*

◗ Knoblauchtinktur lindert den Juckreiz: Eine Hand voll frischer Knoblauchzehen abziehen, in Scheiben schneiden und in ein verschließbares Glas füllen; mit einem Liter klarem Schnaps (mindestens 45 Volumenprozent) auffüllen; Glas verschließen und zwei Wochen an einem warmen Ort stehen lassen; gelegentlich schütteln; dann abseihen und in Tropfenfläschchen (aus der Apotheke) abfüllen; nach jedem Stuhlgang eine Tasse Wasser mit 15 Tropfen Knoblauchtinktur auf den After gießen.
◗ Knoblauchzäpfchen: Eine rohe Knoblauchzehe in etwas Öl tauchen und wie ein Zäpfchen in den Darm einführen; möglichst lange dort belassen (am besten, bis sie von selbst wieder ausgeschieden wird).
◗ Außerdem hilft und lindert Knoblauch auf folgende Art und Weise:
Zur Schmerzlinderung in die Badewanne (noch besser: in eine Sitzbadewanne) mit warmem Knoblauchwasser setzen.
Oder Sie bereiten sich aus Knoblauchwasser Eiswürfel, die Sie bei akuten Beschwerden vorsichtig in den Darm einführen.

*Das im Knoblauch enthaltene Allizin regt die Bewegung der Darmwände an. Außerdem helfen die Inhaltsstoffe des Knoblauchs bei der Desinfizierung des Bereichs am Darmausgang.*

### Ein altes Hausmittel: Quark

Bei äußeren Hämorrhoiden ist eine Quarkauflage sehr wirkungsvoll: ein Baumwoll- oder Leinentuch schmal zusammenlegen und mit etwa 100 Gramm Magerquark bestreichen; das Tuch auf die betroffene Stelle legen und eine Unterhose darüber ziehen; mindestens 30 Minuten einwirken lassen; anschließend mit warmem Wasser gründlich abwaschen; Anwendung bei Bedarf mehrmals täglich wiederholen.

### Großmutters Geheimtipp: Ringelblumensalbe

Ein altbewährtes Hausmittel, um Venenleiden und Hämorrhoiden zu lindern und zu bekämpfen, ist die Ringelblumensalbe. Sie benötigen dazu 100 Gramm Ringelblumen und 500 Gramm Melkfett: Das Melkfett in einem großen Topf erhitzen; drei bis vier Hand voll Ringelblumen fein zerkleinern und in das heiße Fett rühren. Den Topf rasch vom Herd nehmen und einige Stunden zugedeckt stehen lassen. Anschließend die Masse durch Erwärmen erneut verflüssigen und durch ein Baumwoll- oder Leinentuch filtern; den Rückstand auspressen und die Salbe erkalten lassen. Bei Bedarf in die schmerzenden Stellen einreiben.

### Heilsaft Urin

- Urin lindert nachhaltig Juckreiz: Nach jeder Stuhlentleerung ein Glas Urin (etwa 200 Milliliter) vorsichtig über den After gießen.
- Oder: Schmerzende Stellen mit einem uringetränkten Wattebausch betupfen.
- Schmerzlindernd wirkt auch ein warmes Sitzbad mit altem Urin. Das Sitzbad sollte maximal eine Viertelstunde dauern. Sie können ein Sitzbad problemlos in der Badewanne durchführen, oder Sie besorgen sich in der Apotheke eine spezielle Sitzbadewanne.

*Achtung! Ziehen Sie ein kaltes Urinbad vor, darf dieses nur einige Sekunden dauern.*

### Aufguss mit Wasserpfeffer

- Ein Tee aus Wasserpfefferkraut wirkt entzündungshemmend: Ein bis zwei Teelöffel Wasserpfefferkraut mit einem

Viertelliter kochendem Wasser überbrühen; zehn Minuten ziehen lassen, anschließend abseihen. Trinken Sie von diesem Tee täglich ein bis zwei Tassen.
◗ Variante: Geben Sie je fünf Gramm Wasserpfeffer, Königskerze und Taubnessel auf einen halben Liter kochendes Wasser. Lassen Sie den Aufguss zwei bis drei Minuten ziehen, und seihen Sie ihn anschließend ab. Nehmen Sie stündlich einen Esslöffel dieser Mischung ein.

### *Heilkraft der Zwiebel*
◗ Frische rohe Zwiebeln fein hacken und mit etwas Wasser zu einem Brei verrühren; den Brei auf die betroffenen Stellen auftragen.
◗ Oder: frische Zwiebeln in einer Pfanne ohne Fett oder im Wasser erwärmen und auf die schmerzenden Stellen auflegen.

## Wann zum Arzt
Hämorrhoiden können äußerst unangenehm und sehr schmerzhaft sein. Die Schmerzen können in manchen Fällen sogar so stark sein, dass man eine regelrechte Angst entwickelt, zur Toilette zu gehen. Wenn Sie an Hämorrhoiden leiden, müssen Sie den Beschwerdeverlauf sowie deren Ausprägung genau beobachten:
Bei inneren Hämorrhoiden ist grundsätzlich ein Arztbesuch angezeigt, da diese Symptome ernsthafter Magen-Darm-Erkrankungen sein können. Bei stärkeren Beschwerden müssen innere Hämorrhoiden von einem Facharzt verödet oder per Lascr behandelt werden. Die Hämorrhoiden verhärten dadurch und fallen ab. Äußere Hämorrhoiden lassen sich hingegen mit Hausmitteln sehr gut selbst behandeln. Dennoch sollte auch in diesem Fall ein Arzt konsultiert werden, wenn
◗ Blut aus dem After austritt.
◗ Sie Blutauflagerungen auf dem Stuhl bemerken.
◗ Sie Blut im Stuhl feststellen.
◗ die Darmentleerung schmerzhaft ist.
◗ Sie ein Fremdkörpergefühl im Darm spüren.

*Hämorrhoiden können beim Stuhlgang aufplatzen und geringe bis starke Blutungen hinterlassen. Sie sollten derartige Blutungen unbedingt ernst nehmen, denn in der Folge können sich Venenentzündungen oder Thrombosen entwickeln.*

# HERPES LABIALIS

## Unangenehm und schmerzhaft

Herpes ist eine Viruserkrankung. Infektionen werden durch die so genannten Herpes-simplex-Viren verursacht, die Haut und Schleimhäute befallen. Man unterscheidet zwei Typen von Herpes-simplex-Infektionen: Lippen- und Genitalherpes (Herpes labialis und Herpes genitalis).

### Die Herpesviren

*Herpes labialis tritt immer wieder auf. Lediglich die Abstände zwischen den Erkrankungen werden immer länger.*

Das Herpes-simplex-Virus (Typ 1) verursacht die unangenehmen Fieberbläschen an den Lippen. Die meisten Menschen sind von Kind an mit dem Virus infiziert. Allerdings bemerken nur sehr wenige etwas von der Infektion, die Übelkeit, Fieber und Bläschen im Mund verursacht. Zunächst spannt und juckt die Haut, dann bilden sich Bläschen, die mit Flüssigkeit gefüllt sind. Sie platzen, trocknen ein und es bildet sich Schorf. Dieser fällt nach einigen Tagen ab. Meist heilen die Bläschen in einer Woche ab.

*Achtung! Herpes genitalis kann bei ungeschütztem Geschlechtsverkehr übertragen werden.*

Ein zweiter Virustyp (Herpes-simplex Virus Typ 2) ist für den Herpes im Genitalbereich verantwortlich. Gehen Sie sofort zum Arzt, denn Genitalherpes ist extrem ansteckend und sexuell übertragbar und sollte unbedingt von einem Arzt behandelt werden.

Die im Folgenden beschriebenen Haus- und Naturheilmittel beziehen sich daher ausschließlich auf die Behandlung von Lippenherpes. Beachten Sie jedoch auch dabei: Lippenherpes ist ebenfalls ansteckend.

> **SYMPTOME**
>
> Hautbrennen, Juckreiz; kleine, schmerzhafte, mit Flüssigkeit gefüllte Bläschen im Lippen- beziehungsweise Genitalbereich.

## So können Sie vorbeugen

Stärken Sie Ihre Abwehrkräfte. Sport und eine gesunde Ernährung sind die Grundlagen für ein intaktes Immunsystem. Denn bereits eine geringe Schwächung des Abwehrsystems kann der Auslöser für Herpes sein.

Bei einigen Menschen trägt Stress dazu bei, dass Lippenherpes ausbricht. Kontrollieren Sie, wann die Bläschen auftreten, und versuchen Sie derartige Situationen zu vermeiden. Mit Entspannungsübungen können Sie hier Abhilfe schaffen.

Vielfach ist auch starke Sonnenstrahlung der Auslöser. Wenn Sie der Sonne nicht entgehen können, schützen Sie Ihre Lippen durch eine Creme oder einen Balsam mit einem hohen Lichtschutzfaktor (mindestens Lichtschutzfaktor 15).

Besonders wichtig ist natürlich die Mund- und Zahnhygiene. Halten Sie Ihre Zahnbürste sauber und trocken. Und nehmen Sie frühzeitig eine neue Bürste.

*Besteht bereits eine Infektion, muss Geschlechtsverkehr bis zur vollständigen Abheilung der Bläschen unterbleiben.*

*Abwehrkräfte stärken: Morgendliche Wechselduschen und regelmäßiges Trockenbürsten helfen, den Körper zu kräftigen.*

### Küssen verboten!

Das Virus wird sehr leicht übertragen. Daher gilt: Küssen verboten! Dies gilt auch für Küsse auf die Wange.

Am besten lassen Sie die Bläschen in Ruhe. Keinesfalls sollten Sie darauf beißen oder daran kratzen. Halten Sie die Bläschen sauber und trocken.

Waschen Sie sich stets sorgfältig die Hände, vor allem, wenn Sie die Bläschen berührt haben. Denn Sie könnten beispielsweise Ihre Augen mit dem Virus infizieren. Benutzen Sie zum Trocknen der Hände nicht das Handtuch eines anderen. Verwenden Sie kein Geschirr, Besteck oder Glas gleichzeitig mit anderen Menschen.

*Achtung! Eine Herpesinfektion der Augen ist sehr gefährlich und kann schwerwiegende Folgen haben. Beim ersten Anzeichen müssen Sie unbedingt einen Augenarzt aufsuchen.*

## Was Sie tun können – Hausmittel gegen Herpes labialis

Eine Herpesinfektion führt zu unangenehmen, schmerzhaften und häufig wiederkehrenden Hauterscheinungen im Lippen- beziehungsweise Genitalbereich.

Zur Selbstbehandlung mit Hausmitteln eignet sich vorwiegend Lippenherpes.

*Achtung! Das Herpesvirus ist sehr leicht übertragbar, auch wenn die Bläschen bereits heilen.*

### Heilende Wirkung des Grünkohls
Die innere und äußere Anwendung von Grünkohl hat sich bei der Behandlung von Lippenherpes seit langem bewährt.
- Betupfen Sie die betroffenen Stellen mehrmals täglich mit frisch gepresstem Grünkohlsaft.
- Zur innerlichen Anwendung: Trinken Sie zwei bis dreimal pro Tag ein Glas (200 Milliliter) frisch gepressten Grünkohlsaft in kleinen Schlucken.

### Heiltees gegen Fieberbläschen
Spülungen und Auflagen mit Heilkräutertees lindern die Schmerzen und fördern den Heilungsprozess.

*Wem die Zubereitung frischen Kräutertees zu umständlich ist, kann auch einen noch warmen Teebeutel verwenden. Die Wirkung wird dadurch nicht beeinträchtigt.*

- Kamillentee hilft bei Bläschen im Mundraum: Einen Teelöffel Kamillenblüten mit einer Tasse kochendem Wasser übergießen; zehn Minuten zugedeckt ziehen lassen, abseihen; jede Stunde mit dem Tee gurgeln, bis die Entzündung abklingt. Alternativ können Sie auch mit einem Tee aus Salbeiblättern gurgeln.
- Weidenrinde eignet sich für eine Auflage: zwei gehäufte Teelöffel Weidenrinde in einem halben Liter kaltem Wasser ansetzen; acht Stunden ziehen lassen; anschließend den Auszug kurz aufkochen, abseihen; ein sauberes Tuch mit dem Tee tränken und auf die betroffenen Hautpartien legen (oder die Bläschen vorsichtig damit betupfen).
- In gleicher Weise wirkt ein Zinnkrautabsud: Drei Teelöffel Zinnkraut mit einer Tasse heißem Wasser überbrühen; 20 Minuten kochen lassen, abseihen; ein sauberes Tuch mit dem Tee tränken und auf die betroffenen Hautpartien legen (oder die Bläschen vorsichtig betupfen).

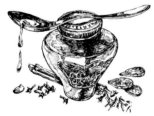

*Honig, eines der wertvollsten Heilmittel aus der Natur*

### Natürliche Lippenpflege mit Honig und Sahne
Wer spröde oder rissige Lippen hat, kann sich mit einfachen Hausmitteln behelfen.

*Cremen Sie sich Ihre Lippen regelmäßig mit Kakaobutter ein.*

- Bevor Sie abends schlafen gehen, sollten Sie Ihre Lippen dünn mit ein wenig Honig bestreichen.
- »Aber bitte mit Sahne ...«: Tragen Sie morgens etwas saure Sahne auf, das schützt Ihre Lippen.

## So hilft Knoblauch

▶ Knoblauchöl: Knoblauchzehen einer mittelgroßen Knolle abziehen und längs halbieren; in eine dunkle Flasche geben und mit einem Liter kaltgepresstem Pflanzenöl, zum Beispiel Olivenöl, auffüllen; Flasche gut verschließen und einige Tage ziehen lassen; bereits beim ersten Kribbeln auf der Lippe die betroffene Stelle mit dem Knoblauchöl betupfen. In aller Regel kann damit die Bildung eines Fieberbläschens verhindert werden, oder es klingt rasch ab.

▶ Fieberbläschen mit rohem Knoblauch einreiben: Einfach eine frische Knoblauchzehe der Länge nach mit einem scharfen Messer halbieren und mit der Schnittfläche vorsichtig die Bläschen betupfen.

▶ Oder mit einer Mischung aus Knoblauchessig und Honig (Mischungsverhältnis: 1 : 1) betupfen: Sechs bis sieben rohe Knoblauchzehen in eine weithalsige Flasche geben und mit Obst- oder Weinessig auffüllen; sorgfältig verschließen und zwei bis drei Wochen ziehen lassen; dann abseihen, in eine dunkle Flasche umfüllen und kühl lagern (die Mischung hält etwa zwei Wochen).

*Knoblauch hält das Virus in Schach: Essen Sie täglich zwei bis drei Knoblauchzehen.*

## Wann zum Arzt

Bei Herpes genitalis gilt grundsätzlich: Hautarzt (Dermatologe) aufsuchen! Von der Selbstbehandlung einer Genitalherpeserkrankung ist unbedingt abzusehen! Herpes genitalis ist extrem ansteckend.

Herpes labialis hingegen kann mit Hausmitteln sehr gut und erfolgreich behandelt werden. Aber auch im Falle von Lippenherpes sollten Sie einen Dermatologen konsultieren, wenn

▶ Herpes an den Augen auftritt. Augenherpes kann zu gefährlichen Komplikationen führen.

▶ Herpes häufiger als zehnmal pro Jahr auftritt.

▶ zudem Lymphknotenschwellungen, zum Beispiel im Leistenbereich, auftreten.

▶ Kinder an Neurodermitis oder anderen Hauterkrankungen leiden.

# HEUSCHNUPFEN

### Die Augen tränen, die Nase läuft

Pünktlich mit dem Pollenflug beginnt für viele Menschen die alljährliche Leidenszeit: Wenn wir uns an blühenden Wiesen, Bäumen und Sträuchern erfreuen können, beginnt für Allergiker, die unter Heuschnupfen leiden, die schlimmste Zeit des Jahres. Pollen von Bäumen, Sträuchern, Getreide und Gräsern in der Luft lösen die allergische Reaktion aus. Der Körper reagiert schließlich mit Niesreiz, Augen- und Nasenschleimhäute schwellen an, die Augen tränen und beginnen zu jucken. Pollenallergiker können den Frühling kaum genießen. Denn der wirksamste Schutz ist, den Pollen »aus dem Weg zu gehen«.

*Bei jedem Betroffenen kann es sich um andere Pollen handeln, die Allergien auslösen. Es ist daher ratsam, sich einem Test bei einem Allergologen zu unterziehen.*

#### SYMPTOME
Niesreiz, juckende und tränende Augen, Schwellung und Rötung der Nasen- und Augenschleimhäute, laufende oder verstopfte Nase; Bindehautschwellung und -rötung.

### *Eine Überreaktion des Körpers*

Heuschnupfen zählt zum Formenkreis des allergischen Schnupfens. Auslöser sind in der Regel Pollen von Pflanzen, meist Bäume, Sträucher, Gräser, Getreide, die der Wind transportiert. Der Körper reagiert auf die kleinen Pollenkörper mit einer allergischen Reaktion: Die mobilisierten Abwehrzellen, die normalerweise nur aktiv werden, um schädliche Stoffe abzuwehren, greifen die an sich harmlosen Pollen an.

*Der telefonische Pollenwarndienst hilft Allergikern, rechtzeitig Vorkehrungen zu treffen. Beobachten Sie, wann die Beschwerden auftreten, um herauszufinden, welche Pollen dafür verantwortlich sind.*

### So können Sie vorbeugen

Am besten wäre es, den Kontakt mit den auslösenden Pflanzenpollen ganz zu vermeiden. Aber: Bei jedem Menschen können es andere Pollen sein, die die Allergie auslösen. Wenn Sie jedoch bereits einmal einen Allergietest bei einem Allergologen gemacht haben und um Ihre Anfälligkeit für Heuschnupfen wissen, können Sie versuchen, den Kontakt mit den auslösenden Pollen zu umgehen: Halten Sie sich während den Hauptflugzeiten der Pollen möglichst in geschlossenen Räumen auf. Vermeiden Sie auf jeden Fall Gartenarbeit. Gehen Sie dann an die frische Luft, wenn die Pollen nicht mehr fliegen, zum Beispiel bei und nach Regenfällen oder am Abend. Halten Sie die Fenster nach Möglichkeit geschlossen; in besonders schlimmen Fällen lohnt sich der Einbau eines Pollenfilters. Wenn Sie mit dem Auto unterwegs sind, sollten Sie die Klimaanlage auf Umluft schalten.

Nach Möglichkeit sollten Sie Ihren Urlaub in die Zeit verlegen, in der die Pollenbelastung für Sie am höchsten ist. Verbringen Sie die Ferien am besten am Meer oder im Hochgebirge.

*Vorsicht, wenn es blüht: Von Februar bis Mai blühen vor allem Bäume, von Mai bis August Gräser, von Juli bis Oktober Kräuter.*

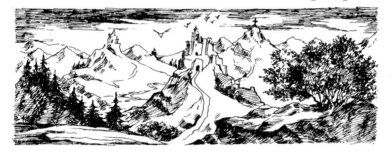

*Heuschnupfengeplagte sollten sich hin und wieder im Gebirge aufhalten. Bereits ab einer Meereshöhe von 700 Metern ist die Pollenkonzentration in der Luft deutlich geringer.*

**Vitamin C und Magnesium zuführen**
Versorgen Sie Ihren Körper mit ausreichend Vitamin C (siehe Kasten). Dies hilft Ihnen dabei, die Heuschnupfenphase besser zu überstehen.

Treffen Sie rechtzeitig Vorsorge: Erhöhen Sie etwa sechs Wochen vor dem ersten Pollenflug auf natürliche Weise die Magnesiumzufuhr. Nehmen Sie am besten viel Leinsamen, unpolierten Reis, Mohnsamen, Pistazienkerne, Pumpernickel, getrocknete Bananen, Cashewnüsse, Sojabohnen, Linsen und Sonnenblumenkerne zu sich. Die tägliche Sollmenge Magnesium für einen Erwachsenen beträgt etwa 300 bis 350 Milligramm. Dies entspricht etwa 210 Gramm unpoliertem Reis oder 75 Gramm Sonnenblumenkernen.

*Magnesium und Vitamin C hemmen die Produktion von Histamin. Dieses Hormon erweitert die Blutgefäße und verengt gleichzeitig die Bronchien. Die Nasenschleimhäute schwellen an, die Nase läuft und die Atmung fällt schwer: Heuschnupfen.*

### VITAMIN-C-HITLISTE

| Lebensmittel | Vitamin-C-Gehalt in mg pro 100 g | Lebensmittel | Vitamin-C-Gehalt in mg pro 100 g |
|---|---|---|---|
| Acerolakirsche (nur als Präparat in Apotheken erhältlich) | 1720 | Fenchel | 93 |
|  |  | Rosenkohl | 85 |
| Hagebutte | 1259 | Grünkohl, gekocht | 75 |
| Guave | 270 |  |  |
| Johannisbeeren, Schwarze | 177 | Erbeeren | 64 |
|  |  | Orangensaft | 51 |
| Paprika, rot, roh | 140 | Avocado | 50 |
| Brokkoli | 114 |  |  |

## Was Sie tun können – Hausmittel gegen Heuschnupfen

Ein allergischer Schnupfen wie der Heuschnupfen äußert sich mit ständigem Niesreiz, geschwollenen Augen- und Nasenschleimhäuten, tränenden und juckenden Augen. Die Auslöser lassen sich mit Hausmitteln nur sehr schwer behandeln. Die Schnupfenbeschwerden hingegen können mit Selbstbehandlung gelindert und abgeschwächt werden.

### *Vorbeugen mit der Apfelessig-Honig-Kur*

Beginnen Sie vier Wochen vor Ihrer ersten üblichen Heuschnupfenattacke mit der kurmäßigen Anwendung eines Apfelessig-Honig-Cocktails: je zwei Teelöffel Apfelessig und Honig in einem Glas Wasser verrühren; dreimal täglich jeweils ein Glas trinken, bis die Zeit »Ihrer« Pollen vorbei ist.

*Honig wirkt stark antiallergisch, wenn er regelmäßig über einen längeren Zeitraum eingenommen wird. Die Überreaktion des Körpers auf bestimmte Allergene lässt sich dadurch deutlich abschwächen.*

### *Lindernder Augentrosttee*

Bereits zwei Wochen vor der Sie betreffenden Polleninvasion sollten Sie mit der vorbeugenden Einnahme von Augentrosttee beginnen: je 20 Gramm Augentrost-, Estragon-, Gundelreben-, Ysopkraut und Meisterwurz mischen; einen Teelöffel der Mischung mit einem Viertelliter heißem Wasser überbrühen; zehn Minuten ziehen lassen, abseihen; täglich zwei Tassen schluckweise nach den Mahlzeiten trinken.

## Langwierig, aber wirkungsvoll

Ein altbewährtes Hausmittel ist die Immunisierung mit Honig: Nehmen Sie über einen Zeitraum von etwa zwei Jahren täglich ein bis zwei Teelöffel Honig zu sich. Dies immunisiert gegen den Pollenflug. Dabei sollten Sie unbedingt darauf achten, dass der Honig von einem Bienenvolk aus Ihrer Umgebung stammt (maximaler Umkreis: zehn Kilometer; am besten direkt beim Imker einkaufen). Nur so ist gewährleistet, dass auch die Pollen enthalten sind, die Ihre Allergie auslösen. Zusätzlich können Sie außerdem Bienenwaben (aus dem Reformhaus) kauen.

*Honig ist ein sehr energiereiches Naturprodukt. Es ist besonders gut für Menschen geeignet, die viel körperliche oder geistige Arbeit leisten.*

## Heilkraft des Kohls

Grünkohl und Brokkoli helfen bei der Linderung von Heuschnupfenbeschwerden.

- Grünkohlauflage: Einige Blätter auf dem Oberbauch mit einer Mullbinde fixieren; über Nacht wirken lassen; nach Möglichkeit die Auflage zweimal wechseln.
- Grünkohlsaft: Zwei- bis dreimal täglich ein Glas frisch gepressten Grünkohlsaft in kleinen Schlucken trinken.
- Auch Brokkoli – ob roh oder gegart – kann bei der Linderung der Heuschnupfensymptome unterstützend helfen.

*Grünkohl hilft, den Körper zu entgiften und zu kräftigen.*

## Dampfinhalation mit Lavendel

Linderung verschafft eine Dampfinhalation mit Lavendelblüten. Lavendel beruhigt die gereizten Schleimhäute: Zehn Gramm Lavendelblüten in einem Liter Wasser zum Kochen bringen; zehn Minuten zugedeckt ziehen lassen; dann zehn Minuten inhalieren.

> **INHALATION**
>
> Sie können die Wirkung einer Inhalation noch intensivieren, wenn Sie sich darüber beugen und Ihren Kopf und das Gefäß mit einem kleineren Handtuch abdecken. Dann heißt es allerdings aufpassen: Die Abdeckung darf nicht zu dicht sein. Es besteht die Gefahr einer Verbrühung oder von Herz-Kreislauf-Problemen, vor allem bei Kindern und älteren Menschen.

### Meisterwurz steigert die Abwehrkräfte

Zwei Wochen vor der Sie betreffenden Polleninvasion sollten Sie mit der Einnahme von Meisterwurztee beginnen: Ein Teelöffel Meisterwurz in einen Viertelliter kochendes Wasser geben; zehn Minuten ziehen lassen, abseihen; zweimal täglich schluckweise eine Tasse nach den Mahlzeiten trinken.

### Natürliche Barriere aus Olivenöl

Schnelle Hilfe kann Olivenöl bringen: Reiben Sie beide Nasenlöcher mit etwas Öl aus. Der Film filtert die Luft.

### Kühle Quarkauflage

*Es dauert etwa eine halbe Stunde, bis der Quark getrocknet ist. Bleiben Sie so lange ruhig liegen. Eventuell sollten Sie sich einen Wecker stellen.*

Den geröteten und tränenden Augen verschafft eine kühle Quarkauflage Linderung: 100 Gramm Magerquark auf einem Küchenbrett flach ausstreichen; dann ein Leinentuch in kaltes Wasser tauchen und gut auswringen; den Quark auf die geschlossenen Augen legen und leicht andrücken; darüber das Leinentuch legen und ebenfalls andrücken; eine halbe Stunde einwirken lassen; anschließend gründlich abspülen; dreimal täglich anwenden.

### Behandlung mit Urin

Linderung verschafft die Behandlung mit Eigenurin.

▶ Spülen Sie dreimal täglich die Nase mit Eigenurin. Ziehen Sie dabei abwechselnd durch beide Nasenlöcher frischen Urin ein, und atmen Sie dabei tief durch.

▶ Bewährt hat sich auch das Inhalieren mit Urin: Einen Teil Urin und zwei Teile heißes Wasser in einer Schüssel mischen; den Kopf darüber beugen und mit einem Tuch abdecken, sodass kein Dampf entweichen kann; die Dämpfe durch die Nase tief einatmen; maximal 30 Minuten inhalieren.

*Tipp für unterwegs: Beide Zeigefinger in Urin tauchen und die Haut auf beiden Seiten der Nasenwurzel massieren.*

▶ Auch häufiges Gurgeln mit Urin kräftigt die gereizten Schleimhäute.

▶ In akuten Phasen sollten Sie den Urin trinken. Denn gerade nach dem Kontakt mit dem auslösenden Allergen enthält der Urin sehr viele spezifische Abwehrstoffe, Enzyme und Hormone.

*Kaltes Wasser hilft der geschwollenen Nase*

▶ Kaltes Wasser kann überaus hilfreich sein. Lassen Sie ins Waschbecken kaltes Wasser einlaufen. Dann halten Sie sich ein Nasenloch zu und schnupfen mit dem anderen das Wasser auf; leicht lässt sich dies auch mit etwas Wasser in der hohlen Hand bewerkstelligen. Anschließend wiederholen Sie die Prozedur mit dem anderen Nasenloch.

▶ Sie können die Wirkung dieser Anwendung noch verstärken, wenn Sie statt klarem Wasser Salzwasser verwenden. Das Mischungsverhältnis sollte zwei Teelöffel Salz auf einen Liter Wasser betragen.

*Eine Spülung mit Salzwasser härtet die Nase ab, spült Fremdstoffe aus den Schleimhäuten und beseitigt den Nasenschleim.*

*Wassertreten zum Abhärten*

Wassertreten in knöchelhohem kalten Wasser hilft Ihnen dabei, Ihren Körper abzuhärten. Legen Sie sicherheitshalber eine Noppenmatte unter, und stolzieren Sie eine halbe Minute lang mit kleinen Schritten in der Badewanne umher. Sollten Ihre Füße schon vorher zu stark frieren, beenden Sie die Anwendung sofort. Legen Sie sich nach dem Wassertreten für fünf Minuten ins am Fußende vorgewärmte Bett.

*Um die Wirkung des Wassertretens noch zu verstärken, geben Sie dem Wasser noch eine Tasse Apfelessig zu.*

*Spülung mit Zinnkraut*

Für eine Nasenspülung eignet sich zudem Zinnkraut (Ackerschachtelhalm): Zwei Teelöffel Zinnkraut mit einem Viertelliter Wasser aufkochen, abseihen. Führen Sie die Spülung, wie oben beschrieben, dreimal am Tag durch.

## Wann zum Arzt

Allergien wie der Heuschnupfen gehören immer unter ärztliche Beobachtung. Am besten suchen Sie einen Arzt auf, der über die Zusatzqualifikation »Allergologie« verfügt. Er kann eine fachmännische Diagnose stellen, »Ihre« Allergene möglichst exakt bestimmen und entsprechende Behandlungsmethoden einleiten. Haus- und Naturheilmittel können lediglich dabei helfen, die Heuschnupfensymptome beziehungsweise -beschwerden zu lindern und die Abwehrkräfte des Körpers längerfristig zu stärken.

# HÜHNERAUGEN

## Wenn der Schuh drückt

Meist ist falsches, zu enges Schuhwerk für Hühneraugen verantwortlich. Durch starken Druck über lange Zeit entstehen Verdickungen der Hornhaut. In der Mitte des Hühnerauges wächst mit der Zeit ein Zapfen nach innen. Hühneraugen sind in aller Regel harmlos. Sie können jedoch auch sehr schmerzhaft sein.

*Tipp: Unternehmen Sie bereits frühzeitig etwas gegen Hühneraugen, damit sich die Beschwerden nicht verschlimmern.*

SYMPTOME
Hautverdickung am Zeh, Dornbildung, Schmerzen.

### So können Sie vorbeugen

Die einfachste und wirkungsvollste Möglichkeit, Hühneraugen vorzubeugen, ist das richtige Schuhwerk. Kaufen Sie nur Schuhe, die nicht zu eng sind.
Lassen Sie Luft und Licht an Ihre Füße. Laufen Sie immer wieder barfuß oder auf Strümpfen. Es gibt offene Schuhe mit Riemen, die ein Fußbett haben.

*Wenn nötig, zur Fußpflege gehen*
Man sollte keinesfalls mit scharfen oder spitzen Gegenständen an Hühneraugen »herumdoktern«. Die Verletzungsgefahr ist groß und die Beschwerden können sich verschlimmern. Wenn Sie ein Hühnerauge mit Hausmitteln nicht loswerden, sollten Sie in ein Fußpflegeinstitut gehen.

### Was Sie tun können – Hausmittel gegen Hühneraugen

Vor allem die Volksmedizin kennt zahlreiche Haus- und Naturmittel gegen Hühneraugen. – Zugegeben: Manche Hausmittel muten etwas »abergläubisch« an.

*Warme Fußbäder helfen*
Besonders im Anfangsstadium können Sie Hühneraugen erfolgreich behandeln.
▶ Nehmen Sie ein warmes Fußbad. Nach etwa zehn Minuten ist die Hornhaut aufgeweicht, die Sie mit einem Bimsstein, einer speziellen Hornhautfeile oder einem Hornhauthobel entfernen können. Wiederholen Sie die Behandlung jeden Tag, bis Sie das Hühnerauge ganz los sind.
▶ Ebenfalls sehr wirksam: Einen Esslöffel Kamillenblüten mit einer Tasse heißem Wasser (150 Milliliter) aufbrühen; fünf Minuten ziehen lassen, abseihen; die betroffene Stelle eine Viertelstunde darin baden. Eventuell auftretende gelbe Hautverfärbungen lassen sich leicht entfernen.

*Eine erfolgreiche Hühneraugenentfernung erfordert sehr viel Geduld. Radikalkuren hingegen sind wirkungslos und darüber hinaus gefährlich.*

*Eine Packung mit Hauswurz*
Tropfen Sie den Saft der zerquetschten Hauswurzblätter auf das Hühnerauge, und bedecken Sie es mit einem zerdrückten Blatt. Fixieren Sie das Blatt mit einer kleinen Mullbinde. Lassen Sie die Packung über Nacht wirken.

*Mit Knoblauch gegen Hühneraugen*
Ziehen Sie eine frische Knoblauchzehe ab, und schneiden Sie sie in dünne Scheiben. Eine Scheibe legen Sie direkt auf das Hühnerauge und fixieren sie mit einem Heftpflaster. Der Knoblauch sollte über Nacht einwirken.

*Achtung!
Nur Hühneraugen, die nicht entzündet sind, dürfen mit einer Hornhautfeile oder einem Hornhauthobel abgetragen werden.*

*Heilkraft der Zwiebel*
Legen Sie frische Zwiebelscheiben in Essig ein. Nach etwa einer halben Stunde befestigen Sie eine Scheibe mit einer Mullbinde auf dem Hühnerauge. Wird die Zwiebel trocken, nehmen Sie eine frische Scheibe.

## Wann zum Arzt
Hühneraugen lassen sich sehr gut selbst behandeln. Einen Dermatologen müssen Sie nur dann aufsuchen, wenn Hausmittel keine Wirkung zeigen oder wenn sich ein Hühnerauge entzündet und Schmerzen verursacht.

# HUSTEN

## Schutzreflex der Lunge

Ein Husten kann durch einen Fremdkörper verursacht werden, den die Lunge wieder loswerden will: Der Fremdkörper veursacht eine Reizung der Schleimhaut in den Verzweigungen der Luftröhre (Bronchien) und provoziert dadurch die Brustmuskeln und das Zwerchfell zu plötzlichen Atemstößen. Dieses reflexartige Ausstoßen der Luft erzeugt das Hustengeräusch. Mit dem Luftstrom werden gleichzeitig Schleimpartikel oder Fremdkörper herausgeschleudert.

*Grund für Schleimhautreizungen in den Atemwegen sind häufig Entzündungen, zum Beispiel durch eine Infektion, aber auch Reizstoffe wie Gase, Rauch oder eingedrungene Fremdkörper – wenn einem etwas in den »falschen Hals« geraten ist.*

### *Unangenehm und lästig*

Ein Hustenanfall ist zwar unangenehm, aber im Normalfall kein größeres Problem. Oftmals ist Husten eine Begleiterscheinung einer Erkältung. Dann besteht die Möglichkeit, die Beschwerden mit Hausmitteln zu lindern. Treten jedoch stärkere Beschwerden auf, Schmerzen oder sogar Fieber und Atemnot, ist Vorsicht geboten. Suchen Sie in jedem Fall einen Arzt auf, um die Ursache zu klären. Eine akute → Bronchitis kann sich durchaus zu einer chronischen entwickeln. Und besonders bei Kindern könnte es sich um einen → Keuchhusten handeln.

> **SYMPTOME**
> 
> Hustenreiz, Husten, Kratzen im Hals, erhöhte Schleimbildung in den Atemwegen, Hals-, Kopf- und Gliederschmerzen, Schmerzen im Brustbereich, (leichtes) → Fieber.

### So können Sie vorbeugen

Wie bei allen Erkältungskrankheiten gilt: Ein intaktes Immunsystem ist die beste Vorbeugung. Eine gesunde Lebensweise sowie eine vitaminreiche Ernährung sind die beste Garantie dafür, dazu viel Bewegung an der frischen Luft in entsprechender Kleidung und regelmäßige Besuche in Sauna oder Dampfbad – allerdings nur dann, wenn Sie es vertragen. Mit Schadstoffen belastete Luft stellt ein Problem dar. Meiden Sie verrauchte und schlecht gelüftete Räume. Und das Wichtigste: Falls Sie selbst rauchen, sollten Sie es einstellen. Trockene Luft verstärkt den Hustenreiz nachhaltig. Achten Sie in zentral geheizten Räumen, zum Beispiel im Büro, stets auf Luftbefeuchtung. Hängen Sie feuchte Tücher im Zimmer auf, um die Luft anzufeuchten. Oder stellen Sie Schalen mit heißem Wasser auf. Geben Sie einige Tropfen ätherisches Öl dazu, zum Beispiel Fichtennadel oder Eukalyptus.

*Achtung! Bei bestehenden Herz-Kreislauf-Beschwerden sind Sauna- und Dampfbadbesuche tabu.*

### Was Sie tun können – Hausmittel gegen Husten

Zur Behandlung und Linderung von Husten- und anderen → Erkältungsbeschwerden können Hausmittel eingesetzt werden. Insbesondere Wärmeanwendungen – sowohl innerlich als auch äußerlich – sind zu empfehlen. Kälteanwendungen hingegen sollten nicht durchgeführt werden.

#### *Hausmittel mit Apfelessig*

▶ Inhalation mit Apfelessig: Zehn Teelöffel Apfelessig in einen Liter kochendes Wasser geben; dann den Kopf darüber beugen und mit einem Handtuch abdecken, sodass kein Dampf entweichen kann; den Dampf ruhig und tief einatmen.

*Achtung! Bei Säuglingen und Kleinkindern dürfen auf keinen Fall ätherische Öle angewendet werden! Dies gilt beispielsweise auch für Dampfinhalationen mit Kamille, Salbei, Thymian o. Ä.*

> **VORSICHT BEI INHALATIONEN!**
>
> Wenn Sie Kopf und Schüssel mit einem Handtuch abdecken, besteht die Gefahr, dass Sie sich Verbrühungen zuziehen. Kopf und Handtuch gelegentlich anheben und »lüften«; ruhig und tief durchatmen.
> Bei entzündlichen Hauterkrankungen, sehr niedrigem Blutdruck und anderen Herz-Kreislauf-Problemen sollten Sie von Inhalationen auf jeden Fall absehen.
> Treten bei einer Inhalation Schwindelgefühle auf, müssen Sie die Anwendung sofort abbrechen.

- Einreibungen von Brust und Hals mit purem Apfelessig sind sehr wirkungsvoll. Durch die Körperwärme entstehen die lindernden Essigdämpfe.
- Einen ähnlichen Effekt erzielen Sie, wenn Sie einige Tropfen Apfelessig auf Ihr Kopfkissen träufeln.

### Brennnessel-Kräuterhonig löst hartnäckigen Husten

Für die Zubereitung des Kräuterhonigs benötigen Sie je einen Teelöffel Brennnesselspitzen, junge Meerrettichblätter, Gundelrebe, junge Fichtentriebe, vier Teelöffel Spitzwegerichkraut und ein Kilogramm guten Honig; alle Kräuter waschen, trockentupfen und ganz fein hacken; dann mit dem Honig verrühren. Der Brennnessel-Kräuterhonig ist sofort gebrauchsfertig. Da sich die Kräuter im Lauf der Zeit oben absetzen, sollten Sie den Honig in kleine verschließbare Gläser füllen und auf den Kopf stellen.

### Heißer Dampf befreit die Atemwege

- Hilfreich ist eine Dampfinhalation. »Grundrezept«: Heißes Wasser in eine Schüssel oder in das Waschbecken gießen und den Dampf tief einatmen; für etwa zehn Minuten inhalieren. Intensiver wird die Anwendung, wenn Sie sich über die Schüssel beugen und Ihren Kopf und das Gefäß mit einem Handtuch abdecken, sodass kein Dampf entweichen kann.
- Außerdem können Sie beim Inhalieren natürlich Zusätze verwenden. Für eine Dampfinhalation nehmen Sie einen Esslöffel Salz oder fünf bis acht Tropfen ätherisches Öl; für eine frische Zubereitung genügt eine Hand voll Kamillenblüten oder Thymian.

### Hustensaft mit Fenchel

Ein sehr altes und bewährtes Hausmittel ist dieser Hustensaft: Je sieben Gramm Fenchel, Isländisch Moos, Eibischwurzel und Majoran mit einem Viertelliter kochendem Wasser übergießen; über Nacht zugedeckt stehen lassen. Am nächsten Tag durch ein Sieb abseihen, 250 Gramm Kandiszucker dazugeben und umrühren, bis er sich aufgelöst hat; dann die Mi-

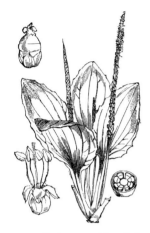

*Spitzwegerichsaft ist ein altes Hustenmittel aus Großmutters Kräuterapotheke.*

*Vorsicht bei der Dampfinhalation: Die Abdeckung darf nicht zu dicht sein. Es besteht sonst die Gefahr einer Verbrühung oder von Herz-Kreislauf-Problemen. Hierbei sind Kinder und ältere Menschen besonders gefährdet.*

schung in eine Flasche füllen und kühl lagern; dreimal täglich einen Esslöffel einnehmen.

**Heiltees von A bis Z**
Es gibt nahezu unzählige Hausrezepte für wirkungsvolle Hustentees mit den unterschiedlichsten Kräutermischungen. Für welchen Hustentee Sie sich letztlich entscheiden, ist in allererster Linie reine Geschmackssache.

◗ Eibisch wird bei Atemwegserkrankungen eingesetzt: Wurzeln, Blätter und Blüten – gemischt oder getrennt – kalt ansetzen; Mischungsverhältnis: Ein Teelöffel Eibisch auf eine Tasse Wasser (150 Milliliter); etwa zwei Stunden stehen lassen und gelegentlich umrühren; dann abseihen und erwärmen. Achtung! Reiner Eibischtee darf nie heiß angebrüht oder gar gekocht werden.

◗ Variante bei akuter Bronchitis: Je 20 Gramm Eibischwurzel, Spitzwegerichblätter, Thymian- und Sonnentaukraut mischen; zwei Teelöffel der Mischung mit einem Viertelliter siedendem Wasser überbrühen; zehn Minuten zugedeckt ziehen lassen, abseihen; bei akuter Bronchitis täglich drei bis vier Tassen heiß in kleinen Schlucken trinken; eventuell mit Honig süßen.

◗ Dieser Tee stärkt die Abwehrkräfte: Je 25 Gramm Eibischblätter, Salbeigamanderkraut, Königskerzenblüten und Anisfrüchte (im Mörser zerstoßen) mischen; zwei Teelöffel der Mischung mit einer Tasse heißem Wasser überbrühen; fünf bis zehn Minuten zugedeckt ziehen lassen, abseihen; mehrmals täglich eine Tasse trinken.

*Fenchel wirkt schleimlösend, Eibisch und Isländisch Moos lindern den Hustenreiz, Majoran fördert den Schleimauswurf, reinigt die Lunge und verstärkt die Blutzirkulation.*

*Viele Heilpflanzen stehen zwischenzeitlich unter Schutz, zum Beispiel Sonnentau und Eibisch. Sie dürfen nicht gepflückt werden. Kaufen sie daher die Kräuter für Ihre Teezubereitungen grundsätzlich in der Apotheke. Dort erhalten Sie alle Kräuter in bester Qualität.*

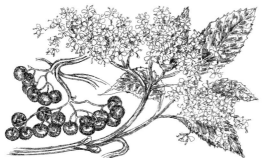

*Holunderblütentee ist ebenso schmackhaft wie heilsam.*

**Achtung!**
*Man sollte Huflattich nicht über längere Zeit anwenden, da er in Verdacht steht, Leberschäden zu begünstigen.*

- Holunderblüten lindern den Hustenreiz und fördern die Schleimabsonderung: Einen Teelöffel Holunderblüten mit einer Tasse heißem Wasser übergießen; zehn Minuten ziehen lassen, abseihen; mehrmals täglich eine Tasse des frisch zubereiteten Tees trinken.
- Husten und Bronchialtee mit Huflattich: Je 25 Gramm Huflattichblätter, Königskerzenblüten, Eibischwurzel und Anisfrüchte (im Mörser zerstoßen) mischen; zwei Teelöffel der Mischung mit einer Tasse kochendem Wasser übergießen; 20 Minuten zugedeckt ziehen lassen, abseihen; mehrmals täglich zwei Tassen trinken.
- Schweißtreibender Erkältungshustentee mit Linden- und Holunderblüten: Je 15 Gramm Linden-, Holunder- und Malvenblüten, Isländisch Moos und je zehn Gramm Spitzwegerich- und Thymiankraut mischen; zwei Teelöffel der Mischung mit einem Viertelliter kochendem Wasser übergießen; zehn Minuten ziehen lassen, abseihen; täglich zwei bis drei Tassen heiß trinken; eventuell mit Honig süßen.
- Malventee lindert spürbar den Hustenreiz: Einen Teelöffel Malvenblüten mit einer Tasse heißem Wasser überbrühen; fünf Minuten ziehen lassen, abseihen; mehrmals täglich frisch zubereitet trinken.
- Kindertee: Je 30 Gramm Malvenblüten oder -blätter und Schlüsselblumenwurzel mischen; ein bis zwei Teelöffel der Mischung mit einem Viertelliter kochendem Wasser überbrühen; acht bis zehn Minuten ziehen lassen, abseihen; täglich zwei bis drei Tassen verabreichen; mit Honig süßen.
- Schlüsselblumentee fördert das Abhusten von Schleim: Ein Teelöffel Schlüsselblumenblüten und -wurzeln mit einer Tasse kochendem Wasser überbrühen; zehn Minuten zugedeckt ziehen lassen, abseihen; drei Tassen täglich trinken.
- Oder Schlüsselblumen-Königskerzen-Tee: Je 30 Gramm Schlüsselblumenwurzel und Königskerzenblüten mischen; zwei Teelöffel der Mischung mit einem Viertelliter kochendem Wasser überbrühen; zehn Minuten ziehen lassen, abseihen; täglich zwei bis vier Tassen zwischen den Mahlzeiten in kleinen Schlucken trinken; bei Bedarf mit Honig süßen.

▶ Sonnentau hilft bei Krampf- und Reizhusten: Einen Teelöffel Sonnentau mit einem Viertelliter kochendem Wasser übergießen; zehn Minuten zugedeckt ziehen lassen, abseihen; zwei Tassen am Tag trinken.
▶ Spitzwegerichtee lindert die Hustenbeschwerden: Einen Teelöffel Spitzwegerichblätter mit einer Tasse heißem Wasser übergießen; zehn Minuten ziehen lassen, abseihen; mehrmals täglich eine Tasse des frisch zubereiteten Tees trinken; nach Geschmack mit Honig süßen.
▶ Hilft bei Reiz- und Krampfhusten: Je 30 Gramm Spitzwegerichkraut und Isländisch Moos, 20 Gramm Königskerzenblüten und je zehn Gramm Thymiankraut und Efeublätter mischen; zwei Teelöffel der Mischung mit einem Viertelliter kochendem Wasser übergießen; zehn Minuten zugedeckt ziehen lassen, abseihen; mehrmals täglich eine Tasse des frisch zubereiteten Tees trinken.
▶ Dieser Tee lindert den Hustenreiz: Je 30 Gramm Spitzwegerichkraut und Schlüsselblumenwurzel mit je 20 Gramm Fenchelfrüchten (im Mörser zerstoßen) und Quendelkraut mischen; drei Teelöffel der Mischung mit einem Viertelliter heißem Wasser übergießen; 15 Minuten ziehen lassen; drei bis sechs Tassen täglich trinken.
▶ Noch ein Hustentee speziell für Kinder: 50 Gramm Spitzwegerichblätter, 20 Gramm Holunderblüten und je zehn Gramm Kamillenblüten, Anis- und Fenchelfrüchte (im Mörser zerstoßen) mischen; einen Teelöffel der Mischung mit einem Viertelliter heißem Wasser überbrühen; zehn Minuten zugedeckt ziehen lassen, abseihen; mehrmals am Tag eine Tasse warm trinken.
▶ Thymian lindert ebenfalls den Hustenreiz und fördert die Schleimabsonderung: Einen Teelöffel Thymiankraut mit einer Tasse heißem Wasser übergießen; zehn Minuten ziehen lassen, abseihen; mehrmals täglich eine Tasse des frisch zubereiteten Tees trinken.
▶ Hilft bei nächtlichen Hustenanfällen: Je 20 Gramm Thymiankraut und Kamillenblüten mit je 30 Gramm Spitzwegerichkraut und Huflattichblättern mischen; zwei Teelöffel der

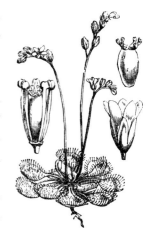

*Sonnentaublätter ausschließlich als Tee verwenden. Roh genossen verursachen sie Erbrechen und Durchfall.*

*Spitzwegerich hat sich besonders bei Kindern als Mittel zum Lindern von Husten und Erkältungserscheinungen bewährt.*

*Wichtig! Unterdrücken Sie den Husten nicht. Das Abhusten des Schleims ist für die Heilung sehr wichtig.*

Mischung mit einem Viertelliter heißem Wasser übergießen, zehn Minuten ziehen lassen, abseihen; dreimal täglich einen Viertelliter des frisch gebrühten Tees trinken.

▶ Ein hervorragendes schleimlösendes Mittel ist Veilchentee: Einen Teelöffel Veilchenblätter oder -blüten mit einem Viertcllitcr kochendem Wasser überbrühen; fünf Minuten ziehen lassen, abseihen und mit etwas Honig süßen; dreimal am Tag eine Tasse des Veilchentees trinken.

### Hustensirupe aus eigener Herstellung

▶ Bei Kindern sehr beliebt ist ein Hustensirup aus Apfelessig und Honig: Sechs Teelöffel Apfelessig und vier Esslöffel Honig verrühren; stündlich einen Teelöffel des wohl schmeckenden Sirups verabreichen.

▶ Ein Hustensirup aus Königskerze kann Linderung verschaffen: Eine Hand voll Blüten der Königskerze mit Wasser bedecken; 24 Stunden zugedeckt ziehen lassen, abseihen; dann einen Liter Saft mit einem Kilogramm Zucker zu einem dicken Sirup einkochen; die Mischung kann dreimal täglich eingenommen werden.

▶ Bewährt hat sich ein Hustensirup aus Rettich und Honig: Einen großen Schwarzrettich (Winterrettich) in dünne Scheiben schneiden und mit einigen Esslöffeln Honig bedecken; acht bis zwölf Stunden zugedeckt ziehen lassen; von dem entstandenen Sirup alle ein bis zwei Stunden einen Esslöffel einnehmen.

▶ Ein Hustensirup, der besonders für Kinder geeignet ist, wird aus Veilchen hergestellt. Bereiten Sie einen Absud aus Veilchenblüten: Einen Esslöffel Veilchenblüten mit einem halben Liter kochendem Wasser übergießen; aufkochen und eine halbe Stunde weiterkochen lassen; anschließend abseihen und langsam wieder bis zum Kochen erhitzen; dann zwei bis vier Esslöffel Honig einrühren, bis die Flüssigkeit sirupartig wird. Der Veilchenblütenhonig kann nach dem Abkühlen in eine dunkle Flasche gefüllt und im Kühlschrank aufbewahrt werden. Ein bis zwei Teelöffel sollten morgens und abends verabreicht werden.

*Ist der Veilchensirup für Erwachsene gedacht, sollte der Absud kräftiger sein. Nehmen Sie entsprechend zwei Esslöffel Veilchenblüten für einen halben Liter Wasser.*

▶ Eines der ältesten Hausmittel bei Husten: Zwiebelsirup: Klein geschnittene Zwiebeln mit der gleichen Menge Zucker mischen und mit Wasser auf kleiner Flamme einkochen; anschließend die Masse durch ein feines Haarsieb streichen oder in ein sauberes Küchentuch füllen und auspressen; Sirup auffangen und mehrmals täglich löffelweise einnehmen. Zwiebelsirup wirkt krampflösend, lindernd und auswurffördernd.

***Mit Knoblauch gegen Hustenbeschwerden***
Knoblauch lindert den Husten und fördert den Schleimauswurf.

▶ Mischen Sie Knoblauch- und Zwiebelsaft zu gleichen Teilen, und trinken Sie von dieser Mischung jeweils nach den Mahlzeiten schluckweise ein Glas (200 Milliliter).
▶ Einreibung mit Knoblauchsaft: Zwei Teile Soja- oder Sonnenblumenöl mit einem Teil Knoblauchsaft verrühren und auf Brust und Rücken einmassieren.
▶ Ein sibirisches Hausrezept: Je eine Knoblauch- und Zwiebelknolle in einem Liter Milch weich garen; abseihen und mit Honig abschmecken; stündlich einen Teelöffel einnehmen.
▶ Oder mit der heißen Knoblauchmilch (ohne Honig) inhalieren.
▶ Knoblauchtee: Eine Knoblauchzehe zerdrücken und mit einer Tasse kochendem Wasser übergießen; 15 Minuten ziehen lassen, abseihen; täglich ein bis zwei Tassen trinken. Die schleimlösende Wirkung des Tees wird durch Zugabe von zwei Esslöffeln Thymian noch verstärkt.
▶ Oder mit dem heißen Knoblauchtee – mit oder ohne Thymian – inhalieren.
▶ Wickel mit Knoblauchwasser: Ein bis zwei Knoblauchzehen auspressen und mit 200 Milliliter destilliertem Wasser mischen; ein Tuch mit dem Knoblauchwasser befeuchten und auf Brust und Bauch legen; mit einem trockenen Tuch abdecken. Bei krampfartigem Husten sollte das Abdecktuch möglichst heiß sein.
▶ Bei Reizhusten hilft eine Inhalation mit Knoblauchessig: Fünf frische Zehen längs halbieren und in eine Flasche geben;

*Knoblauch ist aus Omas Hausapotheke nicht mehr wegzudenken. Vor allem bei Erkrankungen im Herz-Kreislauf-System wirkt Knoblauch regulierend.*

mit einem Liter Obst- oder Weinessig auffüllen; zwei bis drei Wochen gut verschlossen ziehen lassen; anschließend abseihen und in einer dunklen Flasche kühl lagern.

▶ Oder: Ein Tuch mit Knoblauchessig tränken und auf die Brust legen; mit einem trockenen Baumwoll- oder Leinentuch abdecken.

▶ »Knoblauchsalbe«: Vier Zehen zerdrücken und mit etwas Vaseline leicht erhitzen; mit dieser Mischung Brust und Rücken einreiben.

▶ Auswurffördernd wirkt ein Vollbad mit selbst gemachtem Knoblauchöl: Zehen einer mittelgroßen Knolle längs halbieren, in eine Flasche geben und mit einem Liter kaltgepresstem Pflanzenöl auffüllen; luftdurchlässig verschließen und sechs bis acht Tage ziehen lassen; je eine Tasse Knoblauchöl und Thymiantee in ein Vollbad geben. Die Badedauer sollte eine Viertelstunde nicht übersteigen.

> ### SO BEREITEN SIE KNOBLAUCH- UND ZWIEBELSAFT
>
> - Knoblauchsaft: Zehen mehrerer Knoblauchknollen schälen und in einem Entsafter auspressen. Den Saft maximal zwei bis drei Tage im Kühlschrank aufbewahren.
> - Zwiebelsaft: Frische rohe Zwiebeln leicht ankochen, zerkleinern und durch ein feines Sieb streichen oder im Entsafter auspressen. Den Saft ebenfalls nicht länger als drei Tage im Kühlschrank lagern.
>
> Knoblauch- und Zwiebelsaft nicht auf nüchternen Magen trinken!

*Das Josefskraut (Ysop) besitzt beruhigende Eigenschaften. Deshalb wird es besonders oft bei Atemweginfektionen und Bronchitis eingesetzt. Auch bei Asthma findet Ysop immer stärker Anwendung.*

### Mediterranes Hustenmittel: Olivenöl

Die heilende Kraft von Olivenöl wird zwischenzeitlich auch in unseren Breiten geschätzt. Auch bei Hustenerkrankungen kommt das »flüssige Gold« zur Anwendung.

▶ Mischen Sie zu gleichen Teilen kaltgepresstes Olivenöl und Zitronensaft. Nehmen Sie von dieser Mischung stündlich einen Teelöffel ein.

▶ Zur äußeren Behandlung vermischen Sie zwei Esslöffel Olivenöl mit drei Tropfen Ysopöl. Reiben Sie sich mit dieser Mischung täglich mehrmals die Brust ein. Das lindert den

Hustenreiz. Ysop (Josefskraut) wirkt schleimlösend und entzündungshemmend.

▶ Eine Hustensalbe mit Olivenöl lässt sich ganz leicht herstellen: Je eine halbe Tasse Olivenöl und Sternkiefernharz (aus der Apotheke) verrühren und sieben Tropfen ätherisches Thymianöl zugeben; diese Mischung großflächig auf Brust und Rücken verreiben; mit einem Baumwoll- oder Leinentuch abdecken, eine Wolldecke darüber schlagen und 20 bis 30 Minuten zugedeckt ruhen.

▶ Aus Sizilien stammt dieses alte Hausrezept: Zwei Zehen frischen Knoblauch zerdrücken und mit zwei Esslöffel kaltgepresstem Olivenöl und dem Saft einer unbehandelten Zitrone verrühren; von dieser pikanten Masse dreimal täglich einen Teelöffel einnehmen.

*Das sizilianische Hustenrezept wirkt übrigens auch ausgezeichnet bei Halsschmerzen.*

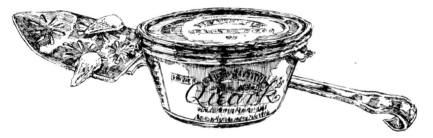

*Ein altes und wirkungsvolles Hausmittel gegen Husten: der Quarkwickel.*

**Ein Quarkwickel wirkt entzündungshemmend**
Streichen Sie 200 Gramm zimmerwarmen Quark auf ein Baumwoll- oder Leinentuch, und legen Sie es mit der Quarkseite auf die Brust; mit einem zweiten Baumwoll- oder Leinentuch abdecken. Dann umwickeln Sie den Brustkorb mit einem Wolltuch (am besten eignet sich ein langer Wollschal) und schließen das Tuch über der Brust (so vermeiden Sie unangenehme Druckstellen beim Liegen). Wenn sich der Quark auf Körpertemperatur erwärmt hat, müssen Sie den Wickel abnehmen; anschließend mit lauwarmem Wasser gründlich abwaschen. Ein Quarkwickel ist nicht nur bei Husten angezeigt. Sie können ihn auch zum Fiebersenken verwenden oder als Halswickel gegen Halsschmerzen.

### Heiße Packung mit Senf

Auflagen mit schwarzem Senfmehl regen die Atmung an: Einen Esslöffel Senfpulver mit heißem Wasser zu einem dickflüssigen Brei verrühren; die Mischung auf ein Leinentuch streichen und um die Brust wickeln; mit einem Wolltuch die Auflage warm halten; abnehmen, wenn der Wickel abkühlt.

*Vorsicht! Senf kann die Haut reizen. Entfernen Sie den Wickel daher unverzüglich, wenn Sie ein Brennen oder ein Jucken verspüren.*

### Heilsaft Urin

Urinanwendungen entschleimen den Hals-Rachen-Raum und lindern den Hustenreiz.

- Eine Inhalation mit Urin löst den Schleim und erleichtert das Abhusten: Einen Teil Urin und zwei Teile heißes Wasser in einer Schüssel mischen; den Kopf darüber beugen und mit einem Tuch abdecken, sodass kein Dampf entweichen kann; die Dämpfe durch die Nase tief einatmen; maximal 30 Minuten inhalieren.
- Bei trockenem Husten ohne Fieber wirken warme Brustumschläge beruhigend: Ein Baumwoll- oder Leinentuch mit warmem Urin tränken und um die Brust wickeln; mit einem Wolltuch abdecken; erst abnehmen, wenn der Umschlag abkühlt.
- Oder mehrmals täglich mit Mittelstrahlurin gurgeln oder den Urin mehrmals am Tag trinken.

*Bei der Inhalation mit Urin gelangt der heiße eingeatmete Dampf direkt auf die Schleimhäute und kann dadurch schnell seine Wirkung entfalten.*

### Tannenhonig lindert Atemwegsbeschwerden

Tannenhonig bleibt lange flüssig, und daher eignet er sich sehr gut als Inhalationsmittel: Zwei bis drei Esslöffel Tannenhonig in einem Liter kochendem Wasser verrühren; dann den Kopf darüber beugen und mit einem Handtuch abdecken, sodass kein Dampf mehr entweichen kann; den Dampf ruhig und tief einatmen.

### Großmutters Hausmittel Nummer eins: ein warmer Wickel

Ein warmer Brust- oder Halswickel kann die Hustenbeschwerden lindern: ein Leinentuch in warmes Wasser (etwa 20 °C) tauchen und leicht auswringen; das Tuch um Brust oder Hals legen und ein trockenes Baumwolltuch darüber legen; den

Wickel mit einem Wolltuch abdecken; der Wickel sollte nach 20 Minuten entfernt werden, spätestens aber dann, wenn Ihnen kalt wird.

### *Ein altes Hustenmittel: Zwiebeln*

Schon Großmutter wusste: Zwiebeln können Hustenbeschwerden nachhaltig lindern und die Schleimabsonderung fördern.

- Kochen Sie eine Zwiebel und eine Knoblauchknolle in einem Liter Milch, bis sie weich sind; abseihen und mit Honig süßen; stündlich mehrere Schlucke trinken.
- Zwiebelsaft: zwei Zwiebeln klein schneiden und mit Zucker bedeckt über Nacht ziehen lassen; das Ganze kräftig ausdrücken; den Saft teelöffelweise einnehmen.
- Zwiebelwasser: eine Zwiebel in feine Scheiben schneiden und mit einem Viertelliter warmem Wasser übergießen; zwei Stunden zugedeckt ziehen lassen; dann durch ein Sieb abgießen und den Saft auffangen; mit dem Zwiebelwasser mehrmals am Tag gurgeln.

*Wenn Kinder unter Husten leiden, ist Zwiebelmilch besonders zu empfehlen: Vermischen Sie dazu einfach ein Glas warme Milch mit einer ausgepressten Zwiebel.*

## Wann zum Arzt

Selbstbehandlung von Husten ist dann sinnvoll, wenn tatsächlich »nur« ein Erkältungshusten vorliegt. Die ärztliche Behandlung eines Hustens ist jedoch unbedingt erforderlich, wenn

- Hustenbeschwerden länger als eine Woche anhalten.
- Husten bei Kindern unter sieben Jahren auftritt.
- Husten bei Schwangeren und Stillenden auftritt.
- akute Hustenanfälle von hohem Fieber (über 39 °C) begleitet werden.
- Sie blutigen oder eitrigen Auswurf feststellen.
- Sie Schmerzen beim Atmen und Husten verspüren.
- beim Atmen deutliche Pfeif- und Rasselgeräusche zu hören sind.
- über längere Zeit trockener Reizhusten vorliegt.
- bereits eine Lungenerkrankung vorliegt.
- bereits Nierenfunktionsstörungen bestehen.

# VORGESTELLT: DARMREINIGUNG

Immer mehr Menschen leiden unter Problemen, die mit der Verdauung zusammenhängen. Die Gründe dafür sind vielfältig, doch ganz besonders trägt dazu bei, dass wir unseren Darm immer stärker vernachlässigen. Eine regelmäßige Darmreinigung hilft Ihnen dabei, Ihre Gesundheit zu erhalten.

**Vom Nutzen einer Darmkur**
Zunächst einmal bringt eine kurmäßige Darmreinigung Wohlbefinden und Gesundheit: Die Haut wird rosiger, straffer und feiner, die Brüste fester, der Bauch weniger, die Haare fetten weniger schnell, sind glänzend und voller Vitalität. Eine Darmkur hilft Ihnen zudem beim Abnehmen, obwohl sie keine Abmagerungskur ist.
Sie ist zugleich eine Art »Großreinemachen« für das Innenleben, sie stärkt das Immunsystem und regt es an. Alle Gewebe und Organe werden dabei besser mit Sauerstoff versorgt, die Abwehrkräfte werden gestärkt, Herz und Atmung gekräftigt.

**Die Reinigung des Darms**
Nur wenn der Darm leer ist, kann er entgiften und entschlacken. Darum fängt jede Darmsanierung mit einer gründlichen Säuberung des Darms an. Da sich trotz Darmentleerung noch immer Kotreste und Schlacken im Darm befinden, werden Bitter- oder Glaubersalztage eingelegt. Mit Bitter- oder Glaubersalzlösungen wird der Darm gut gespült und gereinigt (Rezept → Darmbeschwerden). Sie passiert den Darm, zieht Wasser aus dem Gewebe heraus und in den Darm hinein. Dabei löst das Glauber- oder Bittersalz Rückstände auf, regt den Gallenfluss an und schwemmt die Giftstoffe aus. Etwa 70 bis 80 Minuten nach der Einnahme des Salztrunks setzt schließlich ein wässriger Durchfall ein, der bis zu drei Stunden anhalten kann. Aus diesem Grund sollten Sie an Glaubersalztagen besonders viel trinken.
Neben den beiden Salzlösungen können Sie auch abführende Kräutertees, zum Beispiel aus Sennesblättern, Faulbaumrinde und Rhabarberwurzel, Milchzucker oder Pflanzensäfte – aus Pflaumen, Eberesche, Weißdorn, Birnen und Äpfeln – sowie Rizinusöl oder Füllmittel (Tamarindenmus, Feigen, Agar-Agar oder Flohsamen) mit reichlich Wasser verdünnt verwenden.

## Klistier und Einlauf

Schon die alten Ägypter kannten eine Methode des Darmbades. Die persönlichen Ärzte der Pharaonen benutzten Schilfrohre, Tierblasen, Flaschenkürbisse und Lederbeutel, um Wasser in den Darm einzulassen. Ein halbes Jahrhundert später nutzte auch Hippokrates die Technik, doch verwendete er statt Wasser Eselsmilch, Olivenöl oder Wein für das Darmbad. Erste Salzwasserklistiere benutzte der römische Arzt Galen.

Sie sollten sich hingegen in der Apotheke oder im medizinischen Fachhandel einen so genannten Irrigator kaufen. Diesen füllen Sie mit Wasser. Legen Sie sich mit angezogenen Beinen auf die linke Seite und polstern Sie mit einem Kissen unter den Hüften. Führen Sie die mit Vaseline eingefettete Spitze des Einlaufrohrs vorsichtig etwa fünf Zentimeter tief in den After ein, und versuchen Sie, die Gefäßmuskulatur zu entspannen.

Damit die Flüssigkeit langsam in den Darm einlaufen kann, muss der Irrigator hochgehalten werden. Lassen Sie das Wasser nur in kleinen Portionen einlaufen, damit der Darm nicht überdehnt wird. Versuchen Sie, den Druck im Darm etwa zehn Minuten auszuhalten, bevor Sie die Flüssigkeit herausfließen lassen.

## Wie Sie den Darm in Bewegung bringen

Eine Darmschulung trainiert die Darmmuskeln. Bereits mit ein paar einfachen Übungen können Sie in der Mittagspause oder vor dem Schlafengehen viel für Ihren Darm tun.

Bei der Bauchatmung wölbt sich das Zwerchfell beim Ausatmen wie eine Kuppel in den Brustbereich hinein. Die Zwerchfellmuskeln kontrahieren beim Einatmen und die Kuppel wird abwärts gezogen, und bei jedem Atemzug drückt das Zwerchfell sanft massierend auf die Organe der Bauchhöhle. Eine tiefe und gleichmäßige Atmung versorgt Organe und Gewebe besser mit Sauerstoff, unterstützt Herz und Kreislauf.

Beobachten Sie Ihre Atmung. Legen Sie sich auf den Rücken und ziehen die Beine leicht an. Mit geschlossenen Augen beobachten und hören Sie Ihre Atmung. Versuchen Sie nicht, die Atmung bewusst zu beeinflussen. Bei der Brustatmung sollten sich Ihre Rippen anheben. Der Brustkorb wölbt sich nach oben und der Bauch wird flacher. Es sind vor allem die Brustmuskeln, die die Atmungsarbeit erledigen. Bei der Bauchatmung wölbt sich hingegen der Bauch nach außen, das aktive Zwerchfell drückt nach unten.

# INSEKTENSTICHE UND ZECKENBISSE

## Kleine Tiere, große Wirkung

*Achtung! Gefährlich kann es werden, wenn Sie beispielsweise in einen Bienenschwarm geraten und von mehreren Tieren gestochen werden.*

Stiche und Bisse von Insekten sind unangenehm, jucken und brennen. Die Haut kann sich röten, häufig treten Schwellungen auf. Doch keine Panik: In der Regel verschwinden die Symptome nach einiger Zeit von selbst.

### *Achtung Allergiker!*

Besonders aufpassen sollten Allergiker: Für sie kann ein Insektenstich lebensbedrohlich sein. Wird ein Allergiker von einem Insekt gestochen, kann es zu Atemnot, Schwindelgefühlen und Erbrechen kommen. In diesem Fall ist eine sofortige ärztliche Behandlung notwendig. Scheuen Sie sich nicht, wegen eines »kleinen Insektenstiches« den Notarzt zu rufen! Ärztliche Behandlung von Insektenstichen ist grundsätzlich auch bei einem Stich in Mund, Hals oder Rachen nötig. Ebenso, wenn Säuglinge oder Kleinkinder gestochen werden. Außerdem sollten Sie sich behandeln lassen, falls der Stich sehr stark anschwillt, sich die Wunde entzündet oder rote Streifen sichtbar werden.

### *Gefahr durch Zeckenbisse*

Zecken können Infektionskrankheiten übertragen. Bei uns sind vor allem zwei von Bedeutung: die Frühsommer-Meningoenzephalitis und die Lyme-Borreliose. Vor erstgenannter Infektion schützt eine Impfung. Eine Infektion mit Borreliosebakterien muss schnellstmöglichst mit Antibiotika behandelt werden. Wurden Sie tatsächlich von einer Zecke gebissen, beobachten Sie die Wunde auch nach der Entfernung des Tieres genau. Denn Symptome, die auf eine Infektion deuten, treten erst einige Tage nach dem Biss auf. Nicht jeder Zeckenbiss führt zu einer der genannten Infektionen.

Informieren Sie sich über eventuelle Risikogebiete. Wenn Sie sich in Gegenden aufhalten, die zu Risikogebieten zählen, fragen Sie einen Arzt, wie Sie sich am besten schützen können. Dies gilt auch für Reisen in andere Länder. Es gibt Blut saugende Parasiten, die beispielsweise Malaria übertragen.

*Wenn Sie in einem Risikogebiet leben, sollten Sie sich vorsorglich gegen Frühsommer-Meningoenzephalitis (FSME) impfen lassen. Ihr Arzt berät Sie sicherlich gern.*

> **SYMPTOME**
> In der Regel gerötete Stellen auf der Haut, Quaddeln, Schwellungen, Juckreiz; manchmal auch allergische Reaktionen, Atemnot, Erbrechen, Panik, beschleunigter Puls.

## So können Sie vorbeugen

Gegen Mücken helfen Gitter an den Fenstern; Moskitonetze im Schlafzimmer garantieren eine ungestörte Nachtruhe.

Vorsicht, Tierfreunde: Kontrollieren Sie regelmäßig Ihre vierbeinigen Haustiere. Vor allem Hunde und Katzen bringen häufig Zecken von ihren Ausflügen im Freien mit.

Bewahren Sie die Ruhe, wenn Bienen oder Wespen Sie umschwirren. Wenn Sie um sich schlagen, fühlen sich die Tiere bedroht und stechen gerade deshalb. Meiden Sie Stellen, die Insekten bevorzugen, wie beispielsweise Abfallkörbe.

### *Sommerzeit – Insektenzeit*

Im Sommer sind die kleinen summenden und brummenden Plagegeister besonders aktiv. »Angriffe« lassen sich kaum vermeiden.

Wer im Freien etwas trinkt, sollte sein Glas stets abdecken, beispielsweise mit einem Bierdeckel. Kontrollieren Sie vor dem Trinken immer, ob nichts in Ihrem Glas schwimmt. Getränke in Dosen sind denkbar ungeeignet, da Sie nicht erkennen können, ob ein Insekt hineingekrabbelt ist. Oftmals hilft schon eine Duftkerze mit ätherischen Ölen auf dem Balkon oder der Terrasse, um Insekten abzuwehren.

*Natürlich können Sie auch handelsübliche Insektensprays oder -salben verwenden. Prüfen Sie sie jedoch erst auf ihre Hautverträglichkeit.*

*Vor allem blühende Kleewiesen sind ein bevorzugter Aufenthaltsort für fleißige Bienen. Der Stich einer Biene in die Fußsohle oder Zehen ist äußerst schmerzhaft.*

Laufen Sie nicht barfuß über blühende Wiesen. Die Gefahr, in ein Insekt zu treten, ist gerade hier sehr groß.

Wenn Sie sich draußen aufhalten, besonders wenn Sie im Wald spazieren gehen, schützen Sie sich am besten mit entsprechender Kleidung: Je mehr Haut Sie bedecken, desto weniger Angriffsfläche bietet sich für Insekten.

Verwenden Sie außerdem keine stark duftenden Hautpflegemittel oder Parfüms. Der intensive (süße) Geruch lockt die Insekten an. Schützen Sie sich dagegen mit ätherischen Ölen. Ein paar Tropfen Öl leisten gute Dienste. Neben Eukalyptusöl zeigen auch Nelken, Zitrone, Minze und Lavendel erstaunliche Wirkung. Ebenfalls ein guter Schutz gegen Insekten: eine Mischung aus Geranie, Lavendel und Sandelholz.

### Insektenstiche im Hals-Rachen-Raum

Ein Insektenstich im Hals- und Rachenraum ist äußerst gefährlich. Rufen Sie umgehend den Notarzt! Bis zum Eintreffen des Arztes können Sie einen Eiswürfel lutschen, um der Schwellung entgegenzuwirken.

Sind Sie gestochen worden, prüfen Sie sofort, ob sich in der Wunde noch der Stachel befindet. Diesen entfernen Sie am besten mithilfe einer feinen Pinzette. Vorsicht ist geboten, wenn sich am Stachel ein kleines Beutelchen befindet. Es handelt sich dabei um die Giftblase einer Biene, die Sie nicht verletzen sollten, da sonst das Gift in die Wunde gelangt.

### Zecken entfernen, aber richtig

*Vorsicht! Früher wurde eine Zecke mit Klebstoff oder Nagellack erstickt. Das sollten Sie keinesfalls tun, denn dadurch beißt sich das Tier noch fester in die Haut.*

Wenn Sie eine Zecke an Ihrem Körper finden, nehmen Sie eine Pinzette, und ziehen Sie das Tier vorsichtig heraus. Achten Sie jedoch darauf, dass Sie den Hinterkörper nicht zerquetschen, denn dann gerät der Inhalt, das heißt die Keime, in die Wunde. Bleibt der Kopf der Zecke in der Wunde zurück, ergreifen Sie keine weiteren Maßnahmen. Wenn er nicht von selbst abfällt, was in aller Regel passiert, sollten Sie ihn von einem Arzt fachmännisch entfernen lassen. Eine andere Möglichkeit ist, die Zecke mit einer heißen Nadel zu berühren. Oft lässt sie sich dadurch leichter aus der Haut lösen.

## Was Sie tun können – Hausmittel gegen Insektenstiche und Zeckenbisse

Wichtig ist, dass Sie möglichst schnell reagieren. Mit einfachen Hausmitteln lassen sich Stiche und Zeckenbisse dann wirkungsvoll behandeln.

*Wenn im Notfall nichts anderes als Erste-Hilfe-Maßnahme zur Verfügung steht, befeuchten Sie die Wunde einfach mit Speichel.*

### *Auch bei Insektenstichen hilft Apfelessig*

Apfelessigauflage: zwei Esslöffel Apfelessig mit einem Viertelliter Wasser verdünnen; ein Tuch damit tränken und auf die Wunde legen; eventuell mit einer Mullbinde fixieren; abnehmen, wenn die Auflage trocken ist.

### *Gurkenscheiben auflegen*

Kühlung und Linderung des meist auftretenden Juckreizes verschaffen frische Gurkenscheiben, die Sie einfach auf die betroffene Hautpartie legen. Alternativ können Sie auch Zwiebelscheiben auflegen.

### *Eine Kältepackung lindert die Schwellung*

Reinigen Sie die (Stich-)Wunde mit klarem Wasser. Drücken Sie dann einen Eiswürfel, den Sie in ein Tuch eingewickelt haben, auf die Stelle. Im Notfall hilft einfach auch ein kalter Waschhandschuh.

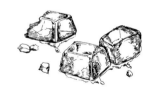

*Erste-Hilfe-Maßnahme: Eispackung mit Eiswürfeln auflegen.*

### *So hilft Knoblauch*

- Soforthilfe: Betroffene Stelle mit einer aufgeschnittenen Knoblauchzehe einreiben; dann eine Zehe zerdrücken, auf die Wunde legen und mit einem Heftpflaster fixieren; ein bis zwei Stunden einwirken lassen.
- Lindert Schmerzen und desinfiziert: Aus gleichen Teilen Knoblauch, Honig und Apfelessig eine Paste anrühren und auf die betroffene Hautpartie streichen.
- Hausmittel aus dem Nahen Osten: Eine Knoblauchzehe zerkauen, mit Speichel vermischen und auf die juckende Hautstelle auftragen.
- Tipp für Campingurlauber: Streuen Sie um Ihren Schlafsack Knoblauchpulver, oder hängen Sie ein Säckchen mit

*Mückenstiche gelten im Gegensatz zu einem Bienen- oder einem Wespenstich als harmlos. Im Normalfall schwillt die Einstichstelle nach einem Mückenstich leicht an, was mit einer leichten Hautrötung und einem oft lästigen Juckreiz verbunden ist.*

Knoblauchzehen in den Wohnwagen oder ins Zelt. Das schützt in aller Regel vor den kleinen Quälgeistern.

▶ Hausmittel gegen Zecken: Wenn Sie sich im Freien aufhalten, zum Beispiel bei der Gartenarbeit, binden Sie sich Knoblauchzehen um die Hosenbeine.

### HAUSMITTEL DER ZIGEUNER

Dieses Elixier aus der Hausapotheke des fahrenden Volkes soll Brennen, Jucken und die Rötung nach einem Mückenstich verhindern: Bereits einen Monat vor der Mückensaison einen halben Liter Apfelessig mit einem Teelöffel getrocknetem oder drei Teelöffeln frischem Thymian in einer weithalsigen Flasche ansetzen; die Flasche verschließen, an einen sonnigen Platz stellen und gelegentlich schütteln; nach zwei Wochen sieben zerdrückte Knoblauchzehen dazugeben; erneut an ein sonniges Plätzchen stellen und ab und zu schütteln; nach weiteren zwei Wochen in eine dunkle Flasche abseihen und kühl lagern. Bei Bedarf ein Tuch mit dem Gemisch tränken und auf die betroffene Hautpartie legen.

### *Quark wirkt entzündungshemmend*

Entfernen Sie bei einem Bienen- oder Wespenstich zunächst den Stachel vorsichtig mit einer Pinzette. Auf die betroffene Stelle tragen Sie anschließend etwa fingerdick kalten Quark auf; eventuell mit einem Baumwolltuch fixieren.

### *Salbei desinfiziert*

Zum Desinfizieren können Sie auch Salbeitee verwenden: Einen Esslöffel Salbei mit einer Tasse (200 Milliliter) kochendem Wasser überbrühen; fünf Minuten ziehen lassen, abseihen; die Wunde mit dem Tee auswaschen.

### *Wasser und Seife zur Wundreinigung*

Reinigen Sie den Einstich mit Wasser und Seife, um eine Infektion zu vermeiden. Danach sollten Sie die Wunde kühlen und dabei das betroffene Körperteil möglichst ruhig halten. Auf diese Weise wird verhindert, dass der Stich zu stark anschwillt, und das Insektengift kann sich nicht verteilen.

## Ein altes Hausmittel: essigsaure Tonerde

Ein Umschlag mit essigsaurer Tonerde kann die ersten Beschwerden lindern: Einen Esslöffel essigsaure Tonerde mit einem Glas Wasser (200 Milliliter) mischen; ein kleines Tuch mit der Mischung tränken und auf die schmerzende Stelle legen; mit einer Mullbinde fixieren; abnehmen, wenn die Erde trocken ist.

*Essigsaure Tonerde ist ein universell einsetzbares Hausmittel, das man in Tablettenform in Reformhäusern oder Apotheken erhält.*

## Heilkraft der Zwiebel

▶ Zwiebelpackung: Zwiebeln schälen und dünsten; noch warm in ein Tuch packen und auf die betroffene Stelle legen.
▶ Zwiebelumschläge: Frische rohe Zwiebeln fein hacken und mit etwas warmem Wasser zu einem Brei verrühren; den Brei in ein Baumwolltuch einschlagen und auf die Wunde legen; mit einer Mullbinde fixieren.

## Wann zum Arzt

Bei Zeckenbissen gilt grundsätzlich: Suchen Sie unbedingt einen Arzt auf! Auch wenn das Risiko einer FSME- oder Borrelioseinfektion gering ist, kann Ihnen letzte Sicherheit nur der Arzt geben. Im schlimmsten Fall kann er entsprechende notwendige Behandlungen einleiten.

*Suchen Sie einen Arzt auf, wenn Sie in einer als FSME-gefährdet ausgewiesenen Region von einer Zecke gebissen worden sind.*

Insektenstiche sind in aller Regel harmlos. Die Beschwerden infolge eines Insektenstichs hingegen lassen sich mit Hausmitteln normalerweise wirkungsvoll lindern. Ein Arztbesuch ist ratsam, wenn
▶ sich die Einstichstelle entzündet und Fieber und Übelkeit auftreten (vor allem, wenn sich der Zwischenfall im Ausland ereignet hat).
▶ Sie in Mund, Hals oder Rachen gestochen wurden.
▶ Sie allergische Reaktionen zeigen.
▶ Massenstiche auftreten, zum Beispiel durch einen ganzen Bienenschwarm.
▶ es ein Hornissenstich ist.
▶ Säuglinge oder Kleinkinder gestochen wurden.
▶ der Bereich um den Stich stark anschwillt.
▶ rote Streifen sichtbar sind, die herzwärts laufen.

# ISCHIASBESCHWERDEN

## Wenn der Schmerz ins Bein fährt

Schmerzen ziehen sich über die Hüften und das Gesäß und können bis zu den Knöcheln hinunterreichen. Hinzu kommen noch plötzlich Stiche. Die Schmerzen treten meist als Folge von Erkältungen und Infektionen auf, aber auch bei großer Anstrengung, Stoffwechselerkrankungen und Schädigungen des Ischiasnervs. Den Grund für die Schmerzen muss unbedingt ein Arzt feststellen.

*Ursachen für Ischiasbeschwerden*

*Die Beinschmerzen beim Ischias bestehen meist nur in einem Bein, auch die Rückenschmerzen sind häufig nur einseitig.*

In der Lendengegend in Schüben auftretende akute oder chronische Schmerzen nennt man Hexenschuss (Lumbago). Wenn der Schmerz in eines oder beide Beine ausstrahlt, handelt es sich um Ischias (Ischialgie). Durch den Schmerz verspannt sich oft auch noch die Rückenmuskulatur, und es kommt zusätzlich zu Muskelschmerzen.

Durch bestimmte Fehlbewegungen wird im Kreuz ein stechender Schmerz ausgelöst (Hexenschuss). Die Gründe dafür sind entweder eine Bandscheibenvorwölbung oder ein Bandscheibenvorfall. Damit tritt häufig eine Ischiaserkrankung auf. Die Ursachen sind meist falsches Heben, Bücken oder Drehen. In besonderen Fällen können aber auch andere Erkrankungen wie Entzündungen oder Tumoren zu einer Ischiasreizung führen. Weitere mögliche Ursachen sind Verrenkungen, plötzliche Dreh- oder Bückbewegungen, durch Infektionskrankheiten oder einfach durch Stress, bei dem sich die Rückenmuskulatur verspannt.

> **SYMPTOME**
> In die Beine ausstrahlender Rückenschmerz, Schmerzen beim Husten und Niesen, Muskelverspannung, Schmerzen beim Anheben des gestreckten Beins.

## So können Sie vorbeugen

Sorgen Sie bei der Bildschirmarbeit für optimale Sitzverhältnisse; der Bildschirm sollte in Augenhöhe stehen. Achten Sie auf die ergonomische Einstellung von Stühlen, Schreibtischen und Geräten. Bewegung ist bei sitzenden Tätigkeiten besonders wichtig. Liegen die Unterarme vor der Tastatur auch auf, und ist Ihr Unterarm abgestützt, wenn Sie die Maus bedienen? Schauen Sie regelmäßig von der Arbeit auf und gönnen Sie sich hin und wieder eine Entspannungspause.

*Wenn Sie Übergewicht haben, sollte die erste Maßnahme die Reduzierung des Gewichts betreffen.*

### DER HEXENSCHUSS

Akute oder chronische, in Schüben auftretende Schmerzen in der Lendengegend, direkt an der Wirbelsäule und ihrer unmittelbaren Umgebung, nennt man Lumbago (Lendenschmerz). Wird dabei durch bestimmte Bewegungen – Heben, Bücken oder Drehen – ein plötzlicher stechender Schmerz im Kreuz ausgelöst, so spricht man von Hexenschuss. Ischiasbeschwerden beginnen meist mit diesen Symptomen.

**Die Ursachen:**
- Verschleißerscheinungen an den Wirbelkörpern oder den kleinen Wirbelgelenken
- Bandscheibenvorwölbung beziehungsweise ein Bandscheibenvorfall
- Wirbelgleiten
- Osteoporose
- Wirbelbruch

**Vorbeugende Maßnahmen:**
- Reduzieren des Körpergewichtes
- Rückenmuskulaturtraining, zum Beispiel durch Schwimmen
- Vermeidung unnatürlicher Körperhaltungen
- Bemühen um seelische Ausgeglichenheit

**Wenn es Sie doch erwischt hat:**
- Bei Wirbelgleiten: Kräftigung der Rückenmuskulatur und Abbau von Übergewicht
- Bei Muskelverspannungen: Zugluft meiden, muskelentspannende Übungen und Wärme
- Bei psychosomatischen Rückenschmerzen: richtiger Umgang mit Stress und Entspannungsübungen und -techniken

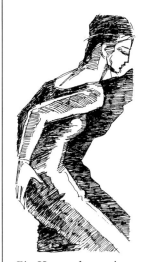

*Ein Hexenschuss tritt plötzlich auf und ist äußerst schmerzhaft. Die beste Vorbeugung: Sport und Bewegung.*

Schlafen Sie gut? Selbst beim Schlafen müssen Sie einige Dinge beachten: Benutzen Sie straff gepolsterte und nicht zu weiche Matratzen sowie Nackenstützkissen.

Trainieren Sie durch gezielte Bewegung und Sport die Rücken- und Bauchmuskulatur. Gehen Sie schwimmen! Vor allem das Rückenschwimmen entlastet die Wirbelsäule. Regelmäßige Rückengymnastik tut gut! Aber Achtung: Üben Sie keine belastenden Sportarten wie Tennis oder Squash aus!

*Schwimmen ist anderen Sportarten vorzuziehen. Ruckartig ausgeführte Sportarten sind unbedingt zu meiden.*

Bei der Arbeit und im Haushalt sollten Sie Ihren Rücken vor einseitiger Belastung bewahren: Unterbrechen Sie Anspannungsphasen und machen Sie Pausen. Wechseln Sie öfters die Sitz- oder Standposition. Bringen Sie belastete und wieder entlastete Muskeln zur Anspannung und danach wieder zur Entspannung. Was sich rollen, ziehen oder schieben lässt, sollten Sie nicht tragen, wenn es nicht unbedingt sein muss.

Beim Stehen oder Gehen und selbst beim Sitzen gilt: Nehmen Sie eine aufrechte Haltung ein! Beim Bücken müssen Sie in die Knie gehen, und beim Heben ist darauf zu achten, dass die Oberschenkel und nicht der Rücken die Hauptarbeit leisten. Kurse über Entspannungstechniken, zum Beispiel nach Jacobson, autogenes Training oder so genannte Rückenschulen, bringen Ihnen bei, wie Sie sich rückenschonend verhalten können. Auskünfte erteilen Ärzte und Krankenkassen.

### Was Sie tun können – Hausmittel gegen Ischiasbeschwerden

Zur Unterstützung der ärztlichen Maßnahmen haben sich einige Hausmittel als sehr vielversprechend erwiesen, zum Beispiel warme Hüftwickel. Außerdem sollte man sich ins Bett legen, schwitzen und möglichst viel Ruhe haben. Die Ernährung sollte auf Obst und leichte Kost (zum Beispiel Tofu) umgestellt werden. Und wenn der Schmerz dann wieder abklingt, können leichte Massagen hilfreich sein, möglichst rasch wieder auf die Beine zu kommen.

*Hinweis: Wenn Sie Ischiasbeschwerden haben, gilt absolutes Alkohol- und Rauchverbot! Lassen Sie auch Kaffee aus!*

Bei Ischiasproblemen gilt es jedoch zunächst einmal, die Wirbelsäule zu entlasten. Beim Schlafen sollten Sie flach liegen und die Beine mit einer Unterlage (zum Beispiel Kissen) unter den Knien anwinkeln. Bettruhe an sich ist immer gut, um den Rücken zu entlasten und zu entspannen.

Achten Sie darauf, dass Sie Ihren Rücken stets warm halten und die Rückenmuskulatur entspannen. Rheumabäder oder -packungen sind ausgesprochen wohltuend. Sie sollten auch wärmewirksame Salben oder Gelee, beispielsweise Rosmarinextrakt oder Bienengift, anwenden.

### *Apfelessig wirkt schmerzlindernd*

Eine Wärmebehandlung unter anderem mit Wasseranwendungen wirkt ausgesprochen wohltuend und zugleich schmerzlindernd; dabei kann vor allen Dingen Apfelessig die heilende Wirkung des Wassers wesentlich verstärken. Die entzündungshemmenden und antibakteriellen Eigenschaften können die ärztliche Therapie positiv unterstützen. Angezeigt sind dieselben Maßnahmen wie beim Hexenschuss. Außerdem sollten Sie langsame Streichmassagen mit Apfelessigwasser im Oberschenkel- und Gesäßbereich durchführen oder durchführen lassen, um mögliche Verkrampfungen zu vermeiden.

*Zur Unterstützung der Wasseranwendungen sollte man sich ins Bett legen, schwitzen und möglichst viel ruhen.*

### *Reiztherapie mit Brennnesseln*

Das Schlagen mit frischen Brennnesseln wirkt schmerzlindernd und ist in aller Regel gut verträglich. Sie benötigen ein bis zwei Sträuße frische Brennnesseln ohne Wurzeln. Streichen Sie mit dem Kraut wiederholt über die betroffenen Stellen oder schlagen Sie leicht darauf ein. Durch das Nesselgift entsteht ein mehrere Stunden anhaltendes Wärmegefühl. Wichtig: An diesem Tag darf die behandelte Haut nicht mit kaltem Wasser in Berührung kommen. Zwei bis drei Tage lang sollten Sie täglich einmal die Reiztherapie durchführen, danach zwei bis drei Tage aussetzen.

### *Heilsäfte mit Brunnenkresse und Johannisbeere*

▸ Der Jodlieferant Brunnenkresse enthält viel Kalium, Eisen und die Vitamine A und C. Das noch immer wenig genutzte Kraut wirkt fördernd auf die Verdauung, ist schleimlösend,

*Wenn Sie schon beim leisesten Hauch eines Luftzuges Schmerzen haben (Überempfindlichkeit der Haut), so empfehlen sich Einreibungen mit Johanniskrautöl.*

blutreinigend und stoffwechselanregend. Geben Sie das Kraut einfach in den Entsafter – schon ist der Heilsaft fertig.

▶ Johannisbeersaft wird traditionell bei rheumatischen Beschwerden und Gicht angewendet: Die Beeren werden samt den Stielen entsaftet. Beim Entsaften von Johannisbeeren empfiehlt sich die Zuhilfenahme eines Dampfentsafters.

*Zur Unterstützung der Wasseranwendungen sollte man sich ins Bett legen, schwitzen und möglichst viel ruhen.*

### Heiltees gegen Ischiasbeschwerden

▶ Brennnesseltee: Zwei gehäufte Teelöffel Brennnesselblätter mit einem halben Liter kochendem Wasser aufbrühen und fünf Minuten köcheln lassen. Über einen Zeitraum von vier bis sechs Wochen sollten Sie morgens und abends je eine Tasse warm trinken.

▶ Ein Tee mit Johanniskraut, Baldrian und Knoblauch: Übergießen Sie zwei Teelöffel einer Teemischung aus Johanniskraut und Baldrian zu gleichen Teilen mit einer Tasse kochendem Wasser. Geben Sie einige Tropfen Knoblauchtinktur hinzu und lassen Sie alles zugedeckt zehn Minuten ziehen. Bei Bedarf bis zu dreimal täglich eine Tasse trinken.

▶ Rheumakur mit Tee: Sie brauchen Löwenzahnkraut, Zinnkraut, Brennnesselkraut, Birkenblätter und Hagebutten zu gleichen Teilen. Übergießen Sie einen bis zwei Teelöffel der Mischung mit einer Tasse kochendem Wasser, zehn Minuten ziehen lassen. Sechs Wochen lang sollten Sie täglich drei Tassen trinken.

*Man sammelt von der Spierstaude die oberen Teile der Pflanze, wenn die Blüten voll entfaltet sind. Ihre Salizylsäureverbindungen wirken harn- und schweißtreibend bei → Rheuma und → Gicht.*

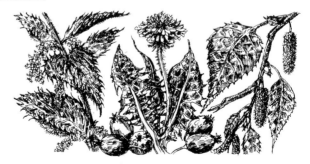

*Viele Kräuter enthalten Wirkstoffe, die entzündungshemmend und schmerzlindernd bei Rücken- und Ischiasbeschwerden wirken.*

▶ Schmerzlindernder Tee: Sie benötigen 30 Gramm Spierstaudenblüten sowie je 20 Gramm Hauhechelwurzel, Birkenblätter und Schachtelhalmkraut. Übergießen Sie einen Teelöffel der Mischung mit einem Viertelliter kochendem Wasser und lassen alles zehn Minuten ziehen. Trinken Sie täglich dreimal je eine Tasse nach den Mahlzeiten schluckweise.

▶ Tee bei Muskelrheuma und -schmerzen: Zwei Eßlöffel einer Mischung zu gleichen Teilen aus Wacholderbeeren, Klettenwurzeln, Birkenblättern und Weidenrinde setzen Sie mit einem halben Liter kaltem Wasser an und kochen alles kurz auf. Drei bis vier Wochen lang sollten Sie morgens und abends eine Tasse zu sich nehmen.

▶ Tee aus Wacholderbeeren, Zinnkraut, Brennnesselkraut und Löwenzahnwurzel mit Kraut: Von einer Mischung zu gleichen Teilen übergießen Sie zwei Eßlöffel mit einem halben Liter kaltem Wasser. Kochen Sie den Ansatz kurz auf, und seihen Sie anschließend sofort ab. Trinken Sie morgens und abends eine Tasse.

### Mit Knoblauch dem Rücken helfen

Knoblauch kann innerlich und äußerlich gegen Rückenschmerzen angewendet werden:

▶ Ein mit Knoblauchessig oder -tee getränktes Tuch kann man als Auflage oder Kompresse verwenden.

▶ Gegen Ischiasschmerzen trinken Sie bei Bedarf eine Tasse heißes Wasser mit einer zerdrückten Knoblauchzehe und einem Teelöffel Honig.

▶ Heißes Knoblauchwasser tut gut, wenn man es einfach über den Rücken laufen lässt.

▶ Trinken Sie morgens und abends ein Glas Milch mit einer zerdrückten Knoblauchzehe.

▶ Vollbäder mit Knoblauchtee: Eine rohe Knoblauchzehe zerdrücken und mit einer Tasse kochendem Wasser übergießen; 15 Minuten ziehen lassen, abseihen. Geben Sie diesen Zusatz in Ihr Badewasser.

### Ein lindernder Breiumschlag aus Leinsamen

Füllen Sie 100 Gramm gequetschten Leinsamen in ein kleines Mullsäckchen, und hängen Sie dieses etwa zehn Minuten in heißes Wasser. Das noch möglichst heiße Säckchen legen Sie auf die betroffene Rückenpartie.

*Wasserbetten sind hervorragend für Menschen mit Rückenproblemen geeignet, denn Wasserbetten gleichen Druckveränderungen zwischen den unterschiedlichen Körperteilen optimal aus.*

*Ein kleiner Tipp: Verspannte Muskeln kann man auch selbst lockern. Nehmen Sie einen Tennisball und legen Sie sich mit dem Rücken darauf. Durch den Druck des Tennisballs auf die Muskulatur kann man sehr gut die verspannten Muskeln lockern.*

### Sebastian Kneipps Rückengüsse

Ein ansteigender Lumbalguss fürs Kreuz und ein ansteigender Nackenguss sind bestens geeignete Hausmittel für den verspannten Rücken und den akuten Hexenschuss. Sie brauchen nur warmes Wasser und etwas Zeit. Stellen Sie sich in die Badewanne oder Dusche, und drehen Sie warmes Wasser an; bitte nur leicht temperiert. Halten Sie den Wasserstrahl direkt auf die leidende Stelle am Kreuz oder am Nacken. Wenn Sie sich dann allmählich gut an die Temperatur gewöhnt haben, erhöhen Sie diese etwas. Auf diese Art steigern Sie über etwa zehn Minuten die Temperatur so weit, wie Sie es gerade noch aushalten. Ziehen Sie dann einen Bademantel an, oder wickeln Sie sich ein großes Badehandtuch um und gehen in das gut vorgewärmte Bett. Dort sollten Sie mindestens eine Stunde zum Nachschwitzen liegen.

*Auch Umschläge mit heißen Kohlblättern – egal ob Weißkohl oder Wirsing – haben sich als Behandlungsvariante bewährt.*

### Wärme tut gut

Lindern Sie Ihre Schmerzen mit Heizkissen, Wärmflaschen, Umschlägen mit heißen Kartoffeln, Heublumenabsud, Senf oder mit Moorbädern:

- Die gute alte Wärmflasche, warme Auflagen oder ein im Backofen erwärmtes Kirschstein- oder Dinkelsäckchen bringen als Auflagen Linderung. Insbesondere die beiden Säckchen halten die Wärme sehr lang, was von Vorteil ist.
Achten Sie beim Auflegen auf die betroffene Stelle darauf, dass Wickel, Flasche oder Säckchen nicht zu heiß sind.
- Auflage mit Heublumenabsud: Bringen Sie zwei Hand voll Heublumen in vier Liter Wasser zum Sieden. Kochen Sie den Sud eine halbe Stunde lang und seihen Sie ihn ab. Tränken Sie ein Baumwoll- oder Leinentuch mit dem heißen Heublumenabsud, wringen dieses aus und legen es auf den Rücken. Decken Sie die Heublumenauflage mit einem trockenen Tuch ab und geben ein weiteres Wolltuch darüber. Eine halbe Stunde sollte dieser Wickel mindestens aufliegen.
- Umschlag mit heißen Kartoffeln: Zerquetschen Sie zwei Kilogramm heiße Kartoffeln mit einer Gabel oder einem Kartoffelstampfer, und wickeln Sie sie in ein Baumwolltuch; die

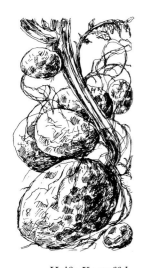

*Heiße Kartoffelumschläge lindern die Schmerzen und die akuten Beschwerden.*

Auflage auf die betroffene Stelle legen und eine Stunde wirken lassen.

❱ Umschlag mit heißen Kohlblättern: Weichen Sie harte Weißkohl- oder Wirsingblätter für einige Sekunden in kochendem Wasser ein, und trocknen Sie die Blätter danach gut ab. Entfernen Sie die mittlere Rippe. Wickeln Sie die Kohlblätter direkt auf die Haut und umwickeln Sie sie mit Dreieckstüchern oder Mullbinden. Bei offenen Wunden sollten Sie möglichst zarte Kohlblätter verwenden, die nur kurz in warmem Wasser eingeweicht werden sollten. Dieser Umschlag sollte alle zwölf Stunden erneuert werden.

❱ Umschlag mit Senf: Verrühren Sie einen Esslöffel Senfpulver mit heißem Wasser zu einem Brei, auf ein Leinentuch streichen und so um die betroffene Stelle wickeln, dass der Senfbrei auf der Haut aufliegt; mit einem Wolltuch bedecken und den Hals warm halten.

*Vorsicht! Senf kann Hautreizungen auslösen. Deshalb muss der Senfwickel sofort entfernt werden, wenn ein Brennen oder Jucken zu verspüren ist.*

## *Zwiebelpackung gegen den Schmerz*

Dünsten Sie drei große oder fünf mittelgroße Zwiebeln und zerkleinern sie. Füllen Sie die Zwiebelmasse in ein Säckchen, und legen Sie diese Packung für etwa eine Viertelstunde auf die schmerzende Stelle.

## Wann zum Arzt

Sie sollten auf jeden Fall einen Arzt, Orthopäden oder Rheumatologen aufsuchen, wenn
❱ der Verdacht auf einen Wirbelbruch besteht.
❱ die Schmerzen sehr stark sind oder nicht nachlassen.
❱ es zu Lähmung, Gefühllosigkeit oder zu anderen Ausfallerscheinungen kommt.
❱ Sie als Hochleistungssportlerin oder Hochleistungssportler an hartnäckigen Rückenschmerzen leiden.
❱ Sie Rückenschmerzen, Sensibilitätsstörungen und Blasen- oder Darmfunktionsstörungen bemerken (Notfall: Bandscheibenvorfall!).
❱ Sie sich in den Wechseljahren befinden.
❱ trotz aller Schonung die Schmerzen nicht abklingen.

# KATER

### Der Tag danach …

Das Erwachen nach durchzechten Nächten ist manchmal eher unerfreulich. Sie werden geplagt von quälenden Kopfschmerzen, der Magen rebelliert, auf Licht und Geräusche reagieren Sie äußerst sensibel – kurz: Der Tag ist gelaufen, Sie haben einen »Kater«.

Doch nicht allein der Alkohol ist schuld an Ihrem Zustand. Auch der fehlende Schlaf, Rauch und Lärm sind mitverantwortlich für einen Kater. Die Giftstoffe, die Alkohol enthält, wirken auf die Blutgefäße. Durch Alkohol im Blut wird der Blutzucker gesenkt und Flüssigkeit entzogen.

*Wenn Sie mit einem Kater aufwachen, halten Sie sich keinesfalls an den Wahlspruch: Am besten beginnt man den Tag danach, wie man am Abend aufgehört hat. Auf diese Weise betäuben Sie die Katersymptome lediglich mit einem weiteren Rausch.*

#### SYMPTOME
Ein dicker (Brumm-)Schädel, → Kopfschmerzen, Licht- und Geräuschempfindlichkeit, Völlegefühl, → Erbrechen, Appetitlosigkeit, generelle Unlust, → Durchfall.

### So können Sie vorbeugen

Schon ein paar einfache vorsorgliche Vorsichtsmaßnahmen können dazu beitragen, dass Sie das nächste feuchtfröhliche Fest ohne Kater überstehen.

Grundsätzlich gilt: Wer am folgenden Tag einen wichtigen Termin wahrnehmen muss, sollte am Vorabend auf keinen Fall Alkohol zu sich nehmen.

*Hände weg von Mixgetränken! Nur der Barmixer kennt die Zusammensetzung.*

Am besten beugen Sie den Nachwirkungen einer feuchten Feier natürlich vor, indem sie weniger trinken, nicht rauchen und nicht zu spät ins Bett gehen.

Sorgen Sie für eine gute Grundlage: Essen Sie daher reichlich vor dem Alkoholgenuss. Dies verzögert den direkten Weg des Alkohols ins Blut.

Trinken Sie langsam. Die Aufnahme von Alkohol wird dadurch begrenzt. Meiden Sie Hochprozentiges; bevorzugen Sie Bier oder Wein. Bleiben Sie bei einem Getränk, und trinken Sie zwischendurch immer wieder Wasser.
Durch Kohlensäure kann Alkohol schneller ins Blut gelangen. Rühren Sie die Kohlensäure beispielsweise aus Sekt, Cola, und Mineralwasser.

*Tipp: Bei einem Kater sollten Sie reichlich (alkoholfreie) Flüssigkeit zu sich nehmen, um die Nachwirkungen des Alkoholkonsums rasch zu überwinden.*

### *Wenn der Schädel trotzdem »brummt«*
Nehmen Sie eine »Auszeit«. Gönnen Sie sich bei Katerbeschwerden viel Ruhe, Schlaf und viel frische Luft. Und: Verzichten Sie auf Alkohol und Nikotin!
Da Alkohol Ihren Körper austrocknet, sollten Sie möglichst viel Flüssigkeit ohne Alkohol zu sich nehmen. Empfehlenswert ist ein Fitmacher-Cocktail aus dem Saft von drei Orangen, zwei Zitronen und einem Glas (200 Milliliter) Mineralwasser oder ein nach Geschmack gewürzter Tomatensaft.
Der Alkohol entzieht dem Körper Salz und Kalium. Trinken Sie eine selbst gemachte Fleischbrühe, um Ihrem Körper diese Stoffe wieder zuzuführen.

*Vorsicht! Alkohol im Blut baut sich nur sehr langsam ab. Denken Sie daran, wenn Sie sich nach einer durchzechten Nacht durch starken Kaffee und eine kalte Dusche frisch und fit fühlen. Setzen Sie sich nicht ans Steuer, da sich auch jetzt noch Alkohol im Blut befindet.*

### **Was Sie tun können – Hausmittel gegen Kater**
Wenn es Sie trotz aller Vorsorge- und Vorsichtsmaßnahmen doch einmal erwischen sollte, können Sie versuchen, den Kater mit einfachen Hausmitteln zu verscheuchen.

### *Heiltees gegen Katersymptome*
▶ Melissentee kann Ihre Kopfschmerzen lindern: Einen Teelöffel Melisse mit einer Tasse (150 Milliliter) kochendem Wasser übergießen; zehn Minuten ziehen lassen, abseihen.
▶ Wenn Ihr Kreislauf in Mitleidenschaft gezogen ist, hilft eine Teemischung aus Melisse und Rosmarin: Je einen Teelöffel Melisse und Rosmarin mit einer Tasse kochendem Wasser übergießen; zehn Minuten ziehen lassen, abseihen.
▶ Wenn der Magen rebelliert, zwei Teelöffel Odermennigkraut mit einem Viertelliter kochendem Wasser übergießen; zehn Minuten zugedeckt ziehen lassen, abseihen.

- Gegen Katerkopfschmerzen hilft ein Tee von Silberweidenrinde: Einen Teelöffel getrocknete Rindenstücke in einen Viertelliter Wasser geben und kurz aufkochen lassen; fünf Minuten ziehen lassen, abseihen; den Tee über den Tag verteilt trinken.
- Variante: Zwei gehäufte Teelöffel Silberweidenrinde in einem halben Liter kaltem Wasser ansetzen; acht Stunden ziehen lassen; dann den Auszug kurz aufkochen und abseihen; den Tee über den ganzen Tag verteilt – heiß oder kalt – trinken.
- Schmerzlindernd und beruhigend wirkt Tausendgüldenkraut: Einen Esslöffel Tausendgüldenkraut mit einem Viertelliter kaltem Wasser ansetzen und gelegentlich umrühren; nach etwa acht Stunden abseihen und etwas erwärmen; ungesüßt trinken.
- Oder versuchen Sie es mit einem ungesüßten Tee aus Wermut: Einen Teelöffel Wermutkraut mit einem Viertelliter kochendem Wasser übergießen; zehn Minuten zugedeckt ziehen lassen, abseihen.

*Achtung! Zubereitungen mit Weidenrinde dürfen während der Schwangerschaft nicht eingenommen werden. Im Falle einer Schwangerschaft gilt ohnehin: Kein Alkohol!*

*Achtung! Tausendgüldenkrauttee sollten Sie nicht trinken, wenn Sie an Magenübersäuerung leiden.*

### *Starker Kaffee hilft*

Kaffee wirkt gefäßverengend. Durch das Trinken von ein paar Tassen Kaffee können Sie Ihren Kopfschmerzen entgegenwirken.

### *Knoblauch vertreibt den Kater*

Bei alkoholbedingten Kopfschmerzen kann Knoblauch den Abbau von Alkohol im Blut beschleunigen. Aber Vorsicht: Zu große Mengen Knoblauch verursachen wiederum Kopfschmerzen!
- Katerrezept (am Vortag vorbereiten): Ein halbes Kilogramm Tomaten, eine Salatgurke, eine große Zwiebel, eine grüne Paprika, zwei bis drei Knoblauchzehen, ein Bund glatte Petersilie klein schneiden beziehungsweise hacken; mit drei Esslöffeln kaltgepresstem Olivenöl mischen; mit Salz und Cayennepfeffer abschmecken und über Nacht ziehen lassen; dann mit kaltem Tomatensaft zu einer dicken Suppe verrüh-

ren. Tomatensaft ist reich an Vitamin C und Kalium und hilft daher bei der Linderung der Katersymptome.

❱ Katerelixier der alten Römer: Zehn Zehen Knoblauch schälen und mit einem Viertelliter Rotwein aufkochen; 20 Minuten ziehen lassen, abseihen und abkühlen lassen; kalt trinken.

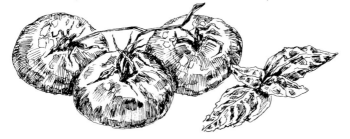

*Tomaten enthalten viele Vitamine und wichtige Mineralstoffe.*

### *Kühlung lindert die Kopfschmerzen*
❱ Ein kaltes Tuch auf die Stirn gelegt wirkt ein wenig schmerzlindernd.

❱ Besser hilft der gute alte Eisbeutel: Zerstoßenes Eis in einen fest verschlossenen Plastikbeutel füllen und auf Stirn oder Schläfen legen. Vorsicht: Um Kälteschäden zu vermeiden, sollten Sie ein Tuch zwischen Haut und Kältepackung legen.

### *Ausgiebig duschen*
Nehmen Sie morgens warm-kalte Wechselduschen: Zuerst drei bis fünf Minuten warm, dann ein paar Sekunden kalt duschen. Diese Anwendungen sollten Sie mehrmals hintereinander wiederholen.

## Wann zum Arzt
Normalerweise lässt sich jeder alkoholbedingte Kater mit Hausmitteln wieder verscheuchen. Gönnen Sie sich im Anschluss an einen etwas zu langen Abend vor allem ausreichend Schlaf, viel Ruhe und frische Luft. Die Notwendigkeit eines Arztbesuchs besteht in aller Regel nicht.

Wenn Symptome wie Erbrechen oder Durchfall allerdings länger als 24 Stunden auftreten, sollten Sie vorsichtshalber einen Arzt konsultieren. Dann könnte es sein, dass Sie sich eine Infektion oder eine Lebensmittelvergiftung zugezogen haben. Klarheit verschafft ein Besuch beim Arzt.

*Achtung! Durch Alkohol können Nebenwirkungen von Medikamenten verstärkt werden.*

# KEUCHHUSTEN

## Wenn es die Kleinsten erwischt

Der Keuchhusten wird im Anfangsstadium häufig nicht richtig erkannt. Er gleicht zunächst einer normalen Erkältung mit erhöhter Temperatur und etwas Husten. Erst nach etwa ein bis zwei Wochen leidet das Kind unter quälender Atemnot. Für Säuglinge kann sie lebensbedrohend sein. Sie reagieren nicht mit dem typischen Husten wie ältere Kinder, sondern mit Atemstillstand!

*Keuchhusten ist eine äußerst ansteckende und langwierige Krankheit, wie schon der Volksmund konstatiert: »Drei Wochen kommt er, drei Wochen steht er, drei Wochen geht er.«*

### Ursache: Bakterien

Keuchhusten kann durch Bakterien ausgelöst oder durch Tröpfcheninfektion übertragen werden. Schutz gewährleistet nur die rechtzeitige Impfung. Für ungeimpfte Kinder kann Keuchhusten sehr gefährlich sein. Die Erkrankung bricht etwa vierzehn Tagen nach der Ansteckung aus.

---

**SYMPTOME**

Bei Keuchhusten müssen drei Stadien unterschieden werden:
**I. Phase, erste bis dritte Woche:** wie eine Erkältung, entzündeter Rachen, leichtes Fieber, Hüsteln
**II. Phase, zweite bis sechste Woche:** heftige, quälende Hustenattacken mit vorgestreckter Zunge, besonders nachts, danach schnelles, keuchendes, »juchzendes« Einatmen. Beim Husten rote bis blaue Gesichtsfarbe, Atemnot, Schleimauswurf, oft sogar Erbrechen
**III. Phase, dritte bis zehnte Woche:** Hustenanfälle und Erbrechen lassen nach, der Atem ist weiterhin keuchend

---

### So können Sie vorbeugen

Vor allem Säuglinge sollten von hustenden Kindern fern gehalten werden. Wenn dennoch der Verdacht einer Ansteckung besteht, sprechen Sie sofort mit dem Kinderarzt über mögliche vorbeugende Maßnahmen.

Die Ansteckungsgefahr für Erwachsene hingegen ist äußerst gering. Meist sind sie durch eine Erkrankung im Kindesalter immun dagegen. Ältere Menschen sollten sich aber von den Patienten fern halten. In fortgeschrittenem Alter kann der Schutz vor der Krankheit bereits wieder nachlassen. Dadurch erhöht sich die Gefahr einer Ansteckung wieder.

*Bewahren Sie Ruhe*

Für Eltern bedeutet eine Keuchhustenerkrankung sechs bis neun Wochen große Sorge. Bleiben Sie jedoch auf jeden Fall ruhig. Das Allerwichtigste für Ihr krankes Kind in dieser Phase ist, wenn Sie sich Zeit nehmen können, um für Ihr Kind da zu sein und es zu pflegen. Achten Sie auf eine ruhige und entspannte Atmosphäre um den kleinen Patienten.

Bei Hustenanfällen ist es ratsam, den Kopf des Kindes leicht nach vorne zu beugen und den Oberkörper gerade zu halten. Um trockener Luft im Krankenzimmer vorzubeugen, können Sie mit Kamillentee angefeuchtete Handtücher aufhängen. Oder Sie stellen Schalen mit heißem Wasser auf.

Geben Sie Ihrem Kind nur leichte Kost, am besten fünf kleine Mahlzeiten täglich. Zwingen Sie Ihr Kind jedoch nicht zum Essen. Solange der Patient Fieber hat, sollte man auf Milchgetränke verzichten.

Wenn das Fieber abgeklungen und die Ansteckungsgefahr vorüber ist, kann sich das Kind auch wieder im Freien bewegen: Größere Anstrengungen müssen vermieden werden.

## Was Sie tun können – Hausmittel gegen Keuchhusten

*Ein Abkühlungsbad senkt das Fieber*

Ein Abkühlungsbad ist vor allem bei kleinen Kindern zu empfehlen – allerdings nur in Absprache mit dem Arzt! Das Badewasser ist um 1 °C kühler als die Körpertemperatur des Kindes. Sie setzen das Kind hinein und lassen langsam kühles Wasser zulaufen. Nach etwa 20 Minuten sollte das Wasser

*Grundsätzlich gilt: Fiebersenkende Maßnahmen sollten nur ergriffen werden, wenn das Fieber bereits seinen Höhepunkt erreicht hat.*

eine Temperatur von 30 °C erreicht haben. Anschließend trocknen Sie das Kind gut ab und legen es ins Bett.

### *Heiß oder kalt anwenden: Brustwickel mit Apfelessig*
Ein heißer Brustwickel wirkt schleimlösend und entkrampfend, ein kalter fördert die Durchblutung im Brustraum, senkt Fieber und lindert Schmerzen: Ein Baumwoll- oder Leinentuch mit Essigwasser tränken (Mischungsverhältnis: 1 : 1) und gut auswringen; das Tuch straff um die Brust wickeln (es sollte von der Achselhöhle bis zum untersten Rippenbogen reichen); dann mit einem weiteren Baumwoll- oder Leinentuch abdecken; abschließend ein Wolltuch darüber schlagen und fixieren. Ein heißer Brustwickel muss abgenommen werden, wenn die Wärmewirkung nachlässt (nach etwa 20 bis 30 Minuten), ein kalter, wenn eine gute Durchwärmung erreicht ist (nach etwa 30 bis 35 Minuten). Anschließend packen Sie den kleinen Patienten ins Bett und verabreichen ihm eine Tasse Veilchentee (Zubereitung siehe unten).

*Achtung! Bei hohem Fieber dürfen generell keine heißen Brustwickel angewendet werden. Wenn der Patient fröstelt oder friert, sollten Sie Abstand von kalten Brustwickeln nehmen.*

### *Lindernde Kraft der Johannisbeere*
Schwarzer Johannisbeersaft hat eine schmerzlindernde Wirkung. Verordnen Sie dem kleinen Patienten täglich ein Glas (200 Milliliter) dieser wohlschmeckenden Medizin. Größere Kinder können zuerst auch mit dem Saft gurgeln.

### *Aus Großmutters Hausapotheke: Thymiantee*
▸ Entkrampfend wirkt ein Tee aus 30 Gramm Thymiankraut: Je 15 Gramm Schlüsselblumenwurzel und Sonnentaukraut und zehn Gramm Fenchelfrüchte (im Mörser zerstoßen); einen Teelöffel der Mischung mit einem Viertelliter kochendem Wasser übergießen; fünf Minuten ziehen lassen, abseihen; eventuell mit etwas Honig süßen; eine Woche lang drei Tassen täglich verabreichen.

▸ Oder: Je 25 Gramm Thymiankraut und Isländisch Moos mischen; zwei Teelöffel der Mischung mit einer Tasse (150 Milliliter) übergießen; fünf Minuten zugedeckt ziehen lassen, abseihen; täglich zwei bis drei Tassen verabreichen.

## Veilchen wirken schleimlösend

▶ Ein Hustensirup, der sich besonders für Kinder eignet, wird aus Veilchen hergestellt. Bereiten Sie zunächst einen Absud aus Veilchenblüten: Einen Esslöffel Veilchenblüten mit einem halben Liter kochendem Wasser übergießen, aufkochen und 30 Minuten weiterkochen lassen; anschließend den Absud abseihen und langsam wieder bis zum Kochen erhitzen; zwei bis vier Esslöffel Honig einrühren, bis die Flüssigkeit sirupartig eindickt; nach dem Abkühlen in eine dunkle Flasche füllen und im Kühlschrank aufbewahren; ein bis zwei Teelöffel sollten morgens und abends verabreicht werden.

▶ Veilchentee: Einen Teelöffel Veilchenblätter oder -blüten mit einem Viertelliter kochendem Wasser überbrühen; fünf Minuten ziehen lassen, abseihen und mit etwas Honig süßen; verordnen Sie dem Patienten dreimal täglich eine Tasse.

*Achtung! Bienenhonig darf Säuglingen im ersten Lebensjahr nicht verabreicht werden. Ein darin enthaltener Keim kann lebensbedrohlich sein. Dies gilt nicht für Fertignahrung. Diese wird bei der Herstellung ausreichend erhitzt.*

## Waschungen haben eine fiebersenkende Wirkung

Sie tauchen ein Baumwoll- oder Leinentuch in einen Eimer Wasser und wringen es aus; das Wasser kann kalt bis leicht temperiert sein (etwa 12 bis 20 °C). Dann werden dem liegenden Patienten die Unterarme mit dem Tuch abgerieben. Decken Sie ihn dann zu, ohne ihn abzutrocknen. Nach etwa 15 Minuten erwärmt sich die Haut wieder, und Sie können die Prozedur wiederholen (maximal fünfmal).

*Die Waschungen sollten bei Schüttelfrost mit warmem Wasser durchgeführt werden.*

# Wann zum Arzt

Keuchhusten ist eine schwere Kinderkrankheit und kann Ihr Kind außerordentlich schwächen und für Säuglinge sogar lebensbedrohlich sein. Gehen Sie unbedingt zum Arzt, wenn

▶ der geringste Verdacht auf Keuchhusten, insbesondere bei Säuglingen, besteht.
▶ die ersten Keuchhustensymptome auftreten.
▶ Hustenanfälle bei Ihrem Kind gehäuft auftreten.
▶ die Atmung Ihres Kindes stark beeinträchtigt ist.
▶ die Atemnot extreme Formen annimmt.
▶ Atemstillstand und Ersticken drohen (vor allem bei Säuglingen).

*Zögern Sie beim ersten Anzeichen von Atemstillstand und Erstickungsanfällen keinen Moment: Rufen Sie sofort den Notarzt!*

# KOPFSCHMERZEN

### Die unsichtbare Folter

Beinahe jeder Mensch leidet im Laufe seines Lebens irgendwann an Kopfschmerzen. Meist sind dies Alarmsymptome, die auf Störungen im psychischen oder physischen Bereich hinweisen. Nehmen Sie diese Warnung Ihres Körpers in jedem Fall ernst: Es ist wichtig, den Auslöser für die oft dumpfen, pochenden, hämmernden Schmerzen herauszufinden. Meist kann dies nur der Betroffene für sich selbst beantworten. Beobachten Sie, wann, wo genau und wie oft der Schmerz auftritt. Gibt es bestimmte Auslöser für den Kopfschmerz? Tritt der Schmerz allein oder mit bestimmten Begleiterscheinungen auf. Dies sind die Fragen, die es zu klären gilt.

*Wenn Sie für Ihre Beschwerden keine Erklärung finden können, sollten Sie unbedingt einen Arzt konsultieren. Greifen Sie nicht sofort zu den erstbesten Kopfschmerzmitteln.*

***Kopfschmerzen haben vielfältige Ursachen***
Viele Faktoren, die Kopfschmerzen auslösen können, kennen wir aus eigener (schmerzhafter) Erfahrung. Eine ungesunde Ernährungs- und Lebensweise – zu viel Alkohol, Kaffee oder Nikotin und zu wenig Schlaf – sind Auslöser Nummer eins für Kopfschmerzen. Schlafstörungen und Wetterumschwung sind ebenfalls häufig die Ursache. Und auch nach zu langem Sonnenbaden können uns Kopfschmerzen quälen.
Frauen sind besonders während der Menstruation und den Wechseljahren anfällig für Kopfschmerzen. Diese treten vielfach auch als Nebenwirkung zahlreicher Medikamente auf. Häufig sind die auslösenden Faktoren auch im Berufsleben und in unserer Umwelt in Form von Verschmutzung, Giften, Ozon zu suchen. Oft entstehen durch Überbelastungen von Körper und Gehirn oder durch Muskelverspannungen im Hals-, Nacken- und Schulterbereich Kopfschmerzen.
Bislang konnten schon über 165 Kopfschmerzarten beschrieben und ihre Ursachen definiert werden.

*Forschungen haben ergeben: Wer sich bewegt und seinen Körper fit hält, leidet seltener an Kopfschmerzen.*

> **SYMPTOME**
> Ein- oder beidseitiger, kurz oder länger anhaltender, stechender, hämmernder, dröhnender oder pulsierender Kopfschmerz; tränende, gerötete Augen. Begleitsymptome mitunter: Übelkeit, → Erbrechen, Sehschwierigkeiten und Geräuschempfindlichkeit, Unruhe, Aggressivität, Appetitlosigkeit, Unlust, Müdigkeit und Konzentrationsschwäche.

## So können Sie vorbeugen

Bauen Sie Stress ab, beispielsweise durch Entspannungsübungen. Gönnen Sie sich genügend Ruhepausen. Körperliche Bewegung hält fit: Treiben Sie Sport!

### *Eine ausgewogene Lebensweise verringert das Risiko*

Sorgen Sie dafür, dass in den Räumen, in denen Sie sich aufhalten – Wohnung, Büro –, ausreichend gelüftet wird. Auch im Winter! Spaziergänge an der frischen Luft bei jedem Wetter und zu jeder Jahreszeit sind ebenso wichtig. Achten Sie auf eine gesunde Lebens- und Ernährungsweise. Vermeiden Sie Übermüdung sowie Licht- und Lärmbelästigung.

Nehmen Sie Kaffee oder Tee in vernünftigem Maß zu sich. Allzu übermäßiger Alkohol- und Nikotingenuss sowie die Einnahme von Drogen können Kopfschmerzen auslösen.

Folgen Sie nicht jedem modischen Trend. Tragen Sie Schuhe mit flachen anstelle von hohen Absätzen. Dadurch entspannen Sie Ihre Rückenmuskulatur. Meiden Sie ebenso intensiv riechendes Parfüm.

*Achtung Kaffeetrinker! Wenn Sie Ihren täglichen Kaffeeverbrauch reduzieren, kann der Koffeinentzug Auslöser für Kopfschmerzen sein. Sinnvolles Maßhalten ist auch hier hilfreich.*

### *Bildschirmarbeit belastet*

Halten Sie bei der Arbeit am Computer oder beim Fernsehen genügend Abstand zum Bildschirm. Auch Augenprobleme können an Ihren Kopfschmerzen schuld sein; lassen Sie Ihre Sehkraft regelmäßig testen.

Durch richtiges Sitzen, Liegen und Stehen beugen Sie Kopfschmerzen vor. Wer lange sitzende Tätigkeiten ausüben muss, sollte über die Anschaffung eines orthopädischen (Büro-)Stuhls unbedingt nachdenken.

*Kopfschmerzursache Muskelverspannung*
Wenn sich bei längeren Autofahrten Kopfschmerzen einstellen, legen Sie Pausen ein. Achten Sie unbedingt darauf, dass Sie genügend Flüssigkeit zu sich nehmen, und verzichten Sie nicht auf kleinere Zwischenmahlzeiten. Auch Muskelverspannungen im Nackenbereich können Kopfschmerzen verursachen. Prüfen Sie Matratze und Kopfkissen; schlafen Sie auf dem Rücken. Vielleicht hilft Ihnen eine Nackenrolle. Ein Spaziergang vor dem Zubettgehen entspannt.
Versuchen Sie, Kopfschmerzen durch entsprechende Kopfmassagen abzubauen. Nehmen Sie nicht bei jeder kleinen Kopfschmerzattacke Medikamente. Entspannen Sie sich. Sorgen Sie für ausreichenden Schlaf. Wenn Sie lediglich unter leichten Kopfschmerzen leiden, kann Sport hilfreich sein.

*Seelische Ursachen*

*Kein Scherz: Durch häufiges und langes Kauen von Kaugummi können ebenfalls Verspannungen auftreten, die wiederum Kopfschmerzen auslösen können.*

Haben Ihre Kopfschmerzen seelische Ursachen, sollten Sie versuchen, Ihren unterdrückten Gefühlen freien Lauf zu lassen. Setzen Sie sich mit Ihren ungelösten Konflikten sowie inneren Spannungen auseinander. Gymnastik und Entspannungsübungen können Ihnen hierbei helfen.

## Was Sie tun können – Hausmittel gegen Kopfschmerzen

Wenn Ihre Kopfschmerzen nicht organisch bedingt sind und darum von einem Arzt behandelt werden müssen, können folgende Hausmittelanwendungen hilfreich sein.

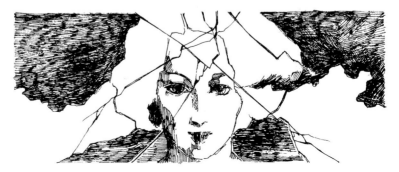

*Kopfschmerzen – verzichten Sie auf die chemische Keule.*

## Heilender Apfelessig

▶ Ein sehr altes und bestens bewährtes Hausmittel ist die Apfelessigkur: Einen Esslöffel Apfelessig mit einem Esslöffel Honig in einem Glas warmem Wasser verrühren; zwei Monate lang dreimal täglich ein Glas trinken.

▶ Inhalationen mit Apfelessig bringen rasch Linderung: Kochendes Wasser in eine Schüssel geben und Apfelessig zugeben (zehn Teelöffel Essig auf einen Liter Wasser); den Kopf darüber halten und mit einem Handtuch abdecken, sodass kein Dampf entweichen kann. Vorsicht! Handtuch zwischendurch anheben, um Verbrühungen zu vermeiden; ruhig und tief einatmen.

*Machen Sie sich ein feuchtes Stirnband: Zwei Esslöffel Apfelessig und einen Viertelliter Wasser vermischen, Tuch tränken, umbinden – fertig.*

▶ Aus Großmutters Hausapotheke: Efeuessig. Dazu einige Efeublätter in Apfelessig einlegen und zwei Wochen stehen lassen; bei Bedarf stündlich Stirn, Schläfen und Nacken mit dem Auszug betupfen.

▶ Wadenwickel mit Apfelessig beruhigen und verschaffen bereits nach kurzer Zeit ein angenehmes Gefühl am ganzen Körper: Apfelessig und kaltes Wasser (10 bis 15 °C) zu gleichen Teilen mischen; ein Leinentuch damit tränken und auswringen; das Tuch straff um den Unterschenkel wickeln. Darüber wickeln Sie ein weiteres, trockenes Leinentuch und abschließend ein Wolltuch. Der Wickel sollte eine halbe Stunde angelegt bleiben; gegebenenfalls zwei- bis dreimal wiederholen.

▶ Waschungen mit Apfelessig regen die Durchblutung und den Kreislauf an: Tauchen Sie einen Waschlappen oder -handschuh in kaltes Essigwasser (Mischungsverhältnis: ein Esslöffel Apfelessig auf 100 Milliliter Wasser); den Waschlappen nur leicht ausdrücken. Dann beginnen Sie mit der Waschung an der rechten Hand; entlang des rechten Arms geht es hoch zur Achselhöhle und wieder zurück zur Hand; Verfahren am linken Arm wiederholen. Anschließend waschen Sie Hals, Brust und Bauch. Dann gehen Sie zu den Beinen über: Waschen Sie vom rechten Fußrücken bis hinauf zum Gesäß; anschließend waschen Sie das linke Bein auf die gleiche Weise. Zum Abschluss begießen Sie die Fußsohlen kurz mit kaltem Wasser; nicht abtrocknen, sofort anziehen.

*Wenn Ihnen während der Waschung Essigwasser in die Augen spritzt, spülen Sie dieses umgehend mit reichlich klarem Wasser gründlich aus.*

### Baldrian beruhigt

*Baldrianblüten duften ausgesprochen angenehm, und gerade dieser Duft wirkt beruhigend auf das Nervensystem.*

▶ Ob als Aufguss oder kalt zubereitet, wirkt Baldriantee nervenberuhigend und krampflösend: Einen Teelöffel Baldrianblüten mit einem Viertelliter heißem Wasser überbrühen; fünf Minuten ziehen lassen, dann abseihen und noch heiß trinken.

Für die Kaltzubereitung werden morgens zwei Teelöffel getrocknete Blätter oder zwei Teelöffel zerkleinerte Baldrianwurzel mit einer Tasse kaltem Wasser angesetzt. Lassen Sie diesen Ansatz etwa zehn Stunden ziehen. Anschließend abseihen; den Tee wieder erwärmen und trinken.

### Ein altes italienisches Hausmittel

Bei plötzlichen Kopfschmerzattacken kann eine Tasse ungesüßter Espresso ohne Milch, aber mit drei Teelöffeln Zitronensaft schnelle Hilfe bringen.

### Heikraft des Grünkohls

Vitamin-B3-Mangel führt zu Kopfschmerzen. Grünkohl enthält sehr viel dieses Vitamins und kann dadurch den Mangel gut ausgleichen:

▶ Grünkohlauflagen: Einige Blätter klein schneiden und in mehreren Schichten für etwa zwei Stunden auf die Stirn legen; mit einem Verband fixieren und ausruhen.

▶ Grünkohlwickel: Einige Blätter klein schneiden und in mehreren Schichten für etwa zwei Stunden auf den Nacken legen; mit einem Wollschal fixieren und ausruhen.

### Heiltees gegen Kopfschmerzen

*Eisenkraut wurde in der Antike bei der Verhüttung von Eisen mit in den Schmelztiegel gegeben, da der darin enthaltene Kohlenstoff das Metall härtete.*

▶ Eisenkrauttee hat sich bei Kopfschmerzen bewährt: Zwei Teelöffel Eisenkraut mit einem Viertelliter kochendem Wasser übergießen; zehn Minuten ziehen lassen, abseihen; den Tee mehrmals täglich in kleinen Schlucken trinken.

▶ Johanniskrauttee wirkt bei Schmerzen im Kopfbereich: Einen Teelöffel getrocknetes Johanniskraut mit einer Tasse siedendem Wasser überbrühen; fünf Minuten zugedeckt ziehen lassen, abseihen; den Tee schluckweise trinken.

◗ Variante: Je 20 Gramm Johanniskraut, Melissenblätter, Pfefferminzblätter, Schafgarbenkraut und Steinkleekraut mischen; einen bis zwei Teelöffel der Mischung mit einer Tasse heißem Wasser übergießen; 10 bis 15 Minuten ziehen lassen, abseihen; sechs Wochen lang kurmäßig täglich drei Tassen trinken.

◗ Lavendelblütentee wirkt entspannend und beruhigend: Einen gehäuften Teelöffel getrocknete Lavendelblüten mit einer Tasse kochendem Wasser übergießen; fünf Minuten ziehen lassen, abseihen; eine Tasse am Tag trinken.

*Vorsicht! Zu reichlicher Genuss von Lavendel kann Kopfschmerz verursachen. Und auch ein mit Lavendelblüten gefülltes Kopfkissen kann Kopfschmerzen auslösen.*

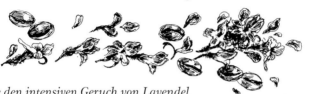

*Meiden Sie den intensiven Geruch von Lavendel. Der Duft der Blüten kann Kopfschmerzen verursachen.*

◗ Melissentee wirkt beruhigend: Einen Teelöffel Melissenblätter mit einer Tasse (150 Milliliter) heißem Wasser übergießen; zehn Minuten ziehen lassen, abseihen und möglichst warm trinken.

◗ Ringelblumentee ist ebenfalls sehr wirkungsvoll: Einen Teelöffel Ringelblumenblüten mit einer Tasse kochendem Wasser aufgießen; zehn Minuten ziehen lassen, abseihen; den Tee schluckweise dreimal am Tag trinken.

◗ Schlüsselblumentee lindert nervöse Kopfschmerzen und gilt als sehr wirksames Schlafmittel: Einen Esslöffel getrocknete Blüten und Blätter mit einer Tasse kochendem Wasser übergießen; etwa zehn Minuten zugedeckt ziehen lassen, abseihen; mehrmals täglich eine Tasse trinken.

*Achtung! Gelegentlich kann es bei Anwendungen mit Ringelblumen zu allergischen Reaktionen kommen. Wer an einer Primelallergie leidet, sollte auch keine Schlüsselblumen für die Teezubereitung verwenden.*

◗ Tee von Silberweidenrinde: Einen Teelöffel getrocknete Rindenstücke in einen Viertelliter Wasser geben und kurz aufkochen; anschließend fünf Minuten ziehen lassen, abseihen; den Tee über den Tag verteilt trinken.

◗ Variante: Zwei gehäufte Teelöffel Rinde in einem halben Liter kaltem Wasser ansetzen; acht Stunden ziehen lassen; anschließend den Auszug kurz aufkochen, abseihen; diesen über den ganzen Tag verteilt trinken.

### Honigrezept der heiligen Hildegard

Hildegard von Bingen empfiehlt bei Kopfschmerzen Birnenhonig: fünf große Birnen waschen, vierteln, entkernen und mit der Schale in einem Liter Wasser weich kochen; anschließend im Mixer pürieren; 20 Gramm Honig im Wasserbad erwärmen, 28 Gramm Fenchelwurzpulver, 26 Gramm Galgantpulver, 24 Gramm Süßholzpulver und 22 Gramm Mauerpfefferpulver (alles aus der Apotheke) unterrühren und das heiße Birnenpüree unterschlagen. Die fertige Mischung in verschließbare Gläser abfüllen und im Kühlschrank lagern. Den Birnenhonig dreimal täglich einnehmen: morgens auf nüchternen Magen einen Teelöffel, nach dem Mittagessen zwei Esslöffel und vor dem Zubettgehen drei Esslöffel.

*Der scharfe Mauerpfeffer erhielt seinen ungewöhnlichen Namen aufgrund seines würzigen Geschmacks und des bevorzugten Lebensraumes.*

### Ein Hopfenbad entspannt

Ein Vollbad mit Hopfen hat eine wohltuende Wirkung bei Kopfschmerzen: Drei Liter Wasser und 50 Gramm Hopfenzapfen zusammen erhitzen; nach etwa 20 Minuten den Extrakt abseihen und direkt dem Badewasser zugeben.

### Kneipp-Anwendungen gegen Kopfschmerzen

Der Körper reagiert sehr unterschiedlich auf Kälte oder Wärme. Folgende Anwendungen wirken durch Wärme durchblutungsfördernd oder lindern durch Kälte.

▶ Versuchen Sie es einmal mit einer kalten Kompresse oder einem Eisbeutel auf Stirn und Nacken: Ein Leinen- oder Baumwolltuch in kaltes Wasser tauchen, auswringen und auflegen. Oder Sie füllen einen Plastikbeutel mit zerstoßenem Eis, verschließen ihn fest, wickeln ihn zum Schutz in ein Tuch und legen ihn auf.

▶ Kalte Wadenwickel wirken meist schon nach kurzer Zeit schmerzlindernd: Zwei Baumwoll- oder Leinentücher in nicht zu kaltes Wasser eintauchen und leicht auswringen; mit den Tüchern beide Unterschenkel umwickeln; der Wickel soll vom Knöchel bis zum Knie reichen und keine Falten werfen; darüber ein trockenes Baumwolltuch schlagen und mit einem Wolltuch abdecken. Wird der Wickel warm, kann die Anwen-

*Kaltanwendungen dürfen nicht durchgeführt werden, wenn Sie frösteln oder frieren.*

dung wiederholt werden; spätestens jedoch nach einer halben Stunde muss er abgenommen werden.

▶ Eine vergleichbare Wirkung haben kalte Unterarmbäder: Eine Schüssel oder das Waschbecken mit kaltem Wasser (etwa 12 bis 18 °C) füllen; je nach Wassertemperatur die Arme bis zur Mitte des Oberarms bis zu 30 Sekunden, bis zum Eintreten von Kältegefühl eintauchen; die Arme anschließend nicht abtrocknen, sondern bewegen, bis wieder Wärmegefühl eintritt.

*Unterarmbäder mit Urin helfen bei Kopfschmerzen ebenfalls. Geben Sie dem Badewasser so viel Urin hinzu, wie Sie mögen.*

▶ Bei Kopfschmerzen, die durch Verspannungen ausgelöst werden, hilft eine Wärmflasche, ein Heizkissen, eine heiße Kompresse oder Massagen im Hals-Nacken-Bereich.

▶ Warme Wasserstrahlen im Nackenbereich beim Duschen können ebenfalls schmerzlindernd wirken.

▶ Fußbäder, zum Beispiel morgens mit Rosmarin und abends mit Lavendel, können sich positiv auswirken: Eine Hand voll Lavendelblüten mit einem Liter kochendem Wasser überbrühen; 15 Minuten ziehen lassen, abseihen; den Sud zum warmen Fußbad geben. Für den Rosmarinzusatz eine Hand voll Rosmarinblätter in einem Liter Wasser erhitzen. 30 Minuten ziehen lassen, abseihen und in das Fußbad gießen.

▶ Als alternativer Zusatz eignet sich Melisse: Für den Extrakt zwei bis drei Esslöffel Melissenblätter mit einem Liter kochendem Wasser übergießen; 20 Minuten ziehen lassen, abseihen; den Sud in das warme Badewasser geben.

▶ Sie können Ihr Fußbad auch mit schwarzem Senfmehl wirken lassen: Einen Esslöffel Senfpulver mit heißem Wasser zu einem Brei verrühren; den Senfbrei dem Fußbad zugeben.

*Vorsicht: Anwendungen mit Senf können Hautreizungen hervorrufen. Brechen Sie das Fußbad ab, falls Sie ein Brennen oder Jucken verspüren.*

### Knoblauch lindert und entspannt

▶ Knoblauch ist ein »natürliches Aspirin«. Er erweitert die Blutgefäße und regt die Durchblutung an: Einen halben Teelöffel Honig mit etwas Knoblauchsaft (geschälte Zehen im Entsafter auspressen; maximal zwei bis drei Tage im Kühlschrank lagern); mischen; bei den ersten Anzeichen von Kopfschmerzen einnehmen.

▶ Bei stechenden Schmerzen eine Knoblauchzehe essen.

▸ Knoblauchtee lindert rasch die Schmerzen: Eine rohe Knoblauchzehe zerdrücken und mit einer Tasse kochendem Wasser übergießen; 15 Minuten ziehen lassen, abseihen; täglich eine halbe Tasse in kleinen Schlucken trinken.

▸ Heiße oder kalte Fußbäder mit Knoblauchöl: Knoblauchzehen einer mittelgroßen Knolle schälen und längs halbieren; in eine Flasche geben und mit kaltgepresstem Pflanzenöl auffüllen; sechs bis acht Tage ziehen lassen; für ein Fußbad etwa eine halbe Tasse Knoblauchöl auf einen Liter Wasser geben.

### Meerrettich lindert Kopfschmerzen

Mit einer Meerrettichauflage können Sie Kopfschmerzen lindern: ein Stück (ca. 15 Zentimeter) frischen Meerrettich ungeschält reiben; gegebenenfalls mit etwas Wasser verrühren und fingerdick auf ein kleines Leinentuch streichen; das Tuch mit dem Brei für etwa zehn Minuten auf den Nacken legen.

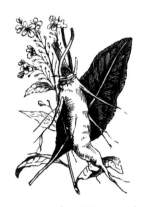

*Frischen Meerrettich erhalten Sie auf Bauern- und Wochenmärkten. In Alufolie verpackt, hält er sich bis zu 14 Tagen im Kühschrank.*

### Eine entspannende Quarkauflage

Ein bewährtes Hausmittel gegen Kopfschmerzen sind Quarkauflagen: den gekühlten Quark auf ein Baumwolltuch streichen und auf die Stirn legen; nach etwa 30 Minuten, wenn der Quark trocken und bröselig wird, die Auflage entfernen.

### Heilsaft Urin

Ein Urineinlauf reinigt den Darm und lindert Kopfschmerzattacken (→ Migräne): Kaufen Sie sich zunächst in der Apotheke oder im medizinischen Fachhandel einen Irrigator. Füllen Sie den Irrigator mit frischem oder altem Urin (eventuell mit Wasser strecken).

*Kalte Urinkompressen auf Stirn und Augen bringen schnell Erleichterung.*

Legen Sie sich mit angezogenen Beinen auf die linke Seite (mit einem Kissen unter den Hüften etwas polstern), und führen Sie die mit Vaseline eingefettete Spitze des Einlaufrohrs vorsichtig etwa fünf Zentimeter tief in den After ein. Versuchen Sie, die Gefäßmuskulatur zu entspannen. Damit der Urin langsam in den Darm einlaufen kann, muss der Irrigator hochgehalten werden. Lassen Sie den Urin nur in kleinen Portionen einlaufen, damit der Darm nicht überdehnt wird. Versuchen Sie, den Druck im Darm etwa zehn Minuten auszuhalten, bevor Sie die Flüssigkeit herausfließen lassen.

**Wann zum Arzt**
(Kopf-)Schmerzzustände, die länger als zwei bis drei Tage andauern oder immer wiederkehren, müssen unbedingt vom Arzt untersucht werden.
Insbesondere wenn Kinder über Kopfschmerzen klagen, ist ärztlicher Rat grundsätzlich erforderlich. Kopfschmerzen bei Kindern dürfen keinesfalls selbst behandelt werden.
Wenden Sie sich bei unerklärlichen und hartnäckigen Kopfschmerzen immer an Ihren Arzt, insbesondere wenn
- plötzlicher starker Kopfschmerz, Nackensteife, Übelkeit, Erbrechen und Lichtscheue auftreten (Achtung: Notfall!).
- überfallartige heftige Kopfschmerzen auftreten.
- Husten, Niesen oder Kopfbewegungen die Schmerzen verstärken.
- Kopfschmerzen nach einem Sonnenstich auftreten.
- Sie während der Schwangerschaft oder Stillzeit Schmerzmittel einnehmen wollen.
- Kopfschmerzen im Zusammenhang mit einer neuen Brille auftreten.
- der Verdacht auf eine Nebenwirkung von Arzneimitteln besteht.
- Kopfschmerzen von Angstzuständen und → depressiven Verstimmungen begleitet ist.
- Kopfschmerzen nach einer Gehirnerschütterung oder einer Kopfverletzung auftreten.
- Kopfschmerzen zu Schlafstörungen führen.
- Spannungskopfschmerz und → Migräne gleichzeitig auftreten.
- Schläfenkopfschmerz vorliegen könnte.
- die Kopfschmerzen im Schläfenbereich mit Sehstörungen auf der betroffenen Seite verbunden sind.
- Sie an → Migräne leiden.
- erstmalig migräneartiger Kopfschmerz (→ Migräne) bei Personen über 35 Jahren auftritt.

*Es wird oft der Fehler gemacht, Kopfschmerzen bei Kindern mit Unwohlsein gleichzusetzen. Treten die Kopfschmerzen aber immer häufiger auf, sollte man unbedingt den Arzt zu Rate ziehen, ehe das Problem chronisch wird.*

# KRAMPFADERN

## »Volkskrankheit« Venenschwäche

Sie winden sich wie blauviolette Schlangen unter der Haut oder treten fein verästelt als Besenreiser in Aktion: Krampfadern. In der Medizin werden Krampfadern als Varizen oder Varikose bezeichnet. Es gibt verschiedene Typen von mehr oder weniger sichtbaren Krampfadern. Krampfadern sind ausgedehnte, unelastische, erweiterte Venen.

Meist sind sie nur ein ästhetisches Problem. Dennoch sollten Krampfadern aufmerksam beobachtet werden, denn mitunter können sie zu »Wasser« in den Beinen und gefährlichen Thrombosen (Blutgerinnsel) führen.

*Unter Krampfadern versteht man erweiterte, verlängerte und geschlungene Venen. Grundsätzlich können sich alle Körpervenen zu Krampfadern entwickeln, meist sind jedoch die oberflächlichen Beinvenen betroffen.*

### Was verursacht Krampfadern?

Hervorgerufen werden Krampfadern häufig durch eine angeborene Bindegewebsschwäche. Aber auch unser ungesunder Lebensstil – Bewegungsmangel, Übergewicht, chronische Verstopfung, langes Stehen und falsches Sitzen – kann die Ursache sein. Verursacht werden Krampfadern, wenn der Gegendruck des Blutes zu groß ist. Die Venenklappen in ihrem Inneren schließen deshalb nicht mehr richtig, mit der Folge, dass sich das Blut in den Venen staut oder sogar in die Beine zurückfließt. Bei ausgeprägten Krampfadern können bis zu 20 Prozent des Blutvolumens in die Beine versacken. Schwellungen sind die Folge.

*Schwimmen ist der ideale Sport, um der Bildung von Krampfadern vorzubeugen.*

> **SYMPTOME**
>
> Krampfadern: schwere müde Beine (vor allem im Sommer), Spannungsgefühl in den Beinen, geschwollene Unterschenkel und Knöchel (vor allem am Abend, bei längerem Stehen, Sitzen oder bei Wärme), nachts gelegentlich Wadenkrämpfe, mitunter Kribbeln oder Unruhegefühl in den Beinen.
> Besenreiser: besenreiserartig auseinander laufende, rotblaue dünne Gefäßäste, die durch die Haut schimmern.
> Begleitsymptome: Wasseransammlungen unter der Haut im Knöchelbereich, da die Venenwände durchlässig werden; Hautjucken, Spannungs- und Druckgefühle. Bei Frauen können sich die Symptome vor der Menstruation deutlich verstärken.

## So können Sie vorbeugen

Krampfadern und Besenreisern können Sie mit einfachen Maßnahmen gezielt und wirkungsvoll vorbeugen.

*Bleiben Krampfadern längere Zeit unbehandelt, kann es zu Venenentzündungen und offenen Geschwüren, meist im Unterschenkelbereich, kommen.*

### *Bewegung, Bewegung, Bewegung!*

Sport ist oberstes Gebot! Geeignet sind Schwimmen, Gymnastik, Wandern, Radfahren, Spazierengehen und Walking. Viel Bewegung beugt Krampfadern erwießenermaßen vor. Außerdem werden die Gefäße gestärkt, der Kreislauf angeregt und die Durchblutung gefördert. Gezielte Gymnastik für die Beinmuskulatur erhöht die Stabilität der Venen, eine starke Muskulatur unterstützt den Rückfluss des Blutes zum Herz. Vermeiden Sie bei Venenleiden hingegen folgende Sportarten: Ball- und Kampfsportarten, Ski und Snowboard fahren, Squash und Tennis.

Vermeiden Sie langes Sitzen und Stehen. Legen Sie Ihre Beine sooft wie möglich hoch, und gehen Sie häufig barfuß.

Wenn Sie eine sitzende Tätigkeit ausüben, achten Sie darauf, dass Sie richtig und hoch genug sitzen. Der Stuhl sollte nur leicht gepolstert sein. Die Füße sollten nicht baumeln, sondern flach auf dem Boden stehen. Verwenden Sie gegebenenfalls eine Fußstütze. Stehen Sie so oft wie möglich auf, und bewegen Sie sich, und nehmen Sie sich Zeit, um tagsüber oder am Abend die Beine hochzulegen.

*Allgemeine Hinweise*
Achten Sie darauf, dass Ihre tägliche Ernährung gemischt, vollwertig und faserreich ist. Eine ballaststoffreiche ausgewogene Ernährung schützt vor Verstopfung und verhindert starkes Pressen beim Stuhlgang, was wiederum die Bildung von Krampfadern begünstigt. Versuchen Sie, überflüssige Pfunde loszuwerden. Das entlastet die Beine.
Trinken Sie viel! Mindestens zwei Liter Flüssigkeit täglich sollten es schon sein. Im Sommer sogar drei Liter. Bevorzugen Sie Kräuter- und Früchtetees sowie kochsalzarmes Mineralwasser. Vermeiden Sie übermäßigen Alkoholgenuss, und hören Sie mit dem Rauchen auf.
Duschen Sie Ihre Beine häufig kalt ab. Auch Wechselduschen wirken wohltuend. Knie- und Schenkelgüsse oder Wassertreten nach Pfarrer Kneipp sind gut für die Venen.
Vemeiden Sie lange Sonnen- oder heiße Wannenbäder oder zu lange Saunagänge.
Wenn Ihnen der Arzt Kompressionsstrümpfe verschrieben hat, tragen Sie sie konsequent jeden Tag, und ziehen Sie sie bereits vor dem Aufstehen an.

## Was Sie können – Hausmittel gegen Krampfadern

Sind Krampfadern einmal da, verschwinden Sie nicht wieder von selbst; hier kann nur der Arzt helfen. Mit den folgenden Hausmitteln können Sie allerdings die Beschwerden und Symptome wirkungsvoll lindern.

*Anwendungen mit Apfelessig*
▶ Abreibungen mit Essigwasser (Mischungsverhältnis: ein Esslöffel Apfelessig auf 100 Milliliter kaltes Wasser): Einen Waschhandschuh in das kalte Essigwasser tauchen und leicht auswringen; mit dem Handschuh gerade so fest über die Haut fahren, dass ein leichter Film zurückbleibt. Beginnen Sie mit der Anwendung am rechten Fußrücken, und waschen Sie das Bein bis zum Gesäß; am linken Bein verfahren Sie in der gleichen Weise. Abschließend begießen Sie beide Fußsohlen. Lassen Sie die Haut an der Luft trocknen.

> *Achtung!*
> *Bei Krampfadern oder Thrombosen dürfen die Beine niemals mit einer Knetmassage behandelt werden. Streichen Sie gegebenenfalls nur ganz leicht und sanft mit den Fingerkuppen über die betroffenen Stellen.*

- Sie können auch unverdünnten Apfelessig mit einem Wattebausch auf die Krampfadern auftragen.
- Wadenwickel mit Apfelessig beruhigen und verschaffen bereits nach kurzer Zeit ein angenehmes Gefühl am ganzen Körper: Apfelessig und kaltes Wasser (10 bis 15 °C) zu gleichen Teilen mischen; ein Leinentuch damit tränken und auswringen; das Tuch straff um den Unterschenkel wickeln. Darüber wickeln Sie ein weiteres, trockenes Leinentuch und abschließend ein Wolltuch. Der Wickel sollte eine halbe Stunde angelegt bleiben; gegebenenfalls zwei- bis dreimal wiederholen.

### »Wer schmeißt denn da mit Lehm ...«

Kalte Wickel mit Lehm (aus der Apotheke oder dem Reformhaus) sind ebenfalls sehr wirkungsvoll: Lehmpulver nach Anweisung auf der Verpackung anrühren (mit kaltem Wasser, kaltem Kräutertee oder kaltem Apfelessigwasser); legen Sie zwei Leinentücher in unterschiedlicher Größe bereit; dann den Lehmbrei einen halben Zentimeter dick auf das erste, kleinere Leinentuch streichen; dieses mit Lehm getränkte Tuch wird auf das zweite, größere Leinentuch gelegt, das wie ein Briefumschlag um das Lehmtuch gefaltet wird; das Ganze anschließend um die zu behandelnde Stelle wickeln; 10 bis 20 Minuten einwirken lassen; dann gründlich abwaschen, gut abtrocknen und eincremen.

### Ein Tee aus Steinkleekraut

- Bei Venenerkrankungen hat sich ein Tee aus Steinkleekraut ausgezeichnet bewährt: Ein bis zwei Teelöffel Steinkleekraut mit einem Viertelliter kochendem Wasser übergießen, zehn Minuten ziehen lassen, abseihen; täglich zwei bis drei Tassen trinken.
- Variante: je 20 Gramm Rosskastanienblätter, Steinklee- und Schafgarbenkraut, Weißdornblüten und -blätter mischen; einen Teelöffel der Mischung mit einem Viertelliter kochendem Wasser überbrühen; zehn Minuten ziehen lassen, abseihen; kurmäßig über drei Wochen dreimal täglich nach den Mahlzeiten eine Tasse trinken.

*Wenn die Venen entzündet sind, mischen Sie dem Tee noch 20 Gramm Ringelblumenblüten bei. Diese wirken entzündungshemmend.*

### Anwendung mit Teebaumöl

Teebaumöl erhöht die Elastizität der Gefäße und fördert die Durchblutung: Ein Baumwoll- oder Leinentuch mit kaltem Wasser tränken und gut auswringen; das Tuch sollte nur feucht sein; zehn Tropfen australisches Teebaumöl oder Niaouliteebaumöl darauf träufeln und die Beine mit dem Tuch befeuchten.

### Heilsaft Urin

▶ Kühle Wadenwickel mit gesammeltem Urin lindern die Symptome: Ein Baumwoll- oder Leinentuch mit dem Urin tränken und auf die betroffenen Partien legen; mit einem weiteren Tuch abdecken; ruhen Sie sich aus; wenn der Wickel warm wird, abnehmen.

▶ Um der Gefahr eines venösen Staus zu begegnen, sollten Sie über den Tag verteilt abwechselnd frischen Urin und klares Wasser trinken.

*Vorsicht! Wenn sich bereits Venengeschwüre entwickelt haben, sollten Sie die äußerliche Anwendung von Urin unbedingt mit dem Arzt abstimmen.*

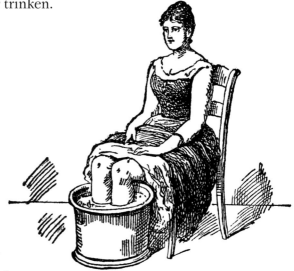

*Ein kaltes Fußbad regt den Kreislauf an und trainiert die Blutgefäße.*

### Wasseranwendungen nach Sebastian Kneipp

▶ Kaltes Wasser ist die einfachste Methode um Blutgefäße zu trainieren. Kniegüsse können Sie zu Hause mit der Dusche selbst durchführen: Führen Sie den Wasserstrahl vom rechten Fußrücken aufwärts, bis eine Hand breit über dem Knie. Hier verweilen Sie kurz, dann fahren Sie auf der Innenseite abwärts. Ebenso gehen Sie beim linken Bein vor. Zum Abschluss begießen Sie beide Fußsohlen. Am besten erwärmen Sie die Beine anschließend durch Bewegung. Führen Sie den Guss zwei- bis dreimal täglich durch.

▶ Eine der besten Übungen für schwache Venen ist Wassertreten: Lassen Sie in die Badewanne kaltes Wasser bis etwa dreiviertel Wadenhöhe ein. Gehen Sie mit kleinen Schritten in der Badewanne hin und her, indem Sie erst das rechte, dann das linke Bein wie ein Storch senkrecht aus dem Wasser ziehen und senkrecht wieder hineintauchen. Die Anwendung dauert etwa 30 Sekunden.

*Achtung!*
*Bei einem Harnwegsinfekt, bei Frieren und Frösteln sind kalte Kniegüsse ungeeignet. Ebenso sollten Sie vorsichtig sein, wenn Sie an niedrigem Blutdruck leiden.*

### *Zinnkraut lindert die Beschwerden*

Kalte Wickel mit Zinnkaut helfen, die Beschwerden zu lindern: 300 Gramm Zinnkraut in einem Liter kaltem Wasser ansetzen; eine Stunde ziehen lassen, kurz aufkochen und abseihen; zwei Baumwoll- oder Leinentücher eintauchen und auswringen; die Tücher um die Beine wickeln und zehn Minuten einwirken lassen.

*Achtung!*
*Vor allen Wasseranwendungen muss der Körper gut durchgewärmt sein.*

## Wann zum Arzt

Beschwerden und Symptome (→ Kasten, Seite 245) lassen sich mit Hausmitteln zwar sehr gut behandeln und lindern, die Ursache beseitigen sie jedoch nicht: die Krampfadern. Sie sollten daher am besten sofort einen Facharzt für Venenerkrankungen aufsuchen, wenn

▶ Sie die entstehenden Krampfadern spüren.
▶ Sie Ihre Beine häufiger als »schwer« empfinden oder die Fußgelenke abends geschwollen sind.
▶ plötzlich ziehende Schmerzen im Bein auftreten.
▶ sich Wasser im Gewebe sammelt (Ödem).
▶ Besenreiser oder Krampfadern sichtbar sind.
▶ Schmerzen, Gehbeschwerden, starke Schwellungen und Hautveränderungen, zum Beispiel Rötungen, am Bein auftreten.
▶ sich ein Unterschenkelgeschwür gebildet hat.

# KREISLAUFBESCHWERDEN

## Wenn der Blutdruck Achterbahn fährt

Die größte körperliche Leistungsfähigkeit liegt zwischen dem 18. und 30. Lebensjahr. Danach zeigt der Körper leider meist die unangenehme Eigenschaft, dass er nicht benötigte Leistungsreserven langsam abbaut. Auch das Herz bleibt von diesem Leistungsabfall nicht verschont. Der gesamte Körper – und damit auch das Herz – braucht Aktivität und Belastung, um seine Leistungsfähigkeit zu erhalten. Häufig vorkommende Kreislaufbeschwerden sind der zu hohe und der zu niedrige Blutdruck.

### *Niedriger Blutdruck ist keine Krankheit*
Hypotonie ist eigentlich keine Krankheit, sondern ein gestörtes Gleichgewicht zwischen der Pumpkraft des Herzens und dem Querschnitt der Blutgefäße.

*Blutunterdruck (Hypotonie) beginnt im Durchschnitt bei Frauen unter 100/80 mm Hg, bei Männern unter 110/80 mm Hg.*

Durch den niedrigen Blutdruck kann das weniger durchblutete Gehirn nicht mehr ausreichend Sauerstoff zur Verfügung stellen. Darum leiden Hypotoniker schon am Morgen unter Müdigkeit und Schwindelgefühlen.

Diese Gleichgewichtsstörung ist meist angeboren. Blutunterdruck ist daher auch nicht mit Vorsorgemaßnahmen zu verhindern. Häufig sind es schlanke und hoch gewachsene Menschen, die unter niedrigem Blutdruck leiden.

Die von niedrigem Blutdruck betroffenen Personen verspüren bereits am Morgen Müdigkeit und Mattigkeit und neigen zu Schwindelgefühlen. Dies ist auf den Sauerstoffmangel zurückzuführen, der durch das zu wenig durchblutete Gehirn entsteht. Doch dies ändert nichts daran, dass Menschen, die unter Blutunterdruck leiden, weit seltener herzkrank werden. Sie haben in der Regel eine überdurchschnittlich hohe Lebenserwartung.

## Bluthochdruck: Volkskrankheit der Deutschen

Hoher Blutdruck ist nur schwer vom Arzt zu behandeln. Dies liegt vor allen Dingen an der Vielfalt der Ursachen, aber auch an der Mitarbeit des Patienten. Sind die Werte im tolerierbaren Bereich von unter 100 mm Hg (→ Blutdruck, hoher) angesiedelt, ist durchaus eine Behandlung mit Hausmitteln möglich. Reden Sie aber vorher mit Ihrem Arzt.

Kaum eine andere Erkrankung beruht auf so vielen Faktoren wie die Hypertonie.

Der Bluthochdruck ist der entscheidende Grund für Erkrankungen im Herz-Kreislauf-System. Durch den hohen Blutdruck werden die Gefäße geschädigt, und das Herz muss sich stärker anstrengen, um das Blut in den Kreislauf zu pumpen.

*Zu den wichtigsten Risikofaktoren für Bluthochdruck zählen fettes Essen, Alkohol, Übergewicht, Rauchen, Vererbung, Angst und extremer Bewegungsmangel.*

> **SYMPTOME**
>
> Allgemeine Symptome: Müdigkeit und → Kopfschmerzen, Appetitmangel und Verdauungsstörungen, kalte Gliedmaßen und Taubheit oder Kribbeln in den Gliedern, Beschwerden beim Wasserlassen, Herzschmerzen, → hoher Blutdruck, → arterielle Durchblutungsstörungen, → venöse Durchblutungsstörungen.

## So können Sie vorbeugen

Machen Sie regelmäßig Sport, das bringt Ihren Kreislauf in Schwung. Körperliche Betätigung ist unerlässlich, wenn Sie Bluthochdruck verhindern oder senken wollen. Radfahren, Wandern, Gymnastik und Tanzen anstelle von Leistungssport sind hilfreich.

Spaziergänge an der frischen Luft sowie eine ausgewogene und gesunde Ernährung tragen ebenfalls dazu bei, um den Kreislauf zu stärken. Fällt Ihnen das Aufstehen am Morgen schwer, sollten Sie, am besten noch im Bett, eine Tasse Kaffee trinken, denn Koffein regt Ihre Herzleistung an, und das Aufstehen wird Ihnen danach leichter fallen.

Verändern Sie Ihre Essgewohnheiten. Essen Sie statt der drei üblichen Hauptmahlzeiten besser fünf kleinere Portionen über den ganzen Tag verteilt. Übergewicht sollten Sie jedoch

*Tipp: Stellen Sie die Kopfseite Ihres Bettes ungefähr 20 Zentimeter höher ein als das Fußteil!*

*Es ist ein weit verbreiteter Irrtum, dass Sekt den Blutdruck in die Höhe treibt, denn nach nur wenigen Minuten ist die munter machende Wirkung der Kohlsäure verflogen, und der Alkohol macht Sie müde.*

vermeiden! Wenn Sie bereits ein paar Pfunde zu viel haben, stellen Sie auf fettarmes Essen um.

Alkohol sollten Sie nur in Maßen oder gar nicht konsumieren, da er einer der Risikofaktoren schlechthin ist. Rotwein ist sogar, in vernünftigen Maßen getrunken, durchaus gesund. Er wirkt arterienerweiternd.

Wenn Sie gerne in die Sauna gehen, sollten Sie dies nicht allein tun. Ganz wichtig: Beginnen Sie langsam mit dem Schwitzen, und verzichten Sie nach dem Schwitzgang auf Alkohol, da er eine blutdrucksenkende Wirkung hat.

Nikotin ist zwar keine grundsätzliche Ursache des hohen Blutdrucks, doch stellt es einen zusätzlichen Risikofaktor dar. Gleiches gilt für den Konsum von Kaffee oder Tee.

## Was Sie tun können – Hausmittel gegen Kreislaufbeschwerden

*Vermeiden Sie den Risikofaktor Stress. Machen Sie gemütliche Spaziergänge oder Entspannungsübungen.*

Mit Wechselbädern und kreislaufanregendem Tee kann man den Blutunterdruck wirksam auf Touren bringen. Und wenn Sie merken, dass Sie sich wieder einmal wegen etwas Unwichtigem unnötig aufgeregt haben und Ihr Blutdruck in die Höhe geht, dann lassen Sie ein paar Minuten lang kaltes Wasser über Ihre Pulsadern fließen. Das wirkt beruhigend.

### *Duschen oder baden*

▶ Armbäder: Ein kaltes Armbad hilft bei Durchblutungsstörungen. Es sollte zwischen 20 und 30 Sekunden dauern. Die Arme sollten bis knapp unter die Achselhöhlen mit Wasser bedeckt sein. Reiben Sie die Arme nach dem Bad gut ab, und schwingen Sie sie, um die Durchblutung zu unterstützen.

▶ Kalter oder wechselwarmer Armguss: Gehen Sie mit dem Strahl wie bei der Waschung vor. Beginnen Sie außen am kleinen Finger und leiten den Strahl bis zur Schulter hoch. Hier kurz verweilen und schließlich innen am Arm abwärts zur Hand zurück. Haben Sie Schmerzen in der Schulter? Verlängern Sie in diesem Fall den Guss bis zum Hals hinauf.

▶ Kalter oder wechselwarmer Gesichtsguss: Schließen Sie Augen und Mund. Richten Sie den Wasserstrahl auf die rechte

Schläfe, und bewegen Sie ihn abwärts zum Kinn, darum herum und hinauf zur linken Schläfe. Gießen Sie mehrere Male von rechts nach links über die Stirn, danach mehrmals von den Augenbrauen zum Kinn hinunter und wieder hinauf. Als Abschluss eignet sich eine kreisende Bewegung mit dem Wasserstrahl um das Gesicht. Dieser Guss fördert die Durchblutung im Kopfbereich, hilft bei müden Augen und gegen Unreinheiten der Gesichtshaut.

◗ Schon Pfarrer Sebastian Kneipp wusste, wie man den Kreislauf anregt. Wechselwarme Armbäder fördern die Durchblutung an Händen und Armen. Füllen Sie eines von zwei Becken mit etwa 37 °C Grad heißem, das zweite mit 16 °C kaltem Wasser. Legen Sie nun für fünf Minuten beide Arme angewinkelt in das warme Wasser, und bewegen Sie leicht Ihre Hände. Bis zur Oberarmmitte sollte Ihnen jetzt das Wasser reichen. Legen Sie dann Ihre Arme für etwa zehn Sekunden in das kalte Wasser. Es sollte immer von warm zu kalt und etwa zwei bis dreimal gewechselt werden.

*Der Morgen eignet sich hervorragend für eine belebende Wechseldusche. Duschen Sie dreimal drei Minuten heiß, anschließend für etwa 20 Sekunden kalt.*

◗ Für Wechselfußbäder füllen Sie eine Fußwanne mit 38 °C warmem, eine zweite Wanne mit 15 °C kaltem Wasser. Beginnen Sie die Fußbäder in kaltem Wasser für etwa zehn Sekunden, und steigen Sie dann für fünf Minuten in das heiße Wasser. Machen Sie das insgesamt je dreimal.

*Achtung: Wenn Sie unter Krampfadern leiden, sind Wechselfußbäder nicht geeignet!*

**Heiltees gegen Kreislaufbeschwerden**
◗ Brennnessel-Kamillen-Tee gegen hohen Blutdruck: Sie benötigen je 50 Gramm Kamillenblätter und Brennnesselblätter sowie 40 Gramm Zinnkraut und 30 Gramm Birkenblätter. Übergießen Sie einen Teelöffel der Mischung mit einer Tasse kochendem Wasser; zehn Minuten ziehen lassen. Trinken Sie täglich drei Tassen des Tees.
◗ Hirtentäscheltee wirkt regulierend auf den Blutdruck: Übergießen Sie einen Teelöffel Hirtentäschelkraut mit einer Tasse kochendem Wasser, lassen Sie alles fünf Minuten ziehen. Trinken Sie täglich zwei Tassen des Tees.
◗ Kräutertee gegen hohen Blutdruck: Sie benötigen je 30 Gramm Kamillen- und Holunderblüten, Goldruten- und

Zinnkraut sowie 20 Gramm Stiefmütterchenkraut. Übergießen Sie zwei bis drei Teelöffel der Mischung mit einem Viertelliter kochendem Wasser; fünf Minuten ziehen lassen. Trinken Sie täglich drei Tassen des Tees.

▶ Kräutertee gegen Kreislaufstörungen: Sie benötigen je 40 Gramm Melissenblüten, Herzgespannkraut und Passionsblume, 30 Gramm Besenginster, 20 Gramm Arnika und 10 Gramm Pfefferminze. Übergießen Sie zwei Teelöffel der Mischung mit einem Viertelliter kochendem Wasser; fünf Minuten ziehen lassen. Trinken Sie täglich drei Tassen des Tees.

▶ Rosskastanientee ist das wohl bekannteste Heilmittel bei Durchblutungsstörungen: Übergießen Sie einen Teelöffel Rosskastanientinktur aus der Apotheke mit einem Viertelliter nicht mehr kochendem Wasser. Lassen Sie den Tee drei bis fünf Minuten ziehen. Trinken Sie diesen Tee langsam und in kleinen Schlucken zwei- bis dreimal täglich.

▶ Weißdorn wirkt bei hohem Blutdruck regulierend und beugt Arterienverkalkung vor. Übergießen Sie zwei Teelöffel der getrockneten Früchte und Blüten mit einer Tasse kochendem Wasser. Lassen Sie die Mischung zehn Minuten ziehen, und seihen Sie dann den Tee ab. Sie können dreimal täglich von dieser Teemischung trinken.

### Knoblauch wirkt blutdrucksenkend

Knoblauch beugt der Schädigung der Blutgefäße vor. Um diese Wirkung zu erzielen, müssen Sie am Tag mehrere Zehen essen. Um den unangenehmen Geruch zu meiden, können Sie auch auf Fertigpräparate aus der Apotheke zurückgreifen.

*Der regelmäßige Gang in die Sauna trainiert die Blutgefäßregulation und regt den Stoffwechsel an. Er härtet ab und entschlackt den Körper.*

### Altbewährtes Hausmittel: die Mistel

Ob als Tee oder Öl, die Mistel besitzt positive Heilwirkungen auf die Blutgefäßmuskeln.

▶ Mistelblätter helfen bei hohem und niedrigem Blutdruck gleichermaßen ausgleichend. Setzen Sie sechs Teelöffel Mistelblätter mit drei Tassen kaltem Wasser über Nacht an. Am Morgen seihen Sie den Ansatz ab. Über den Tag verteilt trinken Sie die gesamte Menge schluckweise.

◗ **Misteltee:** Von einer Teemischung aus 30 Gramm Mistelblätter, je 20 Gramm Weißdornblüten und Schachtelhalmkraut nehmen Sie einen Teelöffel. Übergießen Sie ihn mit einer Tasse heißem Wasser. Lassen Sie den Tee zehn Minuten ziehen, und seihen Sie ihn ab. Zweimal täglich, morgens und abends, sollten Sie davon trinken.
◗ **Misteltropfen:** Vermengen Sie 20 Milliliter Misteltinktur mit je zehn Milliliter Weißdorntinktur und Zinnkrauttinktur, und nehmen Sie dreimal täglich 20 Tropfen davon ein.

### Rosmarinwein kurbelt den Kreislauf an

Übergießen Sie fünf Teelöffel Rosmarinblätter mit einem Liter Weißwein, und lassen Sie diesen Ansatz fünf Tage lang an einem nicht zu warmen Ort stehen. Erst jetzt seihen Sie ihn ab. Nach den Mahlzeiten können Sie ein Gläschen davon trinken. Hinweis: Der Rosmarinwein sollte stets kühl gelagert werden!

*Auch als Badezusatz eignet sich Rosmarin ausgezeichnet. Kochen Sie fünf Esslöffel Rosmarinblätter aus, und geben Sie den Sud ins Badewasser.*

## Wann zum Arzt

Grundsätzlich gehört die Behandlung von Kreislaufbeschwerden in die Obhut eines Arztes. Sprechen Sie mit Ihrem Arzt über mögliche begleitende Maßnahmen, doch führen Sie diese niemals ohne ärztlichen Rat durch. Sie sollten umgehend einen Arzt, Facharzt (Phlebologen) oder Gefäßspezialist (Angiologen) aufsuchen, wenn

*Der Phlebologe ist Spezialist für die Behandlung von Venenerkrankungen. Zu seinem Behandlungsspektrum zählen auch Untersuchungen im Bereich der Arterien.*

◗ Gehbeschwerden, Schmerzen, Hautveränderungen – Hautausschlag und Verfärbung – und stark Schwellungen am Bein auftreten.
◗ Schweregefühl und plötzlich ziehende Schmerzen im Bein auftreten.
◗ Sie an den Symptomen und Beschwerden einer arteriellen Durchblutungsstörung leiden.
◗ Sie häufig unter kalten Füßen und Händen leiden.
◗ Sie unter Durchblutungsstörungen an den Gliedmaßen, am Herz oder am Gehirn leiden.
◗ Sie zur Gruppe der Risikopatienten gehören (Raucher, Diabetiker usw.).

# LEBERBESCHWERDEN

## Die Leber – Das biochemische Labor des Körpers

Die Leber ist das größte Organ im Oberbauch. Von diesem lebenswichtigen biochemischen Kraftwerk aus steuert der Körper den Eiweiß- und Fettstoffwechsel und die Entgiftung des Organismus. Die Leber ist ein äußerst robustes Organ, das selbst bei Schädigung durch Verletzungen oder Krankheitsprozesse noch funktionsfähig bleiben kann. Dennoch: Treten Schmerzen im Oberbauch, dazu Müdigkeit und Erschöpfung auf, kann dies auf eine Erkrankung der Leber hinweisen. Die Beschwerden müssen ärztlich, am besten von einem Facharzt für Magen-Darm-Erkrankungen, behandelt werden. Nehmen Sie Leberbeschwerden stets ernst! Sie können Symptome schwerwiegender Erkrankungen sein!

*Vorsicht! In vielen Arzneimitteln befinden sich leberschädliche Substanzen. Ebenso können Alkohol- und Medikamentenmissbrauch Leberschmerzen verursachen.*

### SYMPTOME

Druckschmerz im rechten Oberbauch, → Bauchschmerzen; Abgeschlagenheit, Müdigkeit, Appetitlosigkeit, Übelkeit, leichtes → Fieber, → Durchfall, Gelenkbeschwerden; gelbliche Verfärbung der Haut (Gelbsucht), Organfunktionsstörungen (Herz, Gehirn).

## So können Sie vorbeugen

*Achtung! Liegt bereits eine Erkrankung oder Schädigung der Leber vor, müssen Sie unbedingt auf Alkohol verzichten!*

Die beste Vorbeugungsmaßnahme: Vermeiden Sie die Aufnahme leberschädlicher Giftstoffe!

Für Alkoholgenuss gilt: »Ein Gläschen in Ehren ...« Nehmen Sie alkoholische Getränke nur in Maßen zu sich. Gönnen Sie Ihrer Leber hin und wieder alkoholfreie Erholungsphasen.

Wenn Sie Arzneimittel einnehmen müssen, sollten Sie auf alkoholische Getränke ganz verzichten. Dies gilt auch für so genannte »alkoholfreie« oder »leichte« Biere.

Eine gesunde Ernährung hilft, die Leber nicht zu sehr zu belasten. Vermeiden Sie Schweinefleisch, Zucker und blähende Speisen, beispielsweise Kohl. Achten Sie grundsätzlich auf unverdorbene Lebensmittel.

*Wenn einer eine Reise tut ...*
Wenn Sie in Länder mit niedrigem Hygienestandard reisen wollen, lassen Sie sich rechtzeitig von Ihrem Arzt beraten. Bei Reisen in Länder, die zu den Hepatitis-Gefahrenregionen zählen, sollten Sie sich vorsorglich gegen Hepatitis A impfen lassen. Wenn Sie an Hepatitis erkrankt sind, achten Sie unbedingt auf peinliche Hygiene. Kochen Sie Waschlappen, Handtücher und Bettwäsche gründlich aus. Sie verringern so das Ansteckungsrisiko.

## Was Sie tun können – Hausmittel gegen Leberbeschwerden

Liegt eine Lebererkrankung vor, ist eine Selbstbehandlung ohne Arzneimittel nicht möglich! Hausmittel können jedoch zur Linderung verschiedener Symptome angewendet werden. Beraten Sie sich jedoch vorab unbedingt mit Ihrem Arzt.

*Hafer lindert die Beschwerden*
Ein Hafervollbad kann Leberbeschwerden lindern: Ein Kilogramm Saathafer mit drei Liter heißem Wasser übergießen; 20 Minuten ziehen lassen, abseihen; den Hafersud ins warme Badewasser geben; das Wasser sollte bis zur Brust reichen.

*Ansteigendes Halbbad nach Kneipp*
Die Stoffwechseltätigkeit der Leber kann durch ein ansteigendes Halbbad angeregt werden: Füllen Sie die Badewanne mit 36 °C warmem Wasser. Wenn Sie in der Wanne liegen, sollte Ihnen das Wasser bis etwa zur Hüfte reichen. In den nächsten 20 bis 30 Minuten sollten Sie langsam heißes Wasser dazulaufen lassen, bis die Wassertemperatur auf 42 °C angestiegen ist. Nach dem Abtrocknen sollten Sie sich etwa 30 Minuten ausruhen.

*Vorsicht!
Bei einem Venenleiden, zum Beispiel → Krampfadern, sollten Sie mit Ihrem Arzt sprechen, bevor Sie warme Bäder nehmen. Eventuell können Sie auf ein Sitzbad ausweichen, bei dem sie die Beine über dem Wasserspiegel auf einen Hocker legen.*

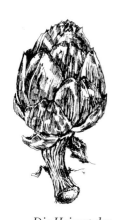

*Die Heimat der Artischocke ist der mediterrane Raum.*

Vorsicht! Das Gänseblümchen zählt zu den Korbblütlern. Allergische Reaktionen sind möglich.

### Lindernde Heiltees bei Leberbeschwerden

◗ Lebertee mit Andorn: 20 Gramm Andornkraut mit je zehn Gramm Löwenzahnwurzel und -kraut, Pfefferminzblätter und Beifußkraut mischen; zwei Teelöffel der Mischung mit einer Tasse kochendem Wasser übergießen; zehn Minuten zugedeckt ziehen lassen, abseihen; dreimal täglich eine halbe Stunde vor den Mahlzeiten eine Tasse trinken.

◗ Artischockentee mit Pfefferminze regt den Fettstoffwechsel an: 60 Gramm Artischocken- und 40 Gramm Pfefferminzblätter mischen; einen Teelöffel der Mischung mit kochendem Wasser überbrühen; zehn Minuten zugedeckt ziehen lassen, abseihen; über sechs Wochen zwei- bis dreimal täglich eine Tasse ungesüßt nach den Mahlzeiten trinken.

◗ Lebertee mit Erdrauchkraut: 50 Gramm Erdrauchkraut mit je 20 Gramm Löwenzahnwurzel und -kraut und Schafgarbenkraut und zehn Gramm Boldoblätter mischen; einen Teelöffel der Mischung mit einer Tasse kochendem Wasser übergießen; zehn Minuten zugedeckt ziehen lassen, abseihen; mehrmals täglich eine Tasse vor den Mahlzeiten trinken.

◗ Leckerer Gänseblümchentee: Einen gehäuften Teelöffel Gänseblümchenblüten und -blätter mit einer Tasse heißem Wasser (150 Milliliter) übergießen; zehn Minuten ziehen lassen, abseihen; den Tee möglichst warm trinken.

◗ Blutreinigungstee mit Löwenzahn: Je 20 Gramm Löwenzahnwurzel und -kraut, Brennnessel- und Birkenblätter mischen; zwei Teelöffel davon mit einem Viertelliter kochendem Wasser überbrühen; zehn Minuten zugedeckt ziehen lassen, abseihen; über vier bis sechs Wochen zwei- bis dreimal täglich eine Tasse in kleinen Schlucken trinken.

◗ Majorantee lindert Leberbeschwerden: Einen Teelöffel Majorankraut mit einer Tasse kochendem Wasser übergießen; zehn Minuten ziehen lassen, abseihen; nach Bedarf ein bis zwei Tassen Majorantee schluckweise trinken; nicht süßen.

◗ Klassischer Lebertee mit Wermut: Je 20 Gramm Wermut, Löwenzahnwurzel und -kraut, Pfefferminzblätter, Wegwartenwurzel und Schafgarbenkraut mischen; einen Teelöffel der Mischung mit einer Tasse heißem Wasser übergießen; 10 bis

15 Minuten ziehen lassen, abseihen; über vier bis sechs Wochen zwei- bis dreimal täglich eine Tasse trinken.

### Honig wirkt lindernd
Honig unterstützt die Leberfunktionen zur Entgiftung des Körpers und wirkt lindernd bei Leberbeschwerden und Leberschwäche.
Milch- und Honig-Kur: Einen Esslöffel Rosmarinhonig mit drei Esslöffel Milch verrühren; kurmäßig über vier Wochen täglich ein Glas trinken.

*Rosmarinhonig besitzt ein helle, fast weiße Farbe mit feiner Kristallierung. Er wird nur selten in großen Mengen erzeugt.*

### Bei akuten Beschwerden hilft Knoblauch
Rasche Hilfe bringt Knoblauch. Er regt die Verdauungstätigkeit an und unterstützt die Entgiftungsarbeit der Leber.
Knoblauchtonikum: eine Hand voll Knoblauchzehen abziehen, fein hacken, in einen Tonkrug geben und mit einem Liter Weißwein übergießen; Krug gut verschließen und an einem kühlen Ort zwei Wochen ziehen lassen; bei akuten Beschwerden täglich ein Schnapsglas trinken.

### Leber-Galle-Geist mit Lapachorinde
Dieser Kräutergeist bringt Leber und Galle auf Trab: Je 15 Gramm Lapachorinde, Alantwurzel, Anissamen (im Mörser zerstoßen) und zehn Gramm Wermut in einem Liter Branntwein ansetzen; den Schnaps zwei Wochen stehen lassen, dann abfiltern, in eine dunkle Flasche abfüllen und kühl und trocken lagern. Bei Bedarf, zum Beispiel nach einer fetten Mahlzeit, ein Gläschen dieses Kräuterschnapses trinken.

### Auflagen mit Leinsamen
Mit einer Leinsamenauflage können Sie sich Erleichterung verschaffen: ein Säckchen mit einer Hand voll zerkleinertem Leinsamen in heißem Wasser erwärmen; nach zehn Minuten so warm als möglich auf die schmerzende Körperstelle und darüber ein Handtuch legen; mit einer warmen Decke zudecken und das Leinsamensäckchen etwa 30 Minuten wirken lassen.

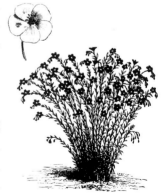

*Leinsamen erhalten Sie im Reformhaus oder im Bioladen.*

### Linderung durch Molkekuren

Molke und Molkeprodukte regen den Stoffwechsel an und entlasten die Leber. Trinken Sie über den Tag verteilt einen Liter Molke. Zusätzlich sollten Sie noch mindestens zwei weitere Liter Flüssigkeit zu sich nehmen, zum Beispiel stille Mineral- oder Heilwässer, Kräuter- und Früchtetees, salzlose warme Gemüsebrühen und zuckerfreie Obstsäfte. Die Molkekur sollte mindestens eine Woche andauern.

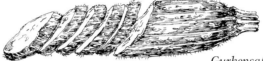

*Gurkensaft entlastet die Leber.*

### Powercocktail mit Roggenwasser

*Roggen ist wahrscheinlich die jüngste genutzte Getreideart: Er wird erst seit etwa 2500 Jahren kultiviert, und er spielt im weltweiten Anbau eine untergeordnete Rolle.*

Verquirlen Sie einen Viertelliter Roggenwasser mit dem Saft von einer Roten Bete, einem Apfel, einer halben Salatgurke und einer halben Zitrone. Den Powercocktail mit Worcestersauce abschmecken; einmal täglich trinken.

#### ROGGENWASSER – SO WIRD'S GEMACHT

Roggenwasser enthält viel Kalium und unterstützt die Leberfunktionen: einen gehäuften Esslöffel groben Roggenschrot (aus dem Reformhaus oder Bioladen) mit einem halben Liter Wasser verrühren und 15 Minuten auf kleiner Flamme köcheln lassen; anschließend durch ein Sieb abseihen und das Roggenwasser in einem Topf auffangen.

Wenn Sie das Roggenwasser aus ganzen Körnern zubereiten wollen, gehen Sie folgendermaßen vor: 250 Gramm Roggen mit eineinhalb Liter Wasser über Nacht quellen lassen; am folgenden Tag etwa 30 bis 40 Minuten bei geringer Hitze köcheln lassen; anschließend abgießen und das Roggenwasser in einem Topf auffangen.

### Sauerkraut entlastet die Leber

*Wer Sauerkrautsaft nicht mag, kann auch Grünkohl- oder Wirsingsaft trinken.*

Trinken Sie täglich ein Glas (200 Milliliter) Sauerkrautsaft (aus dem Reformhaus). Zur Verbesserung des Geschmacks können Sie den Sauerkrautsaft auch mit Möhrensaft im Verhältnis 1 : 1 mischen.

### Heiße Wickel zum Wärmen

▶ Tauchen Sie ein Baumwoll- oder Leinentuch in warmes Wasser, falten Sie es zusammen, und legen Sie es unter den rechten Rippenbogen auf die Leber. Darüber legen Sie ein trockenes Baumwoll- und abschließend ein warmes Wolltuch. Durch die feuchte Wärme wirkt die Leberpackung sehr viel intensiver als eine Wärmflasche.

▶ Mit einer heißen Auflage oder einem Wickel, getränkt mit Schafgarbentee, können Sie Schmerzen, die Ihre Leber vor allem nach üppigen und fetten Mahlzeiten quälen, lindern: zwei Teelöffel Schafgarbenkraut mit einer Tasse (150 Milliliter) heißem Wasser überbrühen; 15 Minuten ziehen lassen, abseihen; den Tee noch heiß auf ein Baumwoll- oder Leinentuch träufeln; Auflage erneuern, wenn sie abkühlt.

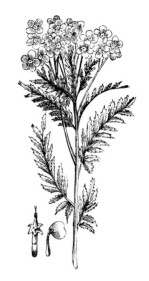

*Schafgarbe kann allergische Reaktionen auslösen. Vor der Einnahme sollten Sie sich daher mit Ihrem Arzt abstimmen.*

### Heilsaft Urin

Ein Urineinlauf lindert Leberbeschwerden: Kaufen Sie sich zunächst in der Apotheke oder im medizinischen Fachhandel einen Irrigator. Füllen Sie den Irrigator mit frischem oder altem Urin (eventuell mit Wasser strecken). Legen Sie sich mit angezogenen Beinen auf die linke Seite (mit einem Kissen unter den Hüften etwas polstern), und führen Sie die mit Vaseline eingefettete Spitze des Einlaufrohrs vorsichtig etwa fünf Zentimeter tief in den After ein. Versuchen Sie, die Gefäßmuskulatur zu entspannen.

Damit der Urin langsam einlaufen kann, muss der Irrigator hochgehalten werden. Lassen Sie nur kleine Portionen einlaufen, damit der Darm nicht überdehnt wird.

Versuchen Sie, den Druck im Darm etwa zehn Minuten auszuhalten, bevor Sie die Flüssigkeit herausfließen lassen.

*Der Urineinlauf hilft nicht nur bei Leberbeschwerden, er wirkt auch gegen Nieren- und Gallenbeschwerden sowie bei Kopfschmerzen.*

### Wann zum Arzt

Lebererkrankungen müssen von einem Facharzt für Magen-Darm-Erkrankungen behandelt und kontrolliert werden. Vorbeugende Maßnahmen oder Hausmittelanwendungen zur Linderung symptomatischer Leberbeschwerden können als Selbstbehandlung die ärztliche Behandlung unterstützen.

# VORGESTELLT: HEILFASTEN

Fasten umfasst zwei Funktionen: Gewichtsreduktion, Entschlackung des Körpers von Giftstoffen und überflüssigem Ballast – auch seelischem Ballast.

**Die Fastenarten und ihre Wirkungen**
Durchgeführt werden kann das Fasten als so genannte Nulldiät, Saft- oder Teefasten. Bei der Nulldiät wird nur Wasser als Getränk verabreicht. Beim Saftfasten werden verschiedene Obst- oder Gemüsesäfte getrunken. Dazu kommen noch Gemüsebrühe und Tees. Beim Teefasten werden diverse Tees gereicht. Welche Fastenart Sie auch immer bevorzugen, es ist wichtig, reichlich Flüssigkeit zu sich zu nehmen (zwei bis drei Liter täglich). Dies ist nötig, um dem Körper die notwendigen Ausscheidungsvorgänge zu ermöglichen.
Die Fastenvarianten haben unterschiedliche Auswirkungen auf den Körper:
- Beim Teefasten haben die Tees durch ihre Inhaltsstoffe anregende Wirkungen auf den Körper. Teefasten sollte zeitlich begrenzt werden.
- Beim Saftfasten werden dem Körper alle notwendigen Spurenelemente und Mineralstoffe, Vitamine und Enzyme zugeführt.

**Ist Fasten immer nur Abnehmen?**
Jede Fastenkur sollte stets unter fachkundiger Anleitung durchgeführt werden. Fasten hat bei den meisten Menschen fast immer das Ziel, Gewicht zu reduzieren. Sie sollten sich aber niemals ein Ziel setzen, für dessen Erreichen Sie alle Energie aufbieten müssen.
Bei einem vernünftigen Fastenaufbau kann man im Allgemeinen davon ausgehen, dass man in der ersten Fastenwoche drei bis fünf Kilogramm an Gewicht verliert. Dabei ist jedoch anzumerken, dass es sich hier in erster Linie um Gewebswasser handelt, das der Körper aufgrund des Kochsalzentzugs ausscheidet. Die eigentliche Gewichtsreduzierung setzt in der zweiten Fastenwoche ein: Täglich vermindert der Körper sein Gewicht um 200 bis 400 Gramm durch Einschmelzen von Körperfett.
Bei längerem Fasten wird der Körper in die Lage versetzt, an bestimmten Krankheitsherden und eingelagerten Stoffwechselschlacken zu arbeiten. Bereits vorhandene Krankheitsschäden können im Verlauf dieser Phase bei einer entsprechend langen Fastenzeit reguliert werden.

### Mit Heilfasten Krankheiten beeinflussen

Dauert eine Heilfastenkur lange genug, so ist neben der Gewichtsreduktion fast immer ein heilender Effekt zu beobachten. Durch begleitende Maßnahmen wie Massagen, Schwitzkuren oder andere Anwendungen kann die Wirkung verstärkt werden. Wichtig ist beim Heilfasten, dass Sie sich keinen extremen körperlichen Anstrengungen aussetzen.

Ist die Fastenzeit vorüber, folgt eine dreitägige so genannte Abfastenzeit, in der der Körper langsam auf normale Kost vorbereitet wird. Dieser Einstieg in die Nahrungsaufnahme muss mit viel Vorsicht durchgeführt werden. Dies erweist sich vor allem deshalb als sinnvoll, da sonst das verlorene Gewicht rascher als erwünscht zurückkehrt.

Aber das Heilfasten reinigt nicht nur den Körper. Man sollte die Gelegenheit nutzen, sich dabei ebenso geistig und seelisch zu reinigen. Mithilfe einer Fastenkur können sich Ihnen vollkommen neue Horizonte eröffnen. Und noch etwas: Das Körpergewicht nach der Kur zu halten, erfordert viel Disziplin.

### Wie man es richtig macht

Am Anfang einer Heilfastenkur stehen zwei bis drei Übergangstage. Es wird nur schonende und kalorienreduzierte Kost eingenommen. Wichtig ist in dieser Phase die Einnahme von Bitter- oder Glaubersalz. An diesen ersten Abschnitt schließen sich nun zwei oder drei Wochen Heilfasten an. Täglich werden drei bis vier Liter Flüssigkeit getrunken. Danach setzt eine ein- bis zweiwöchige Aufbaukur an, bei der zunächst überwiegend auf Rohkost zurückgegriffen wird. Später geht diese stetig in Vollwertkost über. Diese Aufbaukur dient dem Zweck, sich einer vollwertigen und gesunden Ernährung zuzuwenden.

### Nulldiät – nur für Gesunde

Eine echte Nulldiät bedeutet einen totalen Verzicht auf Kalorien und feste Kost. Drei bis vier Liter Flüssigkeit, und das ohne Kalorien, ist alles, was man, allerdings unter Zugabe von Mineralien und Vitaminen, zu sich nimmt.

Bei dieser Diätvariante können Kreislaufstörungen, Gallen- oder Nierensteinkoliken auftreten, ebenso Gichtanfälle. Das sind genügend Gründe, warum eine Nulldiät nur unter ärztlicher Aufsicht stattfinden sollte. Und wenn Sie bereits unter Herzrhythmusstörungen, Diabetes mellitus, Gallen- oder Nierenerkrankungen leiden, sind Nulldiäten auf keinen Fall angezeigt.

# MAGENBESCHWERDEN

## Magendruck und Völlegefühl

Unter dem Begriff Magenbeschwerden sind leichte Erkrankungen des Magens und allgemeine Magenbeschwerden unterschiedlicher Ursache zusammengefasst. Die → Magenschleimhautentzündung (Gastritis) ist die Magenerkrankung, die am häufigsten auftritt.

### Ursachen für einen nervösen Magen

Verursacht werden Magenbeschwerden, besonders die Gastritis, durch falsche Ernährung und seelische Probleme (»wenn etwas auf den Magen schlägt«). Zu den größten Esssünden gehören zu schnelles, zu scharfes und zu heißes Essen, unausgewogene oder einseitige eiweiß- und fettreiche Ernährung mit zu viel Fleisch und Fisch, übertriebener Kaffeegenuss, zu viel Alkohol und Zigaretten, aber eben auch Stress, der sich von der Psyche auf das Essverhalten und die Verdauung niederschlägt. Dies gilt ebenso für Kinder wie Erwachsene.

*Bei Kindern können Bauchschmerzen aufgrund einer eitrigen Mandelentzündung auftreten. Hier muss der Arzt den Rachenraum des Kindes untersuchen.*

### Der Reizmagen

Magenmuskeln durchmischen den Nahrungsbrei mit der Magensäure. Sie befördern ihn schließlich zum Magenausgang. Wenn Sie an einem Reizmagen leiden, ist die Bewegung der Magenmuskeln gestört und es kommt zu Sodbrennen, weil der Magensaft in die Speiseröhre zurückfließt, da die Magenklappe nicht richtig funktioniert.

Durch zu viel oder zu wenig Magensaft können Beschwerden ausgelöst werden: Appetitlosigkeit, → Blähungen und Völlegefühl, Magendrücken, Magenkrämpfe, Mundtrockenheit und Zungenbrennen, → Sodbrennen sowie Übelkeit und → Erbrechen.

SYMPTOME

Völlegefühl, Magendrücken, → Sodbrennen, Appetitlosigkeit, saures Aufstoßen und Schmerzen im Oberbauch. Häufig treten auch Übelkeit, → Erbrechen, Magenkrämpfe, → Blähungen, → Durchfall oder → Verstopfung auf; oft auch depressive Stimmung, Angst und Unruhe, Schlaflosigkeit, Überforderungsgefühl, Kribbeln im Mund, Mundtrockenheit, Zungenbrennen, Atemhemmung, Herzbeschwerden oder Gliederzittern.

*Gründe für Magenbeschwerden sind unter anderem zu hastiges Essen, scharfe oder stark gewürzte Speisen, Stress oder ganz einfach zu viel Alkohol, Nikotin oder Kaffee.*

**So können Sie vorbeugen**
Vermeiden Sie vor allen Dingen Stress, schalten Sie ab und entspannen Sie sich. Dabei hilft sehr gut autogenes Training. Meiden Sie Alkohol, Koffein und Nikotin.

*Empfehlungen zur Ernährung*
Wenn Sie immer wieder unter Magenbeschwerden leiden, sollten Sie Ihre Ernährung umstellen. Mehr frische und vollwertige Lebensmittel und viel Gemüse sollten auf Ihrem Einkaufszettel stehen. Reduzieren Sie Fleisch und Fisch, nehmen Sie dafür mehr Jogurt zu sich.

Ab einem Alter von drei Jahren, und natürlich auch bei Erwachsenen, empfiehlt sich Buttermilch als Soforthilfemaßnahme bei ungeklärten Bauchschmerzen. Ein halber Liter täglich, zimmerwarm getrunken, sollte es dann aber schon sein. Milchprodukte sind überhaupt bestens zum Aufbau und Erhalt der Darmflora geeignet.

*Klären Sie vor einer Darmsanierung mit Ihrem Arzt, ob Sie an einer Milchunverträglichkeit leiden!*

TIPPS ZUM ESSVERHALTEN BEI EMPFINDLICHEM MAGEN

- Essen Sie langsam und mit Genuss.
- Verteilen Sie Ihre Nahrungsaufnahme auf mehrere kleinere Mahlzeiten täglich.
- Essen Sie nicht durcheinander.
- Vermeiden Sie frittierte Speisen.
- Bevorzugen Sie gedünstete Speisen (weniger Säurebildung im Magen).
- Schon ein Verdauungsschnaps kann den Magen sauer werden lassen.
- Schlafen Sie nachts mit leicht hochgelegtem Oberkörper.

### Was Sie tun können – Regen Sie Ihre Verdauung an!

Mit verdauungsanregenden Mitteln können Appetitlosigkeit, Völlegefühl und Magendrücken beseitigt werden. Man kann die Verdauung durch Tropfen oder Tees, die zum Beispiel Enzianwurzel, Benediktenkraut, Tausendgüldenkraut, Angelikawurzel oder Chinarinde enthalten, anregen. Häufig handelt es sich um Bitterstoffe, nach deren Einnahme der Magen mehr Magensaft produziert.

Wenn Ihr Magen noch immer nicht beruhigt ist, brauchen Sie nicht zu leiden. Es gibt Präparate, die Wirkstoffe aus Schöllkraut enthalten; diese lindern die Beschwerden. Schöllkraut fördert den Verdauungsprozess und lenkt die Magenfunktion in geregelte Bahnen. Lassen Sie sich von einem Apotheker beraten, welches das richtige Magenmittel für Sie ist.

*Die für den Magen am verträglichsten alkoholischen Getränke sind ohne Zweifel Bier oder Rotwein. Doch übermäßiger Alkoholgenuss zieht häufig einen sauren Magen nach sich.*

### Dill schmeckt und hilft

Schon im alten Rom wusste man um die Wirkung des grünen Stängels. Nach Zechgelagen verwendeten die Römer gerne das Gurkenkraut. Bei Magenbeschwerden und Blähungen wird es in der Volksheilkunde genutzt. Das ätherische Öl des Dills ist ein hoch wirksames Heilmittel.

### Essig gleicht die Magensäure aus

Mit verschiedenen Kräuteressigvarianten können Sie sowohl Magensäureüberschuss wie auch -mangel ausgleichen. Als Basis dient für beide Varianten Apfelessig.

▶ Anwendung bei Säureüberschuss: Setzen Sie etwa zwei bis drei Liter Apfelessig (wahlweise auch Knoblauchessig) mit je 60 Gramm getrocknetem Anis, Fenchel, Koriander und Scharfgarbe an. Anschließend geben Sie alles in ein ausreichend großes Gefäß, das Sie gut verschlossen bei Raumtemperatur zwei bis vier Monate lagern. Filtern Sie anschließend den Essig durch einen Kaffeefilter. Nehmen Sie zwei Esslöffel täglich 15 Minuten vor den Mahlzeiten ein.

▶ Anwendung bei Säuremangel: Setzen Sie etwa ein bis eineinhalb Liter Apfelessig (wahlweise auch Ananasessig) mit je 20 Gramm getrockneter Pfefferminze, Wermutkraut, Fen-

*Beim Essigauszug von Heilpflanzen und Kräutern entstehen Enzyme und Vitamine, die dem menschlichen Organismus direkt und auf besonders wirksame Weise zugute kommen.*

chelsamen, Schafgarbe und Enzianwurzel an. Anschließend geben Sie alles in eine ausreichend große Flasche, die Sie gut verschlossen bei Raumtemperatur zwei bis vier Monate lagern. Filtern Sie anschließend den Essig durch einen Kaffeefilter. Nehmen Sie zwei Esslöffel täglich 15 Minuten vor den Mahlzeiten ein.

### Kartoffel: »Der Deutschen liebstes Kind«

Die Schleimstoffe der Erdknolle legen sich wie ein Schutzmantel über die kranke Schleimhaut von Magen und Darm. Die rohe Kartoffel enthält hochwertige Wirkstoffe: Eiweiß, viel Kalium, Silizium, Magnesium, krampflösende Wirkstoffe sowie die Vitamine C und B1, und Kartoffeln sind fettfrei.
Trinken Sie zur Vorbeugung und Behandlung täglich den Saft einer mittelgroßen rohen Kartoffel. Dazu schälen Sie die Kartoffel und schneiden die grünen Stellen weg. Zerteilen Sie die Knolle, und geben Sie sie in den Entsafter. Zum Aufpeppen des Geschmacks können Sie etwas Karottensaft zugeben.

*Durch die Einnahme von Kartoffelsaft wird die Produktion von Magensäure gehemmt, der Magen beruhigt und chronische Übersäuerung bekämpft.*

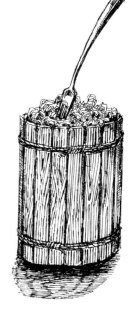

### Kefir und Quark

▶ Bei empfindlichem Magen und bei Darmentzündungen – sie verursachen Magenschmerzen – ist eine Kefirkur hilfreich. Trinken Sie über den Tag verteilt vor den Mahlzeiten einen Viertelliter Vollmilchkefir oder fettarmen Kefir. Diese kurmäßige Anwendung führen Sie mindestens drei Wochen durch.

▶ In kleinen Mengen ist Quark ein gut wirkendes Mittel bei Magenverstimmungen. Zu oder vor den Mahlzeiten nehmen Sie zwei bis drei Esslöffel Magerquark zu sich.

### Wohltuendes Sauerkraut

Die wirksame Milchsäure macht das Sauerkraut so gesund, und darum gilt es auch als Heilmittel bei Magen- und Darmbeschwerden. Schon die Kolonialmächte machten sich die Heilkraft zunutze, indem sie auf ihren Schiffen Krautfässer mit sich führten: vor allem zur Bekämpfung der Mangelkrankheit Skorbut (Scharbock). Zahlreiche Frühjahrs- und

*Die im Sauerkraut enthaltenen Milchsäurebakterien wirken beruhigend auf Magen und Darm.*

Darmreinigungskuren basieren auf der Heilwirkung des Sauerkrauts.

*Tipp: Sauerkraut nicht wässern, da sonst eine Menge der Nährstoffe verloren gehen!*

▶ Magenstärkender Sauerkraut-Tomaten-Saft: Vermischen Sie je 100 Milliliter Sauerkraut- und Tomatensaft, geben einen Tropfen Tabascosauce, Salz und Pfeffer dazu.

▶ Magenschonendes Sauerkraut-Gerstenwasser: Vermischen Sie einen Viertelliter Gerstenwasser mit vier Esslöffeln Sauerkrautsaft. Trinken Sie diesen Trunk schluckweise. Der Saft besitzt eine heilsame Wirkung auf die Magen- und Darmschleimhaut.

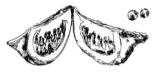

*Tomaten enthalten große Mengen an Vitaminen und Mineralstoffen.*

### Aus der Teeküche

Für alle Fälle sollten Sie natürliche Hilfsmittel gegen Magenbeschwerden im Haus haben. Besonders Kräutertees, die Kümmel, Anis- und Fenchelsamen enthalten, regen die Speichel- und Magensaftsekretion an. Auf diese Weise unterstützen sie die Verdauung.

▶ Bauchwehtee für Kinder: Sie benötigen je 30 Gramm Kamillenblüten und Anisfrüchte sowie je 20 Gramm Gänsefingerkraut und Fenchelfrüchte. Übergießen Sie einen Teelöffel der Teemischung mit einer Tasse kochendem Wasser. Lassen Sie den Tee fünf Minuten ziehen. Geben Sie Ihrem Kind zwei- bis dreimal täglich eine halbe Tasse zu trinken.

▶ Kräftigender und anregender Tee bei leichten Magenbeschwerden: Sie benötigen je 20 Gramm Ginseng- und Enzianwurzel, Chinarinde und Rosmarinblätter. Übergießen Sie einen Teelöffel der Teemischung mit einem Viertelliter kochendem Wasser. Lassen Sie den Tee fünf bis zehn Minuten ziehen. Trinken Sie zwei Tassen täglich.

▶ Magentee: Sie benötigen 20 Gramm Thymiankraut und je zehn Gramm Kümmelfrüchte, Pfefferminzblätter und Tausendgüldenkraut. Übergießen Sie zwei Teelöffel der Teemischung mit einer Tasse kochendem Wasser. Lassen Sie den Tee zehn Minuten zugedeckt ziehen. Trinken Sie dreimal täglich eine Tasse zwischen den Mahlzeiten.

▶ Magentonikum: Sie benötigen je 25 Gramm Angelikawurzel (Engelwurz) und Erdbeerblätter. Übergießen Sie einen

Teelöffel der Teemischung mit einer Tasse kochendem Wasser. Lassen Sie den Tee 10 bis 15 Minuten ziehen. Trinken Sie zwei- bis dreimal täglich eine Tasse des frisch zubereiteten Tees vor den Mahlzeiten.

▶ Magenwohltee: Sie benötigen je 50 Gramm Kümmel-, Fenchel- und Anisfrüchte. Übergießen Sie ein bis zwei Teelöffel der zerdrückten Früchte mit einer Tasse kochendem Wasser. Lassen Sie den Tee zehn Minuten zugedeckt ziehen. Trinken Sie diesen Tee nach Bedarf.

▶ Kräutertee zur Magenpflege: Sie benötigen 30 Gramm Schafgarbenkraut, je 20 Gramm Tausendgüldenkraut und Enzianwurzel und je zehn Gramm Wermutkraut und Anisfrüchte. Übergießen Sie zwei Teelöffel der Teemischung mit einer Tasse kochendem Wasser. Lassen Sie den Tee zehn Minuten zugedeckt ziehen. Trinken Sie zwei- bis dreimal täglich eine Tasse frisch zubereiteten Tee eine halbe Stunde vor den Mahlzeiten.

*Angelikawurzel wirkt krampflösend, galletreibend, magenstärkend, blutreinigend, harnfördernd und schweißtreibend. Sie fördert zudem die Magensaftsekretion.*

## Wärme tut gut

Die gute alte Wärmflasche, warme Auflagen oder ein im Backofen erwärmtes Kirschkern- oder Dinkelsäckchen bringen als Auflagen Linderung. Insbesondere die beiden Säckchen mit Kirschkernen und Dinkelkörnern halten die Wärme sehr lang, was von Vorteil ist.

Achten Sie beim Auflegen auf die betroffene Stelle darauf, dass Wickel, Flasche oder Säckchen nicht zu heiß sind. Es besteht Verbrennungsgefahr!

*Für Kinder eignet sich auch ein Wickel mit warmem Kamillentee. Dieser muss jedoch meist mehrmals erneuert werden, da er sehr rasch abkühlt.*

## Wann zum Arzt

Magenbeschwerden können in aller Regel mit einfachen Hausmitteln schnell und wirkungsvoll behandelt werden. Dennoch sollten Sie »Bauchweh«-Klagen gerade bei Kindern ernst nehmen. Suchen Sie auf jeden Fall einen Arzt auf, wenn
▶ Ihr Kind über Bauchschmerzen klagt. Es könnte auch eine Blinddarmentzündung vorliegen.
▶ Magenbeschwerden nach drei Tagen trotz Selbstbehandlung keine Besserung zeigen.

# MAGENSCHLEIMHAUT-ENTZÜNDUNG (GASTRITIS)

## Schonen Sie Ihren Magen

Wenn der Bauch schmerzt oder Verdauungsstörungen im Magen (Dyspepsie) auftreten, handelt es sich in den meisten Fällen um eine Entzündung der Magenschleimhaut. Sie wird häufig durch übermäßigen Alkoholkonsum sowie üppiges, stark gewürztes und fettes Essen ausgelöst.

### *Akne und chronische Gastritis*

Die Schleimhaut ist ein stark durchbluteter Teil des Magens. Sie wird durch eine Schleimschicht vor aggressiven Stoffen (beispielsweise Magensäure) geschützt. Eine Schädigung dieser Schicht führt zu einer Infektion der Magenschleimhaut. In der Folge kommt es zu einer akuten Gastritis mit meist ähnlichen Beschwerden wie bei einem nervösen Magen:

- Appetitlosigkeit und allgemeine Schwäche
- Belegte Zunge und möglicherweise Mundgeruch
- Starke Magenschmerzen oder -krämpfe
- Völlegefühl, Übelkeit und → Erbrechen
- Selten: Magenblutung

*Eine Gastritis kann zu häufigem saurem Aufstoßen führen, und dies kann die Stimmbänder und den Kehlkopf reizen und die Stimmbildung nachhaltig stören!*

Die häufigsten Auslöser einer akuten Gastritis sind übermäßiger Alkoholgenuss, Medikamente (Rheuma- und Schmerzmittel, Kortison), Stress sowie psychische und körperliche Belastungen durch Krankheiten und Operationen.

Man spricht von einer chronischen Gastritis, wenn eine dauerhafte Entzündung der Magenschleimhaut vorliegt. Häufig ist es der Fall, dass dabei überhaupt keine Beschwerden auftreten, lediglich manchmal kommt es zu uncharakteristischen Oberbauchbeschwerden.

> **SYMPTOME**
>
> Man unterscheidet zwischen Symptomen der akuten und der chronischen Gastritis sowie denen von Magen- und Zwölffingerdarmgeschwür:
> Akute Gastritis: krampfartige Bauchschmerzen, fader Geschmack im Mund, Zungenbeläge, Mundgeruch, Übelkeit, Erbrechen, Kopfschmerzen, Schwindel, Durchfall und starke nächtliche Schmerzen.
> Chronische Gastritis: → Bauchschmerzen, → Sodbrennen, Völlegefühl, Aufstoßen, Abneigung gegen bestimmte Speisen, Appetitlosigkeit und Übelkeit.

*Zur Absicherung einer Gastritis-Diagnose verwenden Ärzte normalerweise ein Endoskop – ein dünner flexibler Schlauch mit einer Optik an der Spitze – mit dem sie die Magenschleimhaut beobachten und Gewebeproben (Biopsie) entnehmen können.*

## So können Sie vorbeugen

Zu den grundsätzlichen Maßnahmen zählt das Einschränken des Nikotin-, Alkohol- und Koffeinkonsums. Scharf gewürzte Speisen sowie zu kalte oder zu heiße Getränke sind ebenso schädlich und daher zu meiden. Menschen mit einem empfindlichen Magen sollten magenreizende Medikamente wie Acetylsalizylsäure meiden. Sie sollten statt Acetylsalizylsäure lieber paracetamolhaltige Schmerzmittel nehmen. Beachten Sie den Beipackzettel vor Einnahme einer Arznei: Risiken und Nebenwirkungen!

Sie sollten sich um ein seelisches Gleichgewicht bemühen. Vermeiden Sie Stressbelastungen, und versuchen Sie, Konfliktsituationen im privaten und beruflichen Bereich zu bewältigen. Wenn Sie sich aus unerfindlichen Gründen überfordert fühlen, sollten Sie trotz aller Bedenken für kurze Zeit professionelle Hilfe in einer Psychotherapie suchen.

*Häufig treten die Schmerzen bei Magengeschwüren zwischen ein und sieben Uhr morgens auf.*

### Tipps zur Ernährung

Werfen Sie verdorbene Lebensmittel unbedingt weg. Sammeln und essen Sie nur jene Pilze, die Sie kennen und sicher identifizieren können. Verdauungsfördernd wirkt ein Glas Wein zum Essen. Ob Sie Weiß- oder Rotwein nehmen, hängt nicht zuletzt davon ab, was Ihre Magensäure besser verträgt. Beim Weinschorle mit Mineralwasser regt die Kohlensäure des Wassers die Magen- und Darmtätigkeit zusätzlich an. Trinken Sie ansonsten über den Tag verteilt etwa zwei Liter Flüssigkeit, bevorzugt Tees oder Mineralwasser. Nehmen Sie

*Achtung!*
*Die häufig nach dem Genuss fetter Speisen getrunkenen Magenschnäpse verdünnen das Fett, sind aber als Verdauungshilfe alles andere als geeignet.*

Früchtetees und grünen Tee anstelle von Kaffee. Das Trinken von Milch kann häufig zu einer Unverträglichkeit führen. Meiden Sie zu heißes oder zu kaltes Essen und auch solche Getränke. Verteilen Sie Ihre täglichen Mahlzeiten von drei Hauptmahlzeiten auf fünf kleinere Gerichte. Essen Sie langsam und mit Genuss. Frisch zubereitete Speisen sind Fertiggerichten auf jeden Fall vorzuziehen. Wenn der Darm leicht gereizt wird, sollten Sie beobachten, nach welchen Nahrungsmitteln diese Beschwerden auftreten.

## Was Sie tun können – Hausmittel gegen Magenschleimhautentzündung

Tritt bei Ihnen eine Gastritis auf, sollten Sie zunächst einmal ein bis zwei Tage Bettruhe pflegen, bis die ersten heftigeren Beschwerden nachlassen. Halten Sie sich an Schon- und Fastenkost: Das beruhigt die Magenschmerzen.

### *Aus dem Entsafter*

*Tipp: Zum Ernten der Brennnessel tragen Sie aufgrund der hautreizenden Stoffe am besten Handschuhe.*

▶ Die Brennnessel enthält viele Mineralstoffe, zum Beispiel Eisen, Kalium, Kieselsäure und Mangan, sowie außerdem die Vitamine A und C. Nehmen Sie junge und blühende Pflanzen (Mai und Juni ist Erntezeit) für einen Heilsaft. Der Saft sollte sofort nach der Herstellung getrunken werden, da er im warmen Zimmer bei längerem Stehen zu gären beginnt.

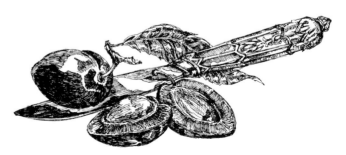

*Der Genuss von Aprikosen ist bei Magenproblemen empfehlenswert.*

### *Süße Früchtchen gegen einen sauren Magen*

Das Vitamin A der Aprikose hält die Schleimhäute feucht und hilft bei Entzündungen der Magenschleimhaut. Täglich eine bis zwei Bananen stimmen einen gepeinigten Magen wieder froh. Die reichhaltigen Inhaltsstoffe Kalium, Kalzium, Phosphor und Magnesium neutralisieren überschüssige Magensäure und wirken zudem ausgesprochen beruhigend auf die Magenschleimhaut. Auch Melone wirkt aufgrund ihres enorm hohen Kaliumgehalts reinigend und entwässernd auf die Magen-Darm-Region. Zudem ist die Melone kalorienarm und ein ausgezeichneter Durstlöscher.

*Zwei Tipps: Bewahren Sie Bananen niemals im Kühlschrank auf, und lagern Sie Melonen niemals gemeinsam mit anderen Obstsorten.*

▶ Der Jodlieferant Brunnenkresse enthält außerdem Kalium, Eisen und die Vitamine A und C. Das noch immer wenig genutzte Kraut wirkt fördernd auf die Verdauung, ist schleimlösend, blutreinigend und stoffwechselanregend. Geben Sie das Kraut einfach in den Entsafter – schon ist der Saft fertig.

▶ Die Schleimstoffe der Kartoffel legen sich wie ein Schutzmantel über die kranke Schleimhaut von Magen und Darm. Die rohe Kartoffel enthält hochwertige Wirkstoffe: Eiweiß, viel Kalium, Silizium, Magnesium, krampflösende Wirkstoffe sowie die Vitamine C und B1, und Kartoffeln sind fettfrei. Trinken Sie zur Vorbeugung und Behandlung täglich den Saft einer mittelgroßen rohen Kartoffel. Dazu schälen Sie die Kartoffel und schneiden die grünen Stellen weg. Zerteilen Sie die Knolle, und geben Sie sie in den Entsafter. Zum Aufpeppen des Geschmacks können Sie etwas Möhrensaft zugeben.

▶ Am besten eignet sich Kohl für rohe Zubereitungsarten, da so die Kalziumquelle Kohl bis zum letzten Milligramm genutzt wird. Versuchen Sie es also einmal mit Kohlsaft. Wenn Sie ihn selbst herstellen wollen, greifen Sie am besten auf den Entsafter (keinen Dampfentsafter) zurück. Ist Ihnen der Geschmack zu streng, mischen Sie im Verhältnis 1 : 1 Möhrensaft unter. Zur Vorbeugung von Magen-Darm-Geschwüren und zur Schleimhautpflege genügen regelmäßige Kuren mit einem Viertelliter Kohlsaft pro Tag. Bei bereits auftretenden Magengeschwüren benötigen Sie hingegen größere Trinkmengen. Fragen Sie aber vor der Behandlung Ihren Arzt. Entfernen Sie für den Saft die unansehnlichen äußeren Blätter und geben Sie mehrere Kohlblätter zusammengerollt – mitsamt dem Strunk – in den Entsafter.

*Kohl enthält nur minimale Mengen an Kohlenhydraten. Er ist daher ein gesunder Schlankmacher.*

## MAGENSCHLEIMHAUTENTZÜNDUNG (GASTRITIS)

*Aus der Teeküche*

▶ Eibischwurzeltee: Setzen Sie einen Esslöffel Eibischwurzel mit einem Viertelliter kaltem Wasser drei Stunden lang an, und rühren Sie dabei gelegentlich um. Sie können von diesem Tee mehrmals täglich eine Tasse aufgewärmt oder lauwarm trinken.

▶ Schonender Magentee bei chronischer Gastritis: Sie benötigen je 25 Gramm Kalmuswurzel, zerstoßene Fenchelfrüchte, Pfefferminz- und Melissenblätter. Übergießen Sie einen Teelöffel dieser leckeren Teemischung mit einer Tasse kochendem Wasser. Lassen Sie den Tee zehn Minuten zugedeckt ziehen, und seihen Sie ihn ab. Trinken Sie diesen Tee zwei- bis dreimal täglich.

▶ Tee bei chronischer Gastritis mit Verdauungsschwäche: Sie benötigen je 20 Gramm Kümmelfrüchte, Anisfrüchte, Wegwartenwurzel, Löwenzahnwurzel mit Kraut sowie je 10 Gramm Wermutkraut und Pfefferminzblätter. Übergießen Sie einen Teelöffel dieser Teemischung mit einem Viertelliter kochendem Wasser. Lassen Sie den Tee zehn Minuten ziehen, und seihen Sie ihn ab. Trinken Sie diesen Tee zwei- bis dreimal täglich eine halbe Stunde vor den Mahlzeiten.

▶ Kamillen-Gänsefingerkraut-Tee: Übergießen Sie je einen Esslöffel Kamillenblüten und Gänsefingerkraut mit einer Tasse kochendem Wasser. Lassen Sie den Tee zehn Minuten ziehen, und seihen Sie ihn ab. Trinken Sie diesen Tee warm in kleinen Schlucken bei Bedarf.

▶ Kamillen-Johanniskraut-Tee: Übergießen Sie je einen Teelöffel Kamillenblüten und Johanniskraut mit einer Tasse kochendem Wasser. Lassen Sie den Tee zehn Minuten ziehen, und seihen Sie ihn ab. Trinken Sie diesen Tee dreimal täglich warm in kleinen Schlucken.

▶ Dieser Tee hilft bei nervösem Reizmagen: Von einer Mischung zu gleichen Teilen aus Kamillenblüten, Melissenblättern und Gänsefingerkraut übergießen Sie einen Teelöffel mit einem Viertelliter kaltem Wasser. Lassen Sie den Ansatz zehn Minuten ziehen, dann seihen Sie ihn ab. Sie sollten täglich zwei bis drei Tassen von diesem Tee trinken.

---

*Bittere Tees dürfen bei einer Gastritis nicht eingenommen werden, da sie die Produktion von Magensaft anregen.*

*Magnesium- und Aluminiumsalze schützen die erkrankte Schleimhaut und fördern die Abheilung eines Geschwürs.*

## Feuchtkalte Wickel lindern Beschwerden

Kalte Leibwickel beleben die Verdauungsorgane, stimulieren Nerven und Stoffwechsel und fördern zusätzlich auch die Durchblutung. Was brauchen Sie für einen Wickel: ein Leinentuch, zwei Baumwollhandtücher, ein Tuch aus weichem, warmem Material (zum Beispiel Wolle) und unter Umständen eine Wärmflasche.

Tauchen Sie das Leinentuch in kaltes bis handwarmes Wasser, und wringen Sie es fest aus. Legen Sie es faltenlos auf den nackten Körper zwischen Rippen und Schambein. Decken Sie Ihren Körper locker mit einem der beiden Baumwolltücher ab, und legen Sie die Wärmflasche oben drauf. Darauf kommt noch das Wolltuch. Sollten Sie frieren, können Sie eine Decke darüber legen. Wenn Sie zu kalten Füßen neigen, sollten Sie warme Socken überziehen, denn frieren sollten Sie bei dieser Anwendung auf keinen Fall. Erst nach einer Dreiviertelstunde entfaltet der Leibwickel seine volle Wirkung. In dieser Zeit sollten Sie ausruhen und entspannen. Nach dem Abnehmen des Wickels trocknen Sie die Haut mit dem zweiten Baumwollhandtuch ab. Bei Bedarf lassen Sie den Wickel über Nacht aufliegen.

*Die Haut wird durch die Anwendung von feuchten Wickeln dabei unterstützt, die in Wasser gelösten Abfallstoffe auszuscheiden. Wickel regen überdies die Haut zu einer verstärkten Wasserabgabe an.*

## Wann zum Arzt

Suchen Sie auf jeden Fall einen Arzt oder Facharzt für Magen-Darm-Erkrankungen (Gastroenterologen) auf, wenn

- auftretende Oberbauchschmerzen länger als zwei bis fünf Wochen anhalten.
- über mehrere Wochen immer wieder Oberbauchbeschwerden auftreten.
- Bauchschmerzen mit übel riechendem, klebrigem, schwarzem teerartigem Stuhl auftreten.
- Bauchschmerzen und Bluterbrechen auftreten (ein potenziell lebensgefährlicher Zustand).
- der Verdacht auf eine chronische Gastritis auftritt. Es besteht hier die Gefahr, dass sich ein Magen- oder Zwölffingerdarmgeschwür entwickelt. Auch das Risiko für Tumoren ist erhöht.

# MASERN

### Extrem ansteckend

Diese Virusinfektion, die durch Tröpfcheninfektion (Niesen, Sprechen etc.) verbreitet wird, verursacht jedoch nur selten gefährliche Komplikationen, dennoch gehört sie unbedingt von einem Arzt behandelt. Erst nach ein bis zwei Wochen treten die typischen Symptome – der Hautausschlag, Husten und hohes Fieber – auf. Die Hauterscheinungen sind danach vier bis fünf Tage lang sichtbar. Während dieser Phase besteht immer noch Ansteckungsgefahr. Eine einmalige Erkrankung führt zu lebenslanger Immunität.

*Masern zählt zu den klassischen Kinderkrankheiten. Bei normalem Verlauf benötigt diese Erkrankung keine ärztliche Unterstützung. Bei Komplikationen rufen Sie sofort den Arzt!*

### *Eine klassische Kinderkrankheit*

Kinderkrankheiten waren früher weit verbreitet. Kaum ein Kind, das nicht während der Vorschulzeit oder den ersten Schuljahren an Masern, → Röteln, → Mumps, → Scharlach o. Ä. erkrankt wäre.

Die meisten Kinderkrankheiten sind in hohem Maße ansteckend. Da nimmt es kaum Wunder, dass zum Beispiel Masernerkrankungen beinahe epidemisch unter Schul- und Spielkameraden auftraten. Heute verhindern vorbeugende Schutzimpfungen in der Regel eine Infektion.

### *Das Masernvirus*

Aufgrund ihrer hohen Ansteckungsfähigkeit treten Masern meist während der Kindheit auf. Sie hinterlassen in der Regel eine lebenslange Immunität.

Das Masernvirus befällt bevorzugt das Nerven- und Immunsystem. Durch Husten, Niesen oder Sprechen wird das Virus übertragen (so genannte Tröpfcheninfektion). Die Bindehaut des Auges und die Schleimhäute der Atemwege bieten dem Virus Zugang zum Körper.

*Die Häufigkeit von Masern*
Nach neuesten Schätzungen erkranken jährlich etwa 50 000 bis 60 000, in manchen Jahren sogar bis zu 100 000 Personen in Deutschland an Masern. Die Sterblichkeit liegt derzeit in Deutschland bei etwa einem Toten bei 50 000 Erkrankten. Von Masern sind ohnehin bevorzugt Klein- und Schulkinder betroffen. Im so genannten Infektionsschutzgesetz ist in Deutschland eine Meldepflicht für die Erkrankung eingeführt worden. Sie soll unter anderem exakte Zahlen für die bisher nur geschätzte Häufigkeit der Erkrankung liefern.

*Die Häufigkeit der Ansteckung ist in der nicht geimpften Bevölkerung recht groß!*

*Sonderformen der Masern*
Neben der bereits beschriebenen Form der Masern existieren unter anderem die abgeschwächten und die plötzlich einsetzenden Masern.
Bei der ersten Variante ist kein ausreichender Schutz gegen Antikörper vorhanden. Säuglinge ab dem siebten Monat sind besonders davon betroffen, in seltenen Fällen aber auch bereits geimpfte Kinder oder Kinder aufgrund einer verspäteten oder zu niedrig dosierten Zufuhr von Antikörpern. Die Gesamtdauer der Krankheit ist kürzer.
Die plötzlich einsetzenden Masern sind exakt das Gegenteil der abgeschwächten Form. Dafür treten die Symptome verstärkt hervor. Teilweise kann das Fieber über 40 °C ansteigen, Krämpfe können auftreten und Blutungen von Haut und Schleimhäuten einsetzen.

*Für die Erholungsphase nach Abklingen der Masern setzen Fachleute einen Zeitraum von etwa zwei Wochen an, in denen Kinder noch immer den Kontakt zu anderen Gleichaltrigen meiden sollten.*

SYMPTOME
→ Husten, → Schnupfen, → Bindehautentzündung, Hautausschlag mit rosafarbenen bis bräunlichen Flecken (vor allem bei Kindern), Erkältungssymptome, gerötete Augen, → Kopfschmerzen und hohes → Fieber, Appetitlosigkeit.

*Die klassische Kinderkrankheit Masern bekommt man nur ein Mal im Leben! Taucht sie erst später beim Erwachsenen auf, ist der Verlauf meist heftiger.*

## So können Sie vorbeugen
Lassen Sie Ihr Kind impfen! Eine Impfung kann noch bis zum dritten Tag nach der Ansteckung einen Ausbruch der Masern

verhindern. Die Möglichkeit der Impfung ist ab dem 15. Lebensmonat gegeben. Davor ist das Kind normalerweise durch mütterliche Antikörper geschützt. Bei einem fehlenden Impfschutz ist eine schützende Vorbeugung nicht möglich. Achten Sie also darauf, ob in der Schule oder im Kindergarten Ihres Kindes andere Kinder Masern haben!

## Was Sie tun können – Begleitmaßnahmen zur medizinischen Versorgung

Pflegerische Selbsthilfemaßnahmen und Bettruhe stehen im Vordergrund. Dabei sollte das Zimmer verdunkelt werden und eine kühle Zimmertemperatur geschaffen werden. Der Arzt wird Ihnen einfache Schmerzmittel verordnen.

Bei Fieber sollten Kinder möglichst viel trinken, besonders kühle Getränke. Bei Bedarf können Sie auch Wadenwickel machen, um das Fieber zu senken.

Isolieren Sie sich oder Ihr Kind, damit sich andere nicht bei ihnen anstecken. Eine feuchte Raumluft kann in der Nacht hilfreich sein. Sie können beispielsweise feuchte Handtücher im Zimmer aufhängen. Sorgen Sie öfter für frische und feuchte Luft zur Linderung der Halsschmerzen. Achten Sie auch auf sorgfältige Mundpflege.

*Schicken Sie Ihr Kind erst ein bis zwei Wochen nach Abklingen der Masern wieder in den Kindergarten oder die Schule, um die Ansteckungsgefahr für andere Kinder zu verringern.*

### *Urintherapie*

Urin ist eine natürliche Medizin. Sie sollten jedoch vor der Durchführung immer den Arzt um Rat fragen. Sobald Sie oder Ihr Kind ohne Widerwillen kleine Schlucke probieren können, haben Sie bereits die allergrößte Hürde überwunden. Achten Sie bei der Ernährung Ihres Kindes und Ihrer eigenen auf ausgewogene und nicht zu stark gewürzte Kost, denn dann schmeckt der Urin wesentlich milder. Als Negativbeispiel sei hier Spargel genannt, der einen recht unangenehmen Geruch beim Wasserlassen und im Urin verursacht. Sie sollten Urin keinesfalls mit Säften strecken, da dadurch die Wirkung möglicherweise verfälscht wird.

*Nach einer Urinkur sollten Sie eine Pause einlegen. Mindestens sechs Wochen sollten Sie jetzt bis zur nächsten Anwendung verstreichen lassen.*

▶ Machen Sie mit Ihrem Kind eine Urinintensivkur nur unter Leitung eines Therapeuten. Zwei bis drei Wochen lang sollte der Patient einen Großteil der gesamten ausgeschiedenen Urinmenge (auch weniger) trinken. Wie die Menge über den Tag verteilt wird, bleibt Ihnen überlassen. Durchfall und Übelkeit können auftreten, wenn Sie die gesamte Menge zu sich nehmen.

🔹 Ein Urineinlauf lindert die Symptome der Masern: Kaufen Sie sich zunächst in der Apotheke oder im medizinischen Fachhandel einen Irrigator. Füllen Sie den Irrigator mit frischem oder altem Urin (eventuell mit Wasser strecken).
Legen Sie sich mit angezogenen Beinen auf die linke Seite (mit einem Kissen unter den Hüften etwas polstern), und führen Sie die mit Vaseline eingefettete Spitze des Einlaufrohrs vorsichtig etwa fünf Zentimeter tief in den After ein. Versuchen Sie, die Gefäßmuskulatur zu entspannen.
Damit der Urin langsam in den Darm einlaufen kann, muss der Irrigator hochgehalten werden. Lassen Sie den Urin nur in kleinen Portionen einlaufen, damit der Darm nicht überdehnt wird. Versuchen Sie, den Druck im Darm etwa zehn Minuten auszuhalten, bevor Sie die Flüssigkeit herausfließen lassen.

*Für einen Urineinlauf rechnet man bei Säuglingen mit 30 bis 150 Millilitern, bei Kleinkindern mit 150 bis 300 und bei Schulkindern 300 bis 1 000. Bei Erwachsenen sollte über es ein Liter sein.*

## Wann zum Arzt
Suchen Sie sofort einen Arzt auf, wenn
🔹 anhaltend hohes Fieber auftritt.
🔹 der Verdacht auf Masern besteht.
🔹 eine starke Augenentzündung, Atembeschwerden, Kopfschmerzen oder ein steifer Nacken auftreten (Hinweis auf eine Hirnhautentzündung!).
🔹 Fieberkrämpfe auftreten.
🔹 Kopfschmerzen, steifer Hals und Nackenschmerzen auftreten und die Augen lichtempfindlich werden.
🔹 Ohrenschmerzen, Kurzatmigkeit oder Atemnot auftreten.
🔹 das Kind über schwere Kopfschmerzen klagt, nicht ansprechbar oder benommen ist und wenn es erbricht.
🔹 Ihr Kind fiebert und Hautausschlag hat und jünger als ein Jahr ist.
🔹 sich der Ausschlag nur sehr langsam entwickelt.

# MENSTRUATIONS-BESCHWERDEN

## Wenn Sie regelmäßig Ihre Krise kriegen

Auch wenn die Menstruation als Zeichen von Fruchtbarkeit gilt, werden die »Tage« nicht von allen Frauen immer nur als Wohltat empfunden. Für viele Frauen ist die im Rhythmus von 26 bis 35 Tagen immer wiederkehrende Periode mit unterschiedlichsten Beschwerden verbunden. Manche Frauen haben nur geringfügige Beschwerden, andere müssen während des gesamten gebärfähigen Alters Monat für Monat zwei, drei Tage lang mäßige bis starke Beschwerden und Schmerzen ertragen.

*Achtung! Auch wenn es zu keiner Regelblutung kommt, bedeutet dies nicht, dass man nicht schwanger werden kann. Auch wenn die Menstruation ausbleibt, kann ein Eisprung stattgefunden haben! Treffen Sie daher entsprechende Verhütungsmaßnahmen.*

### *Unterschiedlichste Ursachen*

Wenn junge Mädchen mit 16 Jahren ihre erste Regelblutung noch nicht bekommen haben, besteht kein Anlass zur Besorgnis. Zunächst sollte man klären, wann bei der Mutter die Blutungen eingesetzt haben. Haben sie auch bei ihr sehr spät begonnen, kann in diesem Fall eine erbliche Veranlagung eine Rolle spielen. Auch zu schwache und unregelmäßige Regelblutungen sind meist kein Grund zur Besorgnis. Häufig liegt der Grund für unregelmäßige Blutungen und Beschwerden in der seelischen Verfassung. In manchen Familien wurde von der Mutter oder anderen weiblichen Verwandten die Periode als eine Krankheit dargestellt, und dies wird häufig völlig unbewusst übernommen.

### *Störfaktor Pille*

Störungen im Hormonhaushalt können durch die Antibabypille verursacht werden. Bei Frauen, die die Pille nach jahrelanger Einnahme absetzen, kann es zu verstärkten und schmerzhaften Regelblutungen kommen. Auch nach dem Einsetzen einer Spirale sind verstärkte Menstruationsbeschwerden und stärkere Blutungen möglich. Wenn die Regelblutung ausbleibt und keine Schwangerschaft vorliegt, kann die Ursache in Hormonschwankungen liegen. Muskelaufbauende Präparate und Arzneimittelnebenwirkungen können für Regelstörungen ebenfalls verantwortlich sein.

> SYMPTOME
> Unregelmäßige, seltene, schmerzhafte, schwache oder starke Blutungen, ausbleibende Monatsblutung, Schmierblutung, → Bauchschmerzen, Krämpfe, Stimmungsschwankungen, Anschwellung der Brust, → prämenstruelles Syndrom (PMS), Völlegefühl, → Blähungen, → Verstopfung, Gewichtsabnahme, → Kopfschmerzen, → Migräne, Übelkeit, → Schlafstörungen, psychische Störungen, Lustlosigkeit, → depressive Verstimmungen, Unruhe, Reizbarkeit.

## So können Sie vorbeugen

Leiden Sie regelmäßig an Menstruationsbeschwerden, können Sie sich leicht mit ein paar einfachen Vorsorgemaßnahmen gegen diese unangenehmeren »Tage« wappnen.

### Besonders wichtig: die richtige Ernährung

Ihr allgemeiner Zustand wird während der Periode besser, wenn Sie sich ausgewogen ernähren. Verzichten Sie in dieser Phase auf Süßes und Salziges. Vor allem sollten Sie Kalzium, Magnesium und Eisen zu sich nehmen. Achten Sie auf vitaminreiche Kost. Nehmen Sie viel Obst, Gemüse, Fisch und Geflügel zu sich. Essen Sie am Tag mehrere kleine Portionen, und gehen Sie an den Tagen unmittelbar vor der Periode viel und ausgiebig spazieren.

Frauen, die unter Beschwerden während des letzten Zyklusdrittels leiden, sollten besonders darauf achten, den Mineralhaushalt in ihrem Körper ausgewogen zu halten. Reduzieren Sie Ihren Kaffee-, Tee- und Schokoladenkonsum. Meiden Sie tierische Fette und Eier sowie scharfe und fette Speisen.

*Meiden Sie während der Regel grundsätzlich schwere und belastende Speisen. Um den Flüssigkeitsverlust auszugleichen, sollten Sie viel trinken.*

## Überanstrengungen vermeiden

Versuchen Sie, sich nicht zu überfordern und die anfallende Arbeit im Haus auf Familienmitglieder zu verteilen. Legen Sie entspannende Pausen während der Arbeit ein. Gönnen Sie sich mehr Ruhe, und sorgen Sie für genügend Schlaf.

Stress kann hormonelle Schwankungen auslösen. Sie sollten seelische und körperliche Belastungen daher unbedingt vermeiden. Atem- und Entspannungsübungen sind hierbei äußerst hilfreich. Auch leichte sportliche Tätigkeit, zum Beispiel Walking, Radfahren, kann hilfreich sein.

Vermeiden Sie hingegen körperliche Anstrengungen und Sportarten wie Krafttraining, Spinning oder Jogging. Verzichten Sie außerdem auf das Rauchen, da durch Nikotin die Gefäße verengt werden.

*Vorsicht! Große körperliche Anstrengungen oder sportliche Höchstleistungen sollten während der Periode besser unterbleiben.*

## Was Sie tun können – Hausmittel gegen Menstruationsbeschwerden

Die Diagnose von Zyklusstörungen sollte von einem Arzt erstellt werden. Ihm obliegt auch die Kontrolle und die Behandlung der Ursachen von Menstruationsbeschwerden. Hausmittel und Selbstbehandlungsmaßnahmen können die ärztlichen Maßnahmen flankieren und zur Linderung und Besserung bestehender Beschwerden wirkungsvoll beitragen.

*Wenigstens einmal pro Jahr sollte jede Frau zu einer Vorsorgeuntersuchung beim Frauenarzt (Gynäkologe) gehen!*

### Heilwirkung des Apfelessigs

▶ Bei sehr schmerzhafter oder sehr starker Menstruation hilft ein Apfelessig-Cocktail: Zwei Teelöffel Apfelessig und zwei Teelöffel Honig in einem Glas Wasser (200 Milliliter) verrühren; in kleinen Schlucken mehrmals täglich ein Glas trinken.

▶ Bereits vor dem Einsetzen der Periode sollten Sie täglich ein Sitzbad mit Apfelessig durchführen: Warmes Wasser (35 bis 38 °C) in die Wanne laufen lassen und eine Tasse (150 Milliliter) Apfelessig hinzugeben.

*Apfelessig kann die Menstruation um ein bis zwei Tage verzögern. Setzen Sie daher drei Tage vor dem erwarteten Termin mit der Einnahme des Apfelessig-Cocktails aus; fangen Sie erst bei Beginn der Blutung wieder damit an.*

### Lindernde Heiltees

▶ Andorntee wirkt schmerzlindernd: Ein bis zwei Teelöffel Andornkraut mit einer Tasse (150 Milliliter) siedendem Wasser übergießen; zehn Minuten ziehen lassen, abseihen; bei Bedarf eine Tasse trinken.

▶ Eisenkrauttee hilft hervorragend bei Regelbeschwerden: Zwei Teelöffel Eisenkraut mit einem Viertelliter kochendem Wasser übergießen; zehn Minuten ziehen lassen, abseihen; mehrmals täglich eine Tasse in kleinen Schlucken trinken.

▶ Frauenmanteltee bei Regelblutungen: Einen Teelöffel Frauenmantel mit einer Tasse kochendem Wasser überbrühen; zehn Minuten ziehen lassen, abseihen; warm trinken.

▶ Variante: Je 20 Gramm Frauenmantelkraut, Rosmarinblätter, Kamillenblüten, Johanniskraut und Ringelblumenblüten mischen; einen Teelöffel der Mischung mit einer Tasse kochendem Wasser übergießen; zehn Minuten ziehen lassen, abseihen; zweimal täglich eine Tasse trinken.

▶ Gänsefingerkraut entkrampft den Unterleib: Je 20 Gramm Gänsefingerkraut, Melissenblätter und zehn Gramm Pfefferminzblätter mischen; zwei Teelöffel der Mischung mit einer Tasse kochendem Wasser übergießen; zehn Minuten zugedeckt ziehen lassen, abseihen; bei Bedarf eine Tasse des frisch gebrühten Tees trinken.

▶ Bei starker Regelblutung: Je 25 Gramm Hirtentäschelkraut, Schafgarbenkraut, Eichenrinde und Blutwurzel mischen; einen Teelöffel der Mischung mit einer Tasse kochendem Wasser übergießen; zehn Minuten ziehen lassen, abseihen; dreimal täglich eine Tasse trinken; fünf Tage vor Einsetzen der Menstruation beginnen.

▶ Kamille beruhigt und entkrampft: 25 Gramm Kamillenblüten, 15 Gramm Schafgarbenkraut und je 20 Gramm Johanniskraut, Melissenblätter und Frauenmantelkraut mischen; einen bis zwei Teelöffel der Mischung mit einer Tasse kochendem Wasser übergießen; 10 bis 15 Minuten ziehen lassen, abseihen; morgens und abends eine Tasse trinken.

▶ Versuchen Sie es mit einem durchblutungsfördernden Tee: Zehn Gramm Kamille, 15 Gramm Melisse und eine Prise Rosmarin mischen; einen Teelöffel der Mischung mit einer Tasse Wasser aufkochen; abends vor dem Zubettgehen eine Tasse möglichst warm trinken.

*Eisenkraut ist uns unter dem Namen Ysop schon aus biblischen Schriften bekannt. Es kann allein oder mit Fenchel gemischt als Tee bei Menstruationsbeschwerden zubereitet werden.*

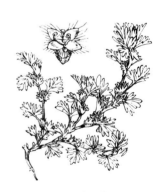

*Frauenmanteltee hat sich bei der Behandlung von Menstruationsbeschwerden außerordentlich gut bewährt.*

▶ Melissentee wirkt bei Magen-Darm-Krämpfen während der Periode beruhigend: Zwei gehäufte Teelöffel Melisse mit einem Viertelliter kochendem Wasser überbrühen; zehn Minuten zugedeckt ziehen lassen, abseihen; bei Bedarf trinken.

▶ Schafgarbentee hilft besonders gut: Zwei Teelöffel Schafgarbenkraut mit einer Tasse heißem Wasser überbrühen; 15 Minuten ziehen lassen, abseihen; bei Bedarf trinken.

▶ Taubnesselblüten helfen bei unregelmäßigen und schwachen Regelblutungen: Einen Teelöffel Taubnesselblüten mit einer Tasse Wasser übergießen; fünf Minuten ziehen lassen, abseihen; ungesüßt und schluckweise trinken.

▶ Bei schmerzhafter Menstruation: Zehn Gramm Taubnesselblüten und je 20 Gramm Gänsefingerkraut und Kamillenblüten mischen; einen bis zwei Esslöffel der Mischung mit einer Tasse heißem Wasser übergießen; zehn Minuten zugedeckt ziehen lassen, abseihen. Bei Bedarf eine Tasse des frisch aufgebrühten Tees trinken.

▶ Eine Teemischung aus je 20 Gramm Zinnkraut, Mistel, Kreuzkraut und Hirtentäschelkraut hat eine blutstillende Wirkung: Einen Teelöffel der Mischung mit einer Tasse kochendem Wasser übergießen; zehn Minuten zugedeckt ziehen lassen, abseihen.

*Vorsicht! Bei einer eingeschränkten Herz- oder Nierenfunktion, dürfen Sie keine Durchspülungskur mit Zinnkraut machen.*

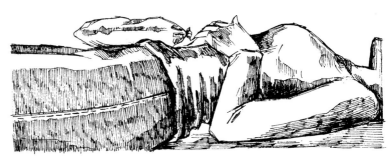

*Achten Sie darauf, dass das Heublumensäckchen nicht zu heiß ist.*

*Achtung! Heublumen können allergische Hautreaktionen auslösen. Vor allem Allergiker sollten nur feuchte Anwendungen durchführen.*

### Eine Auflage mit Heublumen

Füllen Sie einen Leinensack mit frisch geerntetem Heu, das Sie zunächst mehrmals durchsieben. Dadurch werden alle groben Teile sowie Erde und Sand herausgefiltert. Den Sack zu zwei Drittel füllen und fest verschließen. Anschließend mit heißem Wasser zuerst anfeuchten und dann etwa 20 Minuten über Wasserdampf erhitzen. Dann den Sack aufschütteln, in ein Leinentuch wickeln und auflegen. Vorsicht! Die Auflage darf nicht zu heiß sein.

### Heilkraut Kamille

▶ Eine Kamillenauflage lindert Regelschmerzen: Zwei Esslöffel Kamillenblüten mit einem Liter kochendem Wasser aufgießen; zehn Minuten ziehen lassen, abseihen; ein Baumwoll- oder Leinentuch in den Kamillensud eintauchen und auswringen. Wenn das Leinentuch eine angenehme Temperatur hat, auf den Unterbauch legen und mit einem angewärmten Tuch abdecken. Mit einer Wolldecke zugedeckt wirkt diese Anwendung schmerzlindernd und entspannend.

▶ Oder nehmen Sie drei Tage vor und während der Regelblutung Kamillentinktur zu sich: 20 Gramm frische Kamillenblüten ganz fein hacken und zehn Tage in 100 Milliliter medizinischem Alkohol (70 Volumenprozent) ziehen lassen; anschließend abseihen und in dunkle Fläschchen mit Tropfenaufsatz (aus der Apotheke) abfüllen; täglich 10 bis 15 Tropfen in Wasser nach den Mahlzeiten einnehmen.

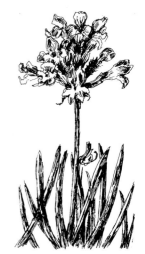

### Kühlung bei starker Blutung

Ist die Blutung zu stark, können blutungsstillende kalte Unterleibswickel hilfreich sein: Ein Baumwoll- oder Leinentuch in 5 bis 10 °C kaltes Wasser tauchen; auswringen und das Tuch um den Unterleib wickeln; den Wickel mit einem trockenen Tuch abdecken; wenn er warm wird, abnehmen.

*Ein heißes Bad mit Lavendelblüten wirkt entspannend und entkrampfend.*

### Baden entspannt

▶ Ein Lavendelbad hilft zur Entkrampfung bei Regelschmerzen: 100 Gramm Lavendelblüten mit zwei Liter kochendem Wasser überbrühen; 15 Minuten ziehen lassen, abseihen; den Sud zum warmen Badewasser geben.

▶ Ein Mineralbad trägt zur Linderung der Krämpfe und zur Entspannung bei: Je eine Tasse Backpulver und Salz in das heiße Badewasser streuen; etwa 30 Minuten darin baden.

*Rosmarin wirkt krampflösend, zugleich gegen nervöse Kreislaufbeschwerden und eine schwache Menstruation.*

> Alternativ können Sie auch Rosmarintee als Badezusatz nehmen: Fünf Esslöffel Rosmarinblätter in einem Liter Wasser etwa zehn Minuten kochen lassen; anschließend abseihen und den Sud dem Badewasser zugeben.

### *Moorpackungen lindern die Beschwerden*
Moorpackungen (aus der Apotheke) können die Beschwerden lindern: Moorpackung nach Vorschrift zubereiten und auf den Unterleib auftragen; das Ganze mit Ölpapier und einem Baumwoll- oder Leinentuch abdecken; ein Wolltuch darüber legen, um die Wärme zu halten. Nach gut einer halben Stunde die Packung gründlich abwaschen; anschließend für einige Zeit ausruhen.

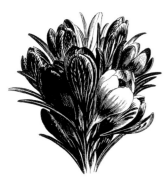

*Achten Sie beim Kauf von Safran darauf, dass es sich um echten Safran (Safranfäden) handelt.*

### *Safran lindert Regelschmerzen*
Bringen Sie eine große Tasse Vollmilch zum Kochen und fügen Sie eine Messerspitze echten Safran hinzu. Lassen Sie die Milch noch eine Minute köcheln. Trinken Sie täglich eine Tasse der mit Honig gesüßten Safranmilch.

### *Ein Vollbad mit Schafgarbenkraut*
Die Schafgarbe gilt als altes Hausmittel gegen Regelbeschwerden: 60 Gramm Schafgarbenkraut mit einem Liter kochendem Wasser übergießen; 20 Minuten ziehen lassen, abseihen; den Aufguss dem warmen Badewasser zugeben.

### *Wärme entspannt*
Wärme in Form von Bädern, Auflagen und Wickeln kann wohltuend bei Menstruationsbeschwerden wirken.

> Eine Wärmflasche oder ein Heizkissen fördert die Entspannung der Beckenmuskulatur; dadurch kann das Blut leichter fließen.

> Statt einer Wärmflasche können Sie auch ein Kirschsteinsäckchen im Backofen erhitzen und auf den Bauch legen. Alternativ eignet sich auch ein Dinkelkissen. Dinkel ist ein schlechter Wärmeleiter. Daher bleibt die Temperatur relativ konstant.

*Kirschkernsäckchen oder Dinkelkissen können Sie statt im Ofen auch in der Mikrowelle erhitzen. Dies dauert etwa drei Minuten bei 600 Watt.*

▶ Wenn Sie nachts Schmerzen haben, helfen Leibwickel: ein Baumwoll- oder Leinentuch in etwa 50 °C warmes Wasser tauchen und auswringen; das Tuch um den Unterleib wickeln, mit einem trockenen Tuch und anschließend mit einem Wolltuch abdecken; wenn die Wärmewirkung des Leibwickels nach etwa einer halben Stunde nachlässt, sollte er entfernt werden.
▶ Rasche Hilfe bringt außerdem ein heißes Leinsamensäckchen: Ein Leinensäckchen mit Leinsamen füllen; zehn Minuten im Wasser sieden lassen; dann das Säckchen so warm wie möglich auf den Bauch legen und mit einem Wolltuch abdecken; die Anwendung nach etwa 30 Minuten wiederholen.

*Eine Wärmepackung ist grundsätzlich anstrengend. Sie eignen sich nicht bei Herz- und Kreislauf-Erkrankungen sowie starken Durchblutungsstörungen. Nach Anwendung einer Moorpackung sollten Sie stets eine ausgiebige Ruhephase einlegen.*

**Wann zum Arzt**
Bei allen Menstruationsbeschwerden ist es immer ratsam, einen Arzt, am besten einen Frauenarzt (Gynäkologe), aufzusuchen. Nur so kann geklärt werden, ob schwerwiegende Erkrankungen vorliegen, zum Beispiel wenn
▶ Sie noch nie eine gynäkologische Untersuchung haben machen lassen.
▶ die letzte gynäkologische Untersuchung länger als ein halbes Jahr zurückliegt und Beschwerden auftreten.
▶ während der Schwangerschaft Blutungen auftreten.
▶ auffällige Menstruationsbeschwerden oder Zyklusunregelmäßigkeiten auftreten.
▶ Ausfluss, Bauchschmerzen und Fieber auftreten.
▶ Ausfluss, Bläschen und Juckreiz in der Scheide auftreten (Virusinfektion).
▶ käsiger, weißlicher Ausfluss mit Rötung und Juckreiz auftritt (Pilzinfektion).
▶ grünlich weißer Ausfluss mit Fischgeruch auftritt (bakterielle Scheideninfektion).
▶ schleimiger, gelblich grüngrauer, übel riechender Ausfluss auftritt (Trichomonadeninfektion).
▶ Ausfluss und zusätzliche Symptome (blutiger Ausfluss, Durchfall, Erbrechen, Lymphknotenschwellung, Übelkeit, Wundgefühl) auftreten.

# MIGRÄNE

### Hinlegen, Augen schließen, Ruhe

Migräne tritt relativ häufig auf. Etwa zehn Prozent der Bevölkerung leiden darunter, wobei es Frauen öfter betrifft als Männer. Migräne tritt meist im Alter zwischen 15 und 40 Jahren auf. Eine Migräneattacke kann nur wenige Stunden, aber auch bis zu drei Tage andauern. Die Häufigkeit der Anfälle ist äußerst unterschiedlich. Manchmal treten Migräneanfälle zwei- bis dreimal wöchentlich auf. Es ist jedoch auch möglich, dass im ganzen Leben lediglich zwei Migräneüberfälle stattfinden. Stress, Arzneimittel, Veranlagung, Überanstrengung, Umstellung der Lebensgewohnheiten und Klimawechsel sind nur einige der Risikofaktoren von Migräne.

*Nahrungsmittelunverträglichkeiten können sich in manchen Fällen erst im fortgeschrittenen Lebensalter ergeben, zum Beispiel, wenn sich Umstellungen im Stoffwechsel vollziehen. Migräneauslöser könnten dann Rotwein, Schokolade, Milchprodukte wie etwa Käse sowie Zitrusfrüchte und Gebratenes sein.*

### *Auch Kinder sind betroffen*

Schon Kinder können unter Migräneattacken leiden. Insbesondere zu langes Fernsehen und Computerspiele überfordern Augen und Nerven der Kinder. Ebenso können Stresssituationen in der Schule und in der Familie Kindermigräne auslösen. Sollten sich Migränebeschwerden jedoch regelmäßig, vor allem nach den Mahlzeiten, einstellen, kann eine Nahrungsmittelunverträglichkeit vorliegen. Eine exakte Diagnose kann in diesem Fall nur der Arzt stellen.

### *Risikogruppe Frauen*

Da besonders Frauen von Migräne betroffen sind, könnten die Anfälle auch hormonell bedingt sein. Die Migräneattacken setzen meist mit der ersten Regelblutung (→ Menstruationsbeschwerden) ein und verschwinden mit den Wechseljahren (→ Wechseljahrsbeschwerden). Allerdings können die Beschwerden auch verstärkt gerade in dieser Lebensphase auftreten.

> **SYMPTOME**
> Häufig einseitige, bohrende, hämmernde und stechende Kopfschmerzanfälle (→ Kopfschmerzen); Übelkeit und → Erbrechen; → Schwindel, Benommenheit; Lärm-, Licht- und Geruchsempfindlichkeit; Sprach- und Sehstörungen; Kribbeln und Taubheitsgefühl in Armen und Beinen.

*Mögliche Ursachen für Migräne können erbliche Veranlagungen, Durchblutungsstörungen, Gefäßveränderungen oder Veränderungen biochemischer Botenstoffe im Gehirn sein.*

## So können Sie vorbeugen

Hinsichtlich der Ursachen von Migräne besteht bislang Uneinigkeit unter den Wissenschaftlern. Fest steht jedoch, dass Migränepatienten gewissermaßen unter Dauerstress stehen: Ihr Gehirn ist aktiver. Zu Migräneattacken kommt es, wenn die Belastung abnimmt.

### *Sport und Ernährung*

Durch viel Bewegung wird das Gefäßsystem des Körpers, also auch die Blutgefäße im Kopf, trainiert. Besonders Spazierengehen, Radfahren oder Joggen sind dafür besonders geeignet. Auch Entspannungstechniken wie zum Beispiel autogenes Training oder Muskelentspannungsübungen können vorbeugend wirken. Ein gleich bleibender Lebensrhythmus ist wichtige Voraussetzung bei der Migräneprophylaxe.
Ersetzen Sie in Ihrem Speiseplan öfter Fleisch durch Fisch. Essen Sie Paprikaschoten. Der in diesem Gemüse enthaltene Wirkstoff kann bei Migräne vorbeugend wirken.

### *Das Schmerztagebuch*

Leiden Sie häufig unter Migräne, sollten Sie ein Schmerztagebuch führen, um Ihren ganz persönlichen Schmerzauslösern auf die Spur zu kommen. Notieren Sie alles, was Ihnen wichtig erscheint und eventuell in Zusammenhang mit Ihren Beschwerden stehen kann: was Sie gegessen und getrunken haben, welche inneren und äußeren Bedingungen zum Zeitpunkt der jeweiligen Migräneattacke geherrscht haben. Dadurch können Ihre persönlichen Auslöserfaktoren eingegrenzt und exakter bestimmt werden. Diese Aufzeichnungen können Ihrem Arzt bei der Diagnosefindung helfen.

*Bei vielen Menschen kann es sein, dass bestimmte Duftstoffe Kopfschmerzen auslösen. Als Migränepatient sollten Sie daher Parfüms sowie parfümierte Wasch- und Putzmittel meiden.*

### Was Sie tun können – Heilmittel gegen Migräne

Für viele Menschen ist Migräne nur mit Medikamenten zu ertragen. Doch Vorsicht: Wer häufig zu (starken) Migränemitteln greift, läuft Gefahr, abhängig zu werden. Fragen Sie Ihren Arzt daher nach alternativen Hausmittelanwendungen.

#### *Heilendes Sauerelixier: Apfelessig*

▶ Ein kaltes Fußbad mit Apfelessig hilft: Kaltes Wasser (etwa 15 °C) in die Badewanne einlaufen lassen; 100 bis 150 Milliliter Apfelessig zugeben und beide Füße hineinstellen; nach 15 bis 30 Sekunden Füße wieder aus dem Wasser nehmen; nicht abtrocknen, sondern trockene Wollsocken anziehen und anschließend ruhen.

▶ Waschungen mit Apfelessig regen die Durchblutung und den Kreislauf an: Tauchen Sie einen Waschlappen oder -handschuh in kaltes Essigwasser (Mischungsverhältnis: ein Esslöffel Apfelessig auf 100 Milliliter Wasser); den Waschlappen nur leicht ausdrücken.

Dann beginnen Sie mit der Waschung an der rechten Hand; entlang des rechten Arms geht es hoch zur Achselhöhle und wieder zurück zur Hand; Verfahren am linken Arm wiederholen. Anschließend waschen Sie Hals, Brust und Bauch. Dann gehen Sie zu den Beinen über: Waschen Sie vom rechten Fußrücken bis hinauf zum Gesäß; anschließend waschen Sie das linke Bein auf die gleiche Weise. Zum Abschluss begießen Sie die Fußsohlen kurz mit kaltem Wasser; nicht abtrocknen, sofort anziehen.

*Achtung! Bei Kreislaufbeschwerden, akuten Harnwegsinfektionen, Durchblutungsstörungen oder Wadenkrämpfen darf ein kaltes Fußbad nicht angewendet werden.*

*Wenn Ihnen während der Waschung Essigwasser in die Augen spritzt, spülen Sie dieses umgehend mit reichlich klarem Wasser gründlich aus.*

#### *Warme Fußbäder regen die Durchblutung an*

Kalte Füße können die Ursache für Migräne sein. Sie verursachen Durchblutungsstörungen. Ansteigende Fußbäder können dagegen helfen: Stellen Sie ein Gefäß, zum Beispiel eine Fußbadewanne, in die Badewanne. Füllen Sie die kleine Wanne mit etwa 33 °C warmem Wasser. Innerhalb von 15 Minuten können Sie die Temperatur auf 39 oder 40 °C steigern. Nach dem Abtrocknen sollten Sie sich für mindestens 20 Minuten Ruhe gönnen.

***Heiltees, die helfen***
Verschiedene Heilpflanzen helfen als Tee getrunken bei Migräne.
◗ Baldriantee kann als Kaltzubereitung gegen Migränebeschwerden eingesetzt werden: Zwei Teelöffel getrocknete Baldrianblätter oder zwei Teelöffel zerkleinerte Baldrianwurzel mit einer Tasse kaltem Wasser (150 Milliliter) am Morgen ansetzen; etwa zehn Stunden ziehen lassen, abseihen; den Tee vor dem Zubettgehen wieder erwärmen und in kleinen Schlucken trinken.
◗ Migräne-Nerven-Tee mit Johanniskraut: Je 25 Gramm Johanniskraut, Bitterklee, Steinklee und Melissenblätter mischen; einen bis zwei Teelöffel der Mischung mit einer Tasse heißem Wasser übergießen; 10 bis 15 Minuten ziehen lassen, abseihen; kurmäßig über sechs Wochen dreimal täglich eine Tasse des frisch gebrühten Tees trinken.
◗ Krampflösend und beruhigend wirkt Lavendeltee: Einen Teelöffel Lavendelblüten mit einer Tasse heißem Wasser übergießen; fünf Minuten ziehen lassen, abseihen; in kleinen Schlucken trinken.
◗ Nervenbelebender Majoran: Einen Teelöffel Majoran mit einer Tasse kochendem Wasser übergießen; fünf bis acht Minuten ziehen lassen, abseihen; ein bis zwei Tassen des Tees schluckweise ungesüßt über den Tag verteilt trinken.
◗ Durch die krampflösende Heilkraft der Pfefferminze wird das Gleichgewicht im Körper wieder hergestellt: Ein bis zwei Teelöffel Pfefferminzblätter mit einer Tasse kochendem Wasser übergießen; fünf bis zehn Minuten zugedeckt ziehen lassen, abseihen.
◗ Bei plötzlichen Migräneanfällen hilft ein Tee von Silberweidenrinde: Einen Teelöffel getrocknete Rindenstücke in einen Viertelliter Wasser geben; kurz aufkochen und anschließend fünf Minuten ziehen lassen, dann abseihen; den Tee über den Tag verteilt trinken.
◗ Diese Teemischung wirkt beruhigend und schmerzlindernd: Je 30 Gramm Silberweidenrinde und Lavendelblüten und je 20 Gramm Melissen- und Rosmarinblätter mischen; ei-

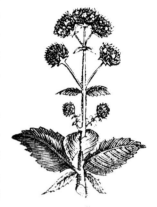

*Vorsicht! Die Überdosierung von Majoran kann zu Kopfschmerz- oder Migräneattacken führen.*

*Vorsicht! Majorantee sollte möglichst nur bei akuten Kopfschmerzen eingenommen werden. Er eignet sich nicht für Langzeit- oder Daueranwendungen.*

*Achtung! Tee von der Silberweidenrinde darf während der Schwangerschaft nicht getrunken werden.*

nen Teelöffel der Mischung mit einer Tasse kochendem Wasser übergießen; zehn Minuten ziehen lassen, abseihen; bei Bedarf dreimal am Tag nach den Mahlzeiten eine Tasse in kleinen Schlucken trinken.

### Knoblauch sorgt für rasche Linderung

▶ Nehmen Sie bei den ersten Anzeichen einen halben Teelöffel Knoblauchsaft mit Honig zu sich.

▶ Bei stechendem Kopfschmerz hilft der tägliche Verzehr einer Knoblauchzehe.

▶ Dieses Hausrezept lindert migräneartige Kopfschmerzen: einen Teelöffel Schafgarbenkraut mit einer Tasse kochendem Wasser überbrühen und eine gehackte Knoblauchzehe zugeben; zehn Minuten ziehen lassen, abseihen; diese Mischung schluckweise trinken.

### Heilsaft Urin

Ein Urineinlauf hilft bei Migräne: Kaufen Sie sich zunächst in der Apotheke oder im medizinischen Fachhandel einen Irrigator. Füllen Sie den Irrigator mit frischem oder altem Urin (eventuell mit Wasser strecken). Legen Sie sich mit angezogenen Beinen auf die linke Seite (mit einem Kissen unter den Hüften etwas polstern), und führen Sie die mit Vaseline eingefettete Spitze des Einlaufrohrs vorsichtig etwa fünf Zentimeter tief in den After ein. Versuchen Sie die Gefäßmuskulatur zu entspannen. Damit der Urin langsam in den Darm einlaufen kann, muss der Irrigator hochgehalten werden. Lassen Sie den Urin nur in kleinen Portionen einlaufen, damit der Darm nicht überdehnt wird. Versuchen Sie, den Druck im Darm etwa zehn Minuten auszuhalten, bevor Sie die Flüssigkeit herausfließen lassen.

*Vorsicht! Man sollte keinesfalls direkt vor oder nach dem Essen baden. Lassen Sie dazwischen mindestens eine Stunde Abstand.*

### Warme Vollbäder lindern die Beschwerden

▶ Ein Hopfenbad hat eine wohltuende Wirkung bei Kopfschmerzen: 50 Gramm Hopfenzapfen und drei Liter Wasser zusammen erhitzen; 20 Minuten ziehen lassen, abseihen; den Extrakt ins Badewasser geben.

◗ Lavendelkrautabsud wirkt krampflösend: Fünf Esslöffel Lavendelblüten mit zwei Liter kochendem Wasser übergießen; 15 Minuten ziehen lassen, abseihen; anschließend in das etwa 37 °C heiße Badewasser geben. Das Vollbad sollte nicht länger als eine Viertelstunde dauern.

*Kraft der Zitrone*
Reiben Sie die Schläfen mit der Schale einer unbehandelten Zitrone ein. Der in der Frucht enthaltene Duftstoff lindert die Kopfschmerzen.

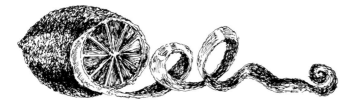

*Die in Zitronen enthaltenen Duftstoffe lindern Kopfschmerzen.*

## Wann zum Arzt

Migräne ist in jedem Falle eine ernst zu nehmende Krankheit. Hausmittelanwendungen führen in individuellen Fällen zu guten bis sehr guten Ergebnissen. Eine Migränetherapie gehört aber in die Hand eines erfahrenen Arztes. Auch wenn Kinder über Migränesymptome klagen, ist ärztlicher Rat grundsätzlich erforderlich. Migräneattacken bei Kindern dürfen keinesfalls selbst behandelt werden. Sie sollten einen Arzt aufsuchen, wenn

◗ plötzlicher starker Kopfschmerz, Nackensteife, Übelkeit, Erbrechen und Lichtscheue auftreten (Achtung: Notfall!).
◗ heftige Kopfschmerzen schlagartig auftreten.
◗ Kopfschmerzen von Angstzuständen und depressiven Verstimmungen begleitet sind.
◗ Migräne mit Spannungskopfschmerz auftritt.
◗ die Kopfschmerzen im Schläfenbereich mit Sehstörungen auf der betroffenen Seite verbunden sind.
◗ erstmalig migräneartiger Kopfschmerz bei Personen über 35 Jahren auftritt.

*Bei Kindern und jüngeren Patienten kann eine Verbesserung des Schlafverhaltens, das heißt regelmäßiger und ausreichender Schlaf, zur Verminderung der Migräneattacken führen.*

# MUMPS (ZIEGENPETER)

## Vorsicht, Ansteckungsgefahr!

Mumps, im Volksmund Ziegenpeter genannt, ist eine ansteckende Viruserkrankung, die durch Tröpfcheninfektion übertragen wird. Eine einmalige Erkrankung mit Mumps – das Haupterkrankungsalter liegt zwischen vier und zehn Jahren – führt zu einer lebenslangen Immunität.

*Mumps ist eine akute Virusinfektion, die überwiegend Schulkinder betrifft, gewöhnlich mit einer schmerzhaften Schwellung der Speicheldrüsen einhergeht und fast immer komplikationslos verläuft.*

### Schmerzhafte Symptome

Nach einer Inkubationszeit von zwei bis dreieinhalb Wochen beginnt Ziegenpeter meist eher uncharakteristisch mit grundsätzlichem Unwohlsein und einer erhöhten Temperatur. In der Folge treten schmerzhafte Schwellungen der Ohrspeicheldrüse zunächst einseitig auf. Nach einer ein- bis dreitägigen Dauer tritt die Schwellung beidseitig auf, es kommt zu hohem Fieber. Kauschmerzen können nun auftreten, die Mundschleimhaut entzündet sich dabei häufig, die Wangen werden dick und die Ohrläppchen stehen ab.

Das Mumpsvirus kann auch andere Drüsen wie die Bauchspeichel- und Schilddrüse befallen. Im Fall der Bauchspeicheldrüse bekommen Kinder heftige Bauchschmerzen. Sie leiden außerdem unter Appetitlosigkeit und Erbrechen. Bei einem Befall der Bauchspeicheldrüse kann das Kind Fett nicht mehr so gut verdauen. Bei männlichen Patienten kann es ab der Pubertät zu einer Hodenentzündung kommen, die im schlimmsten Fall zur Sterilität führen kann.

Sehr selten – bei etwa vier bis sechs Prozent der betroffenen Kinder – tritt eine Hirnhaut- oder Gehirnentzündung (Meningitis) auf. In der Folge treten Kopfschmerzen und Nackensteifigkeit auf. Die Symptome machen sich oft schon vor Beginn der anderen Symptome bemerkbar. Sie können auch für sich allein auftreten.

> **SYMPTOME**
>
> Unwohlsein, erhöhte Temperatur, schmerzhafte Schwellungen der Ohrspeicheldrüse im Kieferwinkel, später hohes → Fieber, dicke Wangen, Kaubeschwerden, Schluckschmerzen und abstehende Ohrläppchen.
> Zusätzliche Symptome: → Bauchschmerzen, Appetitlosigkeit, → Erbrechen bei Befall der Bauchspeicheldrüse, Hodenentzündung bei Befall der Keimdrüsen; → Kopfschmerzen und Nackensteifigkeit bei Hirnhaut- oder Gehirnentzündung (Meningitis).

## So können Sie vorbeugen

Kinder sollten grundsätzlich gegen Mumps geimpft werden, denn dies ist der einzige sichere Schutz gegen Mumps. Empfohlen wird eine Kombinationsimpfung mit Masern und Röteln, sie wird auch kurz MMR genannt. MMR-Impfungen können ab dem zwölften Lebensmonat durchgeführt werden. Eine zweite Impfung sollte vor der Einschulung bei Kindern durchgeführt werden, bei denen die erste Impfung nicht angeschlagen hat. Dabei wird aber nur gegen diese spezielle Komponente geimpft, nur gegen Röteln oder Masern oder Mumps.

Vorsicht ist geboten, wenn eine Empfindlichkeit gegen Hühnereiweiß vorliegt. Die Impfung kann dann zu allergischen Reaktionen führen. Deshalb sollte in einem solchen Fall ein so genannter Prick-Test durchgeführt werden.

*Eine Impfung gegen Mumps, auch in Kombination mit einer Impfung gegen Masern und Röteln, wird empfohlen.*

## Was Sie tun können – Hausmittel gegen Mumps

Im Grunde ist eine Therapie nicht wirklich möglich, doch können Sie mit einfachen Hausmitteln zur Linderung beitragen. Häufig helfen Umschläge auf die dicke Wange. Wegen der Kauschmerzen sollten Sie Ihrem Kind am besten nur breiige oder flüssige Nahrung geben. Achten Sie darauf, dass sie nur leicht verdauliches und fettarmes Essen kochen. Geben Sie Ihrem Kind viel zu trinken.
Bei Fieber und bei Hodenentzündung sollte Ihr Kind im Bett bleiben und viel trinken. Die Mundpflege ist bei Mumps wichtig: Zähneputzen, Gurgeln mit desinfizierenden Substanzen.

*Isolieren Sie Ihr Kind, damit sich andere nicht anstecken, bis eine Woche nach Abschwellen der Drüsen.*

### Warmer und kalter Halswickel

Ein Wickel aus Quark ist ein altbekanntes Hausmittel gegen Halsschmerzen. Wenn der Quark mit der Haut in Berührung kommt, beginnt ein Milchsäureprozess. Dieser wirkt positiv auf das entzündliche Geschehen. Der Wickel wirkt abschwellend und schmerzlindernd. Während einer akuten Entzündung wirken in der Regel kalte Wickel besser, später wird oft ein warmer Wickel besser vertragen.

Für die beiden Varianten benötigen Sie je 250 Gramm Magerquark, zwei Küchentücher und eine Wärmflasche für den warmen Wickel.

▸ Warmer Quarkwickel: Falten Sie ein Küchentuch der Länge nach zweimal zusammen, sodass eine schmale Stoffbahn entsteht. Erwärmen Sie das Tuch zwischen zwei Wärmflaschen, und tragen Sie den Quark etwa einen Zentimeter dick auf das Tuch auf. Legen Sie das Tuch wie einen Schal (nicht zu eng) um den Hals. Das zweite Tuch wickeln Sie drum herum; eventuell mit einer Sicherheitsklammer feststecken. Wird der Wickel am Abend angelegt, so kann er auch über Nacht aufgelegt bleiben. Am Tag sollte er bis zu drei Stunden aufliegen oder bis der Quark vollkommen trocken ist.

▸ Kalter Quarkwickel: Streichen Sie den Quark etwa einen Zentimeter dick auf ein Tuch, und legen Sie dieses wie schon beim warmen Wickel dann um den Hals. Das zweite Tuch außen herumwickeln und befestigen. Für die Aufliegedauer gilt Gleiches wie beim warmen Wickel.

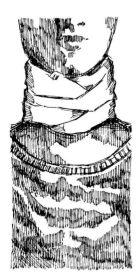

*Ein altes und wirksames Hausmittel gegen Ziegenpeter: Ein kalter oder warmer Halswickel.*

*Kinder sollten viel trinken und fettarme, flüssige oder weiche Speisen essen, um die Schluckbeschwerden zu lindern.*

### Warme Umschläge

Gekochte Kartoffeln werden samt Schale zu einem Brei zerdrückt. Geben Sie die Kartoffelpaste auf ein Tuch und schlagen dieses ein. Legen Sie noch ein Windeltuch zwischen die Haut und den Umschlag. Auf den aufgelegten Umschlag packen Sie reichlich Watte. Das Ganze wird mit einem Tuch oder einer Mullbinde befestigt. Als Breimaterial können statt der Kartoffeln auch Kamillenblüten oder Heilerde dienen. Der Breiumschlag kann mehrere Stunden, manchmal auch die ganze Nacht über liegen bleiben.

*Wadenwickel gegen das Fieber*
Fiebersenkung sollte nur bei hohem Fieber und dann am besten mithilfe von Wadenwickeln erfolgen. Beachten Sie bei dem Anlegen eines Wickels ein paar einfache Dinge:
- Während der Anwendung von Wickeln sollte Ihr Kind immer ruhen und entspannen. Nehmen Sie und Ihr Kind sich immer ausreichend Zeit dafür.
- Ihr Kind sollte vorher zur Toilette gehen!
- Legen Sie Ihrem Kind Wickel nicht mit leerem Magen oder direkt nach dem Essen auf. Ein knurrender Magen verhindert die Entspannung, und nach der Mahlzeit benötigt die Verdauung vermehrt Energie, die durch eine Wickelanwendung dort fehlen würde.
- Achtung: Legen Sie kalte Wickel nie auf kalte Haut.
- Wenden Sie Wickel nur bei warmen Füßen an.
- Sie dürfen niemals wärmestauende und heiße Wickel bei akuten Entzündungen anwenden.
- Decken Sie feuchte Wickel niemals mit Plastikfolie oder Gummi ab. Die Ausdünstung wird dabei unterdrückt, und der Wickel ist dann überflüssig.
- Benutzen Sie drei Tücher für den Wickel: Innen ein feuchtes Leintuch, in der Mitte ein trockenes Zwischentuch und außen ein Wolltuch (keine Kunstfaserprodukte verwenden!).
- Wickel immer luftdicht auf die Haut auflegen.

*Wenn Jugendliche oder Erwachsene an Mumps erkrankt sind, sollten diese vor der Anwendung eines Wickels weder rauchen noch Kaffee, Tee oder Alkohol zu sich nehmen. Die Blutgefäße verengen sonst, und die Wirkung des Wickels wird vermindert.*

## Wann zum Arzt

Bei Verdacht auf Mumps sollten Sie grundsätzlich den Arzt aufsuchen, ansonsten auch, wenn
- starke Ohren- oder Kopfschmerzen auftreten.
- der Nacken Ihres Kindes steif wird, es an Übelkeit leidet und erbricht (Hirnhautentzündung).
- Jungen ab der Pubertät immer wieder über Hodenschmerzen klagen.
- Krämpfe, Schläfrigkeit oder Apathie, schlechtes Aussehen, Reizbarkeit, Berührungsempfindlichkeit auftreten.
- Erbrechen oder starke Bauchschmerzen zum Krankheitsbild dazukommen.

# MUSKELSCHMERZEN

## Muskelkater und Co.

Verletzungen der Muskulatur kommen besonders häufig beim Sport vor. Es trifft dann vor allem Menschen, die nur einen unzureichenden Trainingsstand besitzen und sich mehr zutrauen als Sie können, und Personen, die übermüdet sind oder sich schlecht aufgewärmt haben. Der Schweregrad der Verletzungen reicht vom eher harmlosen Muskelkater bis hin zu Zerreißungen ganzer Muskelstränge.

### *Haben Sie sich überanstrengt?*

Ein Muskelkater tritt oft nach der Überanstrengung bestimmter Muskeln oder Muskelgruppen etwa ein bis zwei Tage nach der Belastung – meist Sport – auf.

Die über 400 Skelettmuskeln im menschlichen Körper können enorme Kräfte aushalten, jedoch nur dann, wenn sie regelmäßig belastet und trainiert werden. Ist dies nicht der Fall, kommt es zu Muskelschmerzen – dem so genannten Muskelkater.

Die Gründe für einen Muskelkater sind ungewohnte, ungewohnt lange oder starke körperliche Tätigkeiten. Was nun exakt die Ursache des Muskelkaters ist, wissen die Experten noch immer nicht sicher. Bisher ging man davon aus, dass der Muskelkater durch Milchsäure beziehungsweise Laktat ausgelöst wird. Neuere Untersuchungen zeigen jetzt allerdings, dass es bei Überbelastung der Muskeln zu feinen Rissen in den Muskelfasern kommt, durch die Wasser in die Fasern eindringen kann. Dies führt schließlich im Verlauf von ein bis zwei Tagen zu einer vermehrten Wasseransammlung in den Muskelfasern. Dadurch schwillt die Muskelfaser an, die somit gedehnt wird. Der hieraus resultierende Schmerz ist vermutlich für den Muskelschmerz verantwortlich.

*Sind die Schmerzen nach spätestens drei Tagen noch immer nicht verschwunden, handelt es sich möglicherweise um eine Muskelzerrung.*

## SYMPTOME

- Muskelkater: steife, harte und leicht kraftlose Muskeln; Bewegungs- und Druckschmerz, manchmal Muskelschwellung und -verhärtung. Ein Muskelkater dauert in der Regel bis zu fünf Tage.
- Muskelhärten (Hartspann): knotenartige oder wulstförmige Muskelverhärtungen, Schmerzen bei Beanspruchung der Muskulatur, Druckschmerz.
- Muskelprellung: sofortiger, heftiger Schmerz, Schwellung, Bluterguss, Druckschmerz, Gelenkerguss, Missempfindungen, Taubheit, Bewegungseinschränkung.
- Muskelzerrung, -faserriss, -riss: sofortiger, heftiger bis stechender Schmerz, Schwellung, kurzzeitige Dellenbildung, Bluterguss, Bewegungseinschränkung bis Bewegungsunfähigkeit.

*Im Gegensatz zu Muskelrissen ist bei einer Zerrung die Grenze der Belastbarkeit noch nicht überschritten. Die Schmerzen und Bewegungseinschränkungen können einen Tag bis mehrere Wochen andauern.*

### Wenn es noch schlimmer kommt

Tritt plötzlich ein krampfartiger, starker Schmerz auf, und der Muskel ist sofort bewegungsunfähig, die Muskelfasern extrem überspannt? Das ist eine Muskelzerrung. Für den Arzt ist diese Verletzung jedoch erst unter dem Mikroskop erkennbar. Die Überbelastung eines Muskels ist die Ursache. Ungeeignetes Schuhwerk ist häufig dafür verantwortlich.

Einen Schritt weiter und es tritt ohne Vorwarnung ein äußerst heftig einsetzender, stechender Schmerz auf: Muskelfaserriss lautet dann die Diagnose. Der Betroffene ist jetzt nicht mehr in der Lage, die betroffene Extremität wie gewohnt zu bewegen. Es zeigt sich in der Folge auch ein deutlicher Dehn-, Druck-, Anspannungs- und Widerstandsschmerz.

Beim Muskelriss setzen die Schmerzen abrupt und ohne eine Vorwarnung ein. Die Beweglichkeit der betroffenen Region ist noch stärker eingeschränkt, manchmal sogar völlig verschwunden. Sind große Muskeln betroffen, sieht man manchmal deutliche Einbuchtungen in der Haut.

*Beim Muskelriss und beim Muskelfaserriss bildet sich nach kurzer Zeit ein Bluterguss. Entwickelt sich das Hämatom auch außerhalb der Muskelfaszie, ist es nach kurzer Zeit von außen gut erkennbar.*

### So können Sie vorbeugen

Die Gewöhnung an bestimmte Bewegungsabläufe ist von jeher die beste Vorbeugemaßnahme. Führen Sie Ihren Körper daher in langsamen Schritten an bestimmte sportliche Bewegungsabläufe heran. Ungenügend trainierte Muskulatur ist für Zerrungen besonders anfällig.

Auch das Aufwärmtraining ist von großer Bedeutung: Machen Sie Stretching oder andere Dehnungsübungen. Diese Übungen gehören auch nach dem Sport zum Ausklingen der muskulären Anstrengung. Der Warm-up bringt Ihre Muskeln auf Touren. Die richtige Durchführung des Aufwärmens garantiert, dass alle Muskelpartien deutlich besser durchblutet und somit warm sind; die Muskulatur reagiert um vieles elastischer. Im Vordergrund stehen langsame, fließende Bewegungen sowie die bewusste Dehnung einzelner Muskeln und Bänder. Dies beugt vor allen Dingen Sportverletzungen vor, doch Muskelkater können Sie bei unbedachten und falschen Bewegungen noch immer bekommen.

Machen Sie begleitend zu Ihrem eigentlichen Sport ein Ausdauertraining. Dadurch bleibt Ihr Körper in Form, und Sie tun sich beim Leistungssport von vornherein leichter.

Gegen den Muskelkrampf ist eine gute Ausrüstung sinnvoll sowie ausreichende Versorgung mit Flüssigkeit und Salz. Vor allem bei warmem Wetter sollte jeder Sporttreibende viel trinken. Gleiches gilt für lange andauernde Belastungen, etwa beim Marathon oder Fußballspielen.

*Gegen Muskelprellungen kann man sich lediglich durch die richtige Sport- oder Freizeitbekleidung schützen: Arm-, Ellenbogen- oder Knieschoner usw.*

> **MUSKELKRÄMPFE**
>
> Die direkten Auslöser des Muskelkrampfes sind nicht genau bekannt. Es lassen sich allerdings einige Faktoren bestimmen, die das Auftreten eines Muskelkrampfes begünstigen:
> - Infektionen
> - Kälte
> - → Krampfadern
> - Unzureichender Trainingszustand
> - Veränderungen in der Muskulatur durch ältere Verletzungen
> - Zu enge Schuhe und Strümpfe
> - Zu hoher Flüssigkeits- und Elektrolytverlust
>
> Kommt es bei Sportlern oft zu Muskelkrämpfen, so sollte eine ärztliche Abklärung erfolgen. Es könnte ein Kalzium- oder Magnesiummangel vorliegen.

## Was Sie tun können – Hausmittel gegen Muskelschmerzen und Muskelverspannungen

Sie können, wenn Sie Muskelkater am Tag nach dem Training verspüren, auch wieder die selben Übungen mit vielen Wiederholungen trainieren. Gönnen Sie sich anschließend ein lockeres Ausdauertraining und einen entspannenden Besuch im Whirlpool oder in der Sauna.

Während der Schmerzphase ist von Massagen abzuraten, danach sind Lockerungsmassagen und ein gezieltes Muskelaufbautraining sinnvoll.

Haben Sie sich allerdings eine Muskelverletzung zugezogen, gilt zunächst die so genannte *PECH*-Regel:

- Machen Sie *P*ause!
- Legen Sie *E*is auf!
- Legen Sie einen *C(K)*ompressionsverband an!
- Lagern Sie die Beine *h*och!

Während bei der einfachen Muskelzerrung eine konservative Behandlung in Frage kommt, bestehen bei Muskelfaserrissen und Muskelrissen zwei Möglichkeiten: die konservative oder die operative Therapie.

*Vermeiden Sie den Genuss größerer Alkoholmengen, weil dadurch der Regenerationsprozess verzögert wird.*

### Warme Bäder lindern die Verspannung

Ein warmes Bad mit Kräuterzusätzen lindert die Schmerzen und entspannt die Muskulatur. Rosmarin- oder Fichtennadelbäder haben sich dabei besonders bewährt. Setzen Sie eine Hand voll Rosmarinblätter oder Fichtennadeln mit einem Liter Wasser an und bringen alles zum Kochen. Nach zehn Minuten abseihen und dem Badewasser zugeben.

Empfehlenswert ist es, wenn Sie nach sportlichen Anstrengungen in die Sauna gehen: Gleichmäßige Wärme wirkt entspannend auf die Muskulatur und es hilft, einem Muskelkater vorzubeugen.

*Duschen Sie bei Muskelkater abwechselnd drei Minuten heiß und 20 Sekunden kalt. Das lindert die unangenehmen Schmerzen.*

### Kalte Anwendungen bei Prellungen

Kälte tut bei Entzündungen und Prellungen sehr gut. Dadurch werden Schwellungen verhindert, Entzündungen und Schmerzen gelindert. Eisbeutel und Kühlkompressen sollten im Bereich von kleinen Gelenken wie Fingern nicht länger als fünf Minuten, sonst nicht länger als 20 Minuten angewendet werden. Es sollte auch immer ein Handtuch zwischen Eisbeutel und Haut liegen, um Kälteschäden zu verhindern.

### Umschläge gegen Muskelschmerzen

▶ Arnikaumschlag bei Muskelzerrung und -faserriss: Übergießen Sie ein bis zwei Teelöffel getrocknete Arnikablüten mit einem Viertelliter kochendem Wasser; zehn Minuten ziehen lassen. Tränken Sie eine Kompresse oder ein Leinentuch mit dem Tee, und bedecken Sie damit die betroffene Stelle.

▶ Johanniskrautumschlag gegen Muskelschmerzen: Übergießen Sie zwei gehäufte Teelöffel Johanniskraut mit einem Viertelliter kochendem Wasser; nach wenigen Minuten abgießen. Tränken Sie eine Kompresse oder ein Leinentuch mit dem Tee, und bedecken Sie damit die betroffene Stelle.

▶ Übergießen Sie zwei Esslöffel Kamillenblüten mit einem halben Liter kochendem Wasser. Lassen Sie den Tee zehn Minuten ziehen, und seihen Sie den Tee ab. Befeuchten Sie ein Baumwoll- oder Leinentuch mit dem noch warmen Tee, und legen Sie das Tuch für etwa eine Stunde auf die betroffene Stelle. Wiederholen Sie die Prozedur mehrmals täglich.

▶ Umschlag mit Senf: Verrühren Sie einen Esslöffel Senfpulver mit heißem Wasser zu einem Brei, auf ein Leinentuch streichen und so auf den Nacken legen, dass der Senfbrei auf der Haut aufliegt; mit einem Wolltuch bedecken und den Hals mit einem Schal zusätzlich warm halten.

▶ Bereiten Sie eine Mischung aus einem Esslöffel Tonerde (aus der Apotheke) und einem Glas Wasser. Tränken Sie damit ein kleines Baumwoll- oder Leinentuch, das Sie auf die schmerzende Stelle legen. Mit einer Mullbinde fixieren Sie das Ganze auf dem Gelenk.

*Vorsicht! Senf kann Hautreizungen auslösen. Deshalb müssen Sie den Senfwickel sofort entfernen, wenn Sie ein Brennen oder Jucken verspüren.*

### Wechselwarme Wasseranwendungen

Ideal sind wechselwarme Waschungen. Dazu zählen Knieguss, Schenkelguss, Wassertreten sowie der Besuch der Sauna mit anschließenden kalten Güssen.

- Kneippgüsse: Lenken Sie den kalten Wasserstrahl langsam am rechten Bein außen vom Fuß aufwärts bis zur Leiste und auf der Beininnenseite wieder zurück, gleiche Vorgehensweise am linken Bein. Sie sollten diese kalten Güsse zweimal pro Bein und zwei- oder dreimal täglich durchführen.
- Wechselfußbäder wirken entkrampfend: Füllen Sie eine Fußwanne mit warmem, eine zweite Wanne mit kaltem Wasser. Beginnen Sie die Fußbäder in kaltem Wasser für etwa zehn Sekunden, und steigen Sie dann für fünf Minuten in das heiße Wasser um. Machen Sie das insgesamt je dreimal, und anschließend rubbeln Sie die Füße gut ab.
- Wechselduschen immer mit warmem Wasser starten! Nach zwei bis drei Minuten Warmduschen stellen Sie auf kalt um. Der Wasserstrahl sollte jetzt einen Abstand von 30 Zentimetern zum Körper aufweisen. Beginnen Sie am rechten Fuß, führen Sie die Brause außen entlang am Bein hoch bis zur Hüfte, dann an der Beininnenseite wieder abwärts zum Fuß. Am linken Bein gehen Sie genauso vor. Sie sollten sich nicht abtrocknen, nur mit der Handkante das Wasser abstreifen.

*Vor der Anwendung von Kneippgüssen sollte man darauf achten, dass man die nötige Körperwärme besitzt. Auch auf vollen Magen sollte die Anwendung nicht erfolgen.*

## Wann zum Arzt

Sie sollten einen Arzt aufsuchen, wenn
- der Muskelkater nach fünf Tagen nicht von selbst verschwindet.
- noch andere Beschwerden hinzukommen oder die Muskelschmerzen nicht nach einigen Tagen abklingen.
- Schmerzen und Schwellung längere Zeit anhalten.
- sehr große Blutergüsse auftreten.

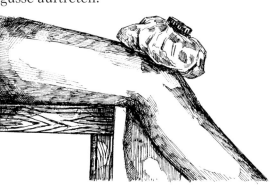

*Achtung! Eisbeutel niemals direkt auf die Haut auflegen. Es besteht die Gefahr von Kälteschäden.*

# NACKENSCHMERZEN

## »Steifer Hals oder Schiefhals«

Nackenschmerzen sind ein weit verbreitetes Problem. Frauen leiden in der Regel öfter darunter als Männer. Über 60 Prozent aller Menschen haben zumindest einmal im Leben mit Nackenschmerzen zu kämpfen. In eher seltenen Fällen können diese auch Alarmzeichen für eine ernsthafte Erkrankung sein.

### Ursachen des Schmerzes

Schmerzen im Nackenbereich sind meistens auf Verkrampfungen und Verspannungen in der Halsmuskulatur zurückzuführen. Sie lösen auch Beschwerden im Hals- und Schulterbereich aus. Dabei können Hals und Schulter steif werden, Bewegungen des Kopfes können nur mehr unter Schmerzen ausgeführt werden. Treten diese Symptome auf, spricht man von einem steifen Hals.

Nackenschmerzen gehen in Mehrheit der Fälle mit Bewegungseinschränkungen der Halswirbelsäule und auch häufig Kopfschmerzen einher.

*Manchmal kann es dann innerhalb von wenigen Minuten zu ziehenden Schmerzen im Hals-, Schulter- und Nackenbereich kommen. Hals und Schulter werden in der Folge oftmals steif, und der Kopf lässt sich nur mehr unter Schmerzen drehen. Dieses Symptom nennt man steifer Hals oder akuter Schiefhals.*

### SYMPTOME

Bewegungseinschränkungen der Halswirbelsäule, häufig auch → Kopfschmerzen, plötzlich auftretende ziehende Schmerzen im Hals-, Schulter- und Nackenbereich, Steifigkeit von Hals oder Schulter, Kopf nur unter Schmerzen bewegbar. Sind bestimmte Nerven gereizt oder geschädigt: Ausstrahlung der Schmerzen in die Arme oder Sensibilitätsstörungen.

### So können Sie vorbeugen

Zugluft verursacht häufig Schmerzen im Nackenbereich. Meiden Sie daher zugige Räume, und bei starkem Wind sollten Sie Schals tragen.

Sie sollten sich eine aufrechte Haltung angewöhnen, das vermindert die Anfälligkeit für Nackenschmerzen. Sorgen Sie für auf Sie ausgerichtete Sitzverhältnisse, und legen Sie regelmäßige Entspannungspausen ein. Selbst die Anschaffung eines Nackenstützkopfkissens lohnt sich.

## Was Sie tun können – Hausmittel gegen Nackenschmerzen

Es gilt vor allem: Hals und Nacken warm halten. Zu Hause können Sie regelmäßig Rotlichtbehandlungen durchführen. Ansonsten sind Schonung und vorsichtiges Bewegen ganz wichtig: keine hastigen Kopfbewegungen.
Mit durchblutungsfördernden und schmerzstillenden Bädern und Einreibungen können Sie Beschwerden lindern.

### *Allgemeine Tipps*

Für viele Menschen sind Nackenschmerzen tägliche Begleiter. Gegen chronische Schmerzen gibt es wirksame Selbsthilfemaßnahmen: Ist Ihre Matratze in Ordnung, oder hängen Sie schon durch wie in einer Hängematte? Schieben Sie ein passendes Brett unter die Matratze. Mittelfristig sollten Sie sich die Anschaffung einer Gesundheitsmatratze und einer ergonomischen Nackenstütze überlegen.
Schlafen Sie nicht auf dem Bauch. Am besten geeignet ist eine stufenartige Schlafposition: Legen Sie sich ein Kissen oder eine Nackenrolle unter Kopf und Nacken. Den Rücken sollten Sie möglichst flach auf die Matratze legen.

### *Knoblauch hilft gegen die Schmerzen*

Knoblauch kann innerlich und äußerlich gegen Nackenschmerzen angewendet werden:
▶ Ein Tee mit Johanniskraut, Baldrian und Knoblauch: Übergießen Sie zwei Teelöffel einer Teemischung aus Johanniskraut und Baldrian zu gleichen Teilen mit einer Tasse kochendem Wasser. Geben Sie einige Tropfen Knoblauchtinktur hinzu, und lassen Sie alles zugedeckt zehn Minuten ziehen. Bei Bedarf bis zu dreimal täglich eine Tasse trinken.

---

*Beim Radfahren sollten Sie auf die Sitzposition achten: Der Lenker sollte nicht tiefer sein als der Sattel, und ändern Sie beim Fahren häufig die Griffhaltung und wechseln Sie zwischen Sitzen und Wiegetritt.*

*Legen Sie kalte Kompressen zur Durchblutungssteigerung und muskulären Entspannung fünf bis zehn Minuten auf die schmerzhafte Stelle, und wiederholen Sie dies mehrmals am Tag.*

- Heißes Knoblauchwasser tut gut, wenn man es einfach über den Nacken laufen lässt.
- Umschlag mit Kartoffeln und Knoblauch: Heiße Kartoffeln mit Knoblauchsaft zerdrücken, die Masse in ein Tuch einschlagen und auf den Nacken legen.

*Schmerzen im Nackenbereich können in manchen Fällen ein Alarmzeichen für eine ernsthafte Erkrankung sein. Suchen Sie bei länger anhaltenden Nackenschmerzen daher einen Arzt auf.*

### Stretching für zwischendurch

Stretching ist für Computerarbeiter entspannend: Legen Sie sich eine entspannte Sitzhaltung zu, und lehnen Sie sich öfter einmal zurück. Legen Sie, wenn es möglich ist, die Füße auf den Tisch, und machen Sie regelmäßig Pause. Machen Sie Stretchingübungen. Dies hilft Ihnen, Ihre verspannte Muskulatur zu dehnen und zu entkrampfen. Erzwingen Sie die Dehnung aber nicht mit Kraft – Sie dürfen keine Schmerzen bei der Durchführung der Übungen verspüren.

### Übungen gegen Nackensteifigkeit

Suchen Sie sich einen Sport, der Sie entlastet, vielleicht Schwimmen oder Radfahren. Im Fitnessstudio können Sie sich Übungen zur Kräftigung der Schulter- und Rumpfmuskulatur zeigen lassen. Auch für zu Hause gibt es Übungen:

- Richten Sie Ihren Blick geradeaus nach vorne. Drehen Sie Ihren Kopf zur linken Schulter und wieder zurück in die Ausgangsposition. Führen Sie dies auch für die rechte Seite durch. Wiederholen Sie die Übung 30-mal oder eine Minute lang.
- Stellen Sie sich aufrecht hin, und lassen Sie Ihren Kopf sanft nach hinten fallen, bis Sie ein leichtes Ziehen in den Halsmuskeln verspüren. Bleiben Sie zehn Sekunden lang in dieser Position, lassen Sie den Kopf dann wieder langsam nach vorne fallen.
- Legen Sie die linke Hand auf das rechte Ohr, wobei der Arm dabei über den Kopf geht. Ziehen Sie nun den Kopf nach links. Verharren Sie zehn Sekunden, dann langsam nachgeben. Damit strecken Sie den rechten Kopfwendemuskel. Wiederholen Sie die Übung für die andere Seite.
- Verschränken Sie beide Hände hinter dem Kopf. Ziehen Sie ihn vorsichtig nach vorne, sodass das Kinn an die Brust stößt.

*Eine weitere einfache Übung für zu Hause oder im Büro: Machen Sie mit dem Kopf Drehbewegungen im und gegen den Uhrzeigersinn. Steigern Sie sich täglich ein bisschen, von anfänglich zwei Drehungen in jede Richtung bis zu maximal 150 Wiederholungen.*

Verharren Sie zehn Sekunden lang so, dann locker lassen. Damit werden die Nackenmuskeln gedehnt.

*Wärme tut gut*

▶ Umschlag mit heißen Kartoffeln: Zerquetschen Sie zwei Kilogramm heiße Pellkartoffel mit einer Gabel oder einem Kartoffelstampfer und wickeln sie in ein Baumwolltuch; die Auflage soll auf dem Nacken eine Stunde wirken.

*Achten Sie beim Auflegen der heißen Wickel, Umschläge, Säckchen und Auflagen darauf, dass diese nicht zu heiß sind; Verbrennungen sind sonst die Folge.*

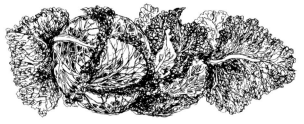

*Umschläge, z.B. mit Wirsingblättern, lindern Nackenschmerzen.*

▶ Umschlag mit heißen Kohlblättern: Weichen Sie harte Weißkohl- oder Wirsingblätter für einige Sekunden in kochendem Wasser ein, und trocknen Sie die Blätter danach gut ab. Entfernen Sie die mittlere Rippe. Legen Sie die Blätter auf den Nacken, und umwickeln Sie sie mit einem Schal. Dieser Umschlag sollte alle zwölf Stunden erneuert werden.

▶ Umschlag mit Senf: Verrühren Sie einen Esslöffel Senfpulver mit heißem Wasser zu einem Brei, auf ein Leinentuch streichen und so auf den Nacken legen, dass der Senfbrei auf der Haut aufliegt; mit einem Wolltuch bedecken.

▶ Die gute alte Wärmflasche, warme Auflagen oder ein im Backofen erwärmtes Kirschstein- oder Dinkelsäckchen bringen als Auflagen Linderung.

## Wann zum Arzt

Sie sollten auf jeden Fall einen Arzt aufsuchen, wenn
▶ die Schmerzen nicht nachlassen.
▶ Symptome einer Nervenreizung oder eines Nervenschadens (Gefühlsstörungen) hinzukommen.
▶ Sie nach einem Unfall Nackenschmerzen haben.
▶ Anzeichen einer Gehirnhautentzündung vorliegen.

# NAGELPROBLEME

## Gepflegte Nägel machen einen guten Eindruck

Die richtige Pflege der Finger- und Zehennägel ist unerlässlich, um größere Schäden zu verhindern. Auch organische Ursachen können sich auf Form und Wachstum der Nägel niederschlagen. Der Mangel an bestimmten Stoffen beeinflusst ebenfalls das Aussehen von Nägeln, Haut und Haaren.

*Nägel werden brüchig, wenn die Keratinbildung gestört ist und die Kittsubstanz, die die Hornzellen des Nagels zusammenhält, nur unzureichend gebildet wird.*

### *Brüchige, eingewachsene und verfärbte Nägel*

Pro Woche wachsen menschliche Nägel im Schnitt einen Millimeter. Es dauert also etwa drei bis sechs Wochen, bis sich ein Nagel komplett erneuert.

Über brüchige, weiche, splitternde oder dünne Nägel klagen zumeist Frauen. Ein weiteres Problem sind eingewachsene Nägel, vor allem an den großen Zehen. Es beginnt mit einer leichten Entzündung, Druckempfindlichkeit und Schmerzen. Man hat entweder die Nägel zu tief ausgeschnitten, der Nagel wächst in der Folge in die Haut und manchmal gar ins Fleisch darunter, oder es sind zu enge Schuhe, die den Nagel beengen, oder Fehlstellungen der Zehen und Nageldeformierungen begünstigen das Einwachsen des Nagels.

*Achtung! Melanome (Hautkrebs) zeigen sich als braunschwarze oder blauschwarze Verfärbung am Nagel.*

Ein unschönes Problem sind Nagelverfärbungen. Sie werden meist durch innere Erkrankungen (Leber- oder Nierenleiden), Nagelpilz oder Hautkrankheiten (Schuppenflechte), Verletzungen (Quetschungen), Arzneimittelnebenwirkungen (zum Beispiel Heparin), Chemikalien oder Vergiftungen (zum Beispiel Arsen) ausgelöst.

### *Entzündung des Nagelbetts*

Entzündungen des Nagelbetts verlaufen meist eitrig. Die auftretenden Schmerzen machen sich als Klopfen oder Reißen bemerkbar. Die infizierte Region ist druckempfindlich, gerötet und weist Schwellungen auf. Diese so harmlos erscheinende Entzündung schlägt sich in besonders heftigen Fällen auf das allgemeine Wohlbefinden nieder.

Die Haut rund um den Nagel ist recht dick, der Eiter kann meist nur schlecht austreten und abfließen. Die beiden Hauptverursacher dieses Problems sind Verletzungen bei der Maniküre oder Pediküre oder ständiges Arbeiten mit Spülmitteln und häufiger Wasserkontakt.

## SYMPTOME

- Brüchige Nägel: unsauberes und ungleichmäßiges Wachsen der Nägel.
- Eingewachsene Nägel: Einwachsen an den Nagelecken, rötlicher Entzündungsherd, Schmerzen bei Druckbelastung, Nässen.
- Verfärbte Nägel: weiße Flecken durch Verletzungen der Nagelhaut, weißlich gelbliche Flecken bei Nagelpilz oder Schuppenflechte, gelbe Nagelflecken durch Chemikalien, blaue beziehungsweise braunschwarze Färbung durch Quetschung (Bluterguss), braunschwarze oder blauschwarze Verfärbung bei Hautkrebs, grünliche Verfärbungen durch Schimmelpilz- oder Bakterienbefall.
- Nagelbettentzündung: geröteter, eitriger Entzündungsherd, Schwellungen, reißende oder klopfende Schmerzen.
- Nagelpilz: zunächst gerötete Hautpartien am Nagel, später unangenehmer Juckreiz und schuppende oder aufreißende, weißlich verquollene Hautstellen, darunter nässende Hautschäden. Bei Befall der Fußnägel: verdickte, gelblich gefärbte, später krümelig zerfallende Nägel, die sich vom Nagelbett abheben.

*Ist bei Ihnen zu Hause jemand an Nagelpilz erkrankt, müssen unter Umständen Kleidungstücke, Toilettensachen usw. und Fußböden desinfiziert werden, um Ansteckung zu vermeiden.*

## So können Sie vorbeugen

Ernähren Sie sich ausgewogen und gesund. Damit stärken Sie Ihre Nägel und machen sie resistenter gegen Krankheiten. Cremen Sie außerdem Ihre Nägel regelmäßig mit Cremes und Balsamen ein, oder verwenden Sie Olivenöl. Lackieren Sie die Nägel mit härtenden Lacken als Schutz vor mechanischer Belastung. Benutzen Sie hingegen einfachen Nagellack und Nagellackentferner nicht zu häufig.

*Vermeiden Sie von vornherein aggressive Wasch-, Reinigungs- oder Putzmittel, und tragen Sie trotzdem beim Putzen Gummihandschuhe.*

### Die richtige Nagelpflege

Das regelmäßige Zurückschneiden der Nägel ist unerlässlich. Dabei ist zu beachten, dass Fingernägel schneller wachsen als Zehennägel. Sie benötigen also mehr Aufmerksamkeit, müssen häufiger geschnitten werden. Beim Schneiden müssen Sie auf folgende beiden Grundregeln achten: Nägel nicht zu kurz und Zehennägel gerade schneiden. Damit wird an den Zehen ein zu tiefes seitliches Einschneiden vermieden. Feilen Sie die Nägel nach dem Schneiden. Nagelhäutchen sollten Sie gar nicht abschneiden, sondern lediglich nach einem warmen Seifenbad mit einem Holzstäbchen sanft zurückschieben.

*Wenn Sie Ihre Nägel lackieren, verwenden Sie keine acetonhaltigen Produkte.*

---

**UND DAS GEHÖRT ALLES IN IHR HANDPFLEGESET**

- **Nagelzange:** Sie findet vor allem beim Schneiden der Zehennägel Anwendung. Die scharfen Kanten und Klingen können das Nagelbett verletzen – also Vorsicht!
- **Nagelschere:** In der Regel gibt es zweierlei Größen: eine für die Fuß-, eine für die Fingernägel. Achten Sie auf die richtige Spannung der Scherenklingen.
- **Nagelhautschieber:** Er wird ausschließlich zum Zurückschieben der Nagelhaut verwendet.
- **Nagelschaber:** Er wird zum Entfernen von Höckern und Unreinheiten in der Nagelkante verwendet. Bitte entfernen Sie mit dem Schaber keinen Schmutz unter der Nagelkante!
- **Nagelfeile:** Sie wird zum Glätten und Polieren der scharfen Kanten eingesetzt, jedoch nur an den Fingernägeln.

---

### Achtung Fußpilz!

Pilze sind überall, selbst auf der Haut. Sie können dort lange schon vorhanden sein, bevor sie eine Gelegenheit zum Angriff finden. Bei ausreichender Hygiene und regelmäßiger Kontrolle von Füßen (→ Fußpilz) und Zehen wird die Gefahr einer Pilzinfektion deutlich verringert.

Regelmäßiges und richtiges Schneiden hilft dabei, die Fußnägel fit zu halten, ebenso natürlich auch das Tragen passender Schuhe mit flachen bis mittelhohen Absätzen.

*Baumwollsocken sind geeigneter als Socken aus Synthetikfasern, besonders bei Menschen, die viel Sport treiben.*

Saubere und trockene Füße schützen am besten vor einer Pilzinfektion. Regelmäßiges Waschen der Füße mit Wasser und Seife und anschließendes gründliches Abtrocknen sind der beste Weg, um Entzündungen und Pilzbefall zu verhindern. Schuhe und Strümpfe sollten Sie täglich wechseln. Tragen Sie gut passende Schuhe aus so genannten atmungsaktiven Materialien. Vermeiden Sie unbedingt enge Strümpfe und drückendes Schuhwerk.

Der Kontakt mit Mikroorganismen ist nicht immer vermeidbar. Es gibt jedoch so genannte Hochrisikozonen, in denen die Ansteckungsgefahr besonders hoch ist: Schwimmbäder, Umkleideräume, Duschen, Hotelzimmer. Tragen Sie hier nach Möglichkeit Badeschuhe.

*Benutzen Sie eigene Handtücher für Hände und Füße, und wechseln Sie diese regelmäßig. Waschen Sie Handtücher grundsätzlich bei hohen Temperaturen.*

### Was Sie tun können – Hausmittel bei Nagelproblemen

Für die Pilzbehandlung gibt es eine ganze Reihe unterstützender Maßnahmen, und auch für Entzündungen des Nagelbetts stehen Hausmittel zur Verfügung. Kommen die Probleme vom erkrankten Organismus, dann müssen Sie das gemeinsam mit dem Arzt abklären. Ganz wichtig ist dann jedoch eine konsequent ausgewogene Ernährung, die die Ausheilung, nicht nur der Nagelbeschwerden, unterstützt.

*Achtung! Schneiden Sie eine Schwellung im Nagelbereich niemals selbst auf.*

#### *Auflagen mit Kräutertees*

▶ Die Melde als Hausmittel gegen Nagelbettentzündungen: Übergießen Sie einen Teelöffel Melde mit einem Viertelliter kochendem Wasser; zehn Minuten ziehen lassen; kalte oder warme Auflage auf die entzündete Stelle legen; mehrmals erneuern.

▶ Ringelblumentee: Übergießen Sie ein bis zwei Teelöffel Ringelblumenblüten mit einem Viertelliter kochendem Wasser; zehn Minuten ziehen lassen; als noch warme Auflage auf die entzündete Stelle legen und mehrmals wiederholen.

#### *Fußbäder gegen Nagelpilz*

▶ Für Wechselfußbäder verwenden Sie am besten zwei Fußwannen. Füllen Sie sie mit 38 °C warmem beziehungsweise etwa 15 °C kaltem Wasser. Tauchen Sie Ihre Füße für nur zehn Sekunden in kaltes Wasser und dann fünf Minuten in heißes Wasser. Wiederholen Sie das Wechselbad noch zweimal.

▶ Um die Wirkung der Wechselfußbäder noch zu verstärken, können Sie natürliche Zusätze verwenden: Eichenrinde oder Ackerschachtelhalm (Zinnkraut) eignen sich dafür: Übergießen Sie zwei Esslöffel Eichenrindenstücke oder einen Esslöffel Zinnkraut mit einem halben Liter kaltem Wasser; Mischung erhitzen und etwa zehn Minuten kochen lassen, abseihen. Die Abkochung geben Sie unverdünnt dem Fußbad bei.

▶ Für einen Zusatz mit Rosmarin erhitzen Sie eine Hand voll Rosmarinblätter in einem Liter Wasser. Eine halbe Stunde ziehen lassen, abseihen und in das Fußbad geben.

▶ Oder Sie bereiten einen Kamillenzusatz: Brühen Sie eine Hand voll Kamillenblüten mit einem Liter kochendem Wasser auf; zehn Minuten zugedeckt ziehen lassen, abseihen und zum Fußbad geben.

*Achtung! Bei Venenleiden und Durchblutungsstörungen sind warme und temperaturansteigende Fußbäder keine geeignete Behandlungsmethode. Konsultieren Sie vorab unbedingt Ihren Arzt.*

### Knoblauch zur Pilzbekämpfung

Knoblauch ist ein wirkungsvoller Pilzbekämpfer. Sie sollten ihn auch innerlich anwenden und täglich zwei bis drei Knoblauchzehen zu sich nehmen. Oder nehmen Sie dreimal täglich je einen Esslöffel Knoblauchsaft ein; am besten in Gemüsebrühe auflösen. Aber es gibt noch andere Möglichkeiten, um mit Knoblauch den Nagelpilz zu bekämpfen.

▶ Zerdrücken Sie eine Knoblauchzehe, und legen Sie diese direkt auf die betroffene Nagelpartie; etwa eine halbe Stunde liegen lassen, anschließend gründlich mit Wasser abwaschen; Anwendung täglich wiederholen. Nach einer Woche sollte eine Besserung spürbar sein.

▶ Knoblauchzehen fein hacken, auf die vom Pilz befallene Stelle legen, Socken darüber ziehen und über Nacht einwirken lassen.

▶ Baden Sie die Füße in warmem Knoblauchessig und Wasser (Mischungsverhältnis: 1:1): Auf eine Tasse Essig (Wein- oder Obstessig) geben Sie ein rohe Knoblauchzehe. Zerteilen Sie die Knoblauchzehe, und geben Sie sie in eine weithalsige

*Wenn Sie ausgefranste Nägel haben, sollten Sie die Hände und Nägel mit einem fettigen Öl (Johanniskraut- oder Mandelöl) einschmieren, oder mit einer Naturcreme, wenn Sie die Hände oft im Wasser haben.*

Flasche, die Sie mit Essig auffüllen; zwei bis drei Wochen gut verschlossen ziehen lassen und dann abseihen. Füllen Sie den Essig in eine dunkle Flasche um; kühl lagern.

*Nach einem Fußbad mit Knoblauchessig können Sie die gut abgetrockneten Füße mit Knoblauchöl einreiben.*

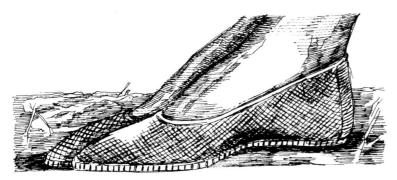

*Tragen Sie in öffentlichen Bädern, Saunen, Sport- und Freizeitanlagen stets Badeschuhe. So verringern Sie das Risiko einer Pilzinfektion.*

## Wann zum Arzt
Sie sollten auf jeden Fall einen Arzt aufsuchen,
- damit er bei dem Verdacht auf Nagelpilz andere Ursachen ausschließen und den Typ des Erregers ermitteln kann.
- wenn der Verdacht auf eine Infektion der Nägel oder eine Vergiftung besteht.
- wenn bei einem eingewachsenen Nagel eine stärkere Entzündung (Nässen, Vereiterung) oder heftige Schmerzen auftreten.
- wenn Hautschäden und Nagelveränderungen auftreten bei gleichzeitig bestehender Immunschwäche (HIV-Infektion), Zuckerkrankheit (Diabetes) oder weiteren Hauterkrankungen (Ekzeme, Neurodermitis, Schuppenflechte).
- wenn schmerzende Nagelbettentzündungen auftreten.
- wenn sich die Zehennägel deutlich verändern.
- wenn Sie an anderen Grundkrankheiten und einem schlechten Allgemeinzustand leiden oder andere Nagel- oder Hautveränderungen hinzukommen.
- wenn Sie die Ursache der Nagelverfärbung nicht kennen.
- wenn Sie sich nicht an eine Quetschung erinnern können, obwohl Sie blauschwarze oder braunschwarze Verfärbungen an den Nägeln haben (Melanom).

# NASENBLUTEN

## Symptom mit vielen Ursachen

Es gibt Menschen, die nur dann aus der Nase bluten, wenn sie von einem heftigen Schlag getroffen werden. Andere wiederum bluten ohne ersichtlichen Grund. In aller Regel beschränkt sich das Bluten auf nur ein Nasenloch. In den meisten Fällen ist es harmlos. Ist die Blutung allerdings nicht zu stoppen, sollte ein Arzt aufgesucht werden.

*Vorsicht! Wenn Sie zu Nasenbluten neigen, sollten Sie keinesfalls Aspirin einnehmen. Die darin enthaltenen Wirkstoffe verdünnen das Blut.*

### *Mögliche Auslöser*
Durch äußere Einwirkungen wie Stürze, Schläge oder Tritte kann Nasenbluten plötzlich ausgelöst werden. Aber auch durch Luftdruckveränderungen, beispielsweise beim Bergsteigen, Tauchen oder Fliegen, können Blutungen auftreten. Möglicherweise liegt eine Gefäßschwäche der Nasenschleimhaut vor. Ebenso können Stress, Medikamente oder ein zu hoher Blutdruck für Nasenbluten verantwortlich sein.

Kommt es regelmäßig zu Nasenbluten, kann es sich um das Symptom einer ernsthaften Erkrankung, zum Beispiel Kreislauferkrankung (→ Blutdruck, hoher) oder Typhus, handeln. In diesem Fall ist es ratsam, einen Arzt zu konsultieren.

> **SYMPTOME**
> Blut tritt aus einem oder beiden Nasenlöchern aus. Meist schmerzfreier Verlauf. Gelegentlich tritt Nasenbluten in Verbindung mit → Kopfschmerzen auf.

### So können Sie vorbeugen
Neigen Frauen zu Nasenbluten, sollten sie vor Einnahme der Antibabypille ihren Gynäkologen um Rat fragen. Die damit einhergehenden hormonellen Veränderungen könnten sie anfälliger für Nasenbluten machen.

Orangen beugen Nasenbluten vor. Der Genuss der Vitamin-C-reichen Zitrusfrüchte verhindert das Austrocknen der Schleimhäute in der Nase und in den Nebenhöhlen.

Ist die Neigung zu Nasenbluten durch hohen Blutdruck bedingt, müssen Sie unbedingt auf Ihre Cholesterinwerte achten. Verzichten Sie auf tierische Fette, und stellen Sie Ihre Ernährung grundsätzlich um.

Essen Sie regelmäßig Speisen und Gerichte mit Buchweizen. Der getreideähnliche Buchweizen trägt dazu bei, dass auch die feinsten Blutgefäße gefestigt und gekräftigt werden. Buchweizen wirkt somit vorbeugend bei Nasenbluten.

*Verzichten Sie auf das Rauchen. Dadurch trocknen Ihre Nasenhöhlen aus. Sorgen Sie außerdem dafür, dass die Raumluft in Wohnung und Büro möglichst feucht gehalten wird.*

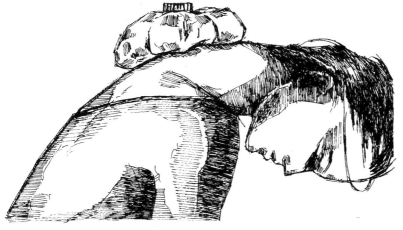

*Bei Nasenbluten niemals den Kopf in den Nacken legen. Beugen Sie den Kopf stets nach vorn!*

### Erste-Hilfe-Maßnahmen

Grundsätzlich gilt: Keine Panik! Auch wenn das Blut in regelrechten Bächen aus der Nase fließt. Beugen Sie auf keinen Fall den Kopf nach hinten! Das Blut läuft sonst in den Rachenraum und muss entweder ausgespuckt oder geschluckt werden. Am besten setzen Sie sich und beugen sich nach vorne. Putzen Sie sich als Erstes kräftig die Nase.

Drücken Sie 15 Minuten lang Ihre beiden Nasenlöcher fest zu. Atmen Sie dabei durch den Mund. Sie können ebenso zehn Minuten lang die vordere Nasenhälfte fest zusammendrücken.

Wenn Ihr Nasenbluten zum Stillstand gekommen ist, sollten Sie sich in nächster Zeit nicht schnäuzen.

*Warten Sie, bis die verletzten Blutgefäße abgeheilt sind, bevor Sie die Krusten in der Nase entfernen.*

### Was Sie tun können – Hausmittel gegen Nasenbluten

Einfache Hausmittelanwendungen sind in den meisten Fällen schnell, einfach und äußerst wirkungsvoll.

#### Kühlen mit Eis

Eine Eispackung im Nacken wirkt blutstillend. Oder Sie drücken die Eispackung direkt auf die Nasenwurzel, um den Blutfluss zu mindern: Füllen Sie zerstoßenes Eis oder einige Eiswürfel in eine Plastiktüte, die Sie fest verschließen. Vorsicht! Das Eis darf nie direkt auf der Haut liegen.

#### Ein kaltes Fußbad nach Pfarrer Kneipp

In einer kleinen Wanne oder einem Eimer sollen beide Beine bis über die Waden in das Wasser eintauchen (Wassertemperatur etwa 15 °C); je nach Gefühl sollte das Fußbad 15 bis maximal 60 Sekunden andauern; anschließend dürfen die Füße nicht abgetrocknet, sondern durch Bewegung erwärmt werden. Die Wirkung des Fußbades kann durch Zugabe von 100 bis 150 Milliliter Apfelessig noch verstärkt werden.

*Achtung! Niemals mit kalten Füßen in das kalte Wasser tauchen. Wenn Sie außerdem unter einer latenten Kreislaufschwäche sowie unter einer Venenerkrankung leiden, sollten Sie unbedingt Rücksprache mit Ihrem Arzt halten, bevor Sie ein kaltes Fußbad anwenden.*

#### Hirtentäschel wirkt blutstillend

▶ Bei Nasenbluten sowie bei verschiedensten anderen Blutungen eignet sich Hirtentäschel als blutstillendes Mittel: Einen Teelöffel getrocknetes Hirtentäschelkraut mit einer Tasse (150 Milliliter) heißem Wasser übergießen; zehn Minuten ziehen lassen, abseihen und trinken. Bei Nasenbluten muss der etwas abgekühlte Tee mit der Nase eingesogen werden.

▶ Bereiten Sie einen blutstillenden Tee: Je 25 Gramm Hirtentäschel- und Schafgarbenkraut mischen; einen Teelöffel dann mit einer Tasse heißem Wasser übergießen; 20 Minuten zugedeckt ziehen lassen, abseihen und warm trinken.

#### Rasche Hilfe bringt Knoblauch

▶ Knoblauchwasser: Einige Knoblauchzehen pressen und mit einem Glas (200 Milliliter) Wasser mischen; ein Baumwoll- oder Leinentuch damit tränken, leicht auswringen und auf den Nacken legen; den Kopf dabei nach vorne beugen.

- Knoblauchessig und Wasser (Mischungsverhältnis: 1 : 2) in eine flache Schüssel geben und mit einem Nasenloch vorsichtig hochziehen; das andere Nasenloch dabei zuhalten; anschließend wechseln.

### Blutstillende Nasentampons
Wenn Sie keine blutstillenden Nasentampons aus der Apotheke zur Hand haben, können Sie aus Watte, Zellstoff oder Mull ganz einfach Tampons formen und diese angefeuchtet in die Nase stecken. Wenn Sie die Tampons eingeführt haben, sollten Sie die Nase vorsichtig zusammendrücken.

*Sie können Watte mit Zitronensaft oder Apfelessig getränkt in die Nasenlöcher geben; auch das hilft bei Nasenbluten.*

### Großmutters Hausmittel: kalte Umschläge
Kühlender Umschlag: Ein Baumwoll- oder Leinentuch in kaltes Wasser legen; leicht auswringen und in den Nacken legen; die Auflage mehrmals erneuern.

### Die Kraft der Zwiebel
Linderung bringt Zwiebelsaft: Den Brei von zwei rohen geriebenen Zwiebeln durch ein Leinentuch pressen; den so gewonnenen Zwiebelsaft mit der gleichen Menge Essig verdünnen; diese Mischung wiederholt in die Nase hochziehen.

*Erste-Hilfe-Mittel aus der Natur: Zerdrücken Sie frische Schafgarbenblätter, und schieben Sie sie in die blutende Nase.*

## Wann zum Arzt
Nasenbluten ist in der Regel ungefährlich und kann mit einfachen Hausmitteln leicht gestoppt werden. Ein Arztbesuch ist angezeigt, wenn
- das Nasenbluten direkt nach einem kräftigen Schlag auf den Kopf auftritt, die Nase durch den Schlag jedoch nicht verletzt wurde. Notfall! Sofort den Notarzt alarmieren! Es könnte sich um einen Schädelbruch handeln.
- Sie einen Schlag auf den Nacken bekommen haben oder heftig mit dem Kopf angestoßen sind.
- sich die Blutung trotz Behandlung auch nach 20 Minuten nicht stoppen lässt.
- Sie öfter oder regelmäßig Nasenbluten ohne konkreten Grund bekommen.

# NASENNEBENHÖHLEN-ENTZÜNDUNG

## Wenn die Nase richtig zu ist

Nach dem Verlauf wird zwischen einer akuten und einer chronischen Form der Nasennebenhöhlenentzündung unterschieden. Die akute Entzündung verläuft in den meisten Fällen im Rahmen eines allgemeinen Atemwegsinfektes, beispielsweise einer Erkältung oder eines Schnupfens. Sie geht mit anhaltendem Schnupfen, einer Behinderung der Nasenatmung, lokalisierten Druck- und Klopfschmerzen im Wangen-, Stirn-, Augenbereich und vermehrtem Sekret in Nase und Rachen einher.

### Was ist eine Sinusitis?

Bei einer Sinusitis handelt es sich um einen entzündlichen Prozess in den von der Nase ausgehenden Nebenhöhlen. Man unterscheidet zwischen der Stirnhöhle, den Kieferhöhlen, der Keilbeinhöhle und den Siebbeinzellen. Nasennebenhöhlen und Nasenhöhlen sind beide mit Schleimhaut ausgekleidet. Über feine Öffnungen an der seitlichen und hinteren Wand der Nasenhöhle stehen sie in ständiger Verbindung. In den Höhlen wird die eingeatmete Luft aufgewärmt und angefeuchtet und gelangt in die unteren Atemwege.

Eine akute Sinusitis wird häufig durch Viren ausgelöst. Die Symptome variieren von Patient zu Patient. Es kann dabei zum Verschluss der Nase kommen, das Sekret kann dann nicht mehr abfließen. Der Druck auf die Höhlen erhöht sich in der Folge, Kopfschmerzen treten auf. Häufig sind daneben die Kieferhöhlen und die Siebbeinzellen betroffen, seltener die Stirnhöhle und die Keilbeinhöhle.

*Menschen, bei denen es zu anatomisch bedingten Engstellen kommt, erkranken häufiger an einer Sinusitis.*

SYMPTOME
→ Fieber (bis zu 40 °C), gerötete und geschwollene Augenlider, → Husten, Klopfschmerzen über Kiefer- und Stirnhöhle, Schleim und Eiter an der Rachenwand, → Schnupfen, starke → Kopfschmerzen (zum Beispiel an Schläfen, Augen und Wangen); bei der chronischen Form zusätzlich behinderte Nasenatmung mit schleimigen Absonderungen, leichter Druck über der betroffenen Höhle, → Halsschmerzen, Geruchs- und Geschmacksstörung.

## So können Sie vorbeugen

Im Herbst und Winter ist Hygiene ein wichtiger Faktor. Meiden Sie außerdem den Körperkontakt zu bereits mit Schnupfen infizierten Personen.

Eine ausgewogene Ernährung, der Verzicht auf Rauchen und regelmäßige körperliche Betätigung stabilisieren Ihr Immunsystem.

Haben Sie häufig kalte Füße? Kalte Füße machen Sie anfälliger für → Schnupfen und damit für eine Sinusitis. Mit einem wärmenden Fußbad und einem warmen Kirschsteinsäckchen können Sie rasch Abhilfe schaffen. Baden Sie Ihre Füße in warmem Wasser oder halten Sie die Füße unter einen warmen Wasserstrahl. Erhitzen Sie zugleich das Kirschsteinsäckchen bei 130 °C im Backofen. Rubbeln Sie Ihre Füße gut ab, und reiben Sie sie in den warmen Kirschsteinen.

*Sollten Sie bereits erkältet oder verschnupft sein, müssen sie auf das Saunavergnügen verzichten.*

Morgendliche Wechselduschen empfehlen sich zum Abhärten. Sie sollten sich drei Minuten lang mit heißem Wasser duschen und anschließend für 20 Sekunden so kalt abduschen, wie es geht. Führen Sie dies dreimal hintereinander durch.

### *Weniger schnäuzen*

Bei jedem zu kräftigen Schnäuzen werden Millionen von Krankheitserregern vom Nasen-Rachen-Raum in die Nebenhöhlen gepresst. Dort vermehren sie sich, und eine hartnäckige Entzündung kann die Folge sein. Es gibt allerdings Möglichkeiten, um dies zu verhindern. Entweder Sie ziehen das Nasensekret ständig hoch oder Sie unterbinden die Produktion des Nasensekrets mit abschwellenden Nasensprays und

*Immer wieder ist bei einer Nebenhöhlenentzündung eine schiefe Nasenscheidewand der Übeltäter. Durch eine Operation lässt sich diese aber begradigen.*

Nasentropfen. Eine längerfristige Anwendung dieser Mittel sollten Sie jedoch nicht durchführen; besser geeignet sind Schnupfensprays.

Zur Vorbeugung und bei akuten Infektionen mit Schnupfenviren ist eine Nasenspülung mit Kochsalzlösung wirksam. Geben Sie einen Esslöffel Kochsalz, bis zu etwa neun Gramm, in einen Liter lauwarmes Wasser. Die Anwendung erfolgt einmal täglich zur Vorbeugung.

### *Flüssigkeit und Ruhe*

Gönnen Sie dem Körper Ruhe und Erholung, nehmen Sie viel Flüssigkeit – Wasser, Kräutertee und frisch gepresste Säfte – zu sich, eineinhalb bis zwei Liter pro Tag.

Sie sollten sich unbedingt in warmen, jedoch nicht überhitzten Räumen aufhalten. Mit einer einfachen Methode können Sie die Raumluft anfeuchten: Hängen Sie feuchte Tücher im Raum auf. Stellen Sie vorbeugend in trockenen Räumen Schalen mit heißem Wasser auf und geben Sie einige Tropfen beispielsweise Fichtennadelöl dazu. Den gleichen Zweck erfüllt eine Duftlampe mit entsprechenden Zusätzen.

*Der Duft von Fichtennadeln ist seit langem wegen seiner wohltuenden, reinigenden Wirkung für die Atemwege bekannt.*

## Was Sie tun können – Hausmittel gegen Nasennebenhöhlenentzündungen

Der erste Anflug einer Erkältung kann in der Regel mit einfachen Mitteln bekämpft werden. Nehmen Sie viel Vitamin C zu sich, sobald Sie erste Erkältungszeichen bemerken.

### *Auflagen und Kompressen*

▶ Kompressen mit Apfelessig: Verrühren Sie einen Esslöffel Apfelessig mit einem Glas warmem Wasser, und tränken Sie damit ein kleines Baumwolltuch. Wringen Sie es aus, und drücken Sie es für ein paar Minuten auf die Nase. Diese Anwendung können Sie mehrmals täglich durchführen.

▶ Quark-Meerrettich-Auflage: Vermischen Sie 200 Gramm Quark mit einem Esslöffel frisch geriebenem Meerrettich. Streichen Sie die Paste fingerdick auf ein Leinentuch. Dieses legen Sie 10 bis 15 Minuten auf den Nebenhöhlenbereich.

*Die Inhaltsstoffe machen den Meerrettich so wertvoll, allen voran das Senföl. Außerdem ist Meerrettich reich an Kohlenhydraten, Proteinen, Mineralien und Vitaminen.*

◗ Geben Sie zwei bis drei Esslöffel frisch geriebenen Ingwer auf ein Leinentuch und pressen Sie den Saft heraus. Vermischen Sie diesen mit etwas Wasser. Erhitzen Sie diesen Ingwersaft kurz, und tränken Sie damit ein weiteres Tuch. Legen Sie die Auflage auf die schmerzende Stelle am Kopf. Wenn sie abgekühlt ist, nehmen Sie sie ab. Widerholen Sie diese Anwendung so lange, bis sich die Haut leicht rötlich verfärbt.

*Warme Bäder lindern die Erkältung*
Eine Badetemperatur von 39 °C sollte nicht überschritten werden und die Badedauer bei etwa 15 Minuten liegen. Nach dem Bad sollten Sie sich warm eingepackt ins Bett legen.
◗ Fichtennadelbäder stärken die Abwehrkräfte: Geben Sie auf zwei Liter Wasser drei Hand voll Fichtennadeln, und bringen Sie diese Mischung zum Kochen. Nach etwa einer Viertelstunde kann der Sud abgeseiht und dem Vollbad beigemischt werden.
◗ Temperaturansteigende Fußbäder helfen bei beginnenden oder leichten Atemwegsentzündungen. Füllen Sie einen Eimer oder eine Wanne bis zur Wadenhöhe mit eiskaltem Wasser, einen zweiten Eimer mit warmem Wasser. Stellen Sie beide Gefäße in die Wanne. Beginnen Sie für 10 bis 15 Minuten im warmem Wasser. Lassen Sie dann heißes Wasser nachlaufen, damit die Temperatur langsam ansteigt. Das Wasser sollte dabei höchstens etwa 38 bis 40 °C erreichen. Stellen Sie abschließend beide Füße kurz in das kalte Wasser. Trocknen Sie Ihre Beine nicht ab, sondern ziehen Sie über die noch feuchten Füße Wollstrümpfe.

*Sie sollten auf die Anwendung von Fichtennadelbädern bei Kleinkindern und Säuglingen verzichten, da sich durch die Hitze ätherische Dämpfe bilden.*

*Inhalationen lindern den Druck*
◗ Dampfbad mit Kamille: Übergießen Sie zwei Esslöffel Kamillenblüten mit einem Liter kochendem Wasser, und inhalieren Sie täglich zweimal zehn Minuten lang.
◗ Inhalation mit Fichtensprossen: Bringen Sie zwei Liter Wasser zum Kochen und geben Sie zwei Esslöffel Fichtensprossen bei. Zweimal täglich, etwa zehn Minuten lang, können Sie den aufsteigenden Dampf inhalieren.

### Aus der Teeküche

- Anis- und Fenchelfrüchtetee mit Thymian und Salbei: Vermischen Sie 60 Gramm Anisfrüchte, 40 Gramm Thymiankraut, 30 Gramm Fenchelfrüchte und 20 Gramm Salbeiblätter. Übergießen Sie einen Teelöffel der Teemischung mit einer Tasse kochendem Wasser. Lassen Sie alles zehn Minuten zugedeckt ziehen. Trinken Sie zweimal täglich eine Tasse.
- Kamillentee: Übergießen Sie zwei Teelöffel Kamillenblüten mit einem Viertelliter kochendem Wasser; zehn Minuten zugedeckt ziehen lassen und abseihen. Sie sollten täglich drei Tassen trinken.
- Reizlindernder Kräutertee: Sie benötigen je 20 Gramm Königskerzenblüten, Bibernell- und Eibischwurzel. Übergießen Sie einen Teelöffel der Kräutermischung mit einem Viertelliter kochendem Wasser; zehn Minuten ziehen lassen. Trinken Sie dreimal täglich eine Tasse schluckweise nach den Mahlzeiten. Gurgeln Sie zuvor mit einem Schluck Tee.
- Lindenblüten- oder Holunderblütentee unterstützt beim Schwitzen. Übergießen Sie ein bis zwei Teelöffel Blüten mit einer Tasse heißem Wasser, und lassen Sie den Tee zehn Minuten ziehen. Trinken Sie den Tee schluckweise.
- Malventee mit Basilikum und Quendel: Mischen Sie Malve, Basilikum und Quendel zu gleichen Teilen, und nehmen Sie pro Tasse Tee einen Esslöffel der Kräutermischung. Trinken Sie eine Tasse des Tees, den Sie etwa fünf Minuten ziehen lassen, nach den Mahlzeiten.

*Eibischsirup war in früherer Zeit ein sehr beliebtes Hustenmittel in der Kinderheilkunde. Da dieser Sirup eine nur geringe Haltbarkeit besitzt, ist er heute kaum mehr in Verwendung.*

*Lindenblütentee aktiviert die körpereigenen Abwehrkräfte, sodass Erkältungskrankheiten schneller überwunden werden.*

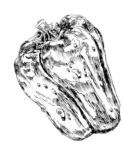
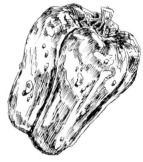

*Die Paprika ist eine richtige »Vitamin-C-Bombe«.*

### Vitamin C wappnet den Körper

- Trinken Sie dreimal täglich ein Glas Rote-Bete-Saft. Verwenden Sie zur Herstellung möglichst junge Knollen aus biologischem Anbau. Nach sorgfältiger Reinigung unter fließendem Wasser schneiden Sie die Knollen in Stücke und geben sie in den Entsafter.

▶ Paprika enthält ein Vielfaches mehr Vitamin C als die Zitrone. Für einen Heilsaft waschen Sie die Paprika und entfernen die Kerne. Schneiden Sie sie in Stücke, und geben Sie diese in den Entsafter. Trinken Sie bis zu dreimal täglich ein Glas Paprikasaft.

*Im Jahr 1932 fand ein ungarischer Forscher als Erster das Vitamin C, und zwar im Nationalgemüse des Landes: dem roten Paprika. Dafür erhielt er später den Nobelpreis.*

### *Zitronensaft pustet die Nase durch*
Frisch gepresster Zitronensaft befreit eine verstopfte Nase schnell und effektiv. Ziehen Sie einen Teelöffel Zitronensaft in die Nase hinauf. Lassen Sie die Flüssigkeit kurz einwirken, dann kräftig schnäuzen!

## Wann zum Arzt
Eine Nasennebenhöhlenentzündung kann in aller Regel mit Großmutters Hausmitteln sehr gut und wirkungsvoll selbst behandelt werden. Häufig erfordert die Erkrankung jedoch auch den Einsatz von Antibiotika, da neben der Infektion mit Viren außerdem eine Infektion mit Bakterien auftreten kann. Über die Einnahme von Antibiotika muss jedoch der HNO-Arzt entscheiden. Suchen Sie auf jeden Fall einen Arzt auf,

▶ ältere Menschen oder Kinder unter sieben Jahren betroffen sind.
▶ der Verdacht auf eine Nasennebenhöhlenentzündung bei Ihrem Kind auftritt.
▶ der Verdacht auf eine Stirnhöhlenentzündung auftritt.
▶ die Beschwerden nicht nachlassen oder andere Beschwerden wie starke Stirnkopfschmerzen oder Ohrenschmerzen hinzukommen.
▶ die Sinusitis nicht nach drei Tagen ausgeheilt ist.
▶ Infektionskomplikationen (Mittelohr- und Brustfellentzündung) auftreten.
▶ Sie häufiger an einer Nasennebenhöhlenentzündung leiden.
▶ Sie hohes Fieber haben.

*Wenn Kinder von einer Nasennebenhöhlenentzündung betroffen sind, ist der Weg zum Arzt unerlässlich. Aus einer eitrigen Entzündung der Stirnhöhle kann sich hierbei eine Entzündung des den Augapfel umgebenden Gewebes oder gar eine Hirnhautentzündung entwickeln.*

# VORGESTELLT: HONIG

Honig schmeckt nicht nur gut, er ist auch ausgesprochen gesund. Vielerorts nennt man ihn »flüssiges Gold«.

**Was im Honig drin ist**

Honig besteht zu 80 Prozent aus Zucker: Der darin enthaltene Traubenzucker ist ein wichtiger Energielieferant für unseren Körper, und die Süße erhält Honig vom Fruchtzucker. Neben Zucker – und damit den Kohlenhydraten – enthält Honig reichlich Mineralstoffe, zum Beispiel Kalium, Kalzium, Magnesium, Natrium und Phosphor, und Spurenelemente wie Aluminium, Kupfer, Eisen und Mangan sowie Jod, Kobalt und Silizium. Drei der zwölf im Honig entdeckten Enzyme sind von besonderer Bedeutung:

- Invertase spaltet Vielfachzucker, wodurch der menschliche Körper schnell an die nötige Energie kommt.
- Diastase hilft unterstützend bei der Verdauung.
- Glukoseoxydase ist in der Lage, Bakterien zu hemmen; es wirkt antibiotisch.

Weitere Stoffe sind Vitamine – der Anteil ist nicht sehr hoch –, Aromastoffe und die beiden wichtigen Nervenbotenstoffe Azetylcholin und Cholin, die bei der Übertragung von Nervenimpulsen im Körper eine wichtige Rolle spielen.

**Die Wirkungen des goldfarbenen Elixiers**

Honig hilft bei vielen Beschwerden und fördert die Tätigkeit vieler Organe:

- Honig spendet dem Körper rasch verwertbare Energie.
- Das flüssige Gold fördert die Durchblutung der Herzgefäße, kräftigt die Herzmuskeln und damit auch die Leistungskraft des Herzens.
- Das goldene Elixier lindert Atemwegsbeschwerden.
- Honig hilft bei Verdauungsbeschwerden, wirkt regulierend und leicht abführend, lindert Blähungen und bakteriell bedingte Darmbeschwerden.
- Honig desinfiziert die Harnwege und erhöht die Harnausscheidung.
- Die süße Masse unterstützt die Leberfunktionen und wirkt lindernd bei Leberbeschwerden.
- Honig ist ein natürliches Antibiotikum.
- Honig lindert Schlafprobleme, übermäßige Erregungszustände und nervös bedingte Kopfschmerzen und verbessert die Konzentrationsfähigkeit.

● Während der Schwangerschaft nimmt Honig die Übelkeit und den Brechreiz, er liefert wichtige Nährstoffe und Enzyme, und er verhindert Blutarmut und gewährleistet die Gesundheit von Mutter und Kind.

**Vom Umgang mit Honig**
● Honig sollte fest verschlossen gelagert werden, da er Feuchtigkeit aus der Luft aufnimmt. Bildet sich Schaum, hat bereits ein Gärprozess eingesetzt.
● Die Enzyme im Honig reagieren empfindlich auf extreme Temperaturen. Erhitzen Sie Honig nie auf mehr als 50 °C, und setzen Sie ihn ebenso wenig Minustemperaturen aus. Die beste Lagertemperatur liegt bei 21 °C.
● Die Umgebung sollte lichtgeschützt sein, Tongefäße sind ideal zur Lagerung.
● Beim Kochen sollten Sie Honig immer erst zum Schluss zugeben, wenn das Gericht etwas abgekühlt ist. Beachten Sie beim Kochen mit Honig, dass sehr kräftige Honigarten den Eigengeschmack mit einbringen und damit beeinflussen.
● Wenn Sie beim Kochen Zucker durch Honig ersetzen möchten, reduzieren Sie die angegebene Zuckermenge um ein Viertel, da Honig intensiver süßt.

**Wenn der Honig auskristallisiert**
Lösen Sie sich von der Vorstellung, dass kandierter oder auskristallisierter Honig schlecht wäre. Das Gegenteil ist der Fall, denn es zeugt von einer sehr guten Qualität, da dieser Vorgang vom Traubenzuckergehalt abhängig ist. Und je höher der Traubenzuckergehalt, desto besser ist der Honig.
Um kandierten Honig wieder flüssig zu bekommen, stellen Sie ihn für ein bis zwei Stunden ins Wasserbad, bei Temperaturen unter 50 °C. Auf diese Weise wird er schonend wieder verflüssigt, die Wirkstoffe werden nicht beeinträchtigt.

**Was Sie beim Honigkauf beachten sollten**
Kaufen Sie keinen industriell gefertigten Honig, vor allem dann nicht, wenn Sie ihn zu gesundheitlichen Zwecken oder als Pflegemittel verwenden wollen. Auch von gefiltertem Honig ist abzuraten, da ihm wertvolle Inhaltsstoffe fehlen. Beim Kauf im Supermarkt besteht die Gefahr, dass verschiedene Sorten vermischt wurden oder dass er chemische Rückstände enthält. Auf dem Honigglas sollte die Herkunft des Honigs angegeben sein – Imker und Pflanzenart – sowie das Datum der Herstellung. Am besten kaufen Sie kaltgeschleuderten Honig direkt beim Imker.

# NEURODERMITIS

## Im Teufelskreis von Juckreiz und Kratzen

Neurodermitis ist eine weit verbreitete chronische entzündliche Hauterkrankung. Die Veranlagung zu Neurodermitis ist wahrscheinlich erblich. Bei den Patienten ist die Bereitschaft der Haut, auf verschiedene Reize mit Entzündungen, Ausschlägen (→ Ekzem) und Juckreiz zu reagieren, deutlich erhöht. Die Veranlagung ist nicht beeinflussbar, die Ausprägung des Krankheitsbildes sehr unterschiedlich: Wunde Stellen im Gesicht, im Nacken, in den Armbeugen oder Kniekehlen werden meist von einem quälenden Jucken begleitet. Dieser führt oft dazu, dass die betroffenen Stellen aufgekratzt werden und sich dadurch Beschwerden nachhaltig verschlimmern.

*Etwa 17 Millionen Bundesbürger haben die Veranlagung zu Neurodermitis, rund vier Millionen Menschen leiden darunter. Sieben bis zehn Prozent der Patienten sind Säuglinge.*

### »*XY ungelöst ...*«

Beeinflusst wird die Krankheit auch durch zahlreiche Umwelteinflüsse. Die eigentlichen Ursachen jedoch sind bislang ungeklärt. Eine Heilung von Neurodermitis ist demnach nicht möglich. Lediglich die Symptome können behandelt werden. Bei vielen Betroffenen zeigen sich schon im Säuglingsalter erste → Ekzeme. Bereits beim Auftreten erster Symptome (→ Checkliste Neurodermitis, Seite 327), die auf eine Neurodermitiserkrankung hinweisen, sollten Sie einen Arzt oder Hautarzt aufsuchen. Er kann eine Diagnose stellen und geeignete Therapiemaßnahmen einleiten.

> **SYMPTOME**
> Heftige, nahezu unerträgliche Juckreizattacken (→ Juckreiz), trockene Haut, Hautausschläge (→ Ekzeme), ständige Hautentzündungen (Dermatitis), eigene oder familiäre Allergieneigung (→ Heuschnupfen, → Asthma), bei Säuglingen und Kleinkindern Milchschorf.

## So können Sie vorbeugen

Eine Vorbeugung gegen Neurodermitis im eigentlichen Sinne gibt es nicht.

Wenn Sie unter trockener Haut leiden, müssen Sie Ihrer Haut ständig Feuchtigkeit zuführen. Benutzen Sie fetthaltige Pflegemittel, die beispielsweise Borretschsamenöl, Harnstoff, Panthenol oder Salz aus dem Toten Meer enthalten. Allergenvermeidung, Entspannungstraining, Ernährungs- und Lebensumstellung können außerdem zahlreiche Symptome günstig beeinflussen.

Durch eine möglichst lange Stillzeit vermindert sich die Gefahr bei Säuglingen. Bevorzugen Sie bei Fertignahrung unbedingt Produkte, die keine Allergene beinhalten.

Meiden Sie hautreizende Substanzen, besonders wenn Sie wissen, auf welche Mittel Sie empfindlich reagieren.

*Harnstoff ist aufgrund seiner feuchtigkeitsregulierenden Eigenschaften gut für neurodermitische Haut geeignet. Er ist ein körpereigenes Stoffwechselprodukt, das einen sanften schuppenablösenden Effekt auslöst.*

---

**CHECKLISTE NEURODERMITIS**

Wenn mindestens drei der nachstehenden Hauptsymptome und zusätzlich mehrere der Nebensymptome vorliegen, besteht Neurodermitisverdacht.

**HAUPTSYMPTOME**

- Ekzeme an den Gelenkbeugen, am Hals und im Gesicht
- nässende oder trockene Ekzeme
- Juckreiz
- chronischer Verlauf, Dermatitis
- Heuschnupfen
- Asthma

**NEBENSYMPTOME**

- trockene schuppende Haut
- blasser, leicht grauer Teint
- Brustwarzenekzem
- Infraorbitalfalte
- erhöhte Immunglobin-E-Werte
- Ersterkrankung während der ersten Lebensjahre
- Haarbälge betont
- häufige Bindehautentzündungen
- Juckreiz nach Schwitzen
- Lippenentzündung
- häufige Hautinfektionen
- psychische Beeinflussbarkeit
- Ränder um die Augenhöhlen
- Augenveränderungen
- Unverträglichkeit von Wolle
- Hyperlinearität
- weißer Dermographismus

## Was Sie tun können – Hausmittel gegen Neurodermitis

Eine Neurodermitistherapie kommt nicht ohne ärztlich verordnete Arzneimittel aus. Alle Hausmittelanwendungen, die darüber hinaus vor Hautreizungen und Allergenkontakten sowie vor Stress schützen und die Psyche entlasten, lindern die Beschwerden. Alles, was die entzündete Haut beruhigt und kühlt, hilft!

### *Apfelessig wirkt entzündungshemmend*

Apfelessig lindert Entzündungen und erhöht die Widerstandskraft der Haut. Betupfen Sie die betroffenen Stellen einfach mit unverdünntem Apfelessig.

### *Stoffwechselkur mit Brennnesseltee*

Mischen Sie je 20 Gramm Brennnesselblätter und Stiefmütterchenkraut mit je 30 Gramm Löwenzahnwurzel und -kraut und Bittersüßstängel; einen Teelöffel der Mischung mit einer Tasse (150 Milliliter) heißem Wasser übergießen; eine Viertelstunde ziehen lassen, abseihen; über einen Zeitraum von vier bis sechs Wochen täglich drei bis vier Tassen trinken.

### *Kälte lindert den Juckreiz*

Mit Kälte kann der Juckreiz gemindert werden. Packen Sie zerstoßenes Eis in einen Plastikbeutel, und verschließen Sie diesen gut. Um den Beutel wickeln Sie ein Tuch und legen die Packung auf die juckende Stelle.

### *Heilkraft des Kohls*

*Kohlöl besitzt reinigende und wärmende Eigenschaften. Sie sollten es aus diesem Grund möglichst sparsam verwenden.*

▶ Pinseln Sie die betroffenen Stellen mit Kohlöl ein: dunkelgrüne Kohlblätter, beispielsweise vom Grünkohl, auspressen und den Saft im Verhältnis 1 : 1 mit kaltgepresstem Olivenöl vermengen.

▶ Kohlauflagen auf dem Bauch stärken und entgiften den Körper und regulieren die Körperfunktionen; die Kohlauflage am besten über Nacht anlegen und nach Möglichkeit zweimal wechseln.

## Molkeumschläge lindern die Beschwerden
Tränken Sie ein Baumwoll- oder Leinentuch mit einem Viertelliter Molke. Wringen Sie das Tuch gut aus, und legen Sie es auf die betroffenen Hautpartien. Darüber wickeln Sie ein weiteres trockenes Tuch und lassen den Umschlag etwa eine halbe Stunde wirken. Den Molkeumschlag können Sie mehrmals am Tag wiederholen.

## Heilwirkung der Roterle
Linderung durch Roterlentee: einen Esslöffel Roterlenblätter und -rinde mit einem Viertelliter kochendem Wasser übergießen; zehn Minuten zugedeckt ziehen lassen, abseihen; den Tee schluckweise trinken.

*Nicht nur als Getränk, auch für einen Umschlag eignet sich Roterlentee. Feuchten Sie einfach ein Tuch damit an, und legen Sie dieses auf die betroffene Hautpartie.*

## Schwarzer Tee lindert Juckreiz
Bäder mit schwarzem Tee wirken lindernd: 25 Gramm schwarzen Tee in einem Liter Wasser aufkochen; zehn Minuten ziehen lassen, abseihen und den Tee ins Badewasser gießen; maximal zehn Minuten darin baden.

## Anwendungen mit Urin
Bewährt haben sich bei der Behandlung von Neurodermitissymptomen auch verschiedene Anwendungen mit Urin.
- Urinbad: Geben Sie eine größere Menge frischen oder alten Urin in das warme Badewasser (37 °C).
- Betupfen Sie die betroffenen Stellen mit frischem Urin.
- Linderung verschafft auch frischer Urin, den Sie am besten schluckweise trinken.

*Achtung! Bevor Sie mit einer Urintherapie beginnen, müssen Sie unbedingt einen Arzt konsultieren.*

# Wann zum Arzt
Sie sollten einen Hautarzt (Dermatologen) aufsuchen, wenn
- Sie die in der »Checkliste Neurodermitis« bezeichneten Haupt- und Nebensymptome feststellen.
- Sie an hartnäckigen und immer wiederkehrenden Hautausschlägen leiden.
- länger anhaltender Juckreiz ungeklärter Ursache, Hautausschläge und Bläschen am Kopf auftreten.

# NIERENBECKENENTZÜNDUNG

## Niereninfektionen sind äußerst schmerzhaft

Hartnäckige → Rückenschmerzen, → Bauchschmerzen, → Fieber, Müdigkeit und schlechtes Allgemeinbefinden können erste ernst zu nehmende Anzeichen einer Erkrankung der Nieren sein. Frauen leiden häufiger unter einer Nierenbeckenentzündung als Männer. Oft sind Schüttelfrost, verstärkter Harndrang sowie Magen-Darm-Beschwerden Begleiterscheinungen dieser Krankheit.

Auslöser einer Nierenbeckenentzündung kann eine vorangegangene, nicht ausgeheilte → Blasenentzündung sein, aber auch der zu häufige Gebrauch von Schmerzmitteln.

Beim ersten Verdacht auf eine Niereninfektion, eine akute oder chronische Nierenbeckeninfektion gehört der Patient umgehend und ausnahmslos in ärztliche Behandlung!

*Eine wirkungsvolle Selbstbehandlung von Nierenerkrankungen ist nicht möglich! Derartige Erkrankungen gehören unbedingt unter Beobachtung eines Facharztes (Gynäkologe, Urologe, Neurologe).*

### SYMPTOME

Flankenschmerzen, → Rückenschmerzen, → Bauchschmerzen, Nieren-Klopfschmerzen, → Fieber, Schüttelfrost, Harndrang, Blut im Urin, Müdigkeit und Abgeschlagenheit.

### So können Sie vorbeugen

Achten Sie grundsätzlich auf salzarme Ernährung. Anstelle von Salz können frische Kräuter zum Würzen verwendet werden. Rettich und Radieschen können durch ihre Wirkstoffe heilend wirken. Jeder Erwachsene sollte mindestens zwei Liter täglich an Flüssigkeit zu sich nehmen.

Verschiedene Gemüse, Kräuter und Pflanzen regen die Nierentätigkeit an. Die Ausleitung von Giftstoffen und Steinen unterstützen die Säfte von Rettich, Meerrettich, Gurke, Kürbis, Karotte, Birke und Petersilie. Trinken Sie regelmäßig je nach Geschmack entsprechende Säfte und Saftmischungen. Beraten Sie sich vor der Einnahme jedoch mit Ihrem Arzt über Wirksamkeit und Höhe der Dosierung.

## Was Sie tun können – Hausmittel gegen Nierenbeckenentzündungen

Gehen Sie mit Beschwerden im Nierenbeckenbereich keinesfalls leichtsinnig oder gar sorglos um! Mit Hausmitteln lassen sich akute Beschwerden zwar sehr gut lindern. Dennoch sollten Sie bei Nierenbeschwerden nicht zögern und sofort einen Facharzt aufsuchen.

*Häufig werden Schmerzen, die von der rechten Niere ausgehen, fälschlicherweise anderen Organen in diesem Bereich zugeschrieben. Suchen Sie daher bei länger anhaltenden Schmerzen auf der rechten Bauchseite den Arzt auf.*

### *Fußbad mit Apfelessig*

Ein warmes Fußbad mit Apfelessig kurbelt den Kreislauf an, fördert die Durchblutung und reguliert den Wärmehaushalt: Füllen Sie die Badewanne mit warmem Wasser (etwa 36 bis 40 °C), und geben Sie 100 Milliliter Apfelessig hinzu. Dann stellen Sie beide Füße hinein. Beenden Sie das Fußbad nach etwa 10 bis 15 Minuten mit einem kurzen kalten Guss vom rechten Fuß bis zum Knie; anschließend genauso am linken Fuß. Streifen Sie das Wasser nur ab (nicht abtrocknen!), und ziehen Sie sich trockene Wollsocken an.

### *Ein Fichtennadelbad beschleunigt die Heilung*

Geben sie auf zwei Liter Wasser drei Hand voll Fichtennadeln, und bringen Sie diese Mischung zum Kochen. Nach etwa 15 Minuten kann der Sud abgeseiht und dem Vollbad beigemischt werden.

### *Ein altes Hausmittel: heiße Fußbäder*

Vermeiden Sie kalte Füße, indem Sie abends ein heißes Fußbad nehmen. Beginnen Sie mit einer Ihnen angenehmen Wassertemperatur. Dann steigern Sie die Temperatur durch Zugabe von wärmerem Wasser auf etwa 38 °C. Nach einer Viertelstunde reiben Sie Ihre Füße trocken und ziehen warme Socken an.

*Vorsicht! Bei Herzbeschwerden und Durchblutungsstörungen sollten Sie kein temperatursteigendes Fußbad nehmen.*

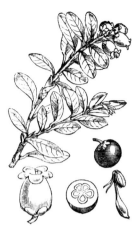

*Bärentraube enthält große Mengen an Gerbstoffen, die den Magen belasten können.*

*Vorsicht! Bärentraubenblättertee sollte nicht länger als eine Woche getrunken werden.*

*Achtung! Wenn sich durch eine eingeschränkte Herz- oder Nierenfunktion Wasseransammlungen gebildet haben, dürfen Sie keinen Brennnesseltee trinken.*

### Ein Haferstrohabsud wirkt schmerzlindernd

Haferstrohabsud als Badezusatz kann eine schmerzlindernde Wirkung bei Nierenbeschwerden haben: Zwei Hand voll Haferstroh in vier Liter Wasser zum Sieden bringen; 30 Minuten kochen lassen, abseihen und dem Badewasser zugeben.

### Heiltees helfen

▶ Mischen Sie 60 Gramm Bärentraubenblätter mit je 20 Gramm Stiefmütterchen und Ackerschachtelhalm; einen Esslöffel dieser Mischung mit einem Viertelliter kochendem Wasser übergießen; zehn Minuten ziehen lassen, abseihen; den Tee möglichst warm schluckweise trinken.

▶ Bei leichten Infekten hilft dieser Tee: Je 20 Gramm Birkenblätter, Bärentraubenblätter, Bohnenhülsen, Ackerschachtelhalm und je zehn Gramm Mateblätter und Orthosiphonblätter mischen; einen Esslöffel der Mischung mit einem halben Liter kochendem Wasser übergießen; 15 Minuten zugedeckt ziehen lassen, abseihen; mehrmals täglich eine Tasse trinken.

▶ Ebenso wirksam ist ein Tee aus 40 Gramm Birkenblätter und je 20 Gramm Brennnesselblätter, Efeublätter und Malvenblätter; einen Teelöffel dieser Kräutermischung mit einer Tasse (150 Milliliter) siedendem Wasser übergießen; zehn Minuten ziehen lassen, abseihen; in kleinen Schlucken trinken.

▶ Bei Nierenerkrankungen gilt auch das Gänseblümchen als altbewährtes Heilkraut: Einen gehäuften Teelöffel Gänseblümchenblüten und -blätter mit einer Tasse heißem Wasser übergießen; zehn Minuten zugedeckt ziehen lassen, abseihen und schluckweise trinken.

▶ Hagebutte wirkt harntreibend: Einen gehäuften Esslöffel zerkleinerte Hagebuttenfrüchte mit einem Viertelliter kochendem Wasser überbrühen; zehn Minuten ziehen lassen, abseihen; jeweils nach den Mahlzeiten eine Tasse schluckweise trinken.

### Heilkraft der Kamille

Nehmen Sie zur Linderung akuter Beschwerden alle zehn Minuten 20 Tropfen Kamillentinktur ein: 25 Gramm fein zerriebene Kamillenblüten in 125 Milliliter medizinischem Alkohol (70 Volumenprozent) ansetzen; zwei bis drei Wochen an einem warmen, schattigen Ort ziehen lassen; dann abseihen und in einem dunklen Fläschchen kühl lagern.

### Die »tolle Knolle«: Auflagen mit Kartoffeln
Bei akuten Beschwerden können Sie eine Auflage mit heißen, gekochten und zerdrückten Kartoffeln machen. Legen Sie die zerquetschten Knollen auf die Nieren, und decken Sie die Auflage mit einem Tuch ab. Entfernen Sie die Auflage, wenn die Kartoffeln abgekühlt sind.

*Bei starken Schmerzen helfen auch heiße Heublumensäcke oder Leinsamenauflagen. Beides erhalten Sie in der Apotheke.*

### Zinnkraut verschafft Linderung
▶ Auch ein heißer Wickel mit Zinnkraut (Ackerschachtelhalm) lindert die Beschwerden: Fünf Esslöffel Zinnkraut in einem Liter warmem Wasser aufkochen; zehn Minuten kochen lassen und abseihen; dann ein Baumwoll- oder Leinentuch in den Absud tauchen, auswringen und auf die schmerzende Stelle legen; mit einem trockenen Tuch und einem Wolltuch abdecken. Wenn der Wickel abkühlt, entfernen Sie ihn.

▶ Oder Sie probieren ein Sitzbad mit Zinnkraut und Honig: 100 Gramm Zinnkraut für vier bis sechs Stunden in einem Viertelliter kaltem Wasser ansetzen; den Auszug zum Kochen bringen, etwas abkühlen lassen, mit 100 Gramm Honig vermischen und dem 39 °C warmen Badewasser zugeben; 20 Minuten darin baden; anschließend nicht abtrocknen, sondern in ein großes Badetuch wickeln und eine Stunde ruhen.

*Im Mittelalter noch als Husten- und Gichtarznei sowie als Mittel gegen Steinleiden bekannt, verlor das Zinnkraut später seine Bedeutung. Es geriet als Heilpflanze in Vergessenheit und diente nur mehr als Putzmittel für Zinngeschirr; daher auch der Name.*

## Wann zum Arzt
Nierenerkrankungen müssen grundsätzlich von einem Facharzt (Gynäkologen, Urologen, Neurologen) behandelt werden. Die Behandlungs- und Therapiemaßnahmen des Arztes können außerdem mit einigen Hausmitteln sinnvoll unterstützt werden. Gehen Sie sofort zum Arzt, wenn

▶ Sie Blut im Urin feststellen.

▶ Schmerzen beim Wasserlassen, Fieber und Schüttelfrost auftreten.

# NIERENSTEINE

## »Das geht an die Nieren ...«

Nierensteine sind eine Krankheit unserer Zeit. Bereits jeder fünfte Bundesbürger leidet zumindest zeitweise unter Harnsteinablagerungen, allerdings bekommt nur jeder zwanzigste Nierensteine. Viele klagen noch nicht einmal über Beschwerden. Doch wenn sich die Nierensteine bemerkbar machen, erleiden die Patienten geradezu Höllenqualen: Meist klagen die Betroffenen über dumpfe, hartnäckige Rückenschmerzen, ebenso über Müdigkeit und Schwächegefühl.

### Ursachen von Nierensteinen

Über konkrete Entstehungsbedingungen von Nieren- und Harnsteinen ist bislang wenig bekannt. Nierensteine können durch vielerlei Faktoren entstehen. Vermutlich spielt die erbliche Veranlagung ebenso eine Rolle wie Stoffwechselstörungen. Unstrittig als Ursache ist jedoch eine verminderte Flüssigkeitsaufnahme. Wer viel Wasser trinkt, besonders bei großer Hitze in den Sommermonaten, kann die Nieren- und Harnsteinbildung verhindern. Ein erhöhtes Risiko für die Entstehung besteht:

*Männer erkranken häufiger an Nierensteinen als Frauen. In Deutschland werden pro Jahr über eine halbe Million Erkrankungen behandelt. Die wichtigste Vorbeugemaßnahme ist Flüssigkeitszufuhr. Ein Erwachsener sollte täglich mindestens zwei Liter trinken.*

- bei erblicher Veranlagung
- bei Flüssigkeitsmangel im Körper
- bei chronischen Harnwegsinfekten
- bei Harnstau durch Hindernisse (Narben, Fehlbildungen)
- bei Ernährung, vor allem oxalsäurehaltige Lebensmittel (Spinat, Rhabarber, Sauerampfer, Tomaten, Schokolade)
- bei chronischen Darmerkrankungen
- bei Schmerzmittelkonsum über lange Zeiträume
- bei Vitamin-C-Einnahme in Überdosen
- im Wiederholungsfall, also wenn vorher schon einmal Nierensteine gebildet wurden

> **SYMPTOME**
>
> Bei Nierenkoliken: heftigste, anfallartig auftretende krampfartige Schmerzen mit wellenartiger Ausstrahlung im unteren Körperbereich. Dauer der Koliken von einigen Minuten bis zu mehreren Stunden. Unter Umständen → Erbrechen, Frösteln und Blut im Urin.

## So können Sie vorbeugen

Grundsätzlich gilt: viel trinken! Vor allem Wasser oder Mineralwasser. Das Mineralwasser sollte einen hohen Anteil an Magnesium enthalten. Dadurch können die Nieren gut durchgespült und bereits vorhandene Kristalle ausgeschieden werden. So kann der Steinbildung vorgebeugt werden.

Wer anfällig ist, sollte unbedingt auf fettreiche Lebensmittel verzichten. Stellen Sie Ihre Ernährung konsequent auf mageres Fleisch, Käse oder Fisch um.

Zu viel Kaffee, schwarzer Tee, Milch und unverdünnte Säfte können ebenso die Steinbildung fördern. Probieren Sie stattdessen Früchte- oder Kräutertees. Nehmen Sie außerdem reichlich Obst und Gemüse zu sich, und achten Sie auf geregelte Stuhlentleerung.

Durch Treppensteigen, Springen oder Reiten kann ein bereits vorhandener Stein in Bewegung geraten und gegebenenfalls über die Harnröhre ausgeschieden werden.

*Sollte ein Nieren- oder Harnstein auf natürlichem Wege ausgeschieden werden, sollten Sie ihn zur Untersuchung zu einem Facharzt (Urologen) bringen.*

*Ausreichend Bewegung, besonders im täglichen Tagesablauf, kann vorbeugend wirken: Meiden Sie den Fahrstuhl, und laufen Sie die wenigen Treppen. Oder machen Sie Besorgungen nicht wie üblich mit dem Auto: Fahren Sie mit dem Rad!*

> **CHECKLISTE NIERENSTEINPROPHYLAXE**
>
> - viel trinken, vor allem Wasser
> - oxalsäurehaltige Nahrungsmittel vermeiden
> - Magnesium und Vitamin B6 zuführen
> - Vitamin-A-Zufuhr steigern
> - regelmäßig bewegen und Sport treiben
> - Eiweißzufuhr reduzieren
> - Salz sparsam verwenden

## Was Sie tun können – Hausmittel gegen Nieren- und Harnsteine

Nieren- und Harnsteine können Sie mit einfachen Hausmitteln äußerst wirkungsvoll selbst behandeln und gegebenenfalls auf natürliche Weise aus dem Körper ausschwemmen. Sie sollten sich allerdings vorab mit Ihrem Arzt abstimmen: In einigen Fällen, beispielsweise bei zu großen Steinen, bedarf es eines operativen Eingriffs.

### *Lindernde und harntreibende Heiltees*

▶ Harntreibende Tees, wie beispielsweise Hauhecheltee, helfen, den Stein aus der Niere auszuspülen: Einen gehäuften Teelöffel gehackte Hauhechelwurzel mit einer Tasse (150 Milliliter) kochendem Wasser überbrühen; ein halbe Stunde ziehen lassen, abseihen. Der Tee kann Grieß- und Steinbildungen entgegenwirken.

▶ Ebenso wirksam kann ein Tee zu gleichen Teilen aus Bärentrauben-, Birken- und Preiselbeerblättern sein: Einen Teelöffel der Mischung mit einer Tasse siedendem Wasser übergießen; 15 Minuten zugedeckt ziehen lassen, abseihen, drei Tassen täglich trinken.

▶ Goldrute gilt als harntreibend und steinauflösend. Bereiten Sie sich von diesem heilenden Kraut einen Tee zu: Einen Teelöffel Goldrute mit einem halben Liter kochendem Wasser aufgießen; zehn Minuten zugedeckt ziehen lassen, abseihen.

▶ Bei Nierengrieß kann Bärentraubenblättertee auflösend wirken: einen gehäuften Teelöffel Bärentraubenblätter mit einer Tasse kochendem Wasser überbrühen; zehn Minuten ziehen lassen, abseihen.

▶ Birkenblättertee wird zur Auflösung von Nierensteinen und zum Ausleiten von Nierengrieß empfohlen: Einen gehäuften Teelöffel Birkenblätter mit einer Tasse kochendem Wasser übergießen; 15 Minuten ziehen lassen, abseihen; schluckweise trinken.

▶ Zur Reinigung der Nieren trägt diese Teemischung bei: Je 30 Gramm Brennnesselkraut und Birkenblätter mit je 20 Gramm Petersilienwurzel und fein gehackten Hagebuttenfrüchten mischen; einen Esslöffel der Mischung mit einem Viertelliter kochendem Wasser überbrühen; zehn Minuten ziehen lassen, abseihen; zweimal am Tag eine Tasse in kleinen Schlucken trinken.

*Vorsicht! Bärentraubenblätter können durch ihren hohen Gehalt an Gerbstoffen den Magen reizen. Daher sollten Sie den Kaltauszug vorziehen. Bärentraubenblättertee ist für eine dauerhafte Anwendung nicht geeignet.*

▶ Dieser Tee nach Apotheker Pahlow hilft zur Ausschwemmung von Nierengries und zur Vorbeugung von Nierensteinen: 30 Gramm Birkenblätter mit je 20 Gramm Kamillenblüten, Goldrutenkraut und Bohnenhülsen mischen; zwei bis drei Esslöffel der Mischung mit einem Liter kochendem Wasser übergießen; zehn Minuten ziehen lassen, abseihen; bei Bedarf fünf Tassen täglich trinken.

### Heilkraft der Kamille

Zur Linderung akuter Beschwerden trägt auch Kamillentinktur bei: 25 Gramm fein zerriebene Kamillenblüten in 125 Milliliter medizinischem Alkohol (70 Volumenprozent) ansetzen; zwei bis drei Wochen ziehen lassen; dann abseihen und in einem dunklen Fläschchen kühl lagern; bei Schmerzen alle zehn Minuten 20 Tropfen der Tinktur einnehmen.

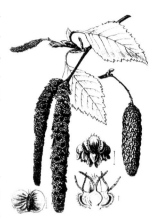

*Birkenblättertee ist einer der besten Tees zur Ausscheidung von Wasser.*

### Wärme entspannt

▶ Eine einfache Wärmflasche kann bereits zur Entspannung beitragen. Oder Sie verwenden ein Dinkelkissen oder Kirschsteinsäckchen, das Sie einfach im Backofen erhitzen.

▶ Schmerzlindernd kann auch eine Senfauflage wirken: 300 Gramm Senfmehl mit warmem Wasser zu einem dickflüssigen Brei verrühren; den Brei auf ein Leinentuch streichen und auf die schmerzende Stelle legen.

*Vorsicht! Senf kann die Haut reizen. Entfernen Sie die Auflage sofort, wenn Sie ein Brennen oder Jucken verspüren.*

## Wann zum Arzt

Grundsätzlich gilt: Wenn sich bereits Nierengrieß oder gar Steine gebildet haben, kann nur ein Arzt über eine entsprechende Behandlung entscheiden. In sehr vielen Fällen lassen sich die Steine mit einfachen Hausmitteln auflösen und ausschwemmen. Nur in einigen Fällen ist eine operative Entfernung unumgänglich. Gehen Sie jedoch umgehend zu einem Facharzt, wenn

▶ Koliken auftreten.
▶ Schmerzen beim Wasserlassen auftreten.
▶ Sie Blut im Urin feststellen.
▶ Schmerzen in Verbindung mit Fieber auftreten.

# OHRENSCHMERZEN

## Wenn die Akustik leidet

Ohrenschmerzen treten hin und wieder kurzzeitig auf, beispielsweise durch kalten Wind. Sie sollten in der Regel nach kurzer Zeit verschwinden. Haben Sie jedoch immer wieder mit unerklärlichen Ohrenbeschwerden zu kämpfen, fragen Sie Ihren Arzt um Rat.

*In seltenen Fällen ist ein entzündetes Kiefergelenk der Auslöser für Ohrenschmerzen. Stellt der HNO-Arzt dies fest, so ist der Gang zum Zahnarzt angeraten.*

### *Bei Ohrenschmerzen immer zum Arzt*

Starke Ohrenschmerzen sind möglicherweise Symptome für eine Mittelohrentzündung. Häufig steht diese Erkrankung mit einer Erkältung in Verbindung. Es sind insbesondere Kinder, die davon betroffen sind. Sie sollten in diesem Fall möglichst schnell einen Hals-Nasen-Ohren-Arzt aufsuchen. Er wird eine präzise Diagnose stellen.

Gelangt ein Fremdkörper ins Ohr, was bei kleinen Kindern häufig passieren kann, gilt: Probieren Sie nicht, ihn selbst zu entfernen! Sie könnten das Problem verschlimmern. Lassen Sie den Fachmann entscheiden, was zu tun ist. Gleiches gilt ebenso für Verletzungen und Ekzeme im Ohr. Sie können mit dem HNO-Arzt besprechen, ob eine Anwendung von Hausmitteln sinnvoll ist.

> **SYMPTOME**
>
> Nachlassendes Hörvermögen, Ohrausfluss, Ohrenschmerzen und partielle Ohrgeräusche sind Hinweise auf generelle Ohrenbeschwerden. Druckgefühl im Ohr, Kopfschmerzen und Fieber treten insbesondere bei einer Mittelohrentzündung auf, Juckreiz im Ohr bei einer Gehörgangsentzündung. Eine Ohrblutung kann Hinweis auf einen Fremdkörper, ein Lärmdrucktrauma oder Verletzungen im Ohrbereich sein. Ständige Ohrgeräusche und Taubheit deuten auf eine Innenohrerkrankung hin.

### Wenn Ohrenschmalz das Ohr verstopft

Normalerweise schützt das Schmalz das Ohr vor Schutz und Staub, es kann jedoch passieren, dass aufgrund einer zu starken Schmalzbildung Pfropfen entstehen, die das Ohr verstopfen. Bei Schmalzpfropfen im Ohr ist eine begleitende Behandlung mit Hausmitteln möglich, doch nur nach Rücksprache mit dem Arzt. Man kann versuchen, ihn aufzulösen. Ist der Pfropf allerdings verhärtet und größer, bleibt die Behandlung dem Arzt überlassen.

*Verwenden Sie auf keinen Fall Wattestäbchen, denn diese beschleunigen die Entstehung des Schmalzpfropfes, der bei Kontakt mit Wasser – Duschen und Baden – aufquillt und Beschwerden verursachen kann.*

### Fremdkörper und Verletzungen im Ohr

Störungen des Hörvermögens können durch Verletzungen oder extrem lauten Lärm ausgelöst werden. Im schlimmsten Fall kann es zu Rissen und Blutungen im Trommelfell kommen (Barotrauma). Insbesondere Tiefseetaucher und Personen, die sich oft in großer Flughöhe befinden, sind von diesen schmerzhaften Verletzungen betroffen. Häufig haben die Betroffenen aber Glück und die Verletzungen heilen schnell ab. Ist dies jedoch nicht der Fall, kann nur noch ein operativer Eingriff helfen.

Kleine Kinder stecken sich häufig kleine Gegenstände in die Ohren, zum Beispiel Bonbons und Spielzeugteile. Bleibt der Gegenstand stecken, kann es zu Entzündungen und schmerzhaftem Ausfluss kommen. Probieren Sie nicht, den Fremdkörper selbst zu entfernen! Unter Umständen dringt dabei der Gegenstand weiter nach innen ein und verletzt das Trommelfell.

### Wenn's im Ohr juckt

Bei einer Entzündung des Gehörgangs handelt es sich meist um eine oberflächliche Hautreizung, bei der kleine Mengen Blut aus dem Ohr austreten. Wenn Ihr Ohr bei leichter Berührung schmerzt, deutet dies auf einen Abszess oder eine Hautinfektion im Gehörgang hin. Dabei spannt sich die Haut im Ohr sehr straff über den Knochen. Ein Anschwellen der infizierten Stelle ist daher kaum möglich, und es kommt schnell zu starken Schmerzen.

*Da sich Gehörgangsentzündungen gerne während der sommerlichen Badesaison zeigen, nennt man diese spezielle Entzündungsform Schwimmbadotitis.*

Juckreiz im Ohr entsteht in der Regel durch ein infiziertes Ekzem, das man mit einem schmalen Gegenstand, beispielsweise dem Fingernagel, einer Haarnadel oder einem Wattestäbchen, aufgekratzt hat. Möglich ist auch eine allergische Reaktion, vielleicht auf kosmetische Artikel.

Gehörgangsentzündungen kommen häufig während der Freibadsaison vor, da die ständige Feuchtigkeit Infektionen im Ohr fördert. Als weitere Auslöser sind Pilze und Bakterien zu nennen. Sie können etwa in Form eines Furunkels auftreten.

### Wenn das Mittelohr entzündet ist

Die meisten Ohrenschmerzen vergehen in der Regel ohne Komplikationen. Doch die Nähe zum Gehirn und die stechenden Schmerzen erzeugen Angst bei den betroffenen Menschen. Leider leiden besonders oft Kinder unter zwölf Jahren an einer Mittelohrentzündung. Verheilt eine Entzündung nicht richtig, kann sie chronisch werden.

Ohren-, Nasen- und Rachenraum sind eng miteinander verknüpft. Dies wird augenfällig, wenn man unter einer Erkältung leidet. Bei Schnupfen und Halsentzündung werden auch die Ohren in Mitleidenschaft gezogen. Das Risiko zu erkranken steigt bei Schnupfen, Hals- und Mandelentzündungen sowie nach Scharlach, Masern und Mumps.

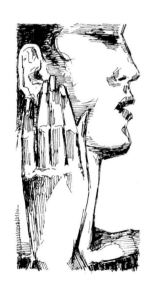

*Bei lang anhaltenden oder chronischen Ohrenschmerzen sollten Sie unbedingt einen HNO-Arzt konsultieren.*

Jährlich müssen in der Bundesrepublik etwa dreieinhalb Millionen Betroffene wegen einer Mittelohrentzündung in Behandlung. Eine chronische Mittelohrentzündung ist in der Regel die Folge einer nicht vollständig ausgeheilten akuten Mittelohrentzündung. Natürlich kann eine angeborene Anfälligkeit des Mittelohrs zugrunde liegen. Bakterien und Viren, die entweder resistent gegen Medikamente oder nicht zu bekämpfen sind, zählen ebenso zu den Auslösern.

Wenn Sie das Gefühl haben, Sie hätten Wasser in den Ohren, ist dies ein sicheres Anzeichen der Erkrankung. Die Krankheit verschlimmert sich dann, wenn das Trommelfell verletzt ist und Schäden an den Gehörknöchelchen auftreten. Die chronische Mittelohrentzündung verlangt ärztliche Behandlung.

## Kinder und Ohrenschmerzen

Reibt oder zieht Ihr Kind häufig an seinen eigenen Ohren, hat es entweder Ohrenschmerzen oder es leidet allgemein unter Unwohlsein. In seltenen Fällen kann ein gelblich grünes oder blutiges Sekret aus dem betroffenen Ohr ausfließen.

Wenn Ihr Kind nicht so gut hört wie gewohnt, oder auf Ihre Ansprache nicht reagiert, kann eine Ohrenerkrankung vorliegen, wahrscheinlich eine Mittelohrentzündung. Leidet Ihr Kind häufiger an dieser Infektion und anderen entzündlichen Krankheiten (Erkältung, Nasennebenhöhlen- und Rachenmandelentzündung), so ist das Risiko für eine chronische Mittelohrentzündung stark erhöht. Gehen immer wieder auftretende Infektionen mit entzündeten Polypen einher, so sind die operative Entfernung der Polypen und die Öffnung der Paukenhöhle im Ohr von großem Nutzen. Sie können in den meisten Fällen die Infektionsneigung beseitigen.

*Wenn Kinder zahnen, reiben Sie sich häufig ein Ohr, weil die Schmerzen beim Zahnen dorthin ausstrahlen. Dies gilt auch für das Schieben der Weisheitszähne.*

## So können Sie vorbeugen

Schützen Sie die Ohren vor Zugluft und Kälte. Dies geht am besten mit einer Mütze oder einem breiten Stirnband. Kommt Wasser in die Ohren, nehmen Sie ein Papiertaschentuch, um es abzutupfen. Wichtig ist zur Vorbeugung auch Folgendes: Eine Erkältung muss immer richtig ausheilen. Ansonsten besteht die Gefahr einer Mittelohrentzündung als Folge. Müssen Sie niesen, dann tun Sie dies auch.

## Tipps zur Reinigung

Fahren Sie nicht zu tief ins Ohr hinein, und seien Sie besonders vorsichtig bei der Reinigung. Die Verletzungsgefahr ist sehr hoch!

- Verwenden Sie keinesfalls harte, spitze Gegenstände zur Ohrreinigung. Es genügt ein angefeuchtetes Papiertuch oder ein feuchter Waschlappen. Benutzen Sie auf keinen Fall Wattestäbchen!
- Halten Sie Ihre Ohren trocken. Nach dem Waschen entfernen Sie verbleibendes Wasser mit einem Papiertaschentuch.

*Ein Tipp für Männer: Männer produzieren mehr Ohrenschmalz als Frauen. Gehen Sie daher einmal jährlich zum HNO-Arzt zur Kontrolle!*

> **ALLGEMEINE VORSORGEMASSNAHMEN**
> - Treiben Sie ausreichend Sport: Stärken Sie damit Ihre allgemeine körperliche Widerstandskraft!
> - Nach dem Duschen noch einmal kalt abbrausen härtet ab!
> - Vorbeugende Einnahme von Echinacin und eine vitaminreiche Ernährung stärken schon vor dem Winter Ihre Abwehrkräfte!
> - Haben Sie Schnupfen? Sorgen Sie jetzt dafür, dass das Nasensekret abfließen kann, da bei verstopfter Nase die Gefahr besteht, dass auch die eustachische Röhre mit Bakterien infiziert wird. Das altbewährte Kamillendampfbad verspricht noch immer Hilfe.
> - Achtung beim Niesen! Halten Sie sich die Nase auf keinen Fall zu, denn der Druck, der beim Niesen entsteht, verschiebt Sekrete von der Nase samt den Keimen durch die eustachische Röhre zum Mittelohr.

## Was Sie tun können – Unterstützen Sie den Gesundungsprozess

Lagern Sie Ihren Kopf hoch, denn dadurch entleeren sich die Verbindungsgänge zwischen Rachen und Ohr leichter. Legen Sie beim Schlafen ein zweites Kopfkissen unter.

Um eine Infektion zu bekämpfen, benötigt der Körper mehr Flüssigkeit als sonst. Machen Sie beim Trinken viele kleine Schlucke, denn die dabei entstehende Bewegung bewirkt, dass die Verbindungsgänge zwischen den Nasennebenhöhlen und dem Mittelohr entleert werden können.

*Schlafen Sie nicht flach, wenn Sie Ohrenschmerzen haben, sonst verschlimmern sich die Schmerzen. Legen Sie lieber ein zweites Kissen unter den Kopf!*

### *Auflagen lindern den Schmerz*

- Ebenso kann ein Auflage mit Bockshornklee hilfreich sein. Verrühren Sie einen Esslöffel gemahlene Bockshornkleesamen mit abgekochtem Wasser zu einem Brei. Streichen Sie diesen auf ein Leinentuch und legen dieses für etwa eine halbe Stunde auf das Ohr.
- Gute Dienste verrichtet eine heiße Kartoffelauflage. Füllen Sie gekochte Kartoffeln noch heiß in ein Leinensäckchen, und legen Sie dieses auf das schmerzende Ohr.
- Linderung verspricht zudem eine warme Auflage mit Heilerde. Verrühren Sie die Heilerde mit heißem Wasser zu einem

dickflüssigen Brei und streichen ihn auf ein Leinen- oder Baumwolltuch. Legen Sie das Tuch mit dem Brei noch warm auf das Ohr. Decken Sie die Auflage mit einem Wolltuch ab. Wenn der Heilerdebrei abkühlt, wiederholen Sie die Anwendung.

◗ Warmes Olivenöl eignet sich besonders gut für eine Auflage. Beträufeln Sie ein Leinentuch mit dem erwärmten Öl, und legen Sie das Tuch auf das schmerzende Ohr.

◗ Bei Kleinkindern empfiehlt sich eine Zwiebelauflage: Füllen Sie klein geschnittene Zwiebeln in ein Leinensäckchen, und lassen Sie es zehn Minuten im Wasser kochen. Drücken Sie den Beutel aus und wickeln ihn in ein Leinentuch. Dieses legen Sie auf das schmerzende Ohr ihres Kindes.

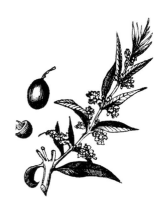

*Die Heilkraft von Olivenöl ist in den Mittelmeerländern bereits seit vielen Jahrhunderten bekannt.*

### *Knoblauch ins Ohr*

Zerhacken Sie eine Knoblauchzehe ganz fein und drehen Sie die Stückchen mit Watte zu einem kleinen Pfropfen. Diesen schieben Sie vorsichtig in das schmerzende Ohr. Legen Sie sich ins Bett und decken Sie das Ohr mit einem dicken Wollschal zu. Als Alternative empfiehlt es sich, ein paar Tropfen Knoblauchöl ins Ohr zu träufeln. Dafür zerdrücken Sie drei Knoblauchzehen und vermengen diese mit drei Esslöffeln Olivenöl. In einer Glasflasche soll die Mischung mindestens eine Woche bei Zimmertemperatur ziehen, anschließend können Sie die Tinktur abseihen.

Hat Ihnen der Arzt Antibiotika verordnet, dürfen Sie das Mittel nicht eigenmächtig absetzen; selbst dann nicht, wenn die Schmerzen verschwunden sind!

### *Leinsamenumschläge*

Für Umschläge mit Leinsamen wird der ganze, geschrotete oder gemahlene Samen mit der doppelten Menge Wasser aufgekocht. Streichen Sie den heißen Brei fingerdick auf ein Tuch, wobei Sie die Ränder umlegen. Das dadurch entstehende kompakte Paket wird so warm wie möglich auf das schmerzende Ohr gelegt und mit einem Wolltuch abgedeckt. Wenn der Umschlag abgekühlt ist, sollte er gewechselt werden. Während der Anwendung können die Päckchen zwischen zwei Wärmflaschen gelegt werden. So bleibt die Temperatur konstant.

Tägliche Bestrahlungen mit Infrarotlicht lindern Ohrenschmerzen!

### Wärme tut gut

Schmerzen können ganz leicht mit einem warmen Säckchen gelindert werden. Füllen Sie ein Leinensäckchen mit gekochten Zwiebeln oder Kartoffeln. Dieses wird auf das Ohr gelegt. Oder Sie verwenden ganz simpel eine Wärmflasche, denn die Wärme wird in der Regel als wohltuend empfunden. Die Schmerzen und Beschwerden klingen nach der Behandlung rascher ab.

*Hinweis: Bei Heublumenanwendungen könnten allergische Reaktionen die Folge sein. Klären Sie das vorher bei Ihrem Arzt.*

Für den gleichen Zweck können Sie auch ein warmes Heublumenkissen benutzen. Sieben Sie zunächst das frisch geerntete Heu mehrmals durch. Durch diesen Vorgang filtern Sie alle groben Teile sowie Erde und Sand heraus. Füllen Sie einen Leinensack zu zwei Dritteln mit dem Heu und verschließen ihn fest. Feuchten Sie den Sack mit heißem Wasser zuerst leicht an, dann erhitzen Sie ihn etwa 20 Minuten über Wasserdampf. Nach diesem Dampfbad schütteln Sie den Sack auf, ehe Sie ihn in ein Leinentuch einwickeln und auf das schmerzende Ohr legen. Achten Sie darauf, dass es Ihnen nicht zu heiß ist.

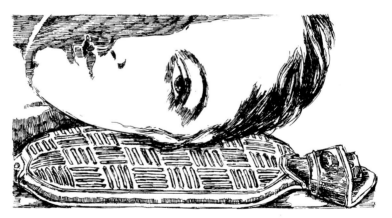

*Die gute alte Wärmflasche hilft auch bei Ohrenschmerzen.*

Einem Ohrenschmalzpfropfen versucht man ebenfalls mit Wärme beizukommen. Tränken Sie etwas Watte mit warmem Oliven- oder Teebaumöl, und schieben Sie die Watte vorsichtig in das Ohr. Oder füllen Sie eine Wärmflasche mit heißem Wasser und legen sich mit dem Ohr darauf.

## Wann zum Arzt

Nehmen Sie Ohrenschmerzen stets ernst! Die erste Adresse bei starken Ohrenschmerzen ist der Hals-Nasen-Ohrenarzt. Wenden Sie sich an ihn, wenn

- der Verdacht auf eine Mittelohrentzündung besteht.
- der Verdacht auf einen Fremdkörper im Gehörgang besteht.
- eine Erkältung länger als eine Woche andauert oder Anzeichen für ein Übergreifen der Infektion auf die Ohren bestehen.
- Kopfschmerzen und Nackensteife oder starke Benommenheit, starke Bauchschmerzen oder Erbrechen auftreten oder Jungen über Hodenschmerzen klagen. Es könnte sich um Mumps handeln!
- mit den Ohrenschmerzen Kopfdröhnen, verringertes Hörvermögen, Ohrblutungen, Ohrausfluss und Fieber auftreten.
- ohne ersichtlichen Grund oder durch extreme Lärmeinwirkung, Stress- oder Druckbelastung ein- oder beidseitige Taubheit auftritt.
- sich der äußere Gehörgang entzündet hat oder er verlegt ist.
- starke Ohrenschmerzen auftreten und zugleich das Fieber über 40 °C steigt.
- der Verdacht auf Ohrensausen oder Ohrgeräusche (Tinnitus) besteht.

*Wenn nach einer Kopfverletzung größere Mengen Blut aus dem Ohr ausfließen, ist dies ein Alarmzeichen. Meist weist dieses Symptom auf einen Schädelbasisbruch hinein. Zumeist ist der Patient dann bereits bewusstlos.*

Auch der Zahnarzt kann Ansprechpartner bei Ohrenschmerzen sein, denn auch Weisheitszähne können in diesem Bereich Schmerzen verursachen. Weitere Zahn- und Kieferprobleme, die auch Ohrenschmerzen auslösen können, sind die Folgenden:

- Beim Zahnen reiben sich Kinder auf der Seite, auf der die Zähne gerade durchstoßen, das Ohr, weil die Schmerzen eben dahin ausstrahlen.
- Eine Entzündung des Kiefergelenks, das direkt vor dem Ohr liegt und den Schädel und den Kiefer verbindet, kann zum Knacken beim Sprechen und Kauen, zu einer Bissperre und auch zu gelegentlichen Ohrenschmerzen führen.

*Wenn bei Ohrenschmerzen zwei Tage nach Beginn der Selbstbehandlung noch immer keine Besserung auftritt, müssen Sie ärztliche Hilfe in Anspruch nehmen.*

# OSTEOPOROSE

### Der »Witwenbuckel«

Die Osteoporose ist eine typische Erkrankung von Frauen, die sich in den Wechseljahren befinden. Etwa jede dritte bis vierte Frau kann, statistisch gesehen, an Osteoporose erkranken. Die Umstellung des Hormonhaushalts spielt daher offensichtlich eine gewichtige Rolle bei der Entwicklung des Krankheitsbildes.

### Der Mensch schrumpft

*Allgemeine Risikofaktoren und Gefahren sind Alkohol- und Nikotinmissbrauch, Bewegungsarmut, kalzium- und eiweißarme Ernährung, die viel Phosphat enthält, Untergewicht, Veranlagung und Vererbung.*

Im Laufe unseres Lebens werden wir Menschen kleiner. Die Knochensubstanz lässt vor allem im Alter die Wirbelsäule zusammensinken. Dies kann im Normalfall bis zu zehn Zentimeter ausmachen. Dabei beträgt die jährliche durchschnittliche Knochenschwundrate 1 bis 1,5 Prozent der Knochenmasse; liegt die Schwundmenge darüber, liegt eine krankhafte Veränderung vor: die Osteoporose. Jetzt schreiten die Abbaureaktionen rascher voran, die Knochen entkalken schnell, werden porös und brechen zusammen. Die Wirbelkörper rutschen schließlich immer stärker ineinander und es entsteht im Laufe der Zeit der so genannte Witwenbuckel.

#### DIE HÄUFIGSTEN URSACHEN AUF EINEN BLICK

- Kortisoneinnahme
- Entfernung der Eierstöcke
- erbliche Veranlagung
- Erkrankungen der Nebenschilddrüse
- fehlerhafter Knochenaufbau in der Jugend
- Laktoseunverträglichkeit
- Mangel an Bewegung und Belastung der Muskulatur
- Mangel an Sexualhormonen
- mangelhafte Ernährung im Erwachsenenalter
- unregelmäßige Monatszyklen (Menstruation) im Alter von 20 bis 40 Jahren

*Ursachen für Osteoporose*
In den meisten Fällen ist die Ursache der Osteoporose (primäre Osteoporose) unbekannt. Als sekundäre Osteoporose wird sie bezeichnet, wenn sie die Folge einer anderen Erkrankung (Schilddrüsenüberfunktion, Diabetes mellitus) ist oder von Arzneimitteln (Kortison) hervorgerufen wurde. Die Osteoporose kann sich häufig über einige Jahre hinweg entwickeln. Leider entdeckt man diese tückische Krankheit meist erst dann, wenn Schmerzen auftreten oder Haltungsveränderungen bemerkt werden.

*Osteoporose ist in der Regel nicht ohne Arzneimittel behandelbar!*

Ganz besonders bedroht davon sind Frauen nach den Wechseljahren, da die nachlassende Produktion von Sexualhormonen (Östrogene und Gestagene) den Knochenabbau unterstützt.

Weitere spezifisch weibliche Faktoren sind die familiäre Vorbelastung durch Mutter oder Großmutter, eine vorzeitige Menopause, länger aussetzende Monatsblutungen, helle Haut und helles Haar, ein zierlicher Körperbau, Rauchen und eine frühzeitige operative Entfernung der Eierstöcke.

SYMPTOME
Zunächst leichte Rückenschmerzen, die sich bis zur Unerträglichkeit (auch im Ruhezustand) steigern können, sowie Knochenbrüche bei alltäglichen Belastungen oder Stürzen, deutliches Kleinerwerden durch Einbrüche der Wirbelkörper in der Wirbelsäule, Wirbelsäulenverformung durch den so genannten Witwenbuckel, schräge Hautfaltenbildung in Form eines Tannenbaums am Rücken.

*Bei Osteoporosepatienten können schon durch geringste alltägliche Belastungen Knochenbrüche vorkommen!*

## So können Sie vorbeugen
An erster Stelle steht eine kalziumreiche Ernährung, um die Knochen in Form zu halten. Dies gilt vor allen Dingen für Milchprodukte, bestimmte Kohlarten (Brokkoli und Grünkohl) und Olivenöl, die reich an Kalzium sind, sowie Apfelessig, der die Aufnahme von Kalzium verbessert. Außer Kalzium besitzt die Zwiebel das Spurenelement Mangan, das Wachstumsstörungen und Osteoporose vorbeugt.

Sonnenlicht fördert den Knochenbau, da dadurch Vitamin D aktiviert wird, das die Kalziumaufnahme in den Körper, speziell in die Knochen, fördert.

Phosphor hingegen sollten Sie meiden! Es wird häufig in Fleisch- und Wurstwaren verwendet.

*Kalzium für gesunde Knochen: Ein halber Liter Vollmilch und 100 Gramm Käse decken etwa die Hälfte unseres täglichen Kalziumbedarfs.*

### Tipps für Frauen

Für Frauen gilt generell verstärkt, dass sie Ihr Idealgewicht anstreben sollten. Die gängigste Formel für die Berechnung des persönlichen Idealgewichts ist der Body-Mass-Index (BMI), der Ober- und Untergrenzen angibt. Multiplizieren Sie dafür Ihre Körpergröße mit sich selbst. Dividieren Sie jetzt Ihr Gewicht in Kilogramm durch das Ergebnis. Ein Rechenbeispiel: Sie sind 69 Kilogramm schwer und 1,72 Meter groß. 1,72 x 1,72 = 2,96. 69 : 2,96 = 23,32. Damit befänden Sie sich als Frau oder Mann im normalen Bereich, denn nach den Angaben der Deutschen Gesellschaft für Ernährung liegt das Normalgewicht für Frauen bei einem BMI von 19 bis 24 (für Männer zwischen 20 und 25). Bis zu einem BMI von 30 liegt ein leichtes Übergewicht vor, darüber bereits ein starkes Übergewicht. Unterhalb eines BMI von 19 für Frauen (20 für Männer) sprechen Ärzte von Untergewicht.

In den Wechseljahren kann zur Vorbeugung auch eine Hormonersatztherapie sinnvoll sein.

*Rauchen und erhöhter Alkoholkonsum tragen zu einem verstärkten Knochenschwund dabei. Hören Sie also auf zu rauchen, und schränken Sie Ihren Alkoholverzehr ein.*

### Richtig liegen, sitzen, stehen, gehen und bewegen

Bewegung tut nicht nur dem Kreislauf gut, sondern auch den Knochen. Sie sollten es nicht übertreiben. Mit angemessener Belastung kräftigen Sie die Knochen und begünstigen die Einlagerung von Kalzium in das Skelett.

▸ Wie liegen Sie richtig? Die Matratze Ihres Betts muss sich Ihren natürlichen Körperformen anpassen. Legen Sie aber ein Kissen unter den Kopf, sodass er nicht abgeknickt ist. Der Hals soll eine Linie mit den unteren Wirbelsäulenabschnitten bilden. Beim Aufstehen sollten Sie auf Folgendes achten: Rollen Sie sich auf eine Seite, und richten Sie sich mit den Armen auf. Dabei bildet der Rücken eine gerade Linie.

- Was ist beim Sitzen zu beachten? Aufrecht sitzen ist die natürliche angeborene Haltung des Menschen. Dabei berühren beide Füße den Boden, die Beine sind leicht gespreizt und die Knie liegen etwas über der Hüfte. Ein rückenfreundlicher Stuhl stützt Ihre Wirbelsäule ab. Beim Sitzen sollten Sie regelmäßig Ihre Position verändern.
- Stehen, aber wie? Sie müssen unbedingt auf die richtige Höhe der Arbeitsplatte achten, egal ob in der Küche oder an der Werkbank. Selbst beim Zähneputzen beugen sich die meisten Menschen zu weit über das Waschbecken. Stellen Sie sich aufrecht und entspannt hin, machen Sie kein Hohlkreuz.
- Aufrecht gehen: Worauf muss ich achten? Halten Sie Ihren Kopf hoch, den Rücken gerade und gehen Sie aufrecht und mit Schwung. Beim Gehen sollten Sie auch darauf achten, dass die Ferse zuerst den Boden berührt und bis zum Ballen abrollt. Das bedeutet, dass Sie den Fuß mit dem Ballen vom Boden abdrücken. Dieser Vorgang belebt die Durchblutung und hält Ihre Venen in Schuss.
- Wie verhalte ich mich beim Bücken und Tragen? Gehen Sie in die Hocke, die Knie über den Füßen, und beugen Sie sich nicht einfach mit dem Oberkörper nach unten. Beim Heben gehen Sie daher in die Hockposition und ziehen und halten den Gegenstand dicht an den Körper. Spannen Sie bei diesem Vorgang die Bauchmuskulatur kräftig an. Beim Tragen halten Sie die Last dicht am Körper. Koffer und Taschen sollten Sie nach Möglichkeit auf beide Seiten gleichmäßig verteilen. Praktisch und einfach zu handhaben sind Rucksäcke.

*Ob Sie Ihren Nachwuchs mit dem Kinderbuggy durch die Gegend fahren oder den Einkaufswagen durch die engen Supermarktgassen schieben, halten Sie Ihren Rücken aufrecht und gerade!*

## Was Sie tun können – Hausmittel gegen Osteoporose

Kalzium- und magnesiumreiche Ernährung ist begleitend zur Behandlung durch den Arzt unerlässlich. Greifen Sie daher auf Milchprodukte, Kohl, Zitrusfrüchte, Vollkorngetreide, Salate, Sprossen und Nüsse zurück.

*Fluoridhaltige Nahrung härtet die Knochen. Dazu zählen Fische, Schalentiere und schwarzer Tee.*

### *Natürlicher Hormonersatz*

Extrakte aus der Wurzel der traubigen Silberkerze können wirksam sein. Östrogenähnliche Wirkstoffe sind beispielsweise in Frauenmantel, Sternwurzel, Mönchspfeffer, Rosmarin und Hopfen enthalten. Sie erhalten diese Extrakte und Mittel in der Regel in der Apotheke, oder sie können hier zumindest bestellt werden. Lebensmittel mit einer östrogenähnlichen Wirkung sind: Sojaprodukte, Nüsse und Mandeln, Haferflocken, Mais und Weizenvollkornprodukte.

### *Kohl als Kalziumlieferant*

Bringen Sie häufig Kohlgerichte auf Ihren Mittags- oder Abendtisch. Brokkoli und Grünkohl sind dabei die Kalziumspezialisten unter den Kohlarten. Am besten geeignet sind rohe Zubereitungsarten, da so die Kalziumquelle Kohl bis zum letzten Milligramm genutzt wird. Versuchen Sie es also mit Salaten oder Vorspeisen.

Außerdem können Sie Grünkohl in Saftform als Kalziumtrunk zu sich nehmen. Es gibt diesen Saft zwar in der Apotheke, doch wenn Sie ihn selbst herstellen wollen, greifen Sie am besten auf den Entsafter (keinen Dampfentsafter) zurück. Schneiden Sie vorher das harte Mittelstück aus den Kohlblättern heraus. Ist Ihnen der Geschmack zu streng, mischen Sie im Verhältnis 1 : 1 Möhrensaft unter.

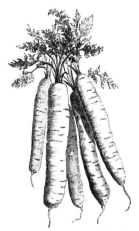

*Karotten enthalten große Mengen an Vitamin A.*

*Alle Kohlarten sind reich an den Vitaminen C, B1, B6 und Folsäure sowie an lebenswichtigen Mineralstoffen und Spurenelementen wie Kalium und Kalzium.*

> **TIPPS: WIE SIE MIT OSTEOPOROSE UMGEHEN!**
> - Achten Sie auf kalziumreiche Ernährung und genügend Vitamin D!
> - Geben Sie das Rauchen auf! Es schadet der Knochendichte.
> - Lassen Sie eine Behandlung mit Medikamenten zu! Der Arzt wird Nutzen und Nebenwirkungen mit Ihnen sorgfältig abwägen.
> - Tragen Sie ein Stützkorsett!
> - Vermeiden Sie Fertigprodukte auf Ihrem Speiseplan!
> - Verringern Sie den Alkoholkonsum!
> - Wärmeanwendungen und Massagen, Bäder oder stabilisierende Krankengymnastik lindern die Schmerzen!

### *Quark zur Vorbeugung und Behandlung*

Quark ist nicht nur lecker, er ist auch zur Vorbeugung und Behandlung von Osteoporose bestens geeignet.

▶ Für ein morgendliches Quarkmüsli benötigen Sie 400 Gramm Magerquark, 250 Gramm Jogurt (zehn Prozent Fett), zehn Esslöffel feine Haferflocken, zwei mittelgroße säuerliche Äpfel, je zwei Esslöffel Sanddornsaft und Honig sowie vier Esslöffel geriebene Haselnüsse. Verrühren Sie den Quark mit dem Jogurt und den Haferflocken. Lassen Sie diese Mischung eine halbe Stunde lang ziehen, damit die Haferflocken quellen können. Reiben Sie die Äpfel, und mischen Sie sie mit dem Sanddornsaft und dem Honig darunter. Vermengen Sie alles, und streuen Sie zum Abschluss die geriebenen Haselnüsse darüber.

*Quark ist eine ideale tägliche Nahrungsergänzung. Sie sollten sich angewöhne, jeden Tag zu einer oder mehreren Mahlzeiten einige Esslöffel Quark zu sich zu nehmen.*

▶ Rohkost mit Quark: Sie benötigen 150 Gramm Magerquark, etwas Magerjogurt oder Buttermilch, Salz, Pfeffer, Gartenkräuter und verschiedene klein geschnittene Rohkostgemüse (Karotten, Sellerie, Brokkoli, Blattsalat, Tomaten, Gurken oder Zwiebeln). Rühren Sie Quark und Jogurt sämig. Würzen Sie mit den Kräutern, Salz und Pfeffer, und mischen Sie das Gemüse darunter.

▶ Eine kleine Zwischenmahlzeit für den Hunger zwischendurch: Sie benötigen ein Bund Selleriestangen, 200 Gramm Magerquark, etwas Jogurt, Salz und Pfeffer. Raspeln Sie die Selleriestangen, und mischen Sie sie unter den Quark. Geben Sie den Jogurt zu, und rühren Sie die Mischung sämig. Danach schmecken Sie mit Salz und Pfeffer ab.

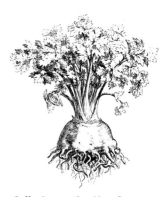

*Sellerie regt Stoffwechsel und Verdauung an.*

## Wann zum Arzt

Suchen Sie auf jeden Fall einen Orthopäden oder Rheumatologen auf, wenn

▶ Sie als Hochleistungssportlerin oder Hochleistungssportler an hartnäckigen Rückenschmerzen leiden.

▶ Sie öfter einen Hexenschuss bekommen.

▶ Sie sich in den Wechseljahren befinden.

▶ Sie ständig über Rückenschmerzen klagen und diese trotz Schonung nicht abklingen wollen.

▶ Sie über 40 Jahre alt sind.

▶ Sie unter undefinierbaren Rückenschmerzen leiden, die trotz Selbsthilfemaßnahmen nicht bestehen bleiben.

# PRÄMENSTRUELLES SYNDROM (PMS)

## Die Tage vor den »Tagen«

So unterschiedlich Frauen in Persönlichkeit, Figur und Gewicht sind, so verschieden können auch die Begleiterscheinungen im Verlauf des Zyklus sein. Über 150 Beschwerden, an denen Frauen jeden Monat zwischen Eisprung und Einsetzen der Menstruation leiden können, werden unter dem Begriff »prämenstruelles Syndrom« (PMS) zwischenzeitlich zusammengefasst. Manche Beschwerden äußern sich körperlich, andere psychisch oder durch Verhaltensänderungen. Wenn Ihnen also die Menses und bereits die Tage davor die Fröhlichkeit rauben, Sie regelmäßig zum Putzteufel, zur Furie, zum Hausdrachen oder zur Märtyrerin werden, sollten Sie unbedingt handeln.

*Körper und Psyche einer Frau können jeden Monat zwischen Eisprung und Einsetzen der Menstruation starken Belastungen ausgesetzt sein. Etwa ein Drittel aller Frauen leidet unter »Spannungszuständen«, die als prämenstruelles Syndrom bezeichnet werden.*

### SYMPTOME

Psychische Anzeichen: auffällige Reizbarkeit, unterschwellige Aggressivität, → Nervosität, Anspannung, Verletzbarkeit, Überempfindlichkeit, Verminderung des Selbstwertgefühls; großes Bedürfnis nach Zuwendung, aber auch Alleinsein; Depressionen (→ depressive Verstimmungen), → Schlafstörungen, unvermittelte Tränenausbrüche; Konzentrationsschwäche, Vergesslichkeit und Koordinierungsschwierigkeiten; Essstörungen mit Appetitlosigkeit und Heißhungerphasen.

Physische Anzeichen: Wassereinlagerungen in den Brüsten und Beinen; Brustschwellungen und Brustschmerzen; Herzklopfen und Herzrhythmusstörungen; Überempfindlichkeit der Augen, des Gehörs und des Geruchs; aufgedunsener Unterleib; Verdauungsstörungen, Verstopfung; → Akne und Hautunreinheiten; → Kopfschmerzen und → Migräne.

*»Hausfrauensyndrom«*
PMS wurde von vielen Ärzten bislang häufig als nicht behandlungsbedürftig erachtet. Vor allem Symptomkombinationen von psychischer Unausgeglichenheit und körperlichem Unwohlsein ohne nachweisbaren organischen Befund irritierten die Mediziner.

Zwischenzeitlich hat man jedoch erkannt, dass PMS eine ernst zu nehmende Befindlichkeitsstörung darstellt, die unbedingt behandelt werden muss: Die Schulmedizin hat die auftretenden psychischen und physischen »Spannungszustände« als einheitliches Beschwerdebild anerkannt.

## So können Sie vorbeugen

Allgemein gültige Vorbeugeregeln gibt es beim Beschwerdebild nicht: zu individuell sind die Betroffenen, zu unterschiedlich die auftretenden psychischen und physischen Symptome. Dennoch gibt es einige Verhaltensmaßnahmen, die zu einer grundlegenden Entspannung beitragen.

Verpflichten Sie sich zu termingebundenen sinnvollen Arbeiten und Aufgaben, die Sie unter Menschen bringen – vor allem in den Tagen unmittelbar vor dem Einsetzen der Menses. Lenken Sie sich ab, indem Sie sich auf eine besondere Leistung konzentrieren.

Erhöhen Sie außerdem im letzten Drittel des Zyklus die Zufuhr an Vitamin B6. Vitamin-B6-Lieferanten sind beispielsweise frischer Lachs, Multi-Vitamin-Saft und Kakaopulver.

Verstecken Sie sich nicht im dunkelsten Teil der Wohnung. Gehen Sie spazieren, tanken Sie Sonne und Sauerstoff. Bewegen Sie sich. Gewinnen Sie Sicherheit: Lassen Sie nicht zu, dass das PMS Ihren Tagesablauf und Stimmungsrhythmus bestimmt.

*Verzichten Sie bereits vor dem Einsetzen der Regel auf Kaffee, Nikotin und Alkohol. Außerdem sollten Sie unbedingt für Entspannungsphasen sorgen.*

## Was Sie tun können – Hausmittel gegen das prämenstruelle Syndrom

Die Selbstbehandlung mit Hausmitteln erzielt bei Symptomen des prämenstruellen Syndroms sehr gute Wirkung. Bevor Sie jedoch mit der Selbstbehandlung beginnen, sollten Sie einen Arzt konsultieren. Nur seine Diagnose kann sicherstellen, dass die Symptome nicht auf organische Leiden zurückzuführen sind.

*Apfelessig kann die Menstruation um ein bis zwei Tage verzögern. Setzen Sie daher drei Tage vor dem erwarteten Termin mit der Einnahme des Apfelessig-Cocktails aus; fangen Sie erst bei Beginn der Blutung wieder damit an.*

### *Heilwirkung des Apfelessigs*

▶ Bei sehr schmerzhafter oder sehr starker Menstruation (→ Menstruationsbeschwerden) hilft ein Apfelessig-Cocktail: Zwei Teelöffel Apfelessig und zwei Teelöffel Honig in einem Glas Wasser (200 Milliliter) verrühren; in kleinen Schlucken mehrmals täglich ein Glas trinken.

▶ Bereits einige Tage vor dem Einsetzen der Periode sollten Sie täglich ein Sitzbad mit Apfelessig durchführen: Warmes Wasser (35 bis 38 °C) in die Wanne laufen lassen und eine Tasse (150 Milliliter) Apfelessig hinzugeben.

### *Heilkraft der Brennnessel*

▶ Wenn die Beschwerden auftreten, sollten Sie täglich ein bis drei Messerspitzen zerstoßene Brennnesselsamen einnehmen. Brennnesselsamen wirken anregend und aufbauend auf Psyche und Stoffwechsel.

---

**OVIDS LIEBESTRUNK**

Der römische Dichter Ovid hat bereits vor 2000 Jahren die stärkende und stimulierende Wirkung von Brennnesselsamen in seinem Werk »Liebeskunst« beschrieben. Sein Rezept für einen Liebestrunk besteht aus einer Mischung aus folgenden Zutaten: Eidotter, Brennnesselsamen, Pfeffer, Zwiebeln und Knoblauch. – Probieren Sie es einfach einmal aus. Nebenwirkungen sind nicht bekannt.

---

### *Heiltees gegen PMS-Symptome*

▶ »Morgenmuffeltee«: Je einen Teelöffel Rosmarinnadeln und Brennnesselkraut (oder gemahlenen Brennnesselsamen) mit einem halben Liter kochendem Wasser aufbrühen; sechs bis zehn Minuten ziehen lassen, abseihen; je nach Geschmack mit Honig süßen; im Zeitraum, in dem die Beschwerden auftreten, gleich nach dem Aufstehen ein bis zwei Tassen trinken.

◗ **Morgendlicher Frauentee:** Je 30 Gramm Brennnesselkraut, Frauenmantel und weißes Taubnesselkraut mit je 20 Gramm Brennnesselsamen und Schafgarbe mischen; drei Teelöffel der Mischung mit einem halben Liter kochendem Wasser überbrühen; fünf bis acht Minuten ziehen lassen, abseihen; im Zeitraum, in dem die Beschwerden auftreten, gleich nach dem Aufstehen ein bis zwei Tassen trinken.

◗ **Dieser Tee stabilisiert die Psyche:** Je 30 Gramm Brennnesselsamen, Schafgarbenblüten und Quendel mit 20 Gramm Zitronenmelisse mischen; zwei bis drei Teelöffel der Mischung mit einem halben Liter kochendem Wasser übergießen; etwa acht Minuten ziehen lassen, abseihen; täglich drei Tassen trinken.

◗ **Oder:** Je 25 Gramm Schafgarbenkraut, Frauenmantelkraut, Engelwurzel und Johanniskraut mischen; einen bis zwei Teelöffel der Mischung mit einer Tasse kochendem Wasser übergießen; zehn Minuten zugedeckt ziehen lassen, abseihen; über einen Zeitraum von sechs Wochen täglich zwei bis drei Tassen dieses Tees trinken.

*Frauenmantel steht in der Volksmedizin hoch im Ansehen. Bei der innerlichen Behandlung wird er neben den Menstruationsbeschwerden auch gegen Magen- und Darmbeschwerden angewendet sowie gelegentlich gegen Husten.*

*Kamille ist ein »Klassiker« unter den Hausmitteln.*

◗ **Leichter Frauentee:** Je 25 Gramm Kamillenblüten, Baldrianwurzel und Pfefferminzblätter mischen; einen Teelöffel der Mischung mit einer Tasse heißem Wasser übergießen; zehn Minuten ziehen lassen, abseihen; mehrmals am Tag eine Tasse trinken.

◗ **Diese Teemischung wirkt harmonisierend und stabilisierend:** 30 Gramm Frauenmantel mit je 20 Gramm Brennnesselblätter, Schafgarbenkraut, Taubnesselblüten, Hibiskusblüten, Pfefferminzblätter und Spierstaudenkraut mischen; einen Teelöffel der Mischung mit einer Tasse kochendem Wasser überbrühen; zehn Minuten ziehen lassen; dreimal täglich eine Tasse zwischen den Mahlzeiten trinken.

*Schon vor über 2 500 Jahren wurde Baldrian als Mittel bei Frauenleiden zur Anwendung gebracht. Und in den Kräuterbüchern des Mittelalters durfte er auf keinen Fall fehlen.*

### Kamille lindert die Beschwerden

▶ Nehmen Sie zur Linderung der Beschwerden etwa ab dem dritten Tag vor Einsetzen der Regelblutung bis zum Abklingen der Blutung täglich nach den Mahlzeiten 10 bis 15 Tropfen Kamillentinktur mit Wasser verdünnt ein: 25 Gramm fein zerriebene Kamillenblüten in 125 Milliliter medizinischem Alkohol (70 Volumenprozent) ansetzen; zwei bis drei Wochen ziehen lassen; dann abseihen und in einem dunklen Fläschchen an einem kühlen Ort lagern.

▶ Eine Kamillenauflage lindert Regelschmerzen: Zwei Esslöffel Kamillenblüten mit einem Liter kochendem Wasser aufgießen; zehn Minuten ziehen lassen, abseihen; ein Baumwoll- oder Leinentuch in den Kamillensud eintauchen und auswringen. Wenn das Leinentuch eine angenehme Temperatur hat, auf den Unterbauch legen und mit einem angewärmten Tuch abdecken. Mit einer Wolldecke zugedeckt wirkt diese Anwendung schmerzlindernd und entspannend. Bei Bedarf Anwendung wiederholen.

### Heilsaft Urin

Bei PMS-Symptomen hat sich die Anwendung von Urin nachhaltig bewährt.

*Man kann mit dem Urin auch krampflösende und schmerzlindernde Auflagen herstellen, besonders bei schmerzhaften Monatsblutungen.*

▶ Bei allgemeinem Unwohlsein, Kopfschmerzen, Hitzegefühl und Unterleibskrämpfen reiben Sie den ganzen Körper täglich von Kopf bis Fuß mit frischem Urin ein.

▶ Bei Krämpfen und Schmerzen massieren Sie den Unterleib mit körperwarmem Urin.

▶ Massieren Sie Urin vier Fingerbreit unterhalb des Bauchnabels kräftig ein, können Sie Krämpfe sowie eine unregelmäßige Periode günstig beeinflussen.

▶ Zur allgemeinen körperlichen Kräftigung sollten Sie täglich auf nüchternen Magen einige Schlucke von Ihrem Morgenurin trinken.

▶ Auch ein Darmeinlauf mit Urin wirkt entspannend und entkrampfend: Kaufen Sie sich zunächst in der Apotheke oder im medizinischen Fachhandel einen Irrigator. Füllen Sie den Irrigator mit frischem oder altem Urin (eventuell mit Wasser strecken). Legen Sie sich mit angezogenen Beinen auf die linke Seite (mit einem Kissen unter den Hüften etwas polstern), und führen Sie die mit Vaseline eingefettete Spitze des Einlaufrohrs vorsichtig etwa fünf Zentimeter tief in den After ein. Versuchen Sie, die Gesäßmuskulatur zu entspannen. Damit der Urin langsam in den Darm einlaufen kann, muss der Irrigator hochgehalten werden. Lassen Sie den Urin nur in kleinen Portionen einlaufen, damit der Darm nicht überdehnt wird. Versuchen Sie, den Druck im Darm etwa zehn Minuten auszuhalten, bevor Sie die Flüssigkeit wieder vorsichtig herausfließen lassen.

*Statt einem Urineinlauf können Sie den Urin ebenso auch trinken. Die Heilkräfte gelangen auch über die Darmschleimhaut in den Organismus.*

## Wann zum Arzt

Ein Arztbesuch ist bei Symptomen des prämenstruellen Syndroms in aller Regel nicht erforderlich. Selbstbehandlungsmaßnahmen reichen meist aus, um die Beschwerden zu lindern.

Sprechen Sie Hausmittelanwendungen jedoch vorab mit Ihrem Arzt ab. Nur er kann feststellen, ob es sich »lediglich« um PMS-Symptome handelt, oder ob den Beschwerden ernst zu nehmende organische Ursachen zugrunde liegen.

Gehen Sie jedoch unbedingt zum Facharzt (Gynäkologen), wenn nachstehende Symptome auftreten:

▶ wenn sich Ihre Persönlichkeit vor der Menses so stark verändert, dass Ihre Verwandten und Freunde Sie kaum wiedererkennen.

▶ wenn Sie für sich selbst unberechenbar werden.

▶ wenn plötzlich bisher ungewohnte Schmerzen oder Beschwerden auftreten.

▶ wenn Sie noch nie vom Gynäkologen (Frauenarzt) untersucht wurden.

▶ wenn auffällige Menstruationsbeschwerden oder Zyklusunregelmäßigkeiten auftreten.

▶ wenn Ausfluss, Bauchschmerzen und Fieber auftreten.

▶ wenn Ausfluss und zusätzliche Symptome (blutiger Ausfluss, Durchfall, Erbrechen, Lymphknotenschwellung, Übelkeit, Wundgefühl) auftreten.

*PMS ist keine echte Erkrankung, doch ganz sicher ist es eine erhebliche Befindlichkeitsstörung. Ein Besuch beim Arzt ist jedoch nur in Ausnahmesituationen notwendig.*

# PROSTATABESCHWERDEN

### Reine »Männersache«

Prostatabeschwerden suchen früher oder später beinahe jeden Mann heim. Die Prostata (Vorsteherdrüse) ist ein kastaniengroßes Organ, das die männliche Harnröhre direkt unter der Harnblase umschließt. Meist entstehen die Beschwerden durch eine Entzündung oder gutartige Vergrößerung der Prostata. Viele Betroffene verschweigen die Beschwerden aus Scham. Ein Harnstau und eine unvollständige Blasenentleerung können jedoch zu schweren bleibenden Gesundheitsstörungen führen, beispielsweise Harnblasenentzündungen, Nierenfunktionsstörungen und schmerzhaften chronischen Infektionskrankheiten.

### Ursachen der Prostatabeschwerden

*In der Regel ist eine Prostatavergrößerung gutartig. Mit zunehmendem Alter steigt jedoch die Gefahr bösartiger Veränderungen (Prostatakrebs). Entsprechende Symptome sollten stets ernst genommen werden!*

Die Ursachen für Prostatabeschwerden sind bislang noch ungeklärt. Fest steht heute allerdings, dass die Erkrankung altersbedingt ist: Etwa ein Drittel der Männer über 50 Jahre leidet an einer gutartigen Vergrößerung der Vorsteherdrüse (BPH). Dadurch kann die Funktion der Schließmuskeln gestört werden, was zu unwillkürlichem Harnabgang (Inkontinenz) führen kann. Die Betroffenen haben meist Schwierigkeiten, den Harnstrahl in Gang zu setzen; der Harnstrahl ist häufig schwach, und nach dem Wasserlassen tröpfelt weiter Urin aus der Harnröhre.

> **SYMPTOME**
> Harndrang, Brennen in der Harnröhre und beim Wasserlassen, Schmerzen, schwächer werdender Urinstrahl, plötzlicher Zwang zur Blasenentleerung, verzögerter Beginn des Harnabflusses, Harnverhalten, später ständiges Tröpfeln und möglicherweise chronisches nächtliches Einnässen.

## So können Sie vorbeugen
Hinsichtlich der Vorsorge- und Vorbeugungsmaßnahmen muss man zwischen einer Prostatavergrößerung und einer Prostataentzündung unterscheiden.

### *Prostatavergrößerung*
Eine Vorbeugung vor einer Prostatavergrößerung ist nicht möglich. Nutzen Sie daher unbedingt regelmäßig das Angebot der Vorsorgeuntersuchungen zur Krebsfrüherkennung. Bei einer rektalen Untersuchung kann der Arzt schon kleine Veränderungen ertasten.

Vermeiden Sie außerdem langes Sitzen. Sorgen Sie im Gegenzug für ausgleichende Bewegung und regelmäßigen Sport. Dadurch wird die Durchblutung des Unterkörpers nachhaltig verbessert.

> *Verringern Sie den Alkoholkonsum! Der Genuss von Alkohol führt dazu, dass das Urinieren verspätet einsetzt. Dies wiederum hat erheblichen psychischen Druck zur Folge. Beim nächsten Mal klappt es dann erst recht nicht.*

### *Prostataentzündung (Prostatitis)*
Einer Prostatitis kann mit folgenden Maßnahmen vorgebeugt werden:
- Regelmäßige körperliche Bewegung und Sport fördern die Durchblutung der Prostata.
- Trinken Sie mindestens zwei Liter (Mineral-)Wasser täglich.
- Vermeiden Sie langes Sitzen – vor allem auf kühlen oder kalten Sitzgelegenheiten.
- Achten Sie auf eine sorgfältige Genitalhygiene.
- Gehen Sie nach dem Geschlechtsverkehr zum Wasserlassen auf die Toilette.
- Unterdrücken Sie Harndrang nicht, und achten Sie auf regelmäßigen Stuhlgang.

## Was Sie tun können – Hausmittel gegen Prostatabeschwerden
Bakterielle Prostataentzündungen müssen ärztlich behandelt werden! Bei nicht bakterieller Prostatitis lindern Hausmittel und Selbstbehandlungsmaßnahmen wirkungsvoll die Beschwerden.

### Heiltees gegen Prostatabeschwerden

▶ Diese Teemischung stärkt die Funktion von Prostata und Blase: je 20 Gramm pulverisierte Brennnesselwurzeln, Birkenblätter, Bohnenschalen, Löwenzahnblätter und Zinnkraut mischen; sechs Teelöffel der Mischung mit einem Liter kochendem Wasser aufbrühen; zehn Minuten ziehen lassen, abseihen und in einer Thermoskanne warm halten; über einen Zeitraum von sechs Wochen täglich fünf Tassen trinken.

▶ Ein Tee mit Schlüsselblumen unterstützt die Harnausscheidung: 40 Gramm Weidenröschenkraut mit je 20 Gramm Schlüsselblumenblüten, Goldrutenkraut und Brennnesselblättern mischen; einen Teelöffel der Mischung mit einem Viertelliter kochendem Wasser überbrühen; fünf Minuten ziehen lassen, abseihen; sechs Wochen lang dreimal täglich jeweils eine Tasse nach den Mahlzeiten trinken.

*Schon lange ist die Bohnenschale ein Teil der Volksmedizin. Sie wird – zumeist in Teeform – bei Harnverhalten, Nieren- und Blasenleiden angewendet.*

### So hilft Knoblauch

Der in Knoblauch enthaltene Wirkstoff Allizin soll die Prostata vor bakteriellen Infektionen schützen.

▶ Essen Sie täglich zwei bis drei Knoblauchzehen.

▶ Trinken Sie dreimal täglich ein Glas Mineralwasser mit drei Esslöffeln Knoblauchsaft: eine Hand voll Knoblauchzehen auspressen, durch ein feines Haarsieb streichen und den Saft auffangen.

▶ Zur Vorbeugung können Sie jeden Tag ein halbes Glas Wasser (etwa 100 Milliliter) mit einem Teelöffel Knoblauchtinktur trinken: Knoblauchzehen schälen, in Scheiben schneiden, in ein Glas geben und mit klarem Schnaps aufgießen (Mischungsverhältnis: Zehen einer halben Knolle auf einen Liter Alkohol mit mindestens 45 Volumenprozent). Das Glas luftdicht verschließen und zwei Wochen lang an einem warmen Ort lagern; gelegentlich schütteln. Danach den Knoblauch abseihen und die Tinktur in dunklen Flaschen aufbewahren.

▶ Bei Prostatitis hilft ein in kaltes Knoblauchwasser getauchtes Tuch, das Sie etwa zehn Minuten auf den Unterleib legen: ein bis zwei Knoblauchzehen auspressen und mit destilliertem Wasser gut mischen.

*Schon die Arbeiter an den Pyramiden im alten Ägypten bekamen Knoblauch zu essen, damit sie gesund und leistungsfähig blieben.*

### Heilsame Knabberei: Kürbiskerne

Essen Sie Kürbiskerne. Sie enthalten den Wirkstiff Sitosterin, der die Prostata abschwellen lässt. Vergleichbare Wirkung erzielen Sie auch mit Kürbiskernöl, das sich sehr gut für viele (Blatt-)Salate eignet. Achten Sie beim Kauf darauf, dass Sie nur hochwertiges Öl kaufen.

*Kürbiskerne sind bestens zur Behandlung von Prostatabeschwerden geeignet, da ihre Inhaltsstoffe in den Mechanismus der Harnentleerung eingreifen. Man muss dafür allerdings täglich einen Esslöffel der Kerne über mehrere Monate hinweg einnehmen.*

### Heilsaft Urin

- Nehmen Sie zwei- bis dreimal pro Woche ein warmes Vollbad mit reichlich Urin.
- Vorsichtig ausgeführte Darmeinläufe wirken entkrampfend und entspannend auf die Harnwege: Kaufen Sie sich zunächst in der Apotheke oder im medizinischen Fachhandel einen Irrigator.

Füllen Sie den Irrigator dann mit frischem oder altem Urin (eventuell mit Wasser strecken). Legen Sie sich mit angezogenen Beinen auf die linke Seite (mit einem Kissen unter den Hüften etwas polstern), und führen Sie die mit Vaseline eingefettete Spitze des Einlaufrohrs vorsichtig etwa fünf Zentimeter tief in den After ein. Versuchen Sie, die Gefäßmuskulatur zu entspannen. Damit der Urin langsam in den Darm einlaufen kann, muss der Irrigator hochgehalten werden. Lassen Sie den Urin nur in kleinen Portionen einlaufen, damit der Darm nicht überdehnt wird. Versuchen Sie, den Druck im Darm etwa zehn Minuten auszuhalten, bevor Sie die Flüssigkeit herausfließen lassen.

- Linderung verschaffen auch kühle Urinauflagen: ein Baumwoll- oder Leinentuch mit kaltem Sammelurin befeuchten und etwa zehn Minuten auf den Unterleib legen. Auflage bei Bedarf wiederholen.

*Keine Panik! Die Angst vor einer möglichen Operation oder gar Prostatakrebs ist in den meisten Fällen unbegründet.*

### Wann zum Arzt

Wenn die oben beschriebenen Symptome auftreten, sollten Sie nicht zögern und in jedem Fall umgehend einen Facharzt (Urologen) aufsuchen. Warten Sie nicht aus falscher Scham (oder Angst), bis sich die Beschwerden verschlimmern oder ernste Komplikationen eintreten.

# VORGESTELLT: INHALATIONEN

Bereits seit Jahrtausenden wird das Einatmen von Düften mit großem Erfolg angewendet. Vor allem schon deswegen, weil man diese Anwendung bequem zu Hause durchführen kann.

**Wann Inhalationen sinnvoll sind**
Es gibt eine ganze Reihe von Erkrankungen und Beschwerden, bei denen Inhalationen heilsam oder zumindest lindernd wirken. Insbesondere sind dabei natürlich Erkrankungen der Atemwege zu nennen: grippale Infekte, Asthma, akute und chronische Bronchitis, erweiterte Bronchialäste (Bronchiektasie), Emphyseme (übermäßige oder ungewöhnliche Vorkommen von Luft oder Gas in Körperhöhlungen), Lungenmykosen (durch Pilze ausgelöste Lungenerkrankungen) und Lungenentzündung (Pneumonie) sowie Mukoviszidose, eine erbliche, nicht heilbare Erkrankung, die Kinder von Geburt an haben.
Nicht angezeigt sind Inhalationen beim Vorliegen von Allergien gegen bestimmte Medikamente oder Substanzen, wobei hier vor allem ätherische Inhalationsöle zu nennen sind.

**Ziele von Inhalationen**
- Befeuchtung der Schleimhäute des Atemwegstraktes
- leichtere Schleimablösung von den Schleimhäuten
- schnelle Aufnahme der Wirkstoffe
- Hemmung von Entzündungsherden
- Erweiterung der Gefäße

**Inhalieren bei Erkältungskrankheiten**
Eine Inhalation ist besonders bei Infekten des Atemtraktes sehr erfolgversprechend. Man gibt in eine große Schüssel heißes Wasser und etwa ein bis drei Tropfen eines Nadelholzöls oder zwei bis drei Esslöffel eines Heilkrauts und legt sich ein großes Handtuch über Kopf und Schüssel, sodass der Dampf nicht zu schnell entweichen kann. Verwenden Sie insbesondere so genannte monoterpenreiche Öle, z. B. Fichte, Tanne und Kiefer, sowie Essenzen aus Zitrusschalen – und oxidreiche Öle wie Rosmarinöl. Wenn Sie auf diese Weise zu Hause inhalieren, achten Sie darauf, dass der Dampf nicht zu heiß ist, damit Sie sich nicht verbrühen. Ebenso darf die Abdeckung mit dem Handtuch nicht zu dicht sein. Achten Sie besonders bei Kindern darauf.

Schließen Sie während der Inhalation unbedingt die Augen, und atmen Sie den aufsteigenden Dampf etwa fünf bis zehn Minuten lang ein. Wenn Sie unter starken Erkältungssymptomen leiden, sollten Sie bis zu dreimal täglich inhalieren. Besonders gut geeignet sind die nachfolgenden Ölsorten: Kamille, Latschenkiefer, Myrte, Rosmarin, Salbei, Thymian, Wacholder, Ysop, Zeder, Zitrone.

**Weitere Inhalationsmöglichkeiten**
Sind die oberen Atemwege von einer Infektion befallen, empfiehlt sich eine Inhalation mit einem so genannten Diffuseur (Aerosolgerät), das ansonsten für die Beduftung und Entkeimung von Räumen dient. Mithilfe einer Pumpe werden ätherische Öle ohne die zerstörende Einwirkung von Hitze zerstäubt. Die winzigen Öltröpfchen wirken bei dieser Anwendung pur und sehr gezielt auf die Schleimhäute ein. Der Patient sollte daher höchstens drei Minuten über diesem Duftnebel inhalieren.
Bei Erkrankungen der unteren Atemwege ist der so genannte Pari Inhalator überaus gut einsetzbar. Hier sollte aber auf alle Fälle ein erfahrener Aromatherapeut die Behandlung überwachen. Ein Hydrolat, beispielsweise ein Rosmarin-Hydrolat, wird dabei mit ein wenig ätherischem Öl vermischt und inhaliert. Da die Tropfengröße winzig klein ist, ist sie »lungengängig«.
Staubaerosole funktionieren allein durch den Sog, der beim Einatmen entsteht. Das ist auch der Grund, warum diese Geräte gänzlich ohne Treibgas auskommen. Neben dem gesundheitlichen Effekt – der durch Treibgas entstehende Kältereiz entfällt – besitzt diese Methode einen umweltfreundlichen Aspekt; zumal der erwähnte Kältereiz eine Bronchienverkrampfung auslösen kann.

**Die Thalasso-Therapie**
Beim Baden in Meerwasser findet durch die Atemluft eine beständige Aufnahme von feinst verteilten Meerwassertröpfchen statt. Auf diesen Effekt setzt die Thalasso-Therapie: Baden und Inhalieren. Um den gleichen Effekt wie natürliches Meerwasser zu erzeugen, sind 2,7 bis 3,5 Kilogramm Salz für ein Vollbad (80 bis 100 Liter Wasser) nötig. Dieses Salzbad wird maximal auf Körpertemperatur erwärmt. Meer- oder Salzwasser befeuchtet die Schleimhäute der Atemwege und verbessert die Durchblutung. Auch in den eigenen vier Wänden lässt sich ein Inhalat aus Meersalz und heißem Wasser leicht selbst herstellen, im Verhältnis von etwa 35 Gramm Salz pro einem Liter Wasser.

# RACHENENTZÜNDUNG

## Wenn das Schlucken schmerzt

Zu Beginn einer Erkältung kommt es häufig zu einer Entzündung der Rachenschleimhaut. Die typischen Symptome dafür sind das unangenehme Kratzen im Hals und ein Gefühl von Trockenheit.

*Etwa neun Prozent der Kinder im Alter von neun Monaten bis viereinhalb Jahren erkranken an Pseudokrupp, und das vor allem in der kalten Jahreszeit. In Gegenden mit starker Luftverschmutzung ist die Häufigkeit höher.*

### Wenn der Kehlkopf leidet

Wenn eine Virusinfektion die Kehlkopfschleimhaut trifft, kommt es zu Heiserkeit und Hustenreiz. Die Übertragung der Viren erfolgt durch Husten, Niesen oder engen Kontakt mit Erkrankten. Begünstigende Faktoren sind Luftverschmutzung sowie Zigarettenrauch und bereits vorhandene Allergien.
Bei schweren Fällen der Kehlkopfentzündung (akute Laryngitis) kann die Stimme komplett versagen oder es können starke Halsschmerzen auftreten. Bei Kleinkindern kommt es bei einer Erkältung relativ häufig zur einer Kehlkopfentzündung, die oft auch Pseudokrupp genannt wird. Normalerweise verläuft die Kehlkopfentzündung problemlos.

*Eine Übertragung durch Spielzeug oder Kleidung ist in aller Regel auszuschließen, da die Erreger an der Luft nur wenige Stunden infektiös wirken.*

### SYMPTOME

Allergische Rachenentzündung: verstopfte Nase und trockener Reizhusten.
Pseudokrupp: Erkältungszeichen, nächtlicher, bellender Husten, Heiserkeit und Atemnot mit pfeifendem Atemgeräusch bei der Einatmung.
Rachenmandelentzündung: länger anhaltende → Halsschmerzen bei Jugendlichen und jungen Erwachsenen, Lymphknotenschwellung, Schluckbeschwerden, Appetitlosigkeit, Mundgeruch, → Bauchschmerzen, erhöhte Temperatur, → Fieber, Müdigkeit; Muskelschwäche; leichte Gelbsucht und Unterbauchschwellung, selten auch → Kopfschmerzen.
Rachenentzündung (akute Pharyngitis): Kratzen im Hals und Trockenheitsgefühl.

## Typisches Kinderleiden

Die Symptome einer akuten Mandelentzündung (Tonsillitis) sind Halsschmerzen und Schmerzen beim Schlucken, Fieber sowie ein ausgeprägtes Krankheitsgefühl. Die Entzündung der Rachenmandeln heilt in aller Regel folgenlos aus, sie kann jedoch Komplikationen und Folgeerkrankungen nach sich ziehen.

Man unterscheidet die akute und die chronische Mandelentzündung:

- Die akute Mandelentzündung ist in den meisten Fällen eine bakteriell verursachte und plötzlich einsetzende Entzündung der Gaumenmandeln. Sie kann in jedem Lebensalter auftreten, doch Kinder und junge Erwachsene sind am stärksten davon betroffen. Die Entstehung einer akuten Tonsillitis wird durch einen geschwächten Allgemeinzustand begünstigt. Die Mandeln entzünden und vergrößern sich im Verlauf der Erkrankung, wodurch es zu Atemnot kommen kann. Insbesondere Kinder, die meist schon im gesunden Zustand vergrößerte Mandeln haben, sind dieser Gefahr ausgesetzt. Heilt die akute Tonsillitis nicht vollständig aus, kann es zu Eiteransammlungen im umliegenden Gewebe kommen. Symptome dafür sind erneute, in der Regel einseitige Schluckschmerzen, eine Kieferklemme sowie ansteigendes Fieber. Die Hauptgefahr besteht nun darin, dass die Erreger in die nahe gelegene Blutbahn vorstoßen (Blutvergiftung) und sich so im gesamten Körper ausbreiten.

- Die chronische Mandelentzündung entspricht einer andauernden bakteriellen Entzündung. Es findet eine zunehmende Vernarbung und Zerklüftung des Gewebes statt. Die Mandeln können daher ein Ausgangsherd für andere entzündliche Erkrankungen sein. Rheumatisches Fieber, Gelenk-, Nieren- oder Herzentzündungen oder schubweise verlaufende Hauterkrankungen können die Folgen sein. Ausgelöst werden diese Erkrankungen durch körpereigene Antikörper, die ursprünglich gegen die einfallenden Bakterien gerichtet waren. Sie können bleibende Schäden an den betroffenen Organen hinterlassen, wie zum Beispiel Herzklappenfehler.

*Bei Atemnot und Komplikationen sowie beim Auftreten einer akuten Tonsillitis von drei- bis viermal pro Jahr sollte die Entfernung der Mandeln erfolgen. Diese ist heute mit einem Krankenhausaufenthalt von knapp einer Woche verbunden.*

*Die chronische Entzündung lässt sich meist nur durch eine operative Entfernung der Mandeln behandeln. Damit wird der Infektionsherd entfernt und der Körper entlastet.*

*Eine allergische Rachenentzündung tritt nur in Verbindung mit einer allergischen Nasenentzündung und einer → Bindehautentzündung auf.*

### Tumoren im Rachenraum

Unter Rachenkrebs versteht man einen bösartigen Tumor im Rachenraum. Aufgrund der vielfältigen Strukturen, die sich in diesem Bereich befinden, gibt es eine Reihe von Rachentumoren. Noch ist die eigentliche Ursache für die Entstehung nicht bekannt. Risikofaktoren sind genetische Faktoren, Viren und ein gesteigerter Alkohol- und Nikotinkonsum.

Je nachdem, wo der Tumor sitzt, äußern sich die Beschwerden, beispielsweise eine behinderte Nasenatmung, Schluck- oder Halsschmerzen. Die Behandlung erfolgt meist durch Operation und Strahlentherapie. Im fortgeschrittenen Stadium werden beide Verfahren ergänzend angewendet.

### So können Sie vorbeugen

Eine passende Vorbeugung gibt es nicht, da eine Rachenentzündung ansteckend ist. Mit vitaminreicher gesunder Ernährung und regelmäßiger sportlicher Betätigung stärken Sie Ihre Abwehrkräfte, dennoch bleiben Sie immer anfällig für eine direkte Tröpfcheninfektion. Viel Bewegung an der frischen Luft, eine gesunde Ernährung, morgendliche Wechselduschen (drei Minuten so heiß, dann 20 Sekunden so kalt wie möglich duschen; dreimal wiederholen) und – wenn möglich – regelmäßige Saunabesuche tragen zur Stärkung bei.

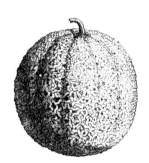

*Zuckermelone – Melonen enthalten viel Vitamin A.*

Sie sollten Stoffe meiden, die die Schleimhäute reizen. Dazu zählen insbesondere Zigarettenrauch, Staub und Alkohol. Beruhigen Sie Ihren gereizten Rachen, meiden Sie rauchige Luft und überhitzte Räume. Um trockener Raumluft entgegenzuwirken, hängen Sie feuchte Tücher im Zimmer auf. Den gleichen Zweck erfüllen Schalen mit heißem Wasser.

### Was Sie tun können – Hausmittel gegen Rachenentzündung

*Hinweis: Halten Sie den Hals warm, besonders wenn Sie sich im Freien bewegen!*

Reichliche Flüssigkeitszufuhr ist das oberste Gebot; ebenso Bettruhe! Wenn der Patient unter starker Schleimhautreizung leidet, sollten Sie Brei- und Flüssignahrung zu sich nehmen. Die Kost sollte weich, nicht stark gewürzt sein und keine Säuren enthalten.

*Gurgeln lindert den Schmerz*

▶ Gurgeln mit Apfelessig hilft: Drei Teelöffel Apfelessig und zwei Teelöffel Honig in einem Glas lauwarmen Wasser verrühren; stündlich damit gurgeln.

▶ Gurgeln mit Heilerdewasser: Verrühren Sie einen Teelöffel Heilerde mit einem Glas Mineralwasser oder lauwarmem Tee – ganz nach Geschmack. Anschließend muss der Heilerdetrunk zwei bis drei Stunden stehen. Vor dem Trinken müssen Sie unbedingt noch einmal kräftig umrühren.

▶ Gurgeln mit einprozentiger Salzlösung: Salz wirkt desinfizierend: Einen Teelöffel Salz in einem halben Liter lauwarmem Wasser auflösen und stündlich damit gurgeln. Für diese Anwendung können Sie auch Emser Salz (aus der Apotheke oder dem Reformhaus) verwenden. Dies Lösung eignet sich auch gut als Nasenspülung.

▶ Urin zum Gurgeln: Gurgeln Sie schon bei den ersten Anzeichen einer Rachenraumentzündung mehrmals am Tag.

▶ Zitronensaft hat sich bei Halsentzündungen bewährt: Den Saft einer halben Zitrone mit einem halben Teelöffel Meersalz in einem Glas mit warmem, abgekochtem Wasser (200 Milliliter) mischen und mehrmals täglich gurgeln.

*Kalte Getränke und Eis eignen sich gut gegen die Schluckbeschwerden, die während der Rachenentzündung unvermeidlich sind. Etwas weniger wirksam sind Salzpastillen und Halsbonbons.*

*Halswickel, die Linderung verschaffen*

▶ Apfelessigwickel: Zwei bis drei Esslöffel Apfelessig in eine Schüssel geben und mit heißem Wasser aufgießen; ein Leinentuch darin tränken, auswringen und so warm wie möglich um den Hals legen; darüber ein möglichst vorgewärmtes Handtuch oder einen Schal wickeln: den Essigwickel mehrmals, bis zu viermal, am Tag wiederholen.

▶ Kartoffelwickel: Zwei Kilogramm heiße Pellkartoffeln mit einer Gabel oder einem Kartoffelstampfer zerquetschen und in ein Baumwolltuch wickeln; die Auflage um den Hals legen und eine Stunde wirken lassen.

▶ Quarkwickel: Den frischen Quark dick auf ein Leinentuch streichen und so um den Hals wickeln, dass der Quark auf der Haut aufliegt; mit einem Wollschal bedecken und für einige Stunden angelegt lassen.

*Vorsicht! Senf kann Hautreizungen auslösen. Deshalb muss der Senfwickel sofort entfernt werden, wenn ein Brennen oder Jucken zu verspüren ist.*

▶ Senfwickel: Einen Esslöffel Senfpulver mit heißem Wasser zu einem Brei verrühren, auf ein Leinentuch streichen und so um den Hals wickeln, dass der Senfbrei auf der Haut aufliegt; mit einem Wolltuch bedecken und den Hals warm halten.

▶ Urinwickel: Ein Leinentuch mit frischem Urin tränken und um den Hals wickeln; mit einem Wolltuch abdecken; abnehmen, wenn der Wickel abgekühlt ist.

▶ Zitronenwickel: Eine unbehandelte Zitrone in Scheiben schneiden; fünf bis sechs Scheiben nebeneinander in ein Baumwoll- oder Leinentuch legen und leicht ausdrücken; das Tuch um den Hals legen und mit einem Wolltuch fixieren.

▶ Zwiebelwickel: Ein heißer Halswickel aus gebratenen Zwiebelscheiben verschafft ebenfalls Linderung. Die heißen Zwiebeln in ein Leinentuch einschlagen, um den Hals wickeln und mit einem Wolltuch abdecken.

*Die Zwiebel wird heute kaum für medizinische Zwecke verwendet. Dabei besitzt sie gerade bei Erkältungskrankheiten nachweislich einen hohen Wirkungsgrad.*

### Heiltees gegen Rachenentzündung

▶ Bibernelle wirkt desinfizierend und ist bei Halsentzündungen ein gutes Mittel zum Gurgeln: Erhitzen Sie langsam einen gehäuften Teelöffel der klein geschnittenen Bibernellewurzel mit einem Viertelliter Wasser. Lassen Sie alles etwa eine Minute kochen, dann abseihen. Mit diesem Tee mehrmals am Tag gurgeln.

▶ Tee aus Blutwurz und Kamille: Erhitzen Sie je einen Teelöffel Blutwurz und Kamillenblüten mit einem Viertelliter Wasser, und lassen Sie alles bei niedriger Hitze zehn Minuten köcheln. Dann seihen Sie ab; abkühlen lassen. Nach zwei bis drei Stunden mit dem Tee gründlich gurgeln und spülen. Nicht schlucken!

▶ Zum Gurgeln empfiehlt sich auch Kamillentee: Zwei Teelöffel Kamillenblüten mit einem Viertelliter kochendem Wasser übergießen; zehn Minuten zugedeckt ziehen lassen, abseihen und stündlich damit gurgeln.

▶ Kräuterteemischung: Je zehn Gramm Kamillenblüten, Salbeiblätter und Blutwurz mischen; zwei Esslöffel der Kräutermischung mit einem Viertelliter kochendem Wasser übergießen; fünf Minuten ziehen lassen, abseihen und abkühlen lassen; mehrmals täglich damit gurgeln. Diese Teemischung ist besonders im Anfangsstadium einer Halsentzündung sehr wirkungsvoll.

◗ Entzündungshemmend wirkt ein Tee von der wilden Malve (Käsepappel): Zwei Teelöffel wilde Malve (Blüten und/oder Blätter) mit einem Viertelliter lauwarmem Wasser übergießen; den Ansatz sechs bis zehn Stunden ziehen lassen, abseihen; mehrmals am Tag eine Tasse trinken.

◗ Salbei-Gurgellösung: Übergießen Sie einen halben Teelöffel klein geschnittene Salbeiblätter mit einer Tasse kochendem Wasser. Lassen Sie alles etwas zehn Minuten ziehen, dann seihen Sie den Tee ab. Salbei wirkt desinfizierend und lindernd. Es sollte mehrmals täglich mit dem Salbeitee gegurgelt werden.

*Die Malve ist Hauptbestandteil in vielen handelsüblichen Hustentees. Obwohl ausgesprochen wirksam, wird sie bei Entzündungen im Rachenraum noch immer selten genutzt.*

### Zwiebeln wirken entzündungshemmend

◗ Für Zwiebelwasser schneiden Sie eine Zwiebel in dünne Scheiben und übergießen sie mit einem Viertelliter warmem Wasser; zugedeckt zwei Stunden ziehen lassen, anschließend abseihen. Mit dem Zwiebelwasser sollten Sie mehrmals am Tag gurgeln.

◗ Zwiebelsaft lindert Halsschmerzen: Zwiebeln leicht ankochen und im Entsafter auspressen (oder durch ein feines Sieb streichen); den Saft mit Honig süßen und mehrmals täglich einen Esslöffel davon einnehmen.

## Wann zum Arzt

Suchen Sie auf alle Fälle einen Arzt, Kinderarzt oder Hals-Nasen-Ohrenarzt auf, wenn
◗ der Verdacht auf das Pfeiffer'sche Drüsenfieber – grippeartige Beschwerden und Müdigkeit – auftaucht.
◗ Fieber hinzukommt und höher als 39,5 °C steigt.
◗ sich die Beschwerden nicht innerhalb von zwei bis drei Tagen bessern.
◗ Sie Blut husten.
◗ Sie unter Ohrenschmerzen leiden.
◗ Sie unter Atemnot leiden.

*Hinweis: Antibiotika sollte sieben bis zehn Tage lang regelmäßig eingenommen werden, selbst wenn eine deutliche Besserung schon nach drei Tagen eingetreten ist. Dadurch soll das Wiederauftreten der Krankheit oder eine Eiteransammlung verhindert werden.*

# REIZDARM

### Wenn der Darm gereizt reagiert

Das Reizdarmsyndrom (Colon irritabile) ist eine sehr häufig auftretende Erkrankung des Darms, die durch immer wiederkehrende Beschwerden wie zum Beispiel Bauchschmerzen, Stuhlunregelmäßigkeiten oder Blähungen gekennzeichnet ist. Bisher ist die zugrunde liegende Ursache nicht bekannt. Es werden Zusammenhänge mit Ernährungsgewohnheiten und Stresssituationen vermutet. In der Therapie werden sowohl Allgemeinmaßnahmen als auch Medikamente und psychotherapeutische Verfahren angewendet.

*Risikofaktoren für das Reizdarmsyndrom sind Bewegungsarmut, hastiges Essen, scharf gewürzte Mahlzeiten, Schlafmangel, Stress und Konfliktscheue!*

*Schmerzhafte Reize*
In den meisten Fällen ist das Reizdarmsyndrom eine funktionelle Erkrankung sowohl von Dünn- als auch Dickdarm; fast immer ohne erkennbare organische Ursache. Typische Symptome und wiederkehrende Beschwerden sind Schmerzen vor allem in der linken Bauchhälfte, Stuhlunregelmäßigkeiten oder Blähungen.
Viele Patienten mit dem Reizdarmsyndrom weisen eine erhöhte Empfindlichkeit (erniedrigte Schmerzschwelle) von Magen- beziehungsweise Darmwand auf. Manche Betroffene empfinden gleiche Mengen Luft in Magen oder Darm als schmerzhaft, andere bemerken diese gar nicht.

> **SYMPTOME**
> Diffuse → Bauchschmerzen, unregelmäßiger Wechsel von → Verstopfung und → Durchfall ohne Anlass, häufiger Stuhlgang, Völlegefühl, → Blähungen, Darmgeräusche. Begleitsymptome: → Kopfschmerzen, Gliederschmerzen oder → Schlafstörungen, → Rückenschmerzen, → Sodbrennen, Erregung, Appetitmangel, Herzklopfen, Schwäche oder rasche Ermüdung.

*Die Ursachen sind bisher nicht klar*
Darmbeschwerden, bei denen sich keine organischen Veränderungen feststellen lassen, ordnet man in der Regel dem Reizdarmsyndrom zu. Bei einem Teil der Reizdarmpatienten geht dem Reizdarm eine Darmentzündung voraus, manchmal auch eine allergische Reaktion auf bestimmte Nahrungsmittel. Immerhin weiß man, dass mehrere Faktoren die Entwicklung des Syndroms fördern:
- Ernährungsgewohnheiten
- psychische Stresssituationen
- Störungen der Beweglichkeit des Darms

Eine Häufung des Reizdarmsyndroms bei Frauen wird auf der einen Seite auf die Einflüsse weiblicher Hormone auf die Darmsymptomatik zurückgeführt, auf der anderen Seite besitzen Frauen eine bessere Körperwahrnehmung. Daher besuchen Frauen öfter einen Arzt als Männer.

> Schwangere sollten vor dem Aufstehen eine Kleinigkeit zu sich nehmen und Mahlzeiten dann einnehmen, wenn sie Hunger haben!

## So können Sie vorbeugen

Die Vorbeugung eines Reizdarmsyndroms ist wahrscheinlich nur in wenigen Einzelfällen möglich. Grundsätzlich aber gilt: Sie sollten Speisen meiden, die zu Verdauungsstörungen führen können, dazu zählen unter anderem Bohnen und andere Hülsenfrüchte, Zwiebeln, Knoblauch, Lauch, Vollkornprodukte, Spinat und sämtliche Kohlarten. Sie können jedoch Ihre Essgewohnheiten ändern, das bedeutet, Sie nehmen fünf kleine statt drei große Mahlzeiten zu sich. Auf diese Weise ist das Essen leichter zu verdauen.

> Versuchen Sie entspannter, freudiger und mit mehr Genuss zu essen. Kauen Sie dabei die Speisen lange und gründlich durch!

## Was Sie tun können – Hausmittel gegen Reizdarm

Es gibt eine Reihe von Nahrungsmitteln, die bei Menschen mit schmerzhaften Blähungen Linderung bringen können. Dazu zählen etliche Gemüsesorten (Zwiebeln, Bohnen, Sellerie, Möhren, Kohl, Gurken, Brokkoli, Avocado, Tomaten, Spargel und Zucchini), Früchte wie Aprikosen, Zitrusfrüchte, Weintrauben und Beeren, überraschenderweise auch Pommes frites und Popcorn sowie Hefe, kohlensäurehaltige Mineralwasser, Bier und Sekt.

*Anzuraten ist regelmäßige körperliche Bewegung (Ausdauersport) sowie die Entspannung und die Herstellung eines seelischen Gleichgewichtes (Stressreduktion).*

Milchzuckerunverträglichkeit ist ein weiteres Stichwort. Etliche Menschen leiden unter dieser Allergie, die bei Reizdarm auslösend sein kann. Eine vitamin- und ballaststoffreiche Ernährung und eine ausreichende Flüssigkeitszufuhr von mindestens zwei Liter pro Tag, in Form von Mineralwässern und Obstsäften, ist unbedingt empfehlenswert.

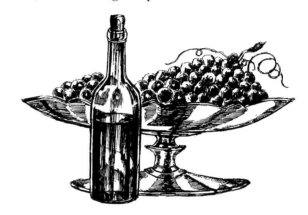

*Trauben und Traubensaft unterstützen die Behandlung von Darmträgheit.*

### Darmtraining durch Bauchmassage

Zwickende Blähungen lassen sich mit einer Darmmassage zum Darmausgang bewegen. Diese ist eine einfache und schonende Übung, die aktivierend auf den Darm wirkt, und die Sie zwei- bis dreimal täglich durchführen sollten. Legen Sie sich auf den Rücken, und entspannen Sie sich. Die Hände liegen auf dem Bauch, die Fingerspitzen sind leicht ineinander geschoben, wobei die Ellenbogen seitlich am Boden stützend aufliegen.

- Massieren Sie beim Ausatmen Ihren Bauch ohne Druck mit der ganzen Hand; dabei rücken die Fingerspitzen näher zusammen. Unterbrechen Sie die Massage beim Einatmen, die Fingerspitzen entfernen sich voneinander. Falten Sie dann die Hände so, dass sie sich beim Einatmen nicht voneinander lösen. Durch den entstehenden Durck der Handinnenflächen werden die Darmbewegungen angeregt.
- Beim Ausatmen beschreiben Ihre Hände kleine Kreise über dem Bauch, die linke Hand gegen, die rechte Hand im Uhrzeigersinn. Beginnen Sie mit einer Hand, wechseln dann zur anderen und massieren am Schluss mit beiden Händen.

▶ Beim nächsten Schritt massieren Sie einen großen Kreisel, der sich im Uhrzeigersinn vom Herzen nach links wegbewegt und in immer enger werdenden Spiralen zum Nabel führt, danach kehren Sie die Bewegung wieder um.
▶ Versuchen Sie, den unteren Rand des Darmbereichs zu ertasten. Schieben Sie ihn beim Ausatmen vorsichtig in einer weichen Handbewegung in Richtung Brustkorb. Verhalten Sie hier kurz und lassen ihn dann beim Eintamen langsam zurückgleiten.
Führen Sie diese vier Übungen drei bis fünf Minuten lang durch. Anschließend bringen Sie beim Ausatmen den Bauch in die Form einer Halbkugel um den Bauchnabel herum. Wechseln Sie öfters die Richtung, aus der Sie die Bewegung machen. Zum Abschluss der Massage streicheln Sie in der Bauchmitte von oben nach unten.

*Mit bewusster, tiefer Bauchatmung und Bauchmassagen können Sie die Darmmuskulatur reizen und aktivieren!*

### Führen Sie ein Tagebuch

Wie stark der Einfluss von einzelnen Lebensmitteln bei Ihnen auf Bauchschmerzen, Durchfall oder Blähungen ist, hängt von Ihren Beobachtungen ab. Probieren Sie aus, was passiert, wenn Sie dies oder jenes weglassen oder verstärkt essen. Führen Sie, wenn es Ihnen hilft, ein Tagebuch. Listen Sie auf, was Sie wann und in welcher Menge zu sich genommen haben, welche Arbeiten und Tätigkeiten Sie ausgeübt haben, Ihre psychische Situation in diesem Moment (→ Stress, Ängste, allgemeine Stimmung). Schreiben Sie auch in dieses Tagebuch, wie oft Sie zur Toilette mussten und die Beschaffenheit des Stuhlgangs.
Nach einem Zeitraum von etwa acht Wochen sollten Sie eine aussagekräftige Statistik vorliegen haben, aus der Sie ersehen können, welche Lebensmittel welche Reaktion zur Folge haben. Wenn Sie das erreicht haben, können Sie daran gehen, Ihre Ernährung gezielt umzustellen.

*Entspannen Sie sich. Erlernen Sie Entspannungstechniken: Meditation, Stretching, Biofeedback oder autogenes Training.*

### Aus der Teeküche

Geeignet sind Mischungen aus Kümmel, Fenchel, Anis, Kamillenblüten, Artischocken und Schafgarbenkraut. Trinken

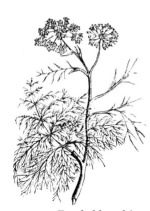

*Fenchel beruhigt den Darm.*

*Die Kümmelfrüchte sind das beste pflanzliche Mittel gegen Blähungen, das uns zur Verfügung steht!*

Sie zwei- bis viermal täglich eine Tasse Ihres Lieblingstees zwischen oder vor den Mahlzeiten in kleinen Schlucken:

- Tee gegen Durchfall: Sie benötigen 30 Gramm Thymiankraut sowie je 20 Gramm Pfefferminzblätter, Fenchelfrüchte und Kamillenblüten. Übergießen Sie zwei Teelöffel der Mischung mit einem Viertelliter siedendem Wasser; zehn Minuten zugedeckt ziehen lassen; bei Bedarf zwei bis drei Tassen täglich trinken.
- Kamillen-Rollkur: Trinken Sie morgens und auf nüchternen Magen schluckweise zwei Tassen warmen Kamillentee. Danach legen Sie sich im Fünf-Minuten-Rhythmus zunächst auf den Rücken, dann auf die linke Seite, den Bauch und abschließend auf die rechte Seite. Auf diese Weise erreicht der Kamillentee die gesamte Magenschleimhaut.
- Kamillentee mit Dill und Kümmel: Sie benötigen dafür 30 Gramm Kamillenblüten und je zehn Gramm Dill- und Kümmelfrüchte. Übergießen Sie zwei Teelöffel der Mischung mit einer Tasse kochendem Wasser; zehn Minuten ziehen lassen; dreimal täglich eine Tasse vor den Mahlzeiten trinken.
- Kümmeltee bei Blähungen: Übergießen Sie zwei Teelöffel der zerstoßenen Kümmelfrüchte mit einem Viertelliter kochendem Wasser; zehn Minuten ziehen lassen; bei Bedarf dreimal täglich eine Tasse trinken.
- Entspannender Magentee: Sie benötigen je 20 Gramm Kamillenblüten und Pfefferminzblätter sowie je zehn Gramm Schafgarbenkraut. Übergießen Sie zwei gehäufte Teelöffel der Mischung mit zwei Tassen kochendem Wasser; zehn Minuten ziehen lassen; zwei- bis dreimal täglich eine Tasse warmen Tee nach den Mahlzeiten trinken.
- Wohltuender Magentee: Sie benötigen je 50 Gramm Anis, Fenchel- und Kümmelfrüchte. Übergießen Sie ein bis zwei Teelöffel der zerdrückten Früchte mit einer Tasse kochendem Wasser; zehn Minuten zugedeckt ziehen lassen; dreimal täglich eine Tasse trinken.
- Tee bei akuter Verstopfung: Sie benötigen 60 Gramm Sennesblätter, 20 Gramm Pfefferminzblätter sowie je zehn Gramm Kamillenblüten und Fenchelfrüchte. Übergießen Sie

ein bis zwei Teelöffel der Mischung mit zwei Tassen kochendem Wasser; den Tee zehn Minuten ziehen lassen; abends eine Tasse trinken.

***Warme Wickel lindern die Beschwerden***
▶ Für einen Bauchwickel tränken Sie ein Leinentuch in warmem Wasser – etwa 40 °C – und wringen es leicht aus. Den feuchtwarmen Wickel legen Sie um den Bauch, darüber ein trockenes Baumwolltuch und zum Abschluss ein weiches Wolltuch. Lassen Sie den Wickel aber höchstens 20 Minuten aufliegen.
▶ Bauchwickel mit einem Apfelessig-Wasser-Gemisch (Mischverhältnis: 1:1) können darüber hinaus für Erleichterung sorgen. Die Temperatur der Mischung sollte nur so warm sein, wie Sie es vertragen. Legen Sie den Wickel für etwa 20 Minuten auf den Bauch.
▶ Bereiten Sie einen Kamillentee vor. Übergießen Sie zwei Teelöffel Kamillenblüten mit heißem Wasser. Lassen Sie alles zehn Minuten zugedeckt ziehen, und seihen Sie den Tee ab. Tauchen Sie ein Leinen- oder Baumwolltuch in den lauwarmen Tee, wringen Sie es aus, und legen Sie es auf den Bauch. Über dieses Tuch breiten Sie ein weiteres trockenes Tuch und decken dieses wiederum mit einem Frottiertuch ab. Lassen Sie den Wickel ein bis zwei Stunden liegen.
▶ Bei anhaltendem Durchfall mit Krämpfen können Sie durch Wärme Linderung verschaffen. Dies kann mit einer Wärmflasche geschehen. Ebenso können Sie ein Kirschsteinsäckchen oder ein Dinkelkissen im Backofen erwärmen und auflegen. Achten Sie auf die richtige Temperatur.

*Da eine wissenschaftliche Heilkraft nicht erwiesen und es daher nicht empfehlenswert ist, sollten Sie beim Reizdarmsyndrom keine Darmsanierung durchführen.*

## Wann zum Arzt
Sie sollten auf alle Fälle einen Arzt aufsuchen, wenn
▶ der Verdacht besteht, dass sich hinter Ihren Darmbeschwerden eventuell eine schwerwiegende Krankheit verbergen könnte.
▶ sich die Symptome verschlimmern.
▶ Sie unter starken Schmerzen leiden.

# RHEUMATISCHE BESCHWERDEN

### Wenn die Gelenke anschwellen

Der Begriff Rheuma ist keine zugelassene Benennung einer spezifischen Krankheit. In medizinischen Kreisen wird daher die Bezeichnung rheumatische Beschwerden verwendet. Darunter versteht man Schmerzsyndrome in bestimmten Gelenkpartien: Hals, Schulter, Arm, Nacken und Wirbelsäule.

*Weichteilrheumatismus und Arthrose*

Durch einseitige Belastung oder Körperhaltung, Entzündungen von Sehnen, Bändern und Gelenkpartien und durch degenerative Erkrankungen des Bewegungsapparates können Schmerzen ausgelöst werden, die gemeinhin als Weichteilrheumatismus bezeichnet werden. Auch die Bänder, die die Gelenkteile zusammenhalten, können sich entzünden. Speziell diese Entzündungen sind äußerst schmerzhaft, und da sie nur mäßig stark durchblutet sind, heilen sie in der Regel nur langsam ab. Sind Teile des Muskel-Sehnen-Apparats betroffen, kann man aufgrund der besonderen Druckempfindlichkeit leicht das Zentrum der Beschwerden bestimmen.

*Die Gründe für das Anschwellen der Gelenke sind vielfältig:*
- *Erkrankungen (rheumatoide Arthritis)*
- *Infektionen*
- *mechanische Störungen*
- *Stoffwechselerkrankungen*
- *Verletzungen*

SYMPTOME

Weichteilrheumatismus: Druckschmerz in Gelenkregionen, Muskelschmerz, -verkrampfung, -verhärtung, am häufigsten im Schulter-, Nacken-, Schulter-, Arm- und Lendenwirbelsäulenbereich; außerdem → Kopf- und Rückenschmerzen.

Degenerative Gelenkerkrankung: Gelenksteifigkeit, -schwellung, Bewegungsschmerzen, -einschränkung und → Rückenschmerzen.

> Chronische Gelenkentzündung: Morgensteifigkeit, Gelenkschwellung, Bewegungsschmerzen, -einschränkung, Unwohlsein, Abgeschlagenheit, Appetitlosigkeit, Gewichtsverlust und depressive Verstimmung.
>
> Sportverletzungen: Muskelkrampf, Prellung, → Zerrung, → Verstauchung, Gelenkschwellung und -schmerz, Bewegungseinschränkung und → Bluterguss.

Eine der häufigsten rheumatischen Erkrankungen ist die Arthrose (degenerative Gelenkerkrankung). Betroffen sind vor allem Knie- und Hüftgelenke, die viel Gewicht aushalten müssen. Sie können versteifen und anschwellen. Normalerweise sind ältere Menschen von dieser Krankheit betroffen, doch auch jüngere Personen, die bereits Gelenkverletzungen hinter sich haben, können daran erkranken. Bei der Entzündung der Innenschicht des Gelenks (Synovitis) schwillt dieses an und verursacht Beschwerden und ist nicht mehr zuverlässig funktionsfähig.

*Vererbung und angeborene Anomalien können für eine degenerative Gelenkerkrankung verantwortlich oder zumindest beteiligt sein. Das Risiko auf eine durch Abnutzung bedingte Arthritis steigt, wenn ein Gelenk über Jahre hinweg überbeansprucht wurde.*

### *Die schwerste Form der Gelenkentzündung*

Unwohlsein, Fieber, Gewichtsverlust und Mattigkeit sind die typischen Symptome für eine chronische Gelenkentzündung (chronische Polyarthritis). Sie entsteht nicht durch Abnutzung, sie ist eine so genannte systemische Krankheit, die den gesamten Körper in Mitleidenschaft zieht. Besonders junge Frauen – Frauen auch ganz allgemein – sind davon betroffen. Ein symmetrisches Anschwellen der Hand- oder Fußgelenke mit Schmerzen und Unwohlsein stellt den klassischen Anfang dieser Erkrankung dar. Dazu kommen meist allgemeine Müdigkeit, Schwächegefühl und Blutarmut. Morgensteifigkeit, Appetitlosigkeit und depressive Verstimmungen sind ebenfalls häufige Begleiterscheinungen.

Diese Krankheit kann die meisten Organe und Gewebebereiche befallen, besonders aber Augen, Lunge, Milz, Knochenmark und Herz. Die Ursache für den Krankheitsprozess ist noch immer nicht geklärt. Sicher ist nur, dass sich der Zustand eines Patienten im Laufe der Zeit weiter verschlimmern wird.

*Unfallträchtige Sportarten:*
- *alpines Skifahren*
- *Eishockey*
- *Fußball*
- *Golf*
- *Hand-, Volley- und Basketball*
- *Leichtathletik*
- *Reiten*
- *Squash und Tennis*

*Sportverletzungen*
Wenn Sie sich beim Sport zu stark ins Zeug legen, müssen Ihre Gelenke meist eine Überbeanspruchung oder Überdehnung aushalten. Dadurch können ganz leicht Entzündungsprozesse in Gang gebracht werden. Bei einer Gelenkverletzung wird die Gelenkhaut gereizt und mehr Gelenkschmiere produziert. Diese Flüssigkeit sammelt sich nun im Gelenk und dieses schwillt, meist mit Schmerzen verbunden, an. Kann der Organismus die Flüssigkeit ohne Probleme abtransportieren, verschwinden die Schwellungen meist schon nach kurzer Zeit.

### So können Sie vorbeugen

Regelmäßige körperliche Bewegung ist ein entscheidender Faktor, um fit zu bleiben; Sie sollten es aber nicht übertreiben. Gymnastik, Entspannungs- und Lockerungsübungen sind ideal. Führen Sie auch Haltungskorrekturen bei einseitig belastenden Tätigkeiten durch, das schützt vor Beschwerden am Bewegungsapparat.

*Hinweis: Ätherische Öle und Salben sind nicht als künstliche Aufwärmmittel geeignet!*

Hochleistungssport ist grundsätzlich für die Vorbeugung geeignet! Wenn Sie jedoch Leistungssportler sind, achten Sie auf ein konsequentes Aufwärmtraining und eine angemessene Bekleidung vor dem Training und vor Wettkämpfen. Lockeres Lauftraining und der Sportart angepasste Dehnungsübungen mit langsam ansteigender Belastung sind die beste Vorbeugemöglichkeit.

### Was Sie tun können – Möglichst schnell zum Arzt

Je früher Sie bei einer rheumatischen Erkrankung zum Arzt, am besten zum Orthopäden gehen, desto besser sind die Chancen für die Behandlung.

In vielen Fällen entsteht ein Teufelskreis aus Ursache und Wirkung. Lassen Sie sich vom behandelnden Arzt leichte Beruhigungsmittel verschreiben. Aber auch wenn Sie die Schmerzen nicht mehr spüren, sollten Sie unbedingt die Ursache finden. Scheuen Sie sich dabei nicht, einen Psychotherapeuten zu konsultieren.

## Wirksame Heilsäfte

▶ Der Jodlieferant Brunnenkresse enthält viel Kalium, Eisen und die Vitamine A und C. Das noch immer wenig genutzte Kraut wirkt fördernd auf die Verdauung, ist schleimlösend, blutreinigend und stoffwechselanregend. Geben Sie das Kraut einfach in den Entsafter – schon ist der Heilsaft fertig.

▶ Johannisbeersaft wird traditionell bei rheumatischen Beschwerden und Gicht angewendet: Die Beeren werden samt den Stielen entsaftet. Beim Entsaften von Johannisbeeren empfiehlt sich die Zuhilfenahme eines Dampfentsafters.

▶ Rheuma-Gicht-Kur mit Apfelsaft, Brennnesselsaft und Wacholdersaft (aus der Apotheke): Den Apfelsaft nehmen Sie anstelle einer Hauptmahlzeit ein, den Wacholdersaft und den Brennnesselsaft dreimal täglich vor den Mahlzeiten. Die Kur, die Sie mehrmals pro Jahr durchführen können, sollte nicht länger dauern als vier Wochen.

*Wenn Sie unter einer akuten Nierenerkrankung leiden oder sich in der Schwangerschaft befinden, ist von der Anwendung von Wacholdersaft unbedingt abzuraten!*

## Kälte lindert vorübergehend

Legen Sie Eis, ein Cold-Hot-Pack (Apotheke), Kühlakkus, eine Packung mit Kühlgel, Kältekissen oder Ähnliches auf die schmerzenden Stellen. Schlagen Sie dazu die Kältepackung in ein Tuch ein, und legen Sie sie auf die Haut. Zur Fixierung kann eine Bandage angelegt werden. Die Kältepackung darf jedoch keinesfalls auf die nackte Haut gelegt werden. Dies kann zu Erfrierungen oder Kälteschäden führen.

## Reiztherapie mit Brennnesseln

Das Schlagen mit frischen Brennnesseln wirkt schmerzlindernd bei Rheuma, Ischias und Hexenschuss und ist meist gut verträglich. Sie benötigen ein bis zwei Sträuße frische Brennnesseln ohne Wurzeln. Streichen Sie mit dem Kraut wiederholt über die betroffenen Stellen oder schlagen Sie leicht darauf ein. Durch das Nesselgift entsteht ein mehrere Stunden anhaltendes Wärmegefühl. Wichtig: An diesem Tag darf die behandelte Haut nicht mit kaltem Wasser in Berührung kommen. Zwei bis drei Tage lang sollten Sie täglich einmal die Therapie durchführen, danach zwei bis drei Tage aussetzen.

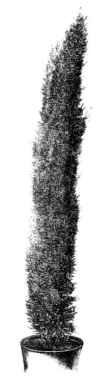

*Tee aus Wacholderbeeren lindert Rheumabeschwerden.*

## Aus der Teeküche

▶ Brennnesseltee: Zwei gehäufte Teelöffel Brennnesselblätter mit einem halben Liter kochendem Wasser aufbrühen und fünf Minuten köcheln lassen. Über einen Zeitraum von vier bis sechs Wochen sollten Sie morgens und abends je eine Tasse warm trinken.

▶ Tee bei Muskelrheuma und -schmerzen: Zwei Esslöffel einer Mischung zu gleichen Teilen aus Wacholderbeeren, Klettenwurzeln, Birkenblätter und Weidenrinde setzen Sie mit einem halben Liter kaltem Wasser an und kochen alles kurz auf. Drei bis vier Wochen lang sollten Sie morgens und abends eine Tasse zu sich nehmen.

▶ Rheumakur mit Tee: Sie brauchen Löwenzahnkraut, Zinnkraut, Brennnesselkraut, Birkenblätter und Hagebutten zu gleichen Teilen. Übergießen Sie einen bis zwei Teelöffel der Mischung mit einer Tasse kochendem Wasser, zehn Minuten ziehen lassen. Sechs Wochen lang sollten Sie täglich drei Tassen trinken.

▶ Rheumatee aus Wacholderbeeren, Zinnkraut, Brennnesselkraut und Löwenzahnwurzel mit Kraut: Von einer Mischung zu gleichen Teilen übergießen Sie zwei Esslöffel mit einem halben Liter kaltem Wasser, kurz aufkochen, abseihen. Trinken Sie morgens und abends eine Tasse.

▶ Schmerzlindernder Tee bei Hexenschuss und Ischias: Sie benötigen 30 Gramm Spierstaudenblüten sowie je 20 Gramm Hauhechelwurzel, Birkenblätter und Schachtelhalmkraut. Übergießen Sie einen Teelöffel der Mischung mit einem Viertelliter kochendem Wasser und lassen alles zehn Minuten ziehen. Trinken Sie täglich dreimal je eine Tasse nach den Mahlzeiten schluckweise.

*Zur Vorbeugung von Rheumatismus eignet sich ein Salat aus rohen Zwiebeln mit Olivenöl-Zitronen-Dressing oder einfach mehrmals täglich ein Löffel klein gehackter Zwiebeln. Rohe Zwiebeln fördern die Entgiftung des Körpers.*

## Wärmeanwendungen und Umschläge

Wärmebehandlung: Lindern Sie Ihre Schmerzen mit Wärmflaschen, Umschlägen mit heißen Kartoffeln, heißen Kohlblättern, Heublumenabsud, Senf oder mit Moorbädern:

▶ Umschlag mit heißen Kartoffeln: Sie zerquetschen zwei Kilogramm heiße Pellkartoffel mit einer Gabel oder einem

Kartoffelstampfer und wickeln sie in ein Baumwolltuch; die Auflage wird auf die betroffene Stelle gelegt und soll eine Stunde wirken.

◗ Umschlag mit heißen Kohlblättern: Weichen Sie harte Wirsingblätter für einige Sekunden in kochendem Wasser ein, und trocknen Sie die Blätter danach gut ab. Entfernen Sie die mittlere Rippe. Wickeln Sie die Kohlblätter direkt auf die Haut, und umwickeln Sie sie mit Dreieckstüchern oder Mullbinden. Bei offenen Wunden sollten Sie möglichst zarte Kohlblätter verwenden, die nur kurz in warmem Wasser eingeweicht werden sollten. Dieser Umschlag sollte alle zwölf Stunden erneuert werden.

◗ Umschlag mit Heublumenabsud: Bringen Sie zwei Hand voll Heublumen in vier Liter Wasser zum Sieden. Kochen Sie den Sud eine halbe Stunde lang und seihen Sie ihn ab. Tränken Sie ein Baumwoll- oder Leinentuch mit dem heißen Heublumenabsud, wringen dieses aus und wickeln es um den Unterleib. Decken Sie die Heublumenauflage mit einem trockenen Tuch ab und geben ein weiteres Wolltuch darüber. Eine halbe Stunde sollte dieser Wickel mindestens aufliegen.

◗ Umschlag mit Honig: Erwärmen Sie einen bis zwei Esslöffel Honig im Wasserbad. Vor dem Schlafengehen tragen Sie den Honig auf die schmerzende Stelle und umwickeln diese mit einem Leinentuch.

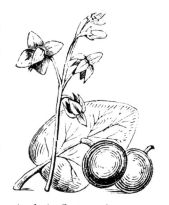

*Auch Auflagen mit heißen Kartoffeln lindern rheumatische Beschwerden.*

*Ansteigende Bäder oder Überwärmungsbäder mit und ohne Zusätze wirken schmerzlindernd. Dabei wird die Wassertemperatur durch zulaufendes Heißwasser von 31 °C auf bis zu 37 °C gesteigert. Die Badezeit beträgt etwa eine halbe Stunde.*

**Wann zum Arzt**

Sie sollten auf jeden Fall einen Arzt, Orthopäden oder Rheumatologen aufsuchen, wenn

◗ sich Muskelschmerzen durch Selbsthilfemaßnahmen nicht bessern oder gar verschlimmern.

◗ Sie an chronischer Polyarthritis leiden.

◗ Sie anhaltende Gelenkschmerzen mit Bewegungs- und Funktionseinschränkungen beobachten.

◗ Sie häufig unter Kopfschmerzen leiden.

◗ ungeklärte Gelenkschmerzen auftreten.

◗ Verdacht auf Verstauchung, Muskel- oder Bänderriss besteht.

# RÖTELN

## Blassrosa Flecken auf der Haut

*Auch Erwachsene können sich mit Kinderkrankheiten infizieren.*

Röteln ist eine ansteckende Virusinfektion, die durch Tröpfcheninfektion direkt übertragen wird. Sie trifft in aller Regel Schulkinder zwischen dem sechsten und vierzehnten Lebensalter. Von der Ansteckung bis zum Ausbruch der Infektionskrankheit vergehen zwischen 14 und 16 Tagen. Sie geht mit einem Ausschlag einher und hinterlässt eine lebenslange Immunität.

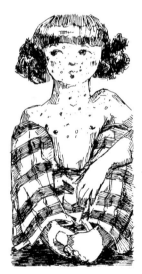

*Röteln – als Kinderkrankheit harmlos, für Schwangere außerordentlich gefährlich.*

### *Vorsicht Ansteckungsgefahr!*

Auslöser und Erreger der Rötelninfektion ist das so genannte Rubivirus. Außerhalb des Körpers sind diese Viren nur kurzzeitig überlebensfähig. Durch Niesen, Husten oder Küssen sowie über Händeschütteln, Geschirr und Besteck kann eine Übertragung efolgen. Wer daran erkrankt ist, kann die Infektion mit einer Wahrscheinlichkeit von 20 bis 70 Prozent weitergeben. Die Ansteckungsgefahr ist also dementsprechend groß.

Röteln beginnen meist mit leichten grippeartigen Symptomen. Anschließend treten kleine, hellrote Flecken, zunächst im Gesicht, später am ganzen Körper auf. Hinzu kommen Lymphknotenschwellungen und manchmal leichtes Unwohlsein oder Fieber. Der Ausschlag verschwindet in der Regel nach zwei bis drei Tagen. Bis zu vier Tage lang nach Auftreten des Ausschlags bleibt die Ansteckungsgefahr bestehen. Viele Kinder bleiben bei Röteln ohne jede Beschwerden! Bei Erwachsenen hingegen verläuft diese Krankheit schwerer. Meist kann es hierbei zu heftigen Kopfschmerzen, Reizbarkeit, Lethargie und Gelenkbeschwerden kommen.

Zu den möglichen Komplikationen bei Röteln zählen die Entzündung des Gehirns, die jedoch bei 6000 Rötelnpatienten etwa ein Mal auftritt, und kleine Gefäßschäden, die zu Blutungen unter der Haut führen, sowie länger andauernde Gelenkentzündungen.

> **SYMPTOME**
> Röteln: etwa zwei bis drei Wochen nach der Ansteckung leichter blassrosafarbiger Hautausschlag, ausgehend von der Haut hinter den Ohren, am ganzen Körper mit blassrosa Flecken; ertastbare Schwellung der Lymphknoten am Hals und im Nacken, geringes oder kein Fieber, vergrößerte Milz, Nasenschleimhaut- und Augenbindehautentzündung sowie leichte → Halsschmerzen. Nur sehr selten begleitet von bakteriellen Infekten.
> Ringelröteln: leichter → Husten oder → Schnupfen, Brechreiz oder → Muskelschmerzen und leichtes Fieber (meist zwei bis drei Tage lang); im Gesicht diffuse Rotfärbung von Wangen und Nasenwurzel, das Kinn, die Lippen und die knorpeligen Anteile der Nase bleiben von dieser Verfärbung ausgespart (ähnlich einer Schmetterlingsfigur); Ausbreitung des Exanthems auf Extremitäten und Gesäß (masernähnlich), Ausbildung der charakteristischen ring- beziehungsweise girlandenförmigen Figuren; später Gelenkschmerzen sowie Lymphknotenschwellungen.

*Achtung!
Die Hälfte aller Rötelninfektionen verläuft unbemerkt. Sieben Tage vor den ersten Anzeichen besteht jedoch bereits Ansteckungsgefahr.*

### *Achtung Gefahr: Röteln in der Schwangerschaft*

Wenn Schwangere an Röteln erkranken, kann dies schwerwiegende Folgen haben: Es kann zu Missbildungen oder gar Totgeburten kommen. Es ist daher gut, wenn Mädchen schon in frühen Jahren die Krankheit bekommen und somit gegen eine Ansteckung in der Schwangerschaft immun werden.
Jede Frau sollte daher auch rechtzeitig, zum Beispiel vor einer geplanten Schwangerschaft, durch eine Blutuntersuchung klären lassen, ob Sie schon einmal unbemerkt eine Rötelninfektion durchgemacht hat. Ist dies nicht der Fall, so sollte der Arzt eine Impfung durchführen. Wichtiger Hinweis: Nach der Impfung darf eine Frau drei Monate lang nicht schwanger werden. Kommt es bei einer nicht geimpften oder nicht immunen Frau im frühen Stadium der Schwangerschaft zum Kontakt mit Röteln, muss der Arzt über die Gabe von Antikörperserum entscheiden.

Bei einer Rötelninfektion der Mutter sind unter Umständen folgende Fehlbildungen des Neugeborenen zu erwarten. Zu berücksichtigen ist dabei, dass die Fehlbildungen auch mehrfach auftreten können:

*Trotz der ausgezeichneten bestehenden Impfungsmöglichkeiten gegen die Rötelninfektion sind in Deutschland immer noch sechs Prozent der gebärfähigen Frauen ohne Schutzimpfung gegen Röteln.*

- Augenfehlbildungen
- Ohr (Taubheit)
- Herzmissbildung, zum Beispiel nicht geschlossene Herzwände
- geistige Schäden

### Eine Sonderform: Ringelröteln

Die Ringelröteln sind ebenfalls eine durch Tröpfcheninfektion übertragene Erkrankung, und auch sie tritt meist im Kindesalter auf. Neben allgemeinen Krankheitssymptomen kommt es zu einem typischen girlandenförmigen Ausschlag (Exanthem). Komplikationen sind in der Regel bei Kindern recht selten. Lediglich bei einer Infektion während der Schwangerschaft kann es zu ernsten Komplikationen kommen. Bei einem Fünftel aller Schwangerschaften kann es zum so genannten Hydrops fetalis führen, das heißt zum Tod des Kindes infolge der gestörten Bildung der roten Blutkörperchen. Beim Ungeborenen führt diese gestörte Funktion zum Entstehen einer Wassersucht, wobei es zu Flüssigkeitsansammlungen in den Körperhöhlen und im Gewebe (Ödeme) kommt, die häufig mit Herzschwäche (Insuffizienz) einhergehen.

*Wie auch bei Röteln oder Masern besteht nach einer einmal durchgemachten Ringelrötelninfektion ein langfristiger, häufig lebenslanger Schutz vor einer erneuten Infektion mit demselben Virus.*

Besonders betroffen von Ringelröteln sind wie bei Röteln oder Masern Klein- und Schulkinder. Etwa alle fünf Jahre werden innerhalb von Kindergartengruppen oder Schulklassen so genannte Kleinraumepidemien beobachtet: Mehrere Krankheitsfälle treten nahezu zeitgleich auf.

Die Zeit bis zum Auftauchen des Parvovirus B19 im Blut beträgt rund eine Woche, die Zeit von der Ansteckung bis zum Ausbruch der Krankheit mit zeitgleichem Hautausschlag 14 bis 18 Tage, also ähnlich dem Rubivirus bei Röteln. Im Gegensatz zum einfachen Rötelnvirus besteht mit Auftreten des Ausschlags bei Ringelröteln keine Infektionsgefahr mehr.

## So können Sie vorbeugen

Nur wer geimpft ist, genießt den optimalen Schutz. Lassen Sie daher Ihr Kind impfen. Die Rötelnimpfung wird bei Kindern in der Regel im zweiten Lebensjahr durchgeführt. Besonders wichtig ist: Halten Sie an Röteln erkrankte Kinder unbedingt von Schwangeren fern.

## Was Sie tun können – Begleitmaßnahmen zur medizinischen Versorgung

Der Arzt wird Ihnen – falls es nötig ist – einfache Schmerzmittel verordnen. Bettruhe und pflegerische Selbsthilfemaßnahmen stehen im Vordergrund der Behandlung mit Hausmitteln. Verdunkeln Sie am besten das Zimmer. Es sollte dort außerdem kühl sein.

Bei Fieber über 38,5 °C sollten Kinder möglichst viel trinken, besonders kühle Getränke. Bei Bedarf können Sie auch Wadenwickel machen oder nach Absprache mit dem Arzt Fieberzäpfchen geben, um das Fieber zu senken.

Isolieren Sie Ihr Kind, damit sich andere nicht bei ihm anstecken. Bei starkem Hustenreiz können Sie – ebenfalls nach Rücksprache mit dem Arzt – hustenstillende Medikamente verabreichen. Eine feuchte Raumluft kann in der Nacht hilfreich sein. Sie können beispielsweise feuchte Handtücher im Zimmer aufhängen. Sorgen Sie öfter für frische feuchte Luft, das lindert Halsschmerzen. Achten Sie auch auf sorgfältige Mundpflege.

Wenn Ihr Kind oder Sie Arzneimittel gegen Röteln nehmen, dürfen Sie keine Fruchtsäfte zeitgleich einnehmen: Es kann zu unerwünschten Reaktionen kommen.

*Ansteckungsgefahr besteht bis etwa zehn Tage nach Ausbruch der Symptome. Lassen Sie Ihr Kind möglichst solange zu Hause.*

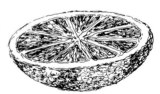

*Achtung! Medikamente gegen Röteln und Fruchsäfte vertragen sich nicht.*

## Wann zum Arzt

Sie sollten auf jeden Fall einen Arzt aufsuchen,
- um die Diagnose vom Fachmann absichern zu lassen.
- wenn bei Schwangeren der Verdacht auf Röteln vorliegt.
- wenn Husten und Ohrenschmerzen auftreten.
- wenn Krämpfe und starke Benommenheit auftreten – hier handelt es sich um einen Notfall!

# RÜCKENSCHMERZEN (LUMBALGIE)

## Jeder Dritte klagt darüber

Rückenschmerzen gehören zu der immer größer werdenden Kategorie der so genannten Volkskrankheiten. Nur mehr einige wenige Menschen können von sich sagen, sie hätten noch nie unter Rückenschmerzen zu leiden gehabt. Rückenschmerzen sind zudem der häufigste Grund für Krankschreibungen in Deutschland. Betroffen sind vor allen Dingen Menschen, die viel sitzen. Doch auch körperlich aktive Menschen sind davon betroffen.

*Dem Rückenschmerz auf den Grund gehen*
Die menschliche Wirbelsäule gilt zwar als äußerst belastbar, doch immer wieder treten durch lebenslange Beanspruchung oder lang anhaltende Überbelastung Verschleißerscheinungen an den beweglichen Teilen und tragenden Abschnitten des Rückgrats auf. Die genaue Diagnose ist daher sehr schwierig; besonders bei den so genannten unspezifischen Rückenschmerzen.

*Häufige Ursachen von Bandscheibenvorfällen sind schlechte Haltung beim Heben von Lasten oder plötzliche Bewegungen!*

Die Auslöser lassen sich in drei Hauptbereiche einteilen:
▶ Veränderungen der Wirbelsäule und/oder ihrer funktionellen Mechanik, zum Beispiel → Osteoporose, Bandscheibenvorfall, Gelenkflächenschaden, Skoliose (seitliche Krümmung der Wirbelsäule), Hohlkreuz oder Rundrücken.
▶ Verspannungen der Muskulatur, zum Beispiel Hexenschuss, → Ischiasbeschwerden, Hartspann im Schulter-Nacken-Bereich (Muskelschmerzen), Überdehnung und/oder Zerrung der Bänder.
▶ Folge von Krankheiten, zum Beispiel Osteoarthritis, → Arthritis, Krebs, Gebärmutterentzündung oder Niereninfektion.
Die menschliche Wirbelsäule besteht aus drei großen Bereichen mit insgesamt 24 Wirbeln: Hals-, Brust- und Lenden-

wirbelsäule. Als Puffer gegen Stöße und Erschütterungen liegen zwischen den einzelnen Wirbeln die Bandscheiben. Der Wirbelkanal, der von den knöchernen Bögen der aneinander gereihten Wirbel gebildet wird, beherbergt das Rückenmark. Die Wirbelsäule selbst ist von Muskelsträngen umgeben, die Bewegungen und eine aufrechte Haltung ermöglichen.

> **SYMPTOME**
> Allgemeine Symptome: akute und chronische Schmerzen vom Nacken bis zum Steiß. Ausstrahlungen in Kopf, Beine und Arme. Begleitsymptome: Verlust der Elastizität, gebeugter Gang, steifer Nacken, nachhaltige Bewegungseinschränkung von Hals, Hüfte, Armen und Beinen.
> Bandscheibenvorfall: Schmerzen bei → Husten oder Niesen, Taubheitsgefühl, Schwächegefühl und Sensibilitätsstörungen (Kribbeln) in den Beinen
> Bechterew-Erkrankung: nächtliche Schmerzen im unteren Rückenbereich (Kreuzbein), Morgensteifigkeit, zunehmende Bewegungseinschränkung, Schmerzen im Becken, Oberschenkel und an den Fersen; zusätzlich Augenerkrankungen, Harnröhrentzündung, → Fieber, Nachtschweiß, Wirbelsäulenversteifung und Rundrücken.
> Ischias: Rückenschmerz in die Beine ausstrahlend, Schmerzen beim Niesen, Muskelverspannung, Beinschmerzen beim Anheben des gestreckten Beins der betroffenen Seite.
> Hexenschuss: plötzlich einsetzender Kreuzschmerz, Bewegungssperre in der Lendenwirbelsäule.
> Knochenschwund (Osteoporose): Rückenschmerzen, abnehmende Körpergröße, Wirbelsäulenverformung, schräge Hautfaltenbildung am Rücken.

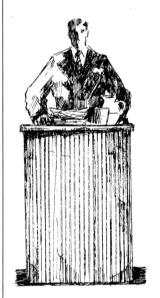

*Menschen, die den ganzen Tag am Schreibtisch sitzen müssen, sollten es als Ausgleich einmal mit einem Stehpult versuchen.*

### Fehlhaltung und Fehlbelastung

Heutzutage leiden viele Menschen unter Rückenschmerzen; schon fast jeder dritte Deutsche. Die Wirbelsäule und die Rückenmuskulatur werden entweder zu wenig (sitzende Schreibtischtätigkeit, Freizeit vor dem Fernseher) oder falsch bewegt (einseitige Bewegungen und Belastungen, falsches Tragen und Heben). Daraus erwachsen verschiedene Symptome: Nacken- und Schulterschmerzen, Nackensteife, Kreuzschmerzen, Schwierigkeiten beim Bücken, Hexenschuss und

→ Ischiasbeschwerden. Es sind ursächlich nicht die Knochen, die dafür verantwortlich sind. In den meisten Fällen kommt es durch Verrenkungen der Wirbelgelenke oder Fehlbelastungen zu schmerzhaften Verspannungen der Rückenmuskulatur, die durch Schmerz und Schonhaltung die zugrunde liegende Fehlhaltung noch verstärken.

*Angeborene oder in der Wachstumsphase verursachte Wirbelsäulenverkrümmungen lösen Schmerzen aus; ebenso ständige Stressbelastungen, die zu Muskelverspannungen des Rückens führen können.*

### Der Bandscheibenvorfall

Ein weiterer weit verbreiteter Grund für Rückenschmerzen ist der Bandscheibenvorfall, der meist im Bereich der Lendenwirbelsäule auftritt. Bei diesem Vorfall reißt der äußere Faserring der Bandscheibe und der gallertartige Kern quillt vor. Dies kann durch falsches Heben schwerer Gegenstände oder durch altersbedingte, degenerative Gewebsschäden hervorgerufen werden. Der Kern drückt in der Folge häufig auf Nervenwurzeln, die aus dem Rückenmark austreten. Die auftretenden Schmerzen strahlen zum Teil in Beine und Gesäß aus. Der Hexenschuss und Ischiasbeschwerden sind immer wieder Anzeichen eines Bandscheibenvorfalls.

Wenn Muskelschwäche oder Lähmungen in den Beinen oder Gefühlsstörungen an der Haut der Beine auftreten, ist der Druck des Bandscheibenkerns auf die Nervenwurzel bereits so stark, dass der betreffende Nerv in seiner Funktion eingeschränkt und geschädigt ist. Damit dauerhafte Schäden vermieden werden, ist sofortige ärztliche Hilfe nötig. Leider ist meist eine Bandscheibenoperation vonnöten.

*In seltenen Fällen können auch andere Erkrankungen wie Entzündungen oder Tumore für die Rückenschmerzen verantwortlich sein.*

### Morbus Bechterew

Die Bechterew-Krankheit betrifft hauptsächlich die Wirbelsäule, und sie ist eine chronische, entzündlich-rheumatische Erkrankung. Meist schon im jungen Erwachsenenalter, und hier vor allem bei Männern, beginnt sich diese Erkrankung auf den Körper auszuwirken. In der Regel findet man dabei ein genetisches Merkmal. Das Hauptsymptom ist der meist tief sitzende, chronisch-entzündliche Rückenschmerz mit Morgensteifigkeit. In der Folgezeit versteift sich die gesamte Wirbelsäule zusehends.

Das Vollbild, die so genannte Bambusstabwirbelsäule, ist meist eher selten. Es treten daneben entzündliche Veränderungen in den großen Gelenken, Sehnen, Augen und im Herzmuskel auf. Normalerweise hört die Entzündung nach einer gewissen Zeit einfach auf, und der Krankheitsprozess schreitet nicht weiter fort.

Die Behandlung von Morbus Bechterew besteht zum größten Teil aus Krankengymnastik und entzündungshemmenden Medikamenten (nichtsteroidale Antirheumatika, Glukokortikoide, Immunsuppressiva).

*In manchen Fällen wird bei Rheuma das Hüftgelenk ebenfalls in Mitleidenschaft gezogen. Hier ist häufig ein operativer Gelenksersatz notwendig.*

### URSACHEN FÜR RÜCKENSCHMERZEN

- erhöhte allgemeine oder falsche Belastung
- gynäkologische Erkrankungen
- Haltungsschäden
- Krebsgeschwülste
- Nierenerkrankungen
- Osteoporose
- psychische Störungen (psychosomatischer Rückenschmerz)
- rheumatoide Arthritis
- Wirbelsäulenverkrümmung oder -versteifung

## So können Sie vorbeugen

Wenn Sie Übergewicht haben, ist die erste Maßnahme die Reduzierung des Gewichts.

Arbeiten Sie im Sitzen, und befindet sich Ihr Bildschirm tatsächlich in Augenhöhe? Sorgen Sie für optimale Sitzverhältnisse und legen Sie reichlich Entspannungspausen ein. Achten Sie auf die ergonomische Einstellung von Stühlen, Schreibtischen und Geräten. Bewegung ist bei sitzenden Tätigkeiten besonders wichtig. Liegen die Unterarme vor der Tastatur auf, und ist Ihr Unterarm abgestützt, wenn Sie die Maus bedienen? Schauen Sie regelmäßig von der Arbeit auf, und gönnen Sie sich hin und wieder eine Entspannungspause. Ganz besonders sollten Sie aber jede Gelegenheit für etwas Bewegung nutzen.

Schlafen Sie gut? Selbst beim Schlafen müssen Sie einige Dinge beachten: Benutzen Sie straff gepolsterte und nicht zu weiche Matratzen sowie Nackenstützkissen.

*Regelmäßige Rückengymnastik oder Schwimmen tun gut! Üben Sie keine belastenden Sportarten wie Tennis, Squash, Badminton oder Rudern aus!*

Trainieren Sie durch gezielte Bewegung und Sport die Rücken- und Bauchmuskulatur. Gehen Sie schwimmen! Vor allem das Rückenschwimmen entlastet die Wirbelsäule.

Bei der Arbeit und im Haushalt sollten Sie Ihren Rücken vor einseitiger Belastung bewahren: Unterbrechen Sie Anspannungsphasen, und machen Sie Pausen. Wechseln Sie öfters die Sitz- oder Standposition. Bringen Sie entlastete Muskeln zur Anspannung und belastete Muskeln zur Entspannung. Was sich rollen, ziehen oder schieben lässt, sollten Sie nicht tragen. Beim Stehen oder Gehen und selbst beim Sitzen gilt: Nehmen Sie eine aufrechte Haltung ein! Beim Bücken müssen Sie in die Knie gehen, und beim Heben ist darauf zu achten, dass die Oberschenkel und nicht der Rücken die Hauptarbeit leisten. Kurse über Entspannungstechniken, zum Beispiel nach Jacobson, oder so genannte Rückenschulen bringen Ihnen bei, wie Sie sich rückenschonend verhalten können. Auskünfte erteilen Ärzte und Krankenkassen.

*Zur Förderung der Entspannung kommen verschiedene Methoden in Betracht. Neben der Massage eignen sich auch die Autosuggestion und die Meditation.*

**Was Sie tun können – Die Wirbelsäule gerade rücken!**
Generell gilt zunächst: Wirbelsäule entlasten! Liegen Sie flach und legen Sie ein Kissen als Unterlage unter die Beine; winkeln Sie Ihre Knie an. Halten Sie die Rückenmuskulatur warm, und versuchen Sie sich zu entspannen. Mit genügend Bettruhe, Rheumabädern oder -packungen sowie wärmewirksamen, entzündungshemmenden und leicht schmerzstillenden Salben können Sie sich Linderung verschaffen. Ihr Arzt wird Ihnen im schlimmsten Fall leichte Schmerzmittel verschreiben.

### Allgemeine Tipps
Für viele Menschen sind Rückenschmerzen Begleiter des täglichen Lebens. Einige leiden unter chronischen Schmerzen, andere wiederum klagen über immer wieder auftretende Beschwerden. Doch auch gegen chronische Rückenschmerzen gibt es wirksame und einfache Selbsthilfemaßnahmen:

- Ist Ihre Matratze in Ordnung, oder hängen Sie schon durch wie in einer Hängematte? Schieben Sie ein passendes Brett unter die Matratze. Mittelfristig jedoch sollten Sie sich die

Anschaffung einer Gesundheitsmatratze überlegen. Diese ist zwar etwas teurer als eine gewöhnliche Matratze, dafür werden sich aber Ihre Rückenschmerzen deutlich lindern lassen.
- Wasserbetten sind hervorragend geeignet für Menschen mit Rückenproblemen, denn Wasserbetten gleichen Druckveränderungen zwischen den unterschiedlichen Körperteilen optimal aus. Auf diesem Weg können Sie in einer Schlafhaltung die ganze Nacht durchschlafen.
- Schlafen Sie nie auf dem Bauch! Am besten geeignet ist eine stufenartige Schlafposition: Legen Sie sich ein Kissen oder eine Nackenrolle unter Kopf und Nacken. Den Rücken sollten Sie möglichst flach auf die Matratze legen. Schieben Sie ein zusätzliches Kissen unter die Knie. Diese Position entspannt Ihre Muskeln und Ihren Rücken.

*Schlafen Sie nach Möglichkeit in der Embryonalstellung. Ein zwischen die Knie geklemmtes Kissen soll verhindern, dass ein Bein nach vorne rutscht und dadurch die Hüfte verdreht. Dies würde zusätzlichen Druck auf den Rücken verursachen.*

### Mit Knoblauch dem Rücken helfen

Knoblauch kann innerlich und äußerlich gegen Rückenschmerzen angewendet werden:
- Trinken Sie morgens und abends Milch mit einer zerdrückten Knoblauchzehe.
- Ein Tee mit Johanniskraut, Baldrian und Knoblauch: Übergießen Sie zwei Teelöffel einer Teemischung aus Johanniskraut und Baldrian zu gleichen Teilen mit einer Tasse kochendem Wasser. Geben Sie einige Tropfen Knoblauchtinktur hinzu und lassen Sie alles zugedeckt zehn Minuten ziehen. Bei Bedarf bis zu dreimal täglich eine Tasse trinken.
- Gegen Ischiasschmerzen: Bei Bedarf eine zerdrückte Knoblauchzehe mit einer Tasse heißem Wasser und einem Teelöffel Honig trinken.
- Heißes Knoblauchwasser tut gut, wenn man es einfach über den Rücken laufen lässt.
- Ein mit Knoblauchessig oder -tee getränktes Tuch kann man als Auflage oder Kompresse verwenden.
- Umschlag mit Kartoffeln und Knoblauch: Heiße Kartoffeln mit Knoblauchsaft zerdrücken, die Masse in ein Tuch einschlagen und auf die schmerzende Stelle packen.

- Vollbäder mit Knoblauchtee: Eine rohe Knoblauchzehe zerdrücken und mit einer Tasse kochendem Wasser übergießen; 15 Minuten ziehen lassen, abseihen. Geben Sie diesen Zusatz in Ihr Badewasser.

### Massagen: Streicheleinheiten für Seele und Körper

Die meisten Ärzte verschreiben Massagen nur mehr sehr zögerlich. Glaubt man den Politikern, dann sind Sie überflüssig. Trotzdem sind Massagen noch immer die besten Möglichkeiten, um Muskelverspannungen im Rückenbereich zu lösen. Wer sich massieren lässt, erfährt menschliche Zuwendung. Sie werden Verständnis für Ihre körperliche und seelische Situation erfahren, Sie können sich über Ihre Sorgen, Ängste und Konflikte oftmals während der Massage unbefangen unterhalten. Das alles kann der Schritt in eine belastungsfreie Zukunft ohne quälende Rückenschmerzen sein.

*Massieren Sie frischen oder auch alten Urin in die Hautfalte unterhalb des Pos sowie in die Kniekehle und zwischen den äußeren Fußknöchel und die Ferse. Beginnen Sie an der Stelle, an der Sie den heftigsten Schmerz verspüren.*

### Wärme tut gut

Lindern Sie Ihre Schmerzen mit Infrarotlicht, Heizkissen, Wärmflaschen, Umschlägen mit heißen Kartoffeln, heißen Kohlblättern, Heublumenabsud, Senf oder mit Moorbädern:

- Umschlag mit heißen Kartoffeln: Sie zerquetschen zwei Kilogramm heiße Pellkartoffel mit einer Gabel oder einem Kartoffelstampfer und wickeln sie in ein Baumwolltuch; die Auflage soll auf der betroffenen Stelle mindestens eine Stunde wirken.
- Umschlag mit heißen Kohlblättern: Weichen Sie harte Weißkohl- oder Wirsingblätter für einige Sekunden in kochendem Wasser ein, und trocknen Sie die Blätter danach gut ab. Entfernen Sie die mittlere Rippe. Wickeln Sie die Kohlblätter direkt auf die Haut und umwickeln Sie sie mit Dreieckstüchern oder Mullbinden. Bei offenen Wunden sollten Sie möglichst zarte Kohlblätter verwenden, die nur kurz in warmem Wasser eingeweicht werden sollten. Dieser Umschlag sollte alle zwölf Stunden erneuert werden.
- Auflage mit Heublumenabsud: Bringen Sie zwei Hand voll Heublumen in vier Liter Wasser zum Sieden. Kochen Sie den

Sud eine halbe Stunde lang und seihen Sie ihn ab. Tränken Sie ein Baumwoll- oder Leinentuch mit dem heißen Heublumenabsud, wringen dieses aus und legen es auf den Rücken. Decken Sie die Heublumenauflage mit einem trockenen Tuch ab und geben ein weiteres Wolltuch darüber. Eine halbe Stunde sollte dieser Wickel mindestens aufliegen.

▶ Umschlag mit Senf: Verrühren Sie einen Esslöffel Senfpulver mit heißem Wasser zu einem Brei, auf ein Leinentuch streichen und so um die betroffene Stelle wickeln, dass der Senfbrei auf der Haut aufliegt; mit einem Wolltuch bedecken und den Hals warm halten.

▶ Die gute alte Wärmflasche, warme Auflagen oder ein im Backofen erwärmtes Kirschstein- oder Dinkelsäckchen bringen als Auflagen Linderung. Insbesondere die beiden Säckchen halten die Wärme sehr lang, was von Vorteil ist.

Achten Sie beim Auflegen auf die betroffene Stelle darauf, dass Wickel, Flasche oder Säckchen nicht zu heiß sind. Es besteht Verbrennungsgefahr!

*Vorsicht!
Senf kann Hautreizungen auslösen. Deshalb muss der Senfwickel sofort entfernt werden, wenn ein Brennen oder Jucken zu verspüren ist.*

## Wann zum Arzt

Sie sollten auf jeden Fall einen Arzt, Orthopäden oder Rheumatologen aufsuchen, wenn

▶ der Verdacht auf einen Wirbelbruch besteht.
▶ es zu Muskelschwäche, Lähmung, Gefühllosigkeit oder tauben Stellen an der Haut oder aber zu anderen Ausfallerscheinungen (zum Beispiel Stuhl- oder Harnproblemen) kommt.
▶ Rückenschmerzen unklarer Ursachen trotz Selbsthilfemaßnahmen bestehen bleiben.
▶ Sie als Hochleistungssportlerin oder Hochleistungssportler an hartnäckigen Rückenschmerzen leiden.
▶ Sie Rückenschmerzen, Sensibilitätsstörungen und Blasen- oder Darmfunktionsstörungen bemerken (Notfall: Bandscheibenvorfall!).
▶ Sie sich in den Wechseljahren befinden.
▶ Sie starke Bewegungseinschränkungen haben.
▶ trotz Schonung die Rückenschmerzen und -beschwerden nicht abklingen wollen.

# VORGESTELLT: JOGURT, QUARK, KEFIR UND BUTTERMILCH

Jedes einzelne Sauermilcherzeugnis hat einen großartigen Nährstoffcocktail zu bieten. Dieser hilft dabei, Übergewicht zu vermeiden, den Stoffwechsel zu schonen und den Organismus mit vielen wertvollen Nährstoffen zu versorgen.

**Abnehmen mit Jogurt, Kefir und Buttermilch**
Diese drei Sauermilchprodukte helfen bei der Regulierung des Gewichts. Vorher heißt es aber: Stellen Sie Ihre Ernährung auf eine frische und vollwertige Kost mit wenig Fleisch, Wurst und Fisch um. Jogurt, Kefir und Buttermilch ersetzen kalorien- und nährstoffreiche Nahrungsmittel. Sie helfen dabei, langsam, aber stetig überzählige Kilos loszuwerden. Außerdem regen die drei Sauermilchprodukte den Stoffwechsel an und fördern eine gesunde Verdauung. Empfehlenswert zur Ernährungsumstellung ist die 5-Tage-Gesundheitskur.

**Die 5-Tage-Gesundheitskur**
Diese Anwendung ist eine gute Möglichkeit für diejenigen, die die geschmacklichen Varianten von Quark, Jogurt, Kefir und Buttermilch kennen lernen möchten. Während der fünf Tage sollten Genussgifte vermieden werden.
Bei der 5-Tage-Gesundheitskur stehen jeden Tag drei Mahlzeiten auf dem Programm. Sollte zwischendurch Hunger auftreten, trinken Sie am besten stilles Mineralwasser oder ungesüßte Kräuter- oder Früchtetees.
Für das Frühstück eignen sich besonders gut Müsli- oder Jogurt-Varianten mit Obst oder Gemüse. Mittags werden Gemüse oder Salate mit Jogurt oder Kefir serviert, ebenso Gemüsesuppen. Am Abend ist auch einmal ein Tsatsiki drin, eine leckere Suppe mit Kefir oder Rosenkohl mit Jogurt. Rohkost kombiniert mit Sauermilchprodukten bietet sich sehr gut für zwischendurch an, auch ein Gesundheitstrunk mit Banane, Orangensaft, Jogurt und Eigelb ist eine wertvolle Zwischenmahlzeit.

**Schönere Haut mit Quark & Co.**
Sauermilchprodukte sind für jeden Hauttyp gut verträglich. Sie haben beruhigende und entzündungshemmende Wirkung. In Kombination mit Kräutern

oder Früchten können bestimmte Hautprobleme gezielt behandelt werden. Hautreinigung mit Sauermilchprodukten ist wärmstens zu empfehlen, denn sie führen der Haut von außen Feuchtigkeit und wichtige Nährstoffe zu. Kosmetikartikel mit Quark und Co. sind einfach und günstig herzustellen und benötigen keine Konservierungsstoffe. Bevor Sie jedoch mit der Behandlung beginnen, sollten Sie einen Hautverträglichkeitstest durchführen, indem Sie das jeweilige Sauermilchprodukt in die Armbeuge geben und fünf Minuten einwirken lassen. Zeigen sich dabei geringste Reizungen, sollten Sie auf eine Anwendung dieses Produkts verzichten und auf ein anderes ausweichen.

**Ein Klassiker: der Quarkwickel**
Der Quarkwickel ist wohl die bekannteste Anwendungsform unter den Sauermilchprodukten. Er hilft bei einer ganzen Reihe Beschwerden. Man unterscheidet bei der Anwendung zwischen einem kalten oder warmen Wickel, je nach Beschwerdebild:

- Kalter Quarkwickel: Streichen Sie den Quark (500 Gramm, gut gekühlt) messerrückendick auf ein ausgebreitetes Leinentuch. Legen Sie dieses mit der Quarkseite nach unten auf die schmerzenden Gliedmaßen, oder klopfen Sie den Quark platt und legen ihn auf. Wickeln Sie ein trockenes Leinen- oder Baumwolltuch und zum Abschluss ein Wolltuch darüber. Während der Wickel wirkt, sollten Sie sich nicht bewegen, am besten sitzen oder liegen. Es dauert etwa eine Stunde, bis der Quark angetrocknet ist. Danach spülen Sie den Quark gründlich mit lauwarmem Wasser ab. Der kalte Wickel wirkt bei Arthritis, Augenbeschwerden, Ekzemen, Fieber, Hämorrhoiden, Insektenstichen, Mandelentzündung, Mumps, rheumatischen Beschwerden und Sehnenscheidenentzündung.
- Warmer Quarkwickel: Streichen Sie den Quark (200 Gramm, zimmerwarm) etwa messerrückendick auf ein Leinentuch. Legen Sie dieses mit der Quarkseite nach unten um den Brustkorb. Wickeln Sie darüber ein trockenes Leinen- oder Baumwolltuch und darum ein Woll- oder Flanelltuch. Es soll den Oberkörper gut umschließen. Beachten Sie, dass Sie die Tücherenden immer über der Brust befestigen, damit diese beim Liegen keine Druckstellen am Rücken verursachen. Dieser Wickel sollte über Nacht angelegt werden, am Morgen spülen Sie den Quark gründlich mit lauwarmem Wasser ab. Der warme Wickel hilft bei Asthma und Bronchitis.

# SCHARLACH

## Küssen verboten

Scharlach wird durch Bakterien verursacht, die zur Gruppe der Streptokokken zählen. Man unterscheidet hierbei drei verschiedene Scharlacherreger, was dazu führen kann, dass man mehrmals an Scharlach erkranken kann, auch wenn man gegen einen Erreger immun ist. Die Ansteckung erfolgt durch Tröpfcheninfektion, das heißt, man kann sich durch Husten oder Niesen, Küssen oder Händeschütteln, durch Geschirr und Besteck infizieren. Scharlach kommt auch heute noch häufig vor, die Krankheit verläuft jedoch vorwiegend mild und gutartig.

### *Der Krankheitsverlauf*

Die Zeit von der Ansteckung bis zum Ausbruch der Krankheit dauert zwischen zwei und vier Tagen; Scharlach betrifft in erster Linie Klein- und Schulkinder. Es beginnt alles plötzlich mit hohem Fieber, mit Erbrechen und Übelkeit sowie Hals- und Kopfschmerzen sowie belegter Zunge. Die Mandeln sind dabei eitrig entzündet. Etwa zwei Tage später tritt der typische Scharlachausschlag auf, der sich meist zuerst auf der Brust und auf dem Rücken zeigt, später den ganzen Körper befällt. Kleine, blassrote Knötchen von der Größe eines Stecknadelkopfes breiten sich von den Beugefalten der Achseln und Leisten über den ganzen Körper aus. Im Gesicht bleibt ein Dreieck zwischen Nase und Kinn blass. Der weiße Zungenbelag wird jetzt weniger, die Zunge reinigt sich: Es zeigt sich nach und nach die so genannte Himbeerzunge, da die Zungenpapillen deutlich hervortreten. Schließlich, nach etwa einer Woche, beginnt die Haut sich zu schuppen. Dies kann bis zu acht Wochen dauern – in seltenen Fällen fehlt dieser Vorgang völlig.

*Die Himbeerzunge ist ein typisches Zeichen für die etwa ab dem vierten Krankheitstag auftretende Scharlacherkrankung. Die Papillen der Zunge sind durch Entzündung angeschwollen und hochrot verfärbt.*

> **SYMPTOME**
>
> Anfänglich → Fieber und Übelkeit, → Erbrechen, → Kopf- und → Halsschmerzen, die Mandeln sind eitrig entzündet und die Zunge belegt; etwa ab Tag zwei ausgedehnter Hautausschlag, der bei Druck auf die Haut verblasst (vor allem bei Kindern) – besonders Rötung des Gesichts mit Ausnahme des Mundbereichs –, → Juckreiz sowie Herzrasen.

## So können Sie vorbeugen

Eine Vorbeugung ist bei Scharlach nicht möglich. Man kann nur versuchen, eine Ansteckung zu verhindern. Das ist jedoch nicht so einfach, da Kinder bereits vor dem Ausbruch der Krankheit ansteckend sind. Besteht daher bei einem Risikokind der Verdacht auf Ansteckung, können vorsorglich Antibiotika gegeben werden, um den Krankheitsausbruch zu verhindern.

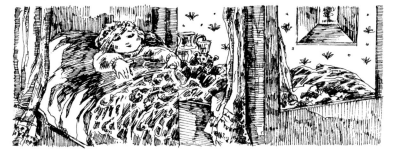

*Scharlach ist eine typische Kinderkrankheit.*

## Was Sie tun können, um Symptome zu lindern

Um eine Ansteckung anderer während der frühen Krankheitsphase zu vermeiden, sollten Sie sich oder Ihr Kind isolieren, und sorgen Sie für Bettruhe (sofern Ihr Kind mitmacht). Verabreichen Sie vor allem breiige Nahrung, damit der Rachenraum geschont wird. Viel trinken ist wichtig, damit sich der Schleim in der Lunge besser lösen und abgehustet werden kann. Hustenanfälle, die meist nachts auftreten, können Sie durch feuchte und kühle Raumluft etwas lindern.
Fieberkontrolle ist wichtig! Das Fiebermessen sollte dreimal täglich durchgeführt werden: morgens nach dem Aufwachen, mittags und abends gegen 18 Uhr. Die gemessene Temperatur sollten Sie notieren; es kann dem Arzt bei der Diagnose helfen.

*Während der Erkrankung sollten Sie leicht verdauliche Kost zu sich nehmen. Auch ausreichend trinken ist wichtig, vor allem bei Fieber.*

### Heiße Halswickel gegen die Beschwerden

Bei Kindern ab dem dritten Lebensjahr kann man bei Halsschmerzen oder eitriger Angina einen Halswickel anlegen; er lindert auch die Halsschmerzen bei Scharlach: Sie benötigen ein größeres Taschentuch oder eine Windel oder ein Geschirrtuch. Tauchen Sie das betreffende Teil in lauwarmes Wasser, auswringen und dem Kind um den Hals wickeln. Mit einem trockenen Tuch umhüllen und eine »Halskrause« formen. Halswickel legt man am besten tagsüber an, und man wechselt ihn nach etwa einer Dreiviertelstunde. Ein abends angelegter Wickel könnte sich beim Schlafen lösen und schnell abkühlen.

Ein heißer Halswickel ist natürlich auch für Erwachsene geeignet.

### Heiltees zum Gurgeln

Gurgeln mit Heiltees und desinfizierenden Lösungen wirkt lindernd auf die Halsschmerzen:

- Eibischwurzeltee: Übergießen Sie einen Esslöffel Eibischwurzel mit einem Viertelliter kaltem Wasser; drei Stunden lang unter gelegentlichem Umrühren ausziehen lassen. Gurgeln Sie mehrmals täglich.
- Malven- oder Käspappeltee: Übergießen Sie zwei gehäufte Teelöffel Malvenblüten mit einem Viertelliter lauwarmem Wasser; fünf bis zehn Stunden lang unter gelegentlichem Umrühren ausziehen lassen. Gurgeln Sie mehrmals täglich mit dem Malventee.
- Pfefferminz-Salbei-Tee: Sie benötigen je 20 Gramm Salbei- und Pfefferminzblätter. Übergießen Sie zwei Teelöffel der Mischung mit einem Viertelliter kochendem Wasser; zehn Minuten ziehen lassen und abseihen. Gurgeln Sie am besten alle drei Stunden.
- Gurgelmittel mit Salbei und Apfelessig: Übergießen Sie zwei Teelöffel Salbeiblätter mit einem Viertelliter kochendem Wasser; zehn Minuten ziehen lassen und abseihen. Geben Sie je einen Teelöffel Apfelessig und Honig dazu. Mehrmals täglich damit spülen und gurgeln.

*Jogurt ist ein natürliches Antibiotikum, und er hilft beim Abtöten der Streptokokken, die ursächlich für Scharlach sind!*

## *Schwitzkur gegen die Erkältungssymptome*

Mit einer Schwitzkur am Beginn der Erkrankung kann man die Abwehrkräfte des Körpers mobilisieren, und sie hilft dabei, den Körper zu entgiften. Zunächst heißen Holunderblüten- oder Lindenblütentee (einen Teelöffel Tee mit einer Tasse kochendem Wasser übergießen und zehn Minuten ziehen lassen) mit Honig möglichst warm und schluckweise trinken, dann eine Schwitzpackung durchführen: Legen Sie dafür eine große Wolldecke auf das Bett, dann tauchen Sie ein Leintuch in warmes Wasser. Wringen Sie es gründlich aus und wickeln sich oder Ihr Kind vollständig darin ein; mit der Wolldecke gut einwickeln und zudecken.

*Achtung! Die behandelte Person bei einer Schwitzkur nicht alleine lassen. Fühlt sich der Patient nicht wohl, sollten Sie die Packung wieder entfernen; ansonsten kann man bis zu einer Stunde in dieser Schwitzpackung bleiben.*

## *Kühle Wadenwickel zum Fiebersenken*

Wadenwickel sind ein altes, ungefährliches Mittel, um Fieber wirksam zu senken: Tauchen Sie zwei Tücher in zimmerwarmes Wasser, auswringen und jeweils – nicht zu straff – vom Knöchel bis zur Kniekehle wickeln. Trockene Tücher darüber wickeln oder Wollstrümpfe anziehen; mehrmals alle zehn Minuten wechseln.

*Wichtig! Wenn das Kind oder Sie frösteln, sollten Sie keine Wadenwickel machen. Während der Behandlung darf man nicht frieren!*

## Wann zum Arzt

Auch wenn Scharlach eigentlich als Kinderkrankheit gilt, so können sich auch Erwachsene anstecken. Scharlach ist normalerweise nicht lebensbedrohlich und verläuft in aller Regel eher ruhig. Allerdings kann sich der Heilungsprozess über mehrere Wochen hinziehen. Geduld bei der Selbstbehandlung mit Hausmitteln ist also gefragt. Sie sollten auf jeden Fall einen Arzt aufsuchen, wenn

- Bewusstseinsstörungen auftreten.
- Erbrechen, Durchfall und hohes Fieber oder starke Benommenheit auftreten.
- Halsschmerzen und Fieber auftreten.
- Sie oder Ihr Kind an Atemnot leiden.
- Sie oder Ihr Kind die Krankheit bereits überstanden haben: Lassen Sie sich auf jeden Fall untersuchen, insbesondere Herz und Gelenke.

# SCHLAFSTÖRUNGEN

### Wenn man kein Auge mehr zutun kann

Viele Menschen leiden in unserer modernen und hektischen Zeit unter Einschlaf- und Durchschlafstörungen. Oder sie erwachen zu früh am Morgen und können nicht mehr einschlafen.

#### Wie viel Schlaf ist normal?

Schlaf ist lebensnotwendig für die Regeneration von Körper und Geist, doch das Schlafbedürfnis variiert von Mensch zu Mensch. Das individuelle Schlafbedürfnis nimmt vom Säuglingsstadium zum Alter hin ständig ab. Die Schlafzeit erstreckt sich individuell über vier bis zehn Stunden. Sechs bis acht Stunden Schlaf sind die Norm, wobei aber für jeden Einzelnen das Gefühl des Ausgeschlafenseins am Morgen wichtig ist. Ohne Schlaf können sich Gehirn und Körper nicht genügend erholen, die Leistungsfähigkeit wird tagsüber stark herabgesetzt. Auf längere Sicht führen Schlafstörungen zu Leistungsabfall, Gereiztheit und Unaufmerksamkeit.

Während des Schlafs durchläuft der Schlafende verschiedene Phasen, die sich in ihrer Schlaftiefe unterscheiden. Bei normalem Verlauf steigt die Tiefe nach dem Einschlafen stark an, nimmt anschließend ab und geht bis zum Morgen in eine mittlere und konstante Schlaftiefe über.

*Man unterscheidet zwischen Einschlafstörungen und Durchschlafstörungen. Ein anderes häufiges Problem bei älteren Menschen ist auch das viel zu frühe Erwachen am Morgen: eine Durchschlafstörung.*

---

**SYMPTOME**

Schlaflosigkeit: Einschlaf- und Durchschlafstörung, tagsüber Konzentrationsmängel, → Kopfschmerzen, Müdigkeit, Abgeschlagenheit, → depressive Verstimmung, → Muskelschmerzen.

Schlafanfälligkeit: chronische Schlafanfälligkeit, plötzliche Schlafattacken, Schlaflähmung und Ohnmachten.

*Ursachenforschung*
Man kennt viele Ursachen für Schlafstörungen. Man unterteilt sie in äußere, organische und psychische Störungen:
- Äußere Einflüsse: Lichteinwirkungen, schlechtes Raumklima, Lärm, Wetterfühligkeit, körperliche Überanstrengung, koffeinhaltige Getränke, Übergewicht, späte Abendmahlzeiten, Arzneimittelwirkungen (Antibabypille, Antidepressiva), Entzugsbeschwerden (bei Alkohol, Nikotin usw.), schlechte Schlafbedingungen, Schichtarbeit, Zeitverschiebung (Jetlag) oder Ortswechsel.
- Organische Ursachen: Schmerzen allgemein, Infektionen, Krebs, allgemeine Krankheiten, Auszehrung, → Fieber, Asthmaanfälle (→ Asthma), Atemnot, Atemstillstände, → Durchblutungsstörungen, Lungen- und Lebererkrankungen, Schilddrüsenbeschwerden, → Verdauungsprobleme, Harndrang und Blasenentleerungsstörungen, → Wechseljahresbeschwerden, Schwangerschaft oder Stillzeit.
- Psychische Symptome: → Nervosität, allgemeiner → Stress, Aufregung und Unruhe, Sucht (Alkohol, Tabletten oder Drogen), Angstzustände, ungelöste Konflikte oder Depressionen (depressive Verstimmungen).

*Frauen klagen in der Regel häufiger über Schlafstörungen als Männer. Hauptursachen sind Veränderungen im weiblichen Hormonhaushalt.*

## So können Sie vorbeugen
Ein ausgeglichener Lebensstil sowie eine ausgewogene vollwertige Ernährung können für ein gesundes Schlafverhalten sorgen.

*So sollte Ihr Schlafzimmer beschaffen sein*
In Ihrem Schlafzimmer sollte ein ausgeglichenes Raumklima vorhanden sein: Ausreichend Luftfeuchtigkeit, Sauerstoff und die richtige Temperatur sind die idealen Voraussetzungen für gesunden Schlaf. Auch die Beschaffenheit Ihrer Matratze ist wichtig. Nehmen Sie auch nur Bettwäsche aus Naturfasern. Wenn Sie keinen Fenster- oder Rollladen haben, der Sie vor der morgendlichen Helligkeit oder Straßenlampen schützt, sollten Sie auf andere Art für die Abdunklung Ihres Schlafzimmers sorgen.

*Meiden Sie vor dem Zubettgehen Alkohol und Kaffee. Auf den Genuss von Nikotin sollte nach Möglichkeit ganz verzichtet werden.*

*Essen Sie nie spät abends. Nehmen Sie keine allzu reichliche und schwer verdauliche Nahrung, sondern leichte Kost etwa drei bis vier Stunden vor dem Schlafengehen zu sich.*

### Aktive Lebensplanung

Liegen Sie vor dem Einschlafen länger als eine halbe Stunde wach im Bett? Stehen Sie wieder auf, und tun Sie etwas Entspannendes. Versuchen Sie erst dann wieder zu schlafen, wenn Sie müde genug sind.

Eine aktive Lebensplanung hilft bei Schlafstörungen, die hormonell bedingt sind. Achten Sie auf regelmäßige körperliche Bewegung, meiden Sie aber körperlichen Dauerstress. Auch ein Zuviel an sportlichen Aktivitäten kann schaden.

Trinken Sie vor dem Zubettgehen keine große Mengen, sondern nehmen Sie die erforderliche Flüssigkeit über den ganzen Tag verteilt zu sich. Dadurch werden Sie nachts nicht von einer vollen Blase geweckt.

## Was Sie tun können – Einschlaf- und Durchschlafhilfen

*Bevor Sie irgendwelche Hausmittel anwenden, sollten Sie die Ursachen für Ihre Schlafprobleme herausfinden!*

Bevor Sie schlafen gehen, sollten Sie sich körperlich entspannen: Ein warmes Bad – etwa 34 bis 36 °C – hilft Ihnen dabei. Sie können aber auch ein altbekanntes Hausmittel anwenden: ein Glas warme Milch trinken. Gegen Nervosität kann Ihnen autogenes Training helfen. Informieren Sie sich dahingehend bei Ihrem Arzt oder bei öffentlichen Einrichtungen. Vermeiden Sie es vor dem Zubettgehen nach Möglichkeit, schwerwiegende Probleme zu wälzen.

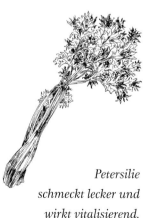

*Petersilie schmeckt lecker und wirkt vitalisierend.*

### Leckere Drinks für den erholsamen Schlaf

▶ Als Zutaten für ein Hafervitaldrink benötigen Sie einen halben Liter Haferwasser (250 Gramm Hafergetreide mit eineinhalb Litern Wasser über Nacht quellen lassen, 30 bis 40 Minuten bei geringer Hitze köcheln lassen und abseihen), je eine Banane und Zitrone, je einen Esslöffel Bienenhonig und Haselnussmus sowie vier Esslöffel Sahne. Pürieren Sie die Banane und mischen Sie die anderen Zutaten darunter. Am Schluss mit dem Haferwasser aufgießen – fertig.

▶ Schlafcocktail: Sie benötigen zwei Karotten, ein Stück Sellerie und einen halben Bund Petersilie. Pressen Sie die Zutaten aus, und Sie erhalten ein äußerst vitalisierendes Getränk.

*Mit Kräuterbädern gegen Einschlafstörungen*
Mit Kräuterbädern können Sie Schlafstörungen wirksam entgegenwirken. Geistige und körperliche Verkrampfungen werden durch die heilsame Wärme des Wassers gelöst. Die Badezeit sollte bei den folgenden Kräuterbädern nicht mehr als 15 Minuten andauern:

- Für ein Lindenblütenbad überbrühen Sie eine Hand voll Blüten mit einem Liter kochendem Wasser. Der Tee wird nach dem Erkalten abgegossen und ins Badewasser gegeben.
- Für das Baldrianbad werden zwei Esslöffel Baldrianwurzel in einen Liter siedendes Wasser gegeben. Diese Mischung wird zehn Minuten lang gekocht, abgeseiht und als Badezusatz verwendet.
- Bei Schlafstörungen ist Melisse ein bewährtes Hausmittel. Für den Extrakt werden zwei bis drei Esslöffel Melissenblätter mit einem Liter kochendem Wasser übergossen und nach 20 Minuten abgeseiht. Der Sud kommt direkt in das warme Badewasser.
- Wenn Muskelverspannungen schuld an Schlafstörungen sind, kann ein Heublumenbad entkrampfend und entspannend wirken: Bringen Sie zwei Liter Wasser und 150 Gramm Heublumen miteinander zum Kochen. Stellen Sie diese Mischung für 15 Minuten beiseite und gießen Sie anschließend den Tee zum Badewasser.

*Achtung! Bei Heublumen kann es bisweilen zu allergischen Hautreaktionen kommen.*

*Aus der Teeküche*
Bei Schlafstörungen gibt es eine Fülle an Kräutertees, die helfen können. Sie können folgende Teesorten mit Honig gesüßt oder mit Zitronensaft trinken:

- Hopfentee: Einen Teelöffel getrocknete Hopfenblüten mit einer Tasse kochendem Wasser übergießen, zehn Minuten zugedeckt ziehen lassen und abseihen. Eine Tasse Hopfentee vor dem Zubettgehen trinken.
- Baldriantee hilft durch seine beruhigende Wirkung bei Schlaflosigkeit: Ein Teelöffel Baldrianblüten wird mit einem Viertelliter heißem Wasser überbrüht, nach fünf Minuten abgeseiht und noch heiß getrunken.

*Hinweis: Bienenhonig darf Säuglingen im ersten Lebensjahr nicht verabreicht werden. Ein darin enthaltener Keim kann lebensbedrohlich sein. Das gilt nicht für Fertignahrung, da diese bei der Herstellung genügend erhitzt wird.*

- Auch Lavendeltee hilft bei Einschlafstörungen: Überbrühen Sie einen gehäuften Teelöffel Lavendelblüten mit einer Tasse kochendem Wasser. Der Tee soll zehn Minuten zugedeckt ziehen und anschließend abgeseiht werden.
- Melissentee: Übergießen Sie zwei gehäufte Teelöffel Melisse mit einem Viertelliter kochendem Wasser. Zugedeckt sollte diese Mischung zehn Minuten ziehen. Trinken Sie den abgeseihten, noch warmen Tee schluckweise als wirksame Einschlafhilfe.
- Passionsblumentee: Übergießen Sie einen Teelöffel Passionsblumenkraut mit einer Tasse kochendem Wasser. Diese Mischung muss zehn Minuten ziehen. Trinken Sie den Tee schluckweise eine halbe Stunde vor dem Schlafengehen.

*Hinweis: Weißdorntee kann ohne Probleme über einen längeren Zeitraum kurmäßig eingenommen werden.*

- Weißdorntee wirkt nervenberuhigend bei Schlaflosigkeit: Ein Teelöffel Blüten und Blätter wird mit einer Tasse kochendem Wasser überbrüht. Nach etwa zehn Minuten kann der abgeseihte Tee getrunken werden.
- Nervenberuhigender Schlaftee: Sie benötigen 25 Gramm Baldrianwurzel, 20 Gramm Melissenblätter und Passionsblumenkraut, 15 Gramm Hopfenzapfen und zehn Gramm Waldmeisterkraut. Übergießen Sie ein bis zwei Teeelöffel der Mischung mit einem Viertelliter kochendem Wasser. Diese Mischung muss zehn Minuten zugedeckt ziehen. Trinken Sie den Tee schluckweise eine halbe bis eine Stunde vor dem Schlafengehen.
- Sanfter Schlaftee mit Baldrian, Melisse und Hopfen: Sie benötigen 20 Gramm Hopfen sowie je zehn Gramm Baldrianwurzel, Melissenblätter und Orangenblüten. Von der Mischung werden zwei Teelöffel mit einer Tasse kochendem Wasser überbrüht; zehn Minuten ziehen lassen. Diesen beruhigenden Tee sollten Sie etwa eine halbe Stunde vor dem Zubettgehen trinken.
- Schlaftee mit Baldrian, Melisse und Lavendel zu gleichen Teilen: Von der Mischung wird ein Teelöffel mit einer Tasse heißem Wasser überbrüht und nach zehn Minuten abgeseiht. Diesen beruhigenden Tee sollten Sie etwa eine Stunde vor dem Zubettgehen trinken.

*Mit kaltem Wasser gegen Einschlafstörungen*
Wasseranwendungen – Bäder, Güsse, Waschungen etc. – sind uns natürlich besonders durch Pfarrer Sebastian Kneipp als Heilmittel bei Schlaflosigkeit bekannt.

❱ Ein kaltes Halbbad kann bei Einschlafstörungen angewendet werden: Füllen Sie Ihre Badewanne mit 15 °C kaltem Wasser. Steigen Sie langsam in die Wanne und setzen Sie sich. Das Wasser darf etwa bis zur Mitte des Unterleibes reichen. Die Badezeit soll anfangs nur sechs bis zehn Sekunden, später dann bis zu einer Minute dauern.

❱ Abendliches Wassertreten fördert ebenfalls den Schlaf. Lassen Sie in Ihre Badewanne nur so viel kaltes Wasser ein, dass es Ihnen bis knapp unter die Knie reicht. Gehen Sie in der Wanne auf und ab, wobei Sie immer ein Bein ganz aus dem Wasser heben. Sobald Sie zu frieren beginnen, müssen Sie die Anwendung beenden.

*Hinweis: Ein kaltes Bad dürfen Sie nur nehmen, falls Sie nicht schon frieren. Ebenso müssen die Füße unbedingt warm sein, wenn Sie Wassertreten.*

## Wann zum Arzt
Sie sollten auf jeden Fall einen Arzt aufsuchen, wenn

❱ das Problem mindestens drei Wochen anhält und man sich am nächsten Tag zerschlagen und erschöpft fühlt.

❱ die Schlafstörungen auf Nebenwirkungen von Medikamenten zurückzuführen sind.

❱ die Schlafstörungen hormonell bedingt sein könnten (Gynäkologe).

❱ die Schlafstörungen im Alter oder bereits bei Säuglingen, Kindern und Jugendlichen auftreten.

❱ die Schlafstörungen mit bestehenden Erkrankungen in Verbindung gebracht werden können (Facharzt).

❱ die Schlafstörungen psychisch bedingt sein könnten oder Sie an depressiven Verstimmungen leiden (Neurologe).

❱ die Schlafstörungen während der Schwangerschaft oder Stillzeit auftauchen.

❱ noch andere psychische oder körperliche Beschwerden auftreten.

❱ Sie an nächtlichem Harndrang leiden (Urologe).

❱ Sie an nächtlichen Atemnotanfällen leiden (Pneumologe).

# SCHLUCKAUF UND AUFSTOSSEN

## »Hickser und Rülpser«

Aus medizinischer Sicht ist der Schluckauf ein harmloses Symptom. Anders eingestuft wird hingegen das Sodbrennen, die brennende Variante des Aufstoßens. Dabei entweicht Magensäure in die Speiseröhre, und dieser Vorgang kann zu ernsthaften Schädigungen führen.

*Warten Sie ab, bis sich das Zwerchfell beruhigt hat. Dies geschieht am schnellsten, wenn man sich ablenkt oder von anderen ablenken lässt.*

**Wenn das Zwerchfell irritiert ist**
Mitunter ist Schluckauf zwar unangenehm, aber er ist harmlos. In der Regel verschwindet er nach kurzer Zeit wieder. Geklärt werden muss aber noch immer, warum das Zwerchfell sich plötzlich und unwillkürlich zusammenzieht.
Das Zwerchfell zieht sich krampfartig zusammen und die Stimmritze verschließt sich plötzlich. Das Einströmen der Luft wird unterbrochen, und in der Folge entstehen die typischen Schluckauflaute: das »Hicksen«.

### SYMPTOME

- Schluckauf: plötzliches unwillkürliches Zusammenziehen des Zwerchfells, dem ein rascher Verschluss der Stimmritze folgt, was ein charakteristisches Geräusch, einen Hickser produziert, häufig wiederholend, aber meist nur wenige Minuten anhaltend; in Ausnahmefällen lang anhaltend.
- Aufstoßen: Ablassen von komprimierter Luft aus dem Magen über Speiseröhre und Mund oder Nase; mitunter geräuschvoll.
- Saures Aufstoßen und Sodbrennen: Magensaft oder Teile des Speisebreis steigen die Speiseröhre hoch, vor allem nach dem Essen; sie hinterlassen einen brennenden, drückenden Schmerz.

*Ursachenforschung*
Zu den häufigsten Ursachen für einen Schluckauf zählen der Verzehr sehr kalter oder heißer Speisen oder Getränke – alkoholische Getränke (auch Alkoholmissbrauch) –, üppige Mahlzeiten, hastiges Essen oder Trinken oder auch Rauchen, starke Nervosität, Darm- und Magenerkrankungen, eine Lungenentzündung, Hepatitis, Schwangerschaft, Erkrankungen des Gehirns sowie chirurgische Eingriffe im Bauchraum.

*Normales Aufstoßen ist eine Reaktion auf die mit dem Essen verschluckte Luft.*

*Wenn's im Hals kratzt und brennt*
Beim sauren Aufstoßen gelangt Magensäure mit Teilen des Speisebreis in die Speiseröhre und führt zu einem kratzenden Gefühl hinter dem Brustbein und im Hals (→ Sodbrennen). In den meisten Fällen hat man vor dem Aufstoßen zu hastig, zu viel, zu süß oder zu sauer gegessen, worauf der Magen mit Übersäuerung reagiert. Bei Übergewicht und in der Schwangerschaft lässt sich ebenfalls oftmals Aufstoßen beobachten. Hält das Aufstoßen über einen längeren Zeitraum unvermindert an, oder es kehrt häufig zurück, ist von Schmerzen im Hals und Schluckbeschwerden begleitet, dann sollten Sie einen Arzt konsultieren. Treten gleichzeitig mit dem Aufstoßen oder Sodbrennen Schmerzen im Oberbauch auf, so könnten Gallensteine oder eine Bauchspeicheldrüsenentzündung vorliegen. Auch ein Zwerchfellbruch führt zu ständigem Sodbrennen.

*Bereits zu Beginn einer Schwangerschaft kann Sodbrennen einsetzen, da der Magenschließmuskel am Eingang schlaffer wird. Meiden Sie jetzt scharfe und schwer verdauliche Kost. Nüsse und trockene Brötchen neutralisieren die Säure.*

## So können Sie vorbeugen
Sie können den Schluckauf vermeiden, indem Sie langsam essen und die Speisen gut vorkauen. Dadurch gelangt weniger Luft in den Magen. Trinken Sie nicht zu hastig, und vermeiden Sie während des Schluckvorganges das Sprechen. Wenn Ihr Schluckauf durch das Trinken kohlesäurehaltiger Getränke entsteht, sollten Sie auf diese verzichten.
Luft oder Gas im Magen suchen nach einer Möglichkeit, um entweichen zu können. Sie sollten daher das Aufstoßen nicht bewusst unterdrücken. Fortgesetztes Aufstoßen hingegen kann ein Hinweis auf ein Magengeschwür sein.

*Vor allem bei älteren Menschen können auf nüchternen Magen eingenommene Gewürznelken dem Schluckauf vorbeugen.*

***Sodbrennen ist eine Warnung***
Schränken Sie Ihren Zigarettenkonsum ein! Rauchen ist eines der Risiken, um an einem Magenleiden zu erkranken. Trinken Sie auch weniger Kaffee, denn er enthält Gerbsäure, die den Säurespiegel im Magen erhöht. Einschränkungen gelten auch für den Alkoholkonsum.

Meiden Sie auch Süßigkeiten! Die süßen Leckereien lösen Sodbrennen durch eine erhöhte Magensäureproduktion aus, fettes Essen und säurehaltige Speisen ebenfalls.

## Was Sie tun können – Hausmittel gegen Schluckauf und Aufstoßen

Es gibt viele Patentrezepte, die mit unterschiedlichem Erfolg eingesetzt werden können. Keine dieser Methoden ist jedoch wissenschaftlich gesichert.

### Süße, saure und kalte Hausmittel

Schlucken Sie einfach ein bis zwei Teelöffel Zucker. Sie können es außerdem mit einem mit Apfelessig beträufelten Stück Würfelzucker versuchen. Oder Sie lutschen eine mit Magenbitter getränkte Zitronenscheibe. Eine weitere Möglichkeit ist, zerstoßene Eiswürfel im Mund zergehen zu lassen.

### Heiltees gegen Schluckauf und Aufstoßen

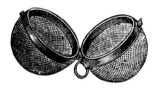

*Teekugel*

- Bibernelletee gegen Sodbrennen: Setzen Sie einen Teelöffel Bibernellenwurzel mit einem Viertelliter kaltem Wasser an; langsam bis zum Sieden erhitzen. Nach einer Minute Kochzeit seihen Sie den Ansatz ab. Trinken Sie bei Bedarf eine Tasse.
- Eibischwurzeltee: Übergießen Sie einen Esslöffel Eibischwurzel mit einem Viertelliter kaltem Wasser; drei Stunden lang unter gelegentlichem Umrühren ausziehen lassen; mehrmals täglich eine Tasse trinken.

*Schwangere Frauen sollten Liebstöckel nicht verwenden!*

- Liebstöckeltee gegen Aufstoßen und Völlegefühl: Setzen Sie zwei gestrichene Teelöffel Liebstöckelwurzel mit einem Viertelliter kaltem Wasser an; langsam bis zum Sieden erhitzen und abseihen. Trinken Sie täglich zwei Tassen. Diesen Tee

sollten Sie nicht verwenden, wenn Sie an Harnwegs- oder Nierenbeschwerden leiden.
▶ Wacholderbeerentee gegen Blähsucht und Sodbrennen: Übergießen Sie einen Teelöffel zerdrückter Wacholderbeeren mit einem Viertelliter kochendem Wasser; zehn Minuten ziehen lassen und abseihen. Trinken Sie täglich nach Bedarf eine Tasse.

### Karotten und Kartoffeln

Ein Viertelliter Karottensaft wirkt wahre Wunder. Trinken Sie ihn möglichst rasch nach Auftreten des Sodbrennens. Die Wirkung wird auch Sie verblüffen.
Rasche Linderung bringt ebenfalls die Kartoffel: Schneiden Sie eine rohe Kartoffel in Scheiben und zerkauen diese langsam und gründlich (nicht schlucken); auch der Saft aus rohen Kartoffeln bringt Erleichterung.

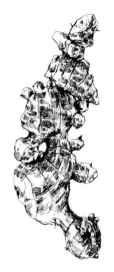

*Kauen Sie ein Stück Ingwer. Das beruhigt die Magenschleimhaut.*

### »Stellen Sie sich auf den Kopf!«

Versuchen Sie es doch mit einem Glas Wasser, das sie leicht nach vorne gebeugt trinken und dabei die Luft anhalten. Eine sehr wirksame Methode ist das Trinken von einem Glas Wasser, während Sie sich auf den Kopf stellen.

### Beruhigen Sie Ihre Magenschleimhaut

Um Ihre Magenschleimhaut zu beruhigen, können Sie ein paar Estragon-, Minze- oder Melissenblätter wie auch ein Stück Ingwer zerkauen.
Oder versuchen Sie es mit einer Scheibe Brot, indem Sie diese langsam kauen und essen.

*Tipp: Halten Sie über einen längeren Zeitraum den Atem an. Versuchen Sie erst dann zu schlucken, wenn Sie spüren, dass der Schluckauf zurückkommt. Manchmal hilft es auch, wenn Sie kräftig an der Zunge ziehen.*

## Wann zum Arzt

Ein Arztbesuch ist erst erforderlich, wenn
▶ der Schluckauf über mehrere Stunden anhält und ständig immer wiederkehrt.
▶ das Sodbrennen nach dem Aufstoßen längere Zeit anhält, häufig wiederkehrt oder von Halsschmerzen und Schluckbeschwerden begleitet ist.

# SCHNUPFEN

## Wenn die Nase läuft

Mehr als 50-mal am Tag greifen wir in Erkältungszeiten zum Taschentuch. Besser wäre es jedoch, wenn wir das tun würden, was uns schon unsere Großmütter immer vehement verboten haben: statt ins Taschentuch zu schnäuzen, das Sekret kräftig hochziehen.

Es brennt und kitzelt in der Nase! So beginnt ein simpler Schnupfen in der Regel. Niesreiz und Kopfdruck kommen dann hinzu, und man beginnt zu frösteln. Aus der Nase wird in der Folge vermehrt ein wässriges, klares Sekret ausgeschieden, die Augen tränen, die Nasenschleimhäute röten sich und schwellen an. Aus diesem Grund verstopft die Nase. In der letzten Phase wird das Nasensekret gelb und dickflüssig. Eine unangenehme Begleiterscheinung ist der schlechte oder fehlende Geruchs- und Geschmackssinn.

*»Drei Tage kommt er, drei Tage steht er und drei Tage geht er!« So erzählten es schon unsere Großmütter; und sie hatten Recht.*

### *Schnupfen durch Virusinfektion*

Es sind über hundert Schnupfenviren bekannt, die durch Tröpfcheninfektion (Niesen oder Sprechen einer erkrankten Person) oder über Hautkontakt von Mensch zu Mensch übertragen werden. Ist die Nasenschleimhaut bereits geschädigt, siedeln sich dort besonders schnell Viren an.

Verläuft der Schnupfen normal und ohne Komplikationen, so ist er nach wenigen Tagen überstanden und klingt ab. Es können sich aber auch Viren von der Nasenschleimhaut aus auf Rachen, Hals, Bronchien, Stirn- und Nebenhöhlen und über den Nasen-Ohren-Kanal in den Gehörgang ausbreiten. Zudem können sich auf der geschwächten Nasenschleimhaut Bakterien ansiedeln. Und so wird häufig aus einem einfachen Schnupfen eine Nasennebenhöhlenentzündung (Sinusitis) mit Druckgefühl oder Schmerzen in den Kieferhöhlen.

> SYMPTOME
>
> Erkältungsschnupfen: verstopfte Nase, trockene Nase, laufende Nase, Niesreiz und erhöhte Nasenschleimbildung.
> Trockene Nase: klebriges Nasensekret, Nasenschleimhautbeläge und -krusten und behinderte Nasenatmung.

*Damit Ihr Schnupfen nicht zu einer Erkältung wird: Schnupfen auskurieren, Füße warm halten und Infektionsquellen (verschnupfte Personen) meiden.*

### Weniger schnäuzen

Bei jedem kräftigen Schnäuzen werden Millionen von Krankheitserregern vom Nasen-Rachen-Raum in die Nasennebenhöhlen gepresst. Dort vermehren sie sich; eine hartnäckige Entzündung kann die Folge sein. Hier kann man sie meist nur mit Antibiotika behandeln.

Es gibt zwei Möglichkeiten, um dies zu verhindern. Entweder Sie ziehen das Nasensekret ständig hoch oder Sie unterbinden die Produktion des Nasensekrets mit abschwellenden Nasensprays und -tropfen. Eine längerfristige Anwendung dieser Mittelchen sollten Sie jedoch nicht in Anspruch nehmen, da sie die Nasenschleimhäute zu stark austrocknen können. Besser geeignet sind Schnupfensprays aus der Naturapotheke. Sie enthalten ätherische Öle bewährter Heilpflanzen.

*Hinweis: Wer sich einen Schnupfen eingefangen hat, sollte lieber auf eine Brille statt Kontaktlinsen zurückgreifen, denn beim Einsetzen und Herausnehmen der Linsen können leicht Keime von den Händen in die Augen gelangen.*

> WEITERE URSACHEN FÜR SCHNUPFEN
>
> Neben der Infektion durch Viren gibt es auch noch andere Ursachen für eine verstopfte oder laufende Nase:
> - chronisch trockener Schnupfen bei Rauchern und reinen Mundatmern oder bei Personen, die beruflich Staub und Rauch ausgesetzt sind
> - durch Gefäßerweiterung bedingter Schnupfen im Alter (so genannter vasomotorischer Schnupfen)
> - Erkältung (grippaler Infekt)
> - Heuschnupfen
> - Nasenpolypen (gutartige Wucherungen der Nasenschleimhaut)
> - reizende Stoffe (zum Beispiel Staub, Chemikalien)
> - so genannter trockener Arzneimittelschnupfen durch dauernde, regelmäßige Anwendung von Nasentropfen

## So können Sie vorbeugen

Während der Schnupfenjahreszeit (Herbst, Winter) ist Hygiene wichtig, meiden Sie außerdem den Körperkontakt zu Infizierten. Eine ausgewogene Ernährung, der Verzicht auf Rauchen und regelmäßige körperliche Betätigung stabilisieren Ihr Immunsystem, wodurch die Anfälligkeit für Infektionen durch Rhinoviren (Erkältungsviren) verringert wird. Haben Sie häufig kalte Füße? Kalte Füße machen Sie anfälliger für Schnupfen. Mit einem wärmenden Fußbad und einem warmen Kirschsteinsäckchen können Sie rasch Abhilfe schaffen. Baden Sie Ihre Füße in warmem Wasser oder halten Sie die Füße unter einen warmen Wasserstrahl. Erhitzen Sie zugleich das Kirschsteinsäckchen bei 130 °C im Backofen. Rubbeln Sie Ihre Füße gut ab, und reiben Sie sie anschließend in den warmen Kirschsteinen.

Wenn Sie anfällig für Schnupfen sind, kann auch eine vorbeugende Rotlichtbestrahlung von Nase und Nasennebenhöhlen sinnvoll und hilfreich sein.

*Anstelle der Kirschkerne können Sie auch Dinkel für ein Säckchen nehmen. Beide sind schlechte Wärmeleiter, daher bleibt die Temperatur lange konstant.*

## *Die Durchblutung auf Vordermann bringen*

Trockenbürsten wirkt manchmal Wunder, denn es regt die Durchblutung der Haut an, was dem Immunsystem gut tut. Verwenden Sie eine mittelharte Bürste, am besten mit Naturborsten. Damit bürsten Sie Arme und Beine in Längsrichtung, den übrigen Körper mit kreisenden Bewegungen im Uhrzeigersinn hin zum Herzen. Beginnen Sie immer mit der rechten Körperhälfte, Füße und Beine werden zuerst immer außen, dann innen gebürstet; anschließend ist das Gesäß, zum Schluss die Hüfte dran. Die Arme werden beginnend mit den Händen bis zur Schulter gebürstet. Der Reihe nach werden dann Brust, Bauch und Rücken trockengebürstet. Für den Rücken nehmen Sie ein Massageband.

*Süßes »Früchtchen« mit Heilwirkung: die Kirsche.*

## *Härten Sie den Körper ab*

Morgendliche Wechselduschen empfehlen zum Abhärten. Drei Minuten lang duschen Sie sich mit heißem Wasser – so heiß Sie es vertragen –, anschließend für 20 Sekunden so kalt, wie es geht. Führen Sie diese Wechseldusche dreimal hintereinander durch.

Wenn keine Beschwerden vorliegen und Sie gerne in die Sauna gehen, dann tun Sie es ein- bis zweimal pro Woche zur aktiven Vorbeugung. Saunabesuche dienen der Abhärtung des Körpers. Sollten Sie bereits erkältet sein, müssen sie allerdings auf dieses Vergnügen verzichten.

Haben Sie sich kalte oder gar nasse Füße geholt? Machen Sie sich so schnell wie möglich ein warmes Fußbad. Beginnen Sie mit einer Ihnen angenehmen Wassertemperatur. Steigern Sie dann die Temperatur durch Zugabe von wärmerem Wasser auf etwa 38 °C. Nach eines Viertelstunde reiben Sie Ihre Füße trocken und ziehen sich warme Socken an.

### *Ruhe, Schlaf und feuchtwarme Luft*

Gönnen Sie Ihrem Körper die nötige Ruhe und Schlaf. Dies sind die einfachsten Hausmittel, um einer Erkältung entgegenzutreten. Nehmen Sie viel Flüssigkeit – besonders Wasser und Kräutertee sowie frisch gepresste Obst- und Gemüsesäfte – zu sich. Sie sollten eineinhalb bis zwei Liter Flüssigkeit pro Tag zu sich nehmen.

In jedem Fall sollten Sie sich in warmen, jedoch nicht überhitzten Räumen aufhalten. Mit einer einfachen Methode können Sie die Raumluft anfeuchten, um die Austrocknung Ihrer Schleimhäute zu verhindern. Hängen Sie feuchte Tücher im Raum auf.

*Stellen Sie zur Vorbeugung in trockenen Räumen Schalen mit heißem Wasser auf, und geben Sie einige Tropfen ätherisches Öl dazu, beispielsweise Fichtennadel oder Eukalyptus. Den gleichen Zweck erfüllt eine Duftlampe mit entsprechenden Zusätzen.*

## Was Sie tun können – Hausmittel gegen den Schnupfen

Der erste Anflug einer Erkältung kann in der Regel mit einfachen Mitteln bekämpft werden. Nehmen Sie Vitamin C zu sich, sobald Sie erste Anzeichen eines aufkommenden Schnupfens verspüren. Vitamin C ist in Orangen-, Grapefruit- und Preiselbeersaft enthalten. Ausreichend frisches Obst und Gemüse sind daher eine Grundvoraussetzung, um die ersten Symptome im Keim zu ersticken. Man schreibt Vitamin C eine Schutzwirkung gegen Schnupfen und Erkältungskrank-

*Unsere Vorfahren schworen zudem auf die Heilkraft einer leckeren Hühnersuppe. Inzwischen ist erwiesen, dass dieses alte Hausmittel bei Schnupfen und Erkältungskrankheiten sehr wirksam ist. Das darin vorkommende Spurenelement Zink hilft dabei, Viren und Bakterien zu bekämpfen.*

heiten zu. Diese positive Wirkung konnte bisher wissenschaftlich allerdings nicht belegt werden.

Der tägliche Vitamin-C-Bedarf für Erwachsene liegt bei etwa 60 bis 75 Milligramm. Frauen, die die Pille nehmen, benötigen hingegen 80 Milligramm Vitamin C, Raucher etwas größere Mengen (etwa 100 Milligramm).

Vitaminmengen über dem normalen Tagesbedarf werden mit dem Urin wieder ausgeschieden. Eine Überversorgung mit Vitamin C kann schwerwiegende Folgen haben: Bei extrem hohen Dosen (mehr als vier Gramm pro Tag) kann es zu einer Überforderung der Nieren und zu Durchfall kommen oder gar zu Verdauungsbeschwerden und Nierensteinen führen.

### Nasenkompressen mit Apfelessig

Ist die Nase rot und entzündet? Dann helfen warme Kompressen mit Apfelessig. Verrühren Sie einen Esslöffel Apfelessig mit einem Glas warmem Wasser, und tränken Sie damit ein kleines Baumwolltuch. Wringen Sie es aus, und drücken Sie es für ein paar Minuten auf die Nase. Diese Anwendung können Sie mehrmals täglich durchführen.

### Wohlig warme Bäder bringen die Nase zum Laufen

Ein heißes Bad wirkt lindernd auf den Schnupfen. Die ätherischen Öle von Eukalyptus, Fichtennadel, Thymian, Salbei oder Pfefferminze unterstützen die Wirkung. Schon zehn Tropfen eines Öls oder einer Ölmischung genügen für ein Vollbad. Damit sich das Öl im Wasser besser löst, nehmen Sie ein bis zwei Esslöffel eines Emulgators: Zitronensaft, Milch, Sahne oder Honig. Die Badetemperatur von 39 °C sollte nicht überschritten werden und die Dauer des Bades bei höchstens einer Viertelstunde liegen. Nach dem Bad sollten Sie sich warm einpacken und ins Bett legen. Achten Sie beim Kauf ätherischer Öle auf die Etikettenbeschriftung. Zu den Qualitätsmerkmalen zählen die Reinheit des Öls, die botanische Bezeichnung und die Angabe des Herkunftslandes.

*Vorsicht: Ätherische Öle dürfen Sie auf keinen Fall bei Säuglingen und Kleinkindern anwenden!*

▶ Fichtennadelbäder stärken die Abwehrkräfte, wirken anregend und sorgen für eine bessere Durchblutung. Geben Sie auf zwei Liter Wasser drei Hand voll Fichtennadeln und bringen Sie diese Mischung zum Kochen. Nach etwa einer Viertelstunde kann der Sud abgeseiht und dem Vollbad beigemischt werden.

▶ Temperaturansteigende Fußbäder helfen insbesondere bei beginnenden oder leichten Atemwegsentzündungen. Füllen Sie einen Eimer oder eine Wanne bis zur Wadenhöhe mit eiskaltem Wasser, einen zweiten Eimer füllen Sie mit warmem Wasser. Stellen Sie beide Gefäße in die Wanne. Beginnen Sie für 10 bis 15 Minuten im warmem Wasser. Lassen Sie dann heißes Wasser nachlaufen, damit die Temperatur langsam ansteigt. Das Wasser sollte dabei höchstens etwa 38 bis 40 °C erreichen. Stellen Sie abschließend beide Füße kurz in das kalte Wasser. Trocknen Sie Ihre Beine nicht ab, sondern ziehen Sie über die noch feuchten Füße Wollstrümpfe. Wie oft Sie diese Anwendung pro Tag durchführen, bleibt Ihnen überlassen!

*Auch dem Fußbad können Sie nach Belieben pflanzliche Zusätze beimischen.*

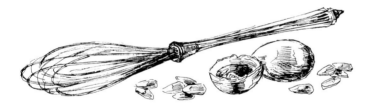

*Eine Mischung aus Eiern und Honig lindert Schnupfenbeschwerden.*

### *Eiermilch bringt Erleichterung*
Schlagen Sie ein frisches Eigelb und zwei Teelöffel Honig mit einem Schneebesen (wahlweise Mixer) schaumig. Geben Sie nach und nach eine Tasse heiße Milch hinzu. Trinken Sie die Eiermilch am besten vor dem Schlafengehen.

### *Heiltees gegen Schnupfen*
Bei Erkältungskrankheiten haben sich Kräutertees bewährt. Dazu zählen besonders Heiltees aus Kamille, Linden- und Holunderblüten, aus Heublumen, Eukalyptus, aus Minze, Rosmarin, Kiefern- und Fichtennadeln, Eibisch und Schafgarbe. Im Normalfall nehmen Sie auf eine Tasse Wasser einen Teelöffel Teekraut und lassen es für fünf bis zehn Minuten ziehen und seihen es ab.

- Anis- und Fenchelfrüchtetee mit Thymian und Salbei: Sie benötigen 60 Gramm Anisfrüchte, 40 Gramm Thymiankraut, 30 Gramm Fenchelfrüchte und 20 Gramm Salbeiblätter. Übergießen Sie einen Teelöffel der Teemischung mit einer Tasse kochendem Wasser; zehn Minuten lang zugedeckt ziehen lassen und abseihen. Trinken Sie davon zweimal täglich eine Tasse.
- Efeutee: Übergießen Sie einen gehäuften Teelöffel Efeublätter mit einem Viertelliter kochendem Wasser; nach zehn Minuten abseihen. Mit Honig gesüßt bei Bedarf trinken.
- Holunder-Schwitztee: Übergießen Sie vier gehäufte Teelöffel Holunderblüten mit einem halben Liter kochendem Wasser; nach zehn Minuten abseihen. Der Tee muss sehr warm getrunken werden.
- Reizlindernder Kräutertee: Sie benötigen je 20 Gramm Königskerzenblüten, Bibernell- und Eibischwurzel. Übergießen Sie einen Teelöffel der Kräutermischung mit einem Viertelliter kochendem Wasser. Lassen Sie die Mischung zehn Minuten ziehen. Trinken Sie dreimal täglich eine Tasse schluckweise nach den Mahlzeiten.
- Malventee mit Basilikum und Quendel: Mischen Sie Malve, Basilikum und Quendel zu gleichen Teilen und nehmen pro Tasse Tee einen Esslöffel der Kräutermischung. Trinken Sie eine Tasse des Tees, den Sie etwa fünf Minuten ziehen lassen, nach den Mahlzeiten.
- Schlüsselblumentee: Übergießen Sie einen Esslöffel getrocknete Schlüsselblumenblüten und -blätter mit einer Tasse kochendem Wasser. Lassen Sie den Tee etwa zehn Minuten ziehen und seihen Sie ihn ab. Trinken Sie mehrmals täglich eine Tasse.
- Wenn aus dem Schnupfen eine Erkältung mit Fieber und Abgeschlagenheit wird, kann der folgende Fiebertee Linderung verschaffen: Lindenblüten- oder Holunderblütentee unterstützt beim Schwitzen. Übergießen Sie ein bis zwei Teelöffel Blüten mit einer Tasse heißem Wasser, und lassen Sie den Tee zehn Minuten ziehen. Seihen Sie ihn ab, und trinken Sie ihn in schluckweise.

*Hinweis: Schlüsselblumentee ist nicht für Menschen geeignet, die an einer so genannten Primelallergie leiden.*

▶ Als Nasenspülung hilft Zinnkrauttee: Ein bis zwei Teelöffel geschnittenes Kraut entweder zwölf Stunden lang mit kaltem Wasser ausziehen oder mit heißem Wasser übergießen und nach etwa einer halben Stunde abseihen.

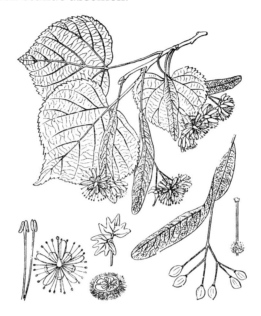

*Lindenblütentee lindert Fieberbeschwerden und aktiviert die körpereigenen Abwehrkräfte.*

### Inhalationen treiben den Schnupfen aus

▶ Kamillendampfbad: Übergießen Sie zwei Esslöffel Kamillenblüten mit einem Liter kochendem Wasser, und inhalieren Sie täglich zweimal zehn Minuten lang. Ersatzweise können Sie selbst Kamillenöl herstellen, von dem sie einige Tropfen (fünf bis zehn) dem kochenden Wasser zugeben. Vermengen Sie dafür 100 Gramm frische Kamillenblüten mit einem halben Liter Olivenöl. Stellen Sie diesen Ansatz für sechs Wochen an einen hellen und sonnigen Ort. Sie sollten die Flasche mit dem Öl nach Möglichkeit täglich schütteln. Nach dem Abseihen füllen Sie dieses Öl in lichtundurchlässige Flaschen um.

*Tipp: Auf zu viel Alkohol und vor allem auf das Rauchen sollten Sie bei Schnupfen grundsätzlich verzichten.*

▶ Linderung verschafft die Inhalation mit Fichtensprossen: Bringen Sie zwei Liter Wasser zum Kochen, und geben Sie zwei Esslöffel Fichtensprossen hinzu. Zweimal täglich, etwa zehn Minuten lang, können Sie den aufsteigenden Dampf inhalieren.

### Nasentropfen für Babys

Bei Säuglingen helfen Nasentropfen aus physiologischer Kochsalzlösung oder pflanzliche ätherische Öle, die auf die Kleidung oder Bettwäsche getropft werden. Ganz wichtig: Für Säuglinge nur Präparate ohne Menthol verwenden. Bei stark verstopfter Nase Säuglingstropfen verabreichen, denn Säuglinge bekommen bei schlechter Nasenatmung Schwierigkeiten beim und mit dem Trinken.

### Vitamin C pur

▶ Anti-Grippe-Vitaminmix: Sie benötigen eine Orange, eine Zitrone, zwei Esslöffel Heidelbeersaft und einen Esslöffel Sanddornsaft. Pressen Sie die Früchte aus, und mischen Sie sie mit dem Heidel- und dem Sanddornsaft. Täglich ein Glas trinken!

*Zitronensaft befreit eine verstopfte Nase schnell. Pressen Sie eine Zitrone aus, und ziehen Sie einen Teelöffel davon in die Nase hinauf. Lassen Sie die Flüssigkeit kurz einwirken, dann ausschnäuzen!*

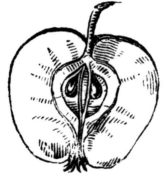

*Äpfel sind hervorragende Vitamin- und Mineralstofflieferanten und daher zur Selbstbehandlung von Schnupfenerkrankungen sehr gut geeignet.*

▶ Aufbaudrink: Pressen Sie aus einem Apfel, einer Orange und einer halben Grapefruit jeweils separat die frischen Säfte. Vermischen Sie sie erst nach dem Entsaften. Ist Ihnen der Geschmack zu kräftig, können Sie mit Pfirsichsaft abschmecken, bis Ihnen der Saft zusagt.

▶ Paprika ist ein absoluter Vitamin-C-Renner. Die Schote enthält sogar ein Vielfaches mehr als jede Zitrone. Für einen Heilsaft waschen Sie die Paprika und entfernen die Kerne. Schneiden Sie die Schote in Stücke und geben sie in den Entsafter. Trinken Sie bis zu dreimal täglich ein Glas Paprikasaft.

▶ Vitamincocktail: Sie benötigen eine Orange, eine halbe Zitrone, einen Apfel und ein halbes Glas weißen Traubensaft.

Pressen Sie die Früchte aus, und mischen Sie sie mit dem Traubensaft – fertig ist ein schmackhafter Vitamintrunk!

### *Die Zwiebel*
◗ Hat Ihr Kind Schnupfen? Zerquetschen Sie rohe Zwiebeln, und vermischen Sie diese mit Honig. Geben Sie Ihrem Kind davon löffelweise zu essen, das lindert die Beschwerden.
◗ Auch Zwiebelsirup tut guten Dienst bei Schnupfen. Zerkleinern Sie Zwiebeln, und kochen Sie sie mit Zucker und Wasser behutsam ein. Pressen Sie anschließend die Zwiebelmasse aus. Den Saft können Sie mehrmals täglich einnehmen.
◗ Zwiebeltropfen gegen eine verstopfte Nase: Pressen Sie eine Zwiebel aus und geben mit einer Pipette ein paar Tropfen in jedes Nasenloch. Sie werden sehen: Im Handumdrehen ist Ihre Nase frei!

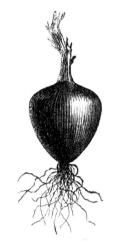

*Ein altes Hausmittel bei Schnupfen: die Zwiebel.*

### **Wann zum Arzt**
Schnupfen ist keine Erkrankung, die sofort nach ärztlicher Behandlung verlangt. Mit den beschriebenen Hausmitteln und einer Portion Geduld (»Drei Tage kommt er, drei Tage steht er, und drei Tage geht er!«) können Sie Schnupfenbeschwerden wirkungsvoll und sanft lindern. Der Griff zum Arzneimittelschrank ist nur in seltenen Fällen notwendig. Suchen Sie jedoch einen Arzt auf, wenn
◗ der Verdacht auf Arzneimittelnebenwirkung besteht.
◗ der Verdacht auf eine Nasennebenhöhlenentzündung besteht.
◗ der Verdacht auf Heuschnupfen besteht.
◗ die Beschwerden nicht nachlassen, eher stärker werden.
◗ die Nasenschleimhaut stark austrocknet.
◗ ein Kind unter sieben Jahre erkrankt ist.
◗ sich eitriger oder blutiger Schleim bildet.
◗ sich hohes Fieber und starke Abgeschlagenheit einstellen.
◗ Sie auch an Zuckerkrankheit oder Bluthochdruck leiden.
◗ Sie schwanger sind oder stillen.
◗ Stirnkopf- oder Ohrenschmerzen hinzukommen.

# SCHUPPENFLECHTE (PSORIASIS)

## Wenn die Haut schuppig glänzt und glitzert

Die Schuppenflechte ist eine chronische Hautkrankheit. Sie verläuft in der Regel schubweise. Sie tritt häufig im zweiten Lebensjahrzehnt oder nach dem 50. Lebensjahr zum ersten Mal auf. In den meisten Fällen ist die Psoriasis erblich bedingt, und mehrere Mitglieder einer Familie leiden darunter.

*Für viele, die an Schuppenflechte leiden, ist es besonders problematisch, wenn sie an für andere sichtbaren Stellen auftritt.*

### Verstärkte Hautzellenproduktion

Die silbrigweiße Schuppenflechte tritt verstärkt im Herbst oder Winter auf. Dabei tritt in seltenen Fällen Juckreiz auf, und an den betroffenen Hautteilen kommt es zur überdurchschnittlich schnellen Hautzellenproduktion.

Die Psoriasis ist eine gutartige, vermutlich erblich bedingte chronische Hauterkrankung. Eine Funktionsstörung des Hautorgans ist die Ursache der Schuppenflechte.

Die Produktionsgeschwindigkeit von Hautzellen ist durch diese funktionelle Störung extrem beschleunigt, wodurch die Reifezeit der Hautzellen stark verkürzt wird. Durch diesen Vorgang dringen die Hautzellen schnell aus den tieferen Hautschichten an die Hautoberfläche empor. Dadurch entstehen die für die Schuppenflechte so typischen Hautentstellungen: scharf begrenzte, gerötete und schuppende Herde. Am häufigsten sind folgende Körperpartien betroffen:

- Kniescheiben und Ellenbogen
- Bauchnabel und Kreuzbeinregion
- Kopfhaut
- Fingernägel: mit Grübchenbildung und Verfärbung
- Hände und Füße: mit schmerzhaften Rissen oder Bläschen
- Gelenke: In extremen Fällen kann es auch zu starken Gelenkbeschwerden bis hin zur Deformierung kommen.

> **SYMPTOME**
>
> Scharf begrenzte, etwas erhabene und gerötete Haut (besonders häufig an Kopf, Haaransatz, Knie und Ellenbogen), silbrigweiße, glimmerartige Schuppen bevorzugt an Ellenbogen, Knie und untere Rückenpartien, auch Befall der Kopfhaut sowie der Nägel durch Grübchenbildung und Ablösung sowie seltener auch Schleimhäute oder Gelenke durch Schwellung, Schmerzen und Steifigkeit in Finger- und Zehengelenken, → Juckreiz.

### *Dann wird's schlimmer*

Die Ursachen der Schuppenflechte sind noch nicht geklärt. Allerdings weiß man heute, wodurch eine Verschlechterung oder ein Krankheitsschub ausgelöst werden kann. Infektionskrankheiten wie Grippe und eine Erkältung, Medikamente (zum Beispiel Malariamittel oder Betablocker) sowie emotionale Belastungen zählen ebenso zu den Übeltätern wie auch ein einfacher Sonnenbrand oder Hautverletzungen.

*Es genügt schon, wenn nur ein Elternteil an Schuppenflechte erkrankt ist, um das erblich bedingte Risiko für die Kinder zu erhöhen.*

### *Formen der Schuppenflechte*

Man unterscheidet mehrere Formen der Schuppenflechte, wobei die gewöhnliche Schuppenflechte (Psoriasis vulgaris) weit häufiger auftritt als die pustulöse Schuppenflechte (Psoriasis pustulosa). Eine Sonderform ist die Psoriasis arthropathica, die Gelenkbeschwerden auslösen kann.
Bei der gewöhnlichen Form treten die Hauterscheinungen an den Streckseiten des Körpers auf: an den Ellenbogen, den Knien und am Kreuzbein. Manchmal sind auch die Kopfhaut, die Finger- und Fußnägel befallen. Bei der pustulösen Schuppenflechte entwickeln sich Bläschen, die mit Flüssigkeit gefüllt sind. Wenn diese Blasen platzen, können sie Entzündungen hervorrufen.

*Keine Ansteckungsgefahr! Die Schuppenflechte ist nicht ansteckend!*

## So können Sie vorbeugen

Eine grundsätzliche Vorbeugung ist nicht möglich! Immerhin können Sie mit bestimmten Maßnahmen neuerlichen Schüben vorbeugen. Zuallererst sollten Sie Ihren Alkoholkonsum verringern oder ganz einstellen. Eine gesunde und vitaminreiche Ernährung trägt sicher ebenfalls dazu bei, das Allgemeinbefinden und damit den Hautzustand zu verbessern.

Vermeiden Sie Stress und psychische Belastungen. Gelingt Ihnen das nicht von vornherein, können Sie mit Entspannungsübungen versuchen, Ihren körperlichen Stress auszugleichen. Außerdem sollten Sie jede Art von Verletzung oder Schädigung der Haut vermeiden. Hautpflege gehört ebenfalls dazu. Verwenden Sie milde Öle und Cremes, die keine Parfümstoffe enthalten.

*Baumwolle, Wolle und Seide behindern die Hautatmung nicht und sind hautverträglich. Wichtig sind auch Naturstoffe für die Bett- und Unterwäsche.*

Die Schuppenflechte tritt aufgrund der geringeren UV-Strahlung meist im Winter auf. Nutzen Sie daher jeden Sonnenstrahl umso stärker. Einen Sonnenbrand sollten Sie dabei aber auf jeden Fall vermeiden. Setzen Sie die betroffenen Hautstellen lieber nur kurze Zeit der Sonne aus, oder suchen Sie sich einen Platz im Schatten. Sonnenschutzcremes verhindern den positiven Effekt.

## Was Sie tun können – Hausmittel gegen Schuppenflechte

Bei Schuppenflechte können Sie mit Hausmitteln die schlimmsten Beschwerden lindern, jedoch nicht ausheilen. Zum Feuchthalten der Haut und Aufweichen der Schuppen beispielsweise können Sie eine harnstoffhaltige Creme auftragen und zum Abschälen der Schuppen fette, salizylsäurehaltige Salben verwenden. Shampoos, Salben, Gele und Cremes mit Schwefel- und Teersubstanzen wirken gegen die Symptome der Schuppenflechte. Sie riechen allerdings meistens ziemlich unangenehm und verursachen Flecken.

*Den selten auftretenden Juckreiz kann man mit Kälte mindern. Packen Sie zerstoßenes Eis in einen Plastikbeutel, verschließen ihn fest, wickeln ein Tuch darum und legen die Packung auf die juckende Stelle.*

### Heiltees für innen und außen

▶ **Heidelbeerblättertee:** Übergießen Sie ein bis zwei Teelöffel Heidelbeerblätter mit einem Viertelliter kochendem Wasser. Nach zehn Minuten kann der Tee abgeseiht und zwei- bis dreimal täglich eine Tasse schluckweise getrunken werden. Sie können auch für einen Umschlag ein Baumwoll- oder Leinentuch mit dem Tee befeuchten und auf die betroffene Stelle legen oder Waschungen damit durchführen.

- Kräutertee gegen Schuppenflechte: Sie benötigen je 20 Gramm Stiefmütterchen- und Ehrenpreiskraut, Löwenzahnwurzel, Kamillen- und Ringelblumenblüten. Übergießen Sie einen Teelöffel der Mischung mit einem Viertelliter kochendem Wasser; zehn Minuten zugedeckt ziehen lassen; zwei- bis dreimal täglich eine Tasse nach den Mahlzeiten, kurmäßig drei Wochen lang.
- Roterlentee gilt als wohltuendes Heilmittel bei Hauterkrankungen. Übergießen Sie einen Esslöffel Blätter und Rinde des Roterlenbaumes mit einem Viertelliter kochendem Wasser. Nach zehn Minuten kann der Tee abgeseiht und schluckweise getrunken werden. Sie können auch für einen Umschlag ein Baumwoll- oder Leinentuch mit dem Tee befeuchten und auf die betroffene Stelle legen.
- Tee gegen Schuppenflechte: Sie benötigen 25 Gramm Sarsaparillewurzel, je zehn Gramm Erdbeer- und Brombeerblätter sowie fünf Gramm Faulbaumrinde. Übergießen Sie zwei Teelöffel der Mischung mit einem Viertelliter lauwarmem Wasser; zwölf Stunden ausziehen lassen. Zwei- bis dreimal täglich eine Tasse schluckweise trinken.

*Die Sarsaparille galt in früherer Zeit als ein ausgezeichnetes Mittel gegen die Geschlechtskrankheit Syphilis. Sie wurde darüber hinaus als Blutreinigungsmittel gebraucht.*

### Knoblauch – leckeres Hausmittel

- Betupfen Sie die Schuppenflechte regelmäßig mit einer Mischung aus Knoblauchessig und Wasser (Mischungsverhältnis: 1 : 3): Knoblauchzehen klein hacken (eine rohe Zehe auf eine Tasse Obst- oder Weinessig), in eine weithalsige Flasche geben und mit der entsprechenden Menge Essig auffüllen; zwei bis drei Wochen gut verschlossen ziehen lassen; dann den Knoblauch abseihen.
- Mischen Sie eine zerdrückte Knoblauchzehe mit einem Esslöffel Honig. Streichen Sie diese Mischung behutsam auf die entzündeten Stellen. Statt der frischen Zehen können Sie auch 20 Tropfen Knoblauchtinktur mit dem Honig vermischen und auftragen: Knoblauchzehen schälen, in Scheiben schneiden, in ein Glas geben und mit klarem Schnaps aufgießen (Mischungsverhältnis: Zehen einer halben Knolle auf einen Liter Alkohol mit mindestens 45 Volumprozent). Ver-

schließen Sie das Glas luftdicht und lagern Sie alles zwei Wochen lang an einem warmen Ort; gelegentlich schütteln. Danach den Knoblauch abseihen und die Tinktur in dunklen Flaschen aufbewahren.

### Ein feiner Trank für den Stoffwechsel

Für diesen Stoffwechseldrink benötigen Sie eine Orange, eine Karotte, zwei fein geraspelte Äpfel und einen halben Liter Buttermilch. Orange und Karotte entsaften, mit der Buttermilch vermischen und eine halbe Stunde kühl stellen. Geben Sie abschließend die geraspelten Äpfel dazu – schon ist der Drink trinkfertig.

*Welche Nahrungsmittel die Schuppenflechte verstärken, finden Sie am einfachsten durch Ausprobieren heraus.*

#### DIE FRAGE DER ERNÄHRUNG

Für einen Zusammenhang zwischen Ernährungsgewohnheiten und Schuppenflechte gibt es keine wissenschaftlichen Belege. Trotzdem konnte man bei Patienten beobachten, dass sich das Krankheitsbild zum Teil erheblich verbesserte, wenn bestimmte Diäten durchgeführt wurden. Auch Fastenkuren trugen zu einer Verbesserung bei. Am besten sprechen Sie mit Ihrem Arzt darüber, welche Form einer Fastentherapie oder Diät für Sie infrage kommen könnte.

### Den Stoffwechsel mit Urin ankurbeln

Ein Urineinlauf unterstützt den Stoffwechsel und entgiftet: Kaufen Sie sich in der Apotheke oder im medizinischen Fachhandel einen so genannten Irrigator. Füllen Sie ihn mit frischem oder altem Urin (eventuell mit Wasser strecken). Legen Sie sich für die Durchführung mit angezogenen Beinen auf die linke Seite (mit einem Kissen unter den Hüften etwas polstern), und führen Sie die mit Vaseline eingefettete Spitze des Einlaufrohrs vorsichtig etwa fünf Zentimeter tief in den After ein. Versuchen Sie, die Gefäßmuskulatur zu entspannen. Damit der Urin langsam in den Darm einlaufen kann, sollte der Irrigator hochgehalten werden. Lassen Sie den Urin nur in kleinen Portionen einlaufen, damit der Darm nicht überdehnt wird. Versuchen Sie, den Druck im Darm etwa zehn Minuten auszuhalten, bevor Sie die Flüssigkeit herausfließen lassen.

*Wasseranwendungen und Bäder*
Zum Geschmeidighalten der Haut können Sie mit einem Ölbad die Schuppen aufweichen und ablösen. Anschließend sollten Sie die Haut gut eincremen (Körperöle, fette Körpercremes usw.).
❱ Bäder mit Salz aus dem Toten Meer sind schon lange bei Hauterkrankungen als Anwendung bekannt. Sie bekommen diese in Apotheken und Drogerien. Halten Sie sich aber an die Packungshinweise.
❱ Kochen Sie ein bis zwei Esslöffel Eichenrindenstücke mit einem halben Liter Wasser fünfzehn Minuten lang; abseihen und auskühlen lassen. Tränken Sie ein Leinen- oder Baumwolltuch mit dem Absud und legen dieses auf die betroffene Stelle. Wechseln Sie das Tuch, bevor es trocken wird. Am besten ist es, die Anwendung dreimal täglich durchzuführen. Ebenso können Sie den Absud einem Vollbad zugeben, in dem Sie maximal 20 Minuten baden.
❱ Schuppenflechte-Kräuterbad: Kochen Sie eine Tasse Hafer mit 15 Gramm Kamillenblüten ab. Geben Sie den Absud sowie 250 Gramm Meersalz und einen Esslöffel Apfelessig in das Badewasser, und baden Sie etwa 20 Minuten lang.

*Hinweis: Die in der Eichenrinde enthaltenen Gerbstoffe können die Beschwerden bei entzündlichen Hauterkrankungen mildern.*

## Wann zum Arzt
Beim ersten Verdacht auf Schuppenflechte sollten Sie einen Facharzt (Dermatologen) aufsuchen. Gemeinsam mit dem Arzt sollte eine Therapie entwickelt werden, die sich der jeweiligen Hautsituation und dem Hauttyp anpasst. Sie sollten den Arzt auch dann aufsuchen, wenn
❱ Juckreiz auftritt oder entzündliche Hautveränderungen vorliegen.
❱ Ekzeme (Hautausschläge) unbekannter Ursache auftauchen (→ Neurodermitis).
❱ eine starke Hautrötung mit Pusteln, Bläschen oder Hautschuppung auftritt.

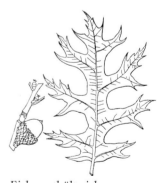

*Eiche enthält viel medizinisch wirksame Gerbstoffe*

# VORGESTELLT: KNEIPP

Das Besondere am Gesundheitskonzept von Pfarrer Sebastian Kneipp (1821 bis 1897) ist das Zusammenspiel folgender fünf Elemente:
- Wasser steigert die Leistungsfähigkeit, stärkt die Selbstheilungskräfte und verbessert das Körperbewusstsein.
- Bewegung – natürlich nicht im Übermaß oder als Leistungssport – verbessert Kraft, Ausdauer und Koordination. Dadurch wird Freude geweckt, das Selbstwertgefühl gestärkt, Stressbelastungen verringern sich.
- Mit natürlichen, milden Wirkstoffen schützen Heilpflanzen vor Erkrankungen, sie lindern viele Beschwerden.
- Ernährung soll vielseitig, schmackhaft und vollwertig sein. Frische und naturbelassene Nahrungsmittel bilden die Basis für Wohlbefinden und Vitalität.
- Lebensgestaltung bedeutete für Kneipp, die aufbauenden Kräfte für Körper, Seele und Geist zu erkennen, und diese auch zu nutzen. Eine ausgewogene und möglichst natürliche Lebensgestaltung führt zu einer höheren Lebensqualität und damit zu mehr Harmonie mit dem Umfeld.

Doch nur gemeinsam bilden diese fünf Kneipp'schen Pfeiler die Grundlage für einen gesunden Lebensstil und für ein ganzheitliches Naturheilverfahren.

**Wasser pur**

Im Rahmen der natürlichen Lebens- und Heilweise ist Wasser ein wichtiger Bestandteil des Kneipp'schen Systems.

Die Güsse sind für den Hausgebrauch eine wirklich gute Möglichkeit, um die verschiedensten akuten oder auch chronischen Krankheiten mit einfachsten Mitteln zu behandeln. Mit ihrer Hilfe soll der Wärmehaushalt des Körpers wieder ins Gleichgewicht gebracht werden. Durch den Wärme- oder Kältereiz des Wassers wird das vegetative Nervensystem angesprochen.

Man unterscheidet folgende Arten von Güssen: Knie-, Schenkel- und Armgüsse, Ober-, Voll-, Kopf- und Gesichtsguss sowie den Rücken- und den Nackenguss. Die meisten Güsse werden ohne Druck vorgenommen, das bedeutet, dass das Wasser nur aus dem Schlauch quillt und nicht spritzt. Konträr sind hingegen die so genannten Druckstrahlgüsse. Dazu zählt man beispielsweise den Blitzguss, bei dem zusätzlich durch den Druck mechanische Reize auf den Körper ausgeübt werden. Güsse können kalt (bis 18 °C), temperiert (18 bis 22 °C), wechselwarm – zunächst warm bei 36 bis 38 °C, dann kalt bei 18 °C – oder ansteigend (von etwa 30 °C bis ca. 43 °C) durchgeführt werden. Ansteigende oder heiße Güsse empfehlen sich bei muskulären Verspannungen, kalte Güsse zur Abhärtung und Durchblutungsverbesserung. Folgendes gilt für alle Güsse:

- Machen Sie nie einen kalten Guss auf kalte Haut oder bei Kältegefühl oder Frösteln.
- Der Raum, in dem Sie den Guss durchführen wollen, muss gut warm sein. Es darf kein Zugwind herrschen.
- Der Guss sollte in Ruhe und mit Konzentration durchgeführt werden.
- Atmen Sie vor dem Guss ein und mit Beginn des Gusses langsam wieder aus.
- Güsse dürfen Sie nicht unmittelbar nach dem Essen oder vor beziehungsweise nach körperlichen Anstrengungen durchführen.
- Nach allen Gussanwendungen sollte Bettruhe eingehalten werden.

### Wassertreten

Eine Anwendung, die ebenfalls problemlos zu Hause durchgeführt werden kann, ist Wassertreten. Lassen Sie in die Badewanne so viel kaltes Wasser einlaufen, dass es Ihnen bis unter die Knie reicht. Gehen Sie in der Wanne auf und ab, wobei Sie immer ein Bein ganz aus dem Wasser heben. Wenn Sie zu frieren beginnen, müssen Sie die Anwendung beenden. Eine wichtige Voraussetzung beim Wassertreten ist, dass Ihre Füße vorher warm sind.

### Weitere Anwendungen

Sebastian Kneipp kannte noch andere Anwendungsmöglichkeiten:

- Waschungen
- Abreibungen
- Wickel und Umschläge
- Auflagen und Kompressen
- Packungen
- Bäder und Teilbäder

Der Unterschied bei den Anwendungen liegt in der Temperatur: Kälte wirkt erfrischend und macht wach, Wärme entspannt und beruhigt. Es muss auch nicht immer ein Vollbad sein, manchmal genügt ein Halbbad – je nach Beschwerden. Inzwischen weiter verbreitet sind Bewegungsbäder bei verschiedensten Beschwerden. Der Vorteil dabei ist, dass die Gelenke im Wasser entlastet werden. Die Wirkung der einzelnen Anwendungen kann mit entsprechenden Zusätzen aus Heilpflanzen unterstützt beziehungsweise verstärkt werden.

# SCHÜRFWUNDEN UND KLEINE VERLETZUNGEN

### Wenn es blutet und schmerzt

Im täglichen Leben erleben wir oft kleinere Verletzungen, Abschürfungen oder Schnittwunden. Besonders Kinder bringen oft Hautabschürfungen und kleine Wunden mit nach Hause. Meist kann man kleinere Verletzungen selbst versorgen und behandeln. Gehen die Schnitt und Schürfungen tiefer, müssen sie vom Arzt behandelt und eventuell genäht werden. Dabei dürfen allerdings nicht mehr als sechs Stunden seit der Verletzung vergangen sein.

*Offene Wunden*
Schnitt- und Schürfwunden können oberflächlich sein oder tiefer ins Gewebe gehen. Dabei können größere Gefäße verletzt werden, es kann zu starken Blutungen kommen. Extrem gefährlich sind derartige Verletzungen in der Nähe von Nerven, Sehnen oder Organen sowie in Augennähe. Durch offene Wunden können leicht Keime tief in die Haut und auch in die Blutbahn gelangen. Ist die Wunde verunreinigt, kann sie sich nach einiger Zeit (bis zu 24 Stunden) entzünden. Es kommt zu einer Schwellung, Rötung tritt auf und die Wunde beginnt zu pochen, sie schmerzt, und es kann zu Eiteraustritt kommen. Dies sind Zeichen für eine Wundinfektion.

*Im extremsten Fall kann eine Wundinfektion zu einer Blutvergiftung (Sepsis) oder gar einer Tetanusinfektion führen (sofern kein Impfschutz vorliegt).*

> **SYMPTOME**
> Oberflächliche Hautabschürfungen und Schnittwunden; Wundschmerz, mehr oder wenige starke Blutung, in seltenen Fällen Bewegungseinschränkungen, Lähmungen und Gefühlsstörungen.

## Ruhe bewahren!

Zu den häufigsten Ursachen für Schürf- und Schnittwunden zählen ohne Frage Stürze bei Kindern, Sportverletzungen sowie Arbeitsunfälle und Küchenarbeiten. Bei einer von drei Verletzungen in Heim und Freizeit kommt es zu einer offenen Wunde. Messer, Schere und Rasierklingen sind für die häufigen Schnittwunden verantwortlich, aber auch an Papier kann man sich leicht schneiden.

Bewahren Sie die Ruhe, wenn Blut fließt. Entscheiden Sie rasch, aber nicht panisch, was zu tun ist. Wenn Sie sich nicht sicher sind, ob Sie die Wunde selbst versorgen können, wenden Sie sich an einen Arzt. Großflächige oder stark verschmutzte Verletzungen und Wunden, bei denen wahrscheinlich auch tiefer gelegenes Gewebe zerstört wurde, gehören immer in die Obhut eines Mediziners. Er wird dann entscheiden, ob eine Tetanusimpfung durchgeführt werden soll. Für den Weg zum Arzt decken Sie die Wunde mit einem sterilen Verband ab, wenn dies nicht vorhanden ist, mit einem sauberen Stück Stoff, zum Beispiel ein Stofftaschentuch oder ein Geschirrtuch.

## Wie reinigen Sie die Wunde?

Sie trauen sich die Versorgung einer Wunde selbst zu? Dann waschen Sie sie zunächst unter fließendem Leitungswasser. Ist die Wunde verschmutzt, benötigen Sie ein Hautdesinfektionsmittel. Als Hausmittel hat sich dafür Kamillenblütenextrakt bewährt. Er entfaltet die gleichen Kräfte wie Jod. Es sollte sich aber in jedem Fall um ein Konzentrat von Kamillenblüten handeln, da sich verdünnte Abarten kaum zur Desinfektion eignen. Verbinden Sie die Wunde entweder mit einem Pflaster – wenn dies von der Größe her ausreicht – oder einem sterilen Mullverband. Damit wird verhindert, dass Krankheitserreger oder Schmutz in die Wunde eindringen.

*Bei Hautabschürfungen können Sie nach Abfall des Schorfs den Heilungsprozess durch eine Heilsalbe aus der Apotheke unterstützen. Ringelbumensalbe (Calendula) bietet sich da an, jedoch nicht, wenn Sie unter einer Primelallergie leiden. In diesem Fall sollten Sie wieder auf den Kamillenblütenextrakt zurückgreifen.*

## »Messer, Gabel, Schere, Licht …«

Der Winter ist die Jahreszeit, in der Kindern sehr viele Schnittverletzungen erleiden. Der Grund dafür sind die heimwerkenden Eltern, die gerade auf Weihnachten selbst auch gerne mal ihren Hobbys nachgehen und dabei gerne mal Säge, Schere und anderes Werkzeug liegen lassen.

Viele der Kinder sind zwar schon recht geschickt im Umgang mit Werkzeugen, doch schneller als man sich's versieht, ist es auch schon passiert: Es fließt das Blut in »Strömen«, doch meist sind die Verletzungen weniger gefährlich als sie zunächst aussehen. Jetzt heißt es zunächst einmal: Kinder beruhigen und selbst die Ruhe bewahren! Wenn Ihr Kind blässlich aussieht, sollte es sich hinsetzen. Wenn Blut fließt, decken Sie es mit einem sauberen Tuch ab, das Kind soll es fest auf die Wunde drücken. Dann können Sie daran gehen, in Ruhe Verbandsmaterial zu holen. Bevor Sie jedoch letztlich ein Pflaster oder einen Verband anlegen, sollten Sie die Wunde auf Schmutz und Fremdkörper untersuchen, denn gerade bei Holzarbeiten oder bei Arbeiten, bei denen Staub entsteht, kommen schnell Splitter oder Staubpartikel in die Wunde. Waschen Sie die Wunde daher zunächst unter fließendem Wasser ab, Splitter können mit einer Splitterpinzette leicht und meist schmerzlos entfernt werden.

Oberflächliche Schürfwunden – beim Laufen, Spielen oder Radfahren – können manchmal aber auch problematisch werden, wenn sie sich infizieren. Reinigen Sie die Wunde mit klarem Wasser, um einer Infektion vorzubeugen. Entfernen Sie hartnäckigen Schmutz mit einer weichen Nagelbürste. Außer mit Wasser können Sie Wunden auch mit einer dreiprozentigen Wasserstoffperoxidlösung aus der Apotheke reinigen. Desinfizieren Sie die Wunde nach der Reinigung. Dafür gibt es in der Apotheke zahlreiche Präparate. Man kann auch mit konzentrierter Kamillenlösung desinfizieren.

## So können Sie vorbeugen

Die richtige Ausstattung für den Freizeitsport wie Helm, Schoner für Arme und Beine helfen, Schäden zu verhindern. Schnittverletzungen im Haushalt treten bei der Reinigung von Dosen auf. Nehmen Sie daher eine Spülbürste mit langem Stiel. So ist die Verletzungsgefahr geringer.

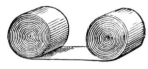

*Verwenden Sie bei der Behandlung von Schürfwunden und kleinen Verletzungen nach Möglichkeit nur steriles Verbandmaterial.*

*Kaufen Sie möglichst nur kleine Mengen Wasserstoffperoxidlösung, denn sie ist nur ein halbes Jahr haltbar. Sie muss in einem dunklen Gefäß und an einem kühlen Ort gelagert werden.*

Wenn Sie Pflanzenstachel oder kleine Holzspäne aus der Haut ziehen wollen, tragen Sie am besten heißes Wachs oder Klebstoff auf die betroffene Stelle auf. Nach dem Antrocknen lassen sich die stacheligen oder spitzen Fremdkörper sehr leicht mit der aufgetragenen Schicht wegziehen.
Bei kleinen Verletzungen oder Hautabschürfungen genügt als Verband meist ein Heftpflaster. Wenn die Wunde auseinander klafft, sollten Sie die Schnittränder mit einem Heftpflaster zusammendrücken. Bei größeren Verletzungen sollte ein Wundverband angelegt werden. Mit einer sterilen Auflage muss die Wunde abgedeckt werden, und das Pflaster darf die Wunde auf keinen Fall berühren.

*Achten Sie immer darauf, dass Ihr Impfschutz gegen Wundstarrkrampf noch ausreichend ist; am besten alle zehn Jahre!*

## Was Sie tun können – Hausmittel gegen Schürfwunden

An der ersten Stelle steht die Reinigung der Wunde. Reinigen Sie die Wunde mit klarem Wasser oder mit einem in Kamillentee getränkten Tuch, um Schmutzreste zu entfernen. Sie übergießen zwei Teelöffel Kamillenblüten mit einem Viertelliter kochendem Wasser. Sie lassen den Tee zehn Minuten zugedeckt ziehen und seihen ihn anschließend ab. Wenn Sie die Wunde mit Jod reinigen wollen, darf nur die Umgebung, aber nie die Wunde selbst mit Jod in Kontakt kommen.

*An schwer zu erreichenden, schlecht klebenden Stellen können Sie so genannte Sprühpflaster verwenden.*

### *Druckverband bei starker Blutung*

Wenn die Wunde sehr stark blutet, sollten Sie einen Druckverband angelegen. Legen Sie ein sauberes Tuch auf die Wunde, und drücken Sie fest darauf. Am besten ist es, den verletzten Körperteil über Herzhöhe zu halten. Dadurch verringert sich der Blutdruck im Wundbereich, die Blutung lässt nach.

*Wenn die Blutung nicht zu stoppen ist, suchen Sie sofort einen Arzt auf.*

### *Essig gegen Verletzungen und Schnitte*

Essig ist ein seit alters bekanntes Heilmittel bei kleinen Hautverletzungen und Schnitten. Sie können mit einer Mischung aus einem Viertelliter abgekochtem Wasser, zwei Esslöffeln Heilessig und einigen Tropfen Teebaumöl die Wunde besprühen und damit reinigen.

### Heiltees für die äußerliche Anwendung

▶ Ehrenpreisauflagen tragen zu einer rascheren Wundheilung bei Schürf- und Schnittwunden bei: Übergießen Sie einen Esslöffel Ehrenpreiskraut mit einer Tasse kochendem Wasser; nach zehn Minuten abseihen und abkühlen lassen. Beträufeln Sie damit ein kleines Tuch, und legen Sie dieses auf die Wunde.

▶ Bei einer Nagelbettentzündung können Sie Ihre Finger in Eichenrindentee baden. Übergießen Sie einen gehäufte Esslöffel Eichenrindenstücke mit einem Viertelliter kochendem Wasser; zehn Minuten ziehen lassen und abseihen. Füllen Sie den etwas abgekühlten Tee in ein passendes Gefäß, und baden sie Ihre Finger für etwa zehn Minuten darin. Zweimal am Tag führen Sie diese Prozedur durch.

*Hinweis: Bei einer Nagelbettentzündung hilft außerdem ein Fingerbad mit Kamillenblüten.*

▶ Eine Auflage mit einem Absud von Malve, auch Käsepappel genannt, wirkt beruhigend und lindernd: Ein gehäufter Teelöffel der Blüten oder Blätter wird mit einer Tasse lauwarmem Wasser übergossen. Der Ansatz sollte ab und zu umgerührt werden und acht Stunden ausziehen. Nach dem Abseihen kann ein kleines Tuch mit dem Tee getränkt auf die Wunde gelegt werden.

▶ So können auch feuchte Umschläge mit einem Ringelblumenabsud hilfreich sein. Ein Teelöffel der Blüten wird mit einem Viertelliter Wasser aufgekocht und anschließend abgeseiht. Sie tränken ein Tuch mit dem abgekühlten Tee und legen es auf die Wunde.

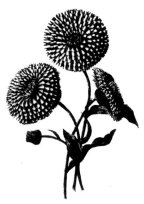

*Die Ringelblume ist aus der Volksmedizin nicht wegzudenken.*

▶ Eine Auflage mit Wundkleetee hilft bei schlecht heilenden Wunden: Ein knapper Esslöffel Wundkleeblüten wird mit einem Viertelliter kochendem Wasser übergossen; eine Viertelstunde ziehen lassen und abseihen. Nach dem Abseihen kann ein kleines Tuch mit dem Tee getränkt auf die Wunde gelegt werden.

*Hinweis: Bisweilen kann es bei Anwendungen mit Ringelblumen zu allergischen Reaktionen kommen.*

▶ Ebenso können Sie einen Umschlag mit einem Tee von Zinnkraut (Ackerschachtelhalm) machen. Lassen Sie 50 Gramm von dieser Heilpflanze in einem Liter Wasser zehn Minuten kochen. Danach kann es abgeseiht und abgekühlt verwendet werden.

***Wunddesinfektion mit Johanniskrauttinktur***
Übergießen Sie zehn Gramm Johanniskraut mit 50 Gramm Alkohol (70 Volumenprozent), und lassen Sie den Ansatz zehn Tage lang ausziehen. Nach dem Abpressen ist die Tinktur fertig für die Anwendung.

***Knoblauch zum Auswaschen***
Ebenso kann Knoblauchwasser zum Auswaschen kleinerer Wunden verwendet werden. Besonders bei Bisswunden von Katzen oder Hunden wirkt Knoblauch stark entzündungshemmend. Sollten Sie von Tieren gebissen oder gekratzt worden sein, müssen die Wunden nachhaltig gereinigt und desinfiziert werden. Bei Verletzungen durch fremde oder wilde Tiere müssen Sie unbedingt wegen der Infektionsgefahr einen Arzt aufsuchen.

***Kräuterauflagen bei oberflächlichen Wunden***
Die Heilung oberflächlicher Hautabschürfungen und kleiner Wunden kann durch heilende Kräuterauflagen beschleunigt werden. Bei kleinen Verletzungen versprechen mit Johanniskrautöl getränkte Kompressen eine raschere Heilung.

*Tipp: Eine Mischung aus Olivenöl und Rotwein zu gleichen Teilen beschleunigt die Wundheilung und verhindert die Ausbildung unschöner Narben.*

*Zum Desinfizieren eignet sich hervorragend frischer Urin. Spülen Sie die Wunde sofort mit frischem Urin aus, und lassen Sie sie an der Luft trocknen.*

## Wann zum Arzt
Suchen Sie unbedingt einen Arzt auf, wenn
- Allgemeinsymptome wie Fieber, Schwäche, Schüttelfrost auftreten.
- Anzeichen einer Wundinfektion auftreten.
- die Augen betroffen sind.
- die letzte Tetanusimpfung schon mehr als fünf Jahre zurückliegt.
- Fremdkörper oder Verunreinigungen in der Wunde sind. (Achtung: Fremdkörper in der Wunde belassen, da es bei Entfernung zu starken Blutungen kommen kann!)
- große, klaffende und tiefe Wunden vorhanden sind.
- starke Blutungen auftreten.
- die Verletzung durch fremde oder wilde Tiere verursacht worden ist (Infektionsgefahr).

# SCHWINDEL

### Vertigo: Alfred Hitchcock lässt grüßen

Es sind in aller Regel Gleichgewichtsstörungen, die bei den Betroffenen ein Gefühl des Schwankens oder Drehens auslösen. Man glaubt dann, man bewegt sich selbst im Raum, oder der Raum und Gegenstände drehen sich um den Betroffenen herum. Schwanken und Taumeln, Schweißausbrüche, Schwarzsehen, Übelkeit und Erbrechen gesellen sich oft hinzu.

#### *Ursachen des Schwindels*

Der Schwindel (Vertigo) ist neben dem Kopfschmerz das häufigste neurologische Symptom, und die Deutungen für diesen Zustand sind auch beinahe so vielfältig. Um die Orientierung und das Gleichgewicht herzustellen, leiten in unserem Körper verschiedene Systeme – das Auge, das Gleichgewichtsorgan im Ohr und andere Sinneszellen, die die Körperhaltung registrieren – Informationen an das Gehirn weiter. Die Störung schon eines dieser Systeme nehmen wir als leichten Schwindel wahr, fallen mehrere aus, wird der Schwindel dementsprechend stärker.

*Wenn Hörstörungen und/oder Ohrgeräusche auftreten, kann eine Erkrankung des Innenohres der Grund sein.*

Zur Gruppe der natürlichen Schwindelformen gehören der Höhenschwindel, die Reisekrankheit oder der Schwindel bei rasanten Bewegungen (zum Beispiel im Karussell oder in der Achterbahn). Wenn Sie plötzlich und abrupt aufstehen oder beim schnellen und ruckartigen Drehen des Kopfes Schwindel spüren, dann ist dies in der Regel harmlos. Dabei handelt es sich um den so genannten Lagerungsschwindel, hervorgerufen durch eine kurzzeitig verminderte Hirndurchblutung. Der Arzt benötigt eine exakte Schilderung der Beschwerden, um herauszufinden, welche Schwindelform vorliegt. Dazu muss er bei einer gründlichen Untersuchung verschiedene Funktionstests des Gleichgewichtsorgans durchführen.

**SYMPTOME**

Schwindelgefühl in Form einer Wahrnehmung von Scheinbewegungen des Bodens oder der Umwelt, über Stand- und Gangunsicherheiten bis hin zu einer ausgeprägten Fallneigung, über Vernichtungsangst, Übelkeit und → Erbrechen; Augenzittern in Form von unwillkürlichen, schnell aufeinander folgenden Zuckungen der Augäpfel aufgrund einer Störung der Funktion der Augenmuskulatur; Seh- und Empfindungsstörungen sowie Gliederschwäche bei Gehirnfunktionsstörungen; Herzklopfen, Herzstolpern, Müdigkeit und Hautblässe bei Herzrhythmusstörungen; einseitiger Hörverlust und Ausfluss aus einem Ohr; plötzlich einsetzender Hörverlust, Übelkeit und Erbrechen und Tinnitus (→ Ohrensausen) bei Ohrenerkrankungen; Anspannungsgefühle bei psychischen Belastungen; Schwindel, wenn man nach oben oder über die Schulter schaut bei Gefäßkompression im Halsbereich.

Nach sorgfältiger Diagnose lassen sich dabei Attackendrehschwindel, Dauerdrehschwindel, Kopflage- oder Lagerungsschwindel und Benommenheits- oder Schwankschwindel unterscheiden, wobei die einzelnen Beschwerdebilder über die genaue Erfassung der Symptomatik einer der Schwindelformen zugeordnet werden können. Ursachen für Schwindelanfälle sind die folgenden:

- Alkoholmissbrauch
- Blutarmut (Anämie)
- → Durchblutungsstörungen im Gehirn (Arterienverkalkung)
- Erkrankungen des Gehirns (zum Beispiel Entzündungen, Tumoren)
- Innenohrerkrankungen
- → Migräne (→ Kopfschmerzen)
- Nebenwirkung bestimmter Medikamente
- niedriger oder → hoher Blutdruck
- → Reisekrankheit (Übelkeit und → Erbrechen)
- Unterzuckerung

Der Arzt benötigt eine exakte Schilderung der Beschwerden, um herauszufinden, welche Schwindelform vorliegt. Dazu muss der Mediziner bei einer körperlichen Untersuchung ver-

*Es gibt vier Formen des Schwindels, die der Arzt nach eingehender Untersuchung dianostizieren kann:*
1. *Attackendrehschwindel*
2. *Dauerdrehschwindel*
3. *Kopflage- oder Lagerungsschwindel*
4. *Benommenheits- oder Schwankschwindel*

schiedene Tests zur Funktion des Gleichgewichtsorgans und auch zur Hörfähigkeit des Patienten vornehmen.

**So können Sie vorbeugen**

Treiben Sie regelmäßig Sport, das bringt Ihren Kreislauf in Schwung. Auch Spaziergänge an der frischen Luft sowie eine ausgewogene und gesunde Ernährung tragen dazu bei, um den Kreislauf zu stärken. Langsam aufstehen und plötzliche Drehungen vermeiden.

*Gymnastik für den »Morgenmuffel«*

*Hinweis: Nehmen Sie sehr viel Flüssigkeit über den Tag verteilt zu sich. Verwenden Sie dabei auf keinen Fall alkoholische Getränke!*

Mit etwas Morgengymnastik im Bett noch vor dem Aufstehen können Sie Ihren Blutdruck deutlich anheben und stabilisieren. Mit den so genannten isometrischen Übungen mobilisieren Sie Ihre Herztätigkeit: Nehmen Sie die Hände wie beim Beten, mit den Handflächen aneinander, vor das Gesicht, die Fingerspitzen zeigen nach oben. Pressen Sie dann die Hände eine Minute lang kräftig gegeneinander. Doch soll die Anstrengung nur so groß sein, dass Arm- und Schultermuskulatur deutlich erwärmt werden. Die Übung darf kein Zittern zur Folge haben.

**Was Sie tun können – Hausmittel gegen den Schwindel**

In vielen Fällen vergeht der Schwindel wieder von selbst. Wenn nicht, fragen Sie Ihren Arzt um Rat, er wird Ihnen passende Medikamente oder Therapiemöglichkeiten empfehlen können.

*Wohltuende Bäder*

▶ So bereiten Sie ein Lavendelbad: 50 bis 60 Gramm Lavendelblüten werden mit einem Liter Wasser übergossen und zum Sieden erhitzt. Nach zehn Minuten abseihen. Der Auszug wird dem Badewasser beigemengt.

▶ Für ein erfrischendes Bad eignen sich Zitronen sehr gut. Waschen Sie dafür sechs bis sieben unbehandelte Zitronen, und schneiden diese in Scheiben; in kochendes Wasser geben.

Etwa zwei Stunden sollte der Sud ziehen, ehe Sie ihn abseihen. Nachdem Sie den Sud ins Badewasser gegossen haben, können Sie zudem die Zitronenscheiben, in ein Leinensäckchen eingewickelt, ins Badewasser hängen.

*Aus der Teeküche*

▶ Beruhigungstee: Sie benötigen je 15 Gramm Melissen- und Weißdornblüten sowie Mistelblätter, je zehn Gramm Rautenkraut und Baldrianwurzel und fünf Gramm zerstoßene Kümmelfrüchte. Übergießen Sie zwei gehäufte Teelöffel dieser Mischung mit einem Viertelliter warmem (nicht mehr heißem) Wasser; zehn Stunden lang ausziehen. Bei Bedarf oder zwei- bis dreimal eine Tasse trinken.

▶ Lavendeltee: Übergießen Sie zwei gehäufte Teelöffel Lavendelblüten mit einem Viertelliter kochendem Wasser; fünf bis zehn Minuten ziehen lassen. Bei Bedarf oder zwei- bis dreimal eine Tasse mit Honig gesüßten Tee trinken.

▶ Misteltee: Übergießen Sie zwei gehäufte Teelöffel Mistelblätter mit einem Viertelliter kaltem Wasser; zehn bis zwölf Minuten lang ausziehen. Zweimal täglich eine Tasse trinken.

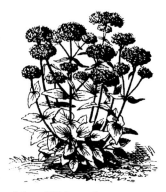

*Schon Hildegard von Bingen wusste um die heilende Wirkung der Baldrianwurzel.*

*Die Mistel lässt sich in ihrer Verwendung bis ins fünfte vorchristliche Jahrhundert zurückverfolgen. Sie wurde gegen Fallsucht (Epilepsie) und Schwindelanfälle eingesetzt.*

## Wann zum Arzt

Kleine Schwindelanfälle sind in aller Regel kein Grund zur Beunruhigung. Meist sind die Ursachen für kurzzeitigen Schwindel eher harmloser Natur. Sie können mit ein paar einfachen Selbstbehandlungsmaßnahmen wirkungsvoll gelindert und behoben werden. Treten Schwindelattacken hingegen regelmäßig und in ihrer Ausprägung sehr stark auf, ist dies ein ernst zu nehmendes Alarmsignal. Schwindel kann in diesen Fällen auf eine schwer wiegende Erkrankung hinweisen. Suchen Sie in derartigen Fällen unbedingt einen Arzt auf, wenn

▶ Sie die Ursache des Schwindels nicht kennen.
▶ die Beschwerden sehr stark sind oder nicht vorübergehen.
▶ andere Beschwerden wie Benommenheit, Ohnmacht, → Kopfschmerzen, Sehstörungen, Hörstörungen usw. hinzutreten.

# SEHNENSCHEIDEN-
# ENTZÜNDUNG

## Ziehende Schmerzen

Hauptursachen für Sehnenscheidenentzündungen (Tendo vaginitis) sind mechanische Überlastungen. Diese Überlastung kann zu winzigen Verletzungen (Mikrotraumen) im Unterarmbereich führen. Die darauf folgende Reaktion ist eine lokale Entzündung. Bakterielle Infektionen sind hingegen nur selten Auslöser einer Sehnenscheidenentzündung.

### Wenn sich die Sehnenhaut entzündet

Die so genannten Sehnenscheiden umlagern die Sehnen in den stark belasteten Bereichen, wo sie besonders großen Reibungskräften ausgesetzt sind. Es handelt sich bei den Sehnenscheiden um tunnelartige Bindegewebsschläuche, die mit einer Art Schmierflüssigkeit gefüllt sind. Die Sehnenhaut liegt wie ein Mantel um diesen Schlauch. Entzündet sich diese Haut – durch stetige Überbelastung –, treten ziehende Schmerzen auf, die sich entlang der Sehne bemerkbar machen.

*Auch entzündliche Gelenkerkrankungen sind ein möglicher Auslöser für eine Sehnenscheidenentzündung.*

Zu den am häufigsten betroffenen Körperteilen zählt das Handgelenk, doch grundsätzlich kann diese Erkrankung überall da auftreten, wo Sehnen innerhalb einer Sehnenscheide verlaufen. Wird dabei die Sehne auf Dauer überbelastet, entwickeln sich winzige, mikroskopisch kleine Verletzungen; es kommt zu einer lokal auftretenden Entzündung.

Wenn es zu Sehnenscheidenentzündung kommt, treten die Schmerzen vor allem bei Bewegungen, später jedoch auch im Ruhezustand auf. Immer wieder kommt es dabei auch zu einer lokalen Überwärmung, eine Schwellung und eine Rötung werden erkennbar. Drückt man auf diesen Körperteil, entsteht ein Druckschmerz; außerdem kann bei Bewegung ein knirschendes Geräusch hörbar sein. Um andere Krankheitsursachen auszuschließen, zum Beispiel Entzündungsanzeichen, Rheumafaktoren oder eine Erhöhung des Harnsäurespiegels, sollte Ihr Arzt eine exakte Blutuntersuchung vornehmen.

> **SYMPTOME**
> Akute bis chronische Schmerzen bei der Bewegung in der Sehnenscheide stark tangierter Gliedmaßen (zum Beispiel Unterarm, Finger, Wade). Die Entwicklung der Symptome erfolgt in drei Phasen:
> Phase I: Anhaltender Schmerz nach einseitig belastender langer (Über-)Anstrengung. Im Ruhezustand verschwindet der Schmerz langsam wieder.
> Phase II: Die Schmerzen treten am Anfang von Bewegungen auf, sie werden nach Aufwärmung schwächer, nach Beendigung der Bewegung stärker, meist auch nachts.
> Phase III: Die Schmerzen sind ständig präsent, halten tage- und nächtelang nach der Bewegung an.

*Eine Sehnenscheidenentzündung gehört zu den berufsgenossenschaftlich anerkannten Berufskrankheiten (bei Sekretärinnen und Computerarbeitern).*

### Diagnose und Behandlungsmöglichkeiten durch den Arzt

Der Arzt ist bei der Diagnose auf Ihre Mitarbeit angewiesen. Beschreiben Sie daher exakt die Schmerzen und Beschwerden. Wichtig ist auch die Aufdeckung der auslösenden Faktoren, um mit der Wiederaufnahme der beruflichen und privaten Tätigkeiten keinen Rückfall zu erleiden.

Der Arzt kann mithilfe der Tastuntersuchung feststellen, ob eine Schwellung, eine Rötung und eine Überwärmung bestehen, ob beim Drücken auf die betroffene Stelle Druckschmerzen auftreten und ob sich bei Bewegung knirschende Geräusche vernehmen lassen. Lässt sich dabei nicht exakt diagnostizieren, kann eine Blutuntersuchung weiteren Aufschluss geben. Als Sofortmaßnahme wird Ihnen der Arzt dazu raten, jede belastende Tätigkeiten so schnell wie möglich einzustellen. Mit Kühlelementen soll in der Folge Linderung der Schmerzen im belasteten Körperteil erreicht werden.

*Je früher Sie den Arzt aufsuchen, desto größer sind die Chancen auf ein schnelles Abklingen der Beschwerden.*

### So können Sie vorbeugen

*Die bekannteste Form der Sehnenscheidenentzündung ist der Tennisarm. Er ist auf eine Muskelverspannung zurückzuführen.*

Auslöser von Sehnenscheidenentzündungen sind immer wiederkehrende Bewegungsabläufe, die irgendwann zu einer Überbelastung führen. Natürlich sind viele dieser Bewegungen beruflich bedingt: Am Computer machen die Hände immer wieder die gleichen Bewegungen, selbst bei Arbeiten im Freien wiederholen sich bestimmte Arbeitsabläufe wieder und wieder. Legen Sie daher immer wieder in regelmäßigen Abständen Pausen ein, und machen Sie Streckübungen mit Händen, Armen und Beinen.

### Was Sie tun können – Mit Hausmitteln die Schmerzen lindern

*So genannte Cold-Hot-Packs sind eigentlich Gelkissen zur Kühlung bei Schwellungen. Anstelle eines solchen Kissens können Sie auch ein mit Salzwasser getränktes Frottiertuch (ein Esslöffel Salz auf ein Liter Wasser) ins Gefrierfach und bei Bedarf auf die Schwellung legen.*

Grundsätzlich müssen Sie den betroffenen Körperteil ruhig stellen und schonen. Eventuell wird der Arzt einen festen Verband anlegen, für den Arm eine Armschlinge empfehlen und schmerzstillende Salben verschreiben.

Schmerzt die Sehnenscheidenentzündung schon seit längerer Zeit, können Wärmepackungen wie zum Beispiel Fangopackungen, Wärmflaschen, Heizkissen, heiße Cold-Hot-Packs oder heiße Kartoffeln nachhaltig helfen. Fixieren Sie die Packung mit einem Handtuch oder einer elastischen Binde, und lassen Sie die Wärme etwa eine Stunde wirken. Dann entfernen Sie die Wärmepackung und lassen die Stelle für eine halbe Stunde ausruhen.

#### *Heiltees zur inneren und äußeren Anwendung*

*Hinweis: Bei der äußerlichen Anwendung von Arnikazubereitungen kann es zu allergischen Reaktionen kommen. Sprechen Sie sich daher vorab mit Ihrem Hausarzt ab.*

▶ Wickel oder Auflage mit Arnikatee: Übergießen Sie ein bis zwei Teelöffel getrocknete Arnikablüten mit einem Viertelliter kochendem Wasser; zehn Minuten ziehen lassen und abseihen. Tränken Sie ein Leinentuch mit dem noch warmen Tee, und legen Sie es auf die betroffene Stelle, ein zweites Tuch und ein weiteres Wolltuch darüber. Führen Sie diese Anwendung bei Bedarf bis zu dreimal täglich durch. Sie können statt des Tees auch auf Arnikatinktur aus der Apotheke zurückgreifen: zehn Tropfen Tinktur auf einen Liter warmes Wasser.

▶ Eine Teemischung zur Vorbeugung: Sie benötigen 40 Gramm Schafgarbenkraut, 30 Gramm Brennnesselkraut, je 20 Gramm Silbermantelkraut, Löwenzahnwurzel und Birkenblätter sowie je zehn Gramm Ehrenpreis und Huflattichblätter. Übergießen Sie ein bis zwei Teelöffel der Mischung mit einem Viertelliter kochendem Wasser; zehn Minuten ziehen lassen und abseihen. Von dieser Teemischung können Sie pro Tag drei bis vier Tassen trinken, wenn eine Neigung zu Sehnenscheidenentzündungen besteht.

*Honig lindert den Schmerz*
Umschlag mit Honig: Erwärmen Sie ein bis zwei Esslöffel Honig im Wasserbad. Vor dem Schlafengehen tragen Sie den Honig auf die schmerzende Stelle auf und umwickeln diese mit einem Leinentuch.

*Kühlende Quarkauflage*
Eine kühle Quarkauflage lindert die schlimmsten Schmerzen und wirkt entzündungshemmend: Drücken oder klopfen Sie 100 Gramm Magerquark (aus dem Kühlschrank) auf einer glatten Unterlage – am besten ein Holzbrett – flach. Tauchen Sie danach ein Leinentuch in kaltes Wasser, und wringen Sie es aus, bis es fast trocken ist. Legen Sie nun den geklopften Quark auf die betroffene Körperstelle, und drücken Sie ihn leicht an; das Leinentuch darüber legen. Lassen Sie die Auflage etwa eine halbe Stunde lang liegen, bis der Quark eingetrocknet ist. Führen Sie diese Anwendung bei Bedarf bis zu dreimal täglich durch.

*Quark ist ein natürliches Antibiotikum, das ausgezeichnet gegen Entzündungen und Schmerzen hilft.*

## Wann zum Arzt
Sie sollten auf jeden Fall einen Arzt aufsuchen, wenn
▶ Sie starke Beschwerden haben.
▶ sich die Beschwerden trotz Selbstbehandlung nicht nach zwei Tagen bessern oder sogar zunehmen.
▶ Sie bisher noch nie wegen dieser Schmerzen einen Arzt aufgesucht haben.
▶ schon kleine Bewegungen stark schmerzen.

# SODBRENNEN

## Wenn der Magen rebellisch wird

Fast jeder Mensch leidet hin und wieder an dem bekannten brennenden Gefühl hinter dem Brustbein und im Hals. Manchmal ist dieses Gefühl mit Völlegefühl und saurem Aufstoßen verbunden. In der Regel tritt Sodbrennen nach zu üppigen, zu süßen oder zu sauren Mahlzeiten auf.

Immer häufiger ist aber auch chronischer Stress für das Leiden verantwortlich. Ab und an steckt hinter dem Sodbrennen eine weit ernstere Erkrankung. Zudem kann häufiges Sodbrennen auf Dauer die Schleimhäute der Speiseröhre sowie andere Organe nachhaltig schädigen. Sie sollten sich deshalb bei chronischem Sodbrennen unbedingt in ärztliche Behandlung begeben.

### Was ist Sodbrennen überhaupt?

*Nahezu 20 Prozent der Deutschen klagen hin und wieder über Sodbrennen, doch nur die wenigsten von ihnen suchen deswegen einen Arzt auf.*

Der Rückfluss von saurem Mageninhalt fließt zurück in die Speiseröhre, wodurch der brennende Schmerz oberhalb der Magengegend im Hals und im Rachen entsteht. Überfüllung oder Übersäuerung des Magens sucht uns meist direkt nach dem Essen heim. Sodbrennen kann jedoch auch durch Bücken oder Liegen ausgelöst werden. Die Speiseröhre kann sich in der Folge entzünden.

> **SYMPTOME**
>
> Saures → Aufstoßen und Sodbrennen: Magensaft oder Teile des Speisebreis steigen die Speiseröhre hoch, vor allem nach dem Essen; sie hinterlassen einen brennenden, drückenden Schmerz.

Das Sodbrennen tritt häufig zusammen mit anderen Magenproblemen auf (→ Reizdarm, → Magenschleimhautentzündung). Selbst bei psychischen Krankheiten und Problemen treten Sodbrennen und saures Aufstoßen als Begleitsymptome auf. Da das unterbewusste (vegetative) Nervensystem die Magenproduktion steuert, ist ein Zusammenhang zwischen Psyche und Sodbrennen leicht erklärbar.

Was sind die Ursachen? In erster Linie gehören übermäßiger Alkohol-, Kaffee- und Zigarettenkonsum in die Liste der Gründe und Ursachen. Zu viel Essen, zu fettes, zu süßes, zu saures oder zu stark gewürztes Essen stehen direkt dahinter. Doch kann auch eine Schwäche des Schließmuskels zwischen Magen und Speiseröhre vorliegen, ebenso Übergewicht, ein schmerzhafter Zwerchfellbruch und die Reaktion des Magen-Darm-Traktes auf bestimmte Medikamente. Auch schwangere Frauen können ein Lied vom Sodbrennen singen; der Grund: Die Gebärmutter drückt auf den Magen.

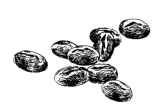

*Ein Zuviel an Kaffee kann Sodbrennen verursachen. Reduzieren Sie daher in jedem Fall Ihren Kaffekonsum.*

### *Genießen Sie Ihr Essen*

Grundvoraussetzung für einen ungetrübten Genuss sind ausreichend Zeit und Muße. Lassen Sie sich durch diesen Satz aber nicht dazu verführen, stundenlang zu tafeln und zu schlemmen. Verscheuchen Sie beim Essen einfach alle Gedanken an den nächsten Geschäftstermin, denn wenn Sie deswegen das Essen (zu) schnell hinunterschlingen, bekommt der Magen zu viel Luft. Dadurch können Magenbeschwerden ausgelöst werden. Gut gekaute kleine Bissen hingegen liegen nicht so schwer im Magen, die Verdauung wird erleichtert.

Nicht nur Zeit und Muße sind beim Essen wichtig, auch eine bewusste und vielseitige Ernährung sollte es sein. Einseitige Ernährung ist nicht nur auf Dauer langweilig, sie schadet auch. Grundsätzlich sollten Sie immer nur so viel zu sich nehmen, wie Ihr Körper an Energie verbraucht.

*Planen Sie nicht immer drei Hauptmahlzeiten in Ihren Tagesplan ein. Machen Sie aus den drei Tagesmahlzeiten fünf, und verringern Sie dabei die Menge der drei Hauptmahlzeiten. Ihr Verdauungsapparat wird es Ihnen danken.*

## So können Sie vorbeugen

Mit sehr wirksamen Maßnahmen können Sie Sodbrennen vorbeugend entgegenwirken. Oft ist eine unausgewogene Ernährung schuld an Sodbrennen. Daher sollten Sie auf ballaststoffreiche Ernährung umstellen.

*Ein Tipp zum Thema Alkohol: Auch wenn exotische Cocktails noch so sehr locken, Sie sollten weder sich noch Ihrem Magen zu viel davon zumuten, denn die Kombination aus hochprozentigem Alkohol und Zucker belastet den Magen besonders.*

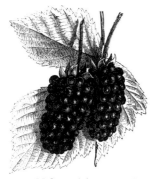

*Nebenwirkungen, die durch den Genuss der reifen Früchte oder eines Brombeerblättertees verursacht werden, sind nicht bekannt.*

*Schnelle Hilfe bei Sodbrennen kann das Kauen von getrockneten Brombeerblättern bringen.*

### *Achten Sie auf Ihre Ernährung*

Essen Sie weniger Süßigkeiten: Ein Zuviel kann zu einer erhöhten Magensäureproduktion führen. Das gilt ebenso für die meist fettreichen Fertigspeisen. Nehmen Sie lieber über den Tag verteilt kleinere Mahlzeiten zu sich. Meiden Sie üppige, vor allem sehr fette Speisen am Abend; meiden Sie außerdem scharfe oder saure Speisen und Getränke. Achten Sie darauf, dass Sie die Nahrung stets sorgfältig kauen.

Gewichtsabbau ist bei vielen Menschen, die unter Sodbrennen leiden, unerlässlich. Schränken Sie Ihren Genussmittelkonsum ein. Insbesondere Nikotingenuss fördert Magenleiden, die oft ganz harmlos durch Sodbrennen beginnen können. Reduzieren Sie Ihren Kaffeekonsum, da die im Kaffee enthaltenen Gerbsäuren den Magensäurespiegel anheben. Auf Alkohol und scharfe Gewürze sollten Sie ebenso verzichten.

### *Haltung bewahren!*

Da eine gebeugte Sitzhaltung auf den Magen drückt, sollten Sie beim Essen am besten stets aufrecht sitzen. Sie sollten sich überdies nicht gleich nach dem Essen hinlegen. Achten Sie darauf, dass Sie beim Bücken in die Knie gehen. Dadurch wird Ihr Magen nicht eingeknickt; und es schützt Sie vor aufsteigender Magensäure. Dasselbe erreichen Sie, wenn Sie Ihr Bettkopfteil um etwa fünfzehn Zentimeter höher als das Fußteil stellen.

## Was Sie tun können – Hausmittel gegen Sodbrennen

Essen Sie viel Gemüse, besonders Karotten und Weißkohl. Das in den Karotten enthaltene Beta-Karotin wirkt heilend auf die Schleimhäute. Weißkohl, auch als Saft getrunken, neutralisiert die Säure. Ebenso hilfreich ist Kartoffelsaft.

Nehmen Sie vor jeder Hauptmahlzeit einen aus einem Teelöffel Heilerde und Wasser gemischten Brei zu sich.

### *Eine der ältesten Heilpflanzen: Enzian*

Bei Sodbrennen wirkt Enzian nur, wenn er vor dem Essen eingenommen wird. Wenn Sie zu Sodbrennen nach allzu reichlich genossenem, schweren Essen neigen, hilft Ihnen gegebenenfalls vorbeugend ein Glas Enzianschnaps. Sie können aber auch einen lauwarmen Enziantee schluckweise vor der Mahlzeit trinken: Übergießen Sie einen Teelöffel Enzianwurzel mit einem Viertelliter kaltem Wasser. Der Aufguss muss langsam erhitzt werden und etwa fünf Minuten köcheln. Dann kann der Tee abgeseiht und getrunken werden.

*Hinweis: Die gefährdete Enzianwurzel sollten Sie aus der Apotheke beziehen. Der Tee ist nicht geeignet bei Magen- und Darmgeschwüren sowie einer Magenübersäuerung.*

### Heiltees gegen Sodbrennen

▶ Bibernelletee: Setzen Sie einen Teelöffel Bibernellewurzel mit einem Viertelliter kaltem Wasser an; langsam bis zum Sieden erhitzen. Nach einer Minute Kochzeit seihen Sie den Ansatz ab. Trinken Sie bei Bedarf eine Tasse.

▶ Absud aus Isländisch Moos: Setzen Sie drei Teelöffel des Krauts mit einem Viertelliter kaltem Wasser an. Erhitzen Sie alles langsam bis zum Sieden; dann abseihen. Schütten Sie diesen ersten Absud weg, da er die meisten Bitterstoffe enthält. Das ausgekochte Kraut übergießen Sie mit einem Viertelliter kochendem Wasser; zehn Minuten weiter ziehen lassen und mehrmals umrühren, damit sich die Schleimstoffe lösen können. Nach dem Abseihen zweimal täglich eine Tasse in kleinen Schlucken trinken.

▶ Kamillentee wirkt beruhigend auf den Magen: Übergießen Sie einen gehäuften Esslöffel Kamillenblüten mit einem Viertelliter kochendem Wasser. Sie sollten ihn zehn Minuten ziehen lassen und dann abseihen. Der Tee kann warm in kleinen Schlückchen getrunken werden. Wenn Ihr Sodbrennen bereits chronisch ist, trinken Sie vor jeder Mahlzeit diesen ungesüßten Kamillentee.

▶ Kamillen-Dill-Kümmel-Tee: Sie benötigen 30 Gramm Kamillenblüten und je zehn Gramm Dill- und Kümmelfrüchte. Übergießen Sie zwei Teelöffel der Mischung mit einer Tasse kochendem Wasser; zehn Minuten ziehen lassen; dreimal täglich eine Tasse vor den Mahlzeiten trinken.

▶ Kamillen-Rollkur: Trinken Sie morgens und auf nüchternen Magen schluckweise zwei Tassen warmen Kamillentee. Danach legen Sie sich im Fünf-Minuten-Rhythmus zunächst

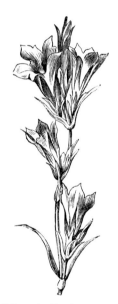

*Hinweis: Enzianwurzel sollte nicht eingenommen werden bei sehr hohem Blutdruck, bei bestehenden Magen- und Darmgeschwüren sowie während der Schwangerschaft.*

auf den Rücken, dann auf die linke Seite, den Bauch und abschließend auf die rechte Seite. Auf diese Weise erreicht der Kamillentee die gesamte Magenschleimhaut.

▶ Kümmeltee bei Blähungen: Übergießen Sie zwei Teelöffel zerstoßene Kümmelfrüchte mit einem Viertelliter kochendem Wasser; zehn Minuten ziehen lassen; bei Bedarf dreimal täglich eine Tasse trinken.

▶ Liebstöckeltee: Setzen Sie zwei gestrichene Teelöffel Liebstöckelwurzel mit einem Viertelliter kaltem Wasser an; langsam bis zum Sieden erhitzen und abseihen. Trinken Sie täglich zwei Tassen.

*Liebstöckeltee sollten Sie nicht verwenden, wenn Sie an Harnwegs- oder Nierenbeschwerden leiden.*

▶ Magentee: Sie benötigen 20 Gramm Thymiankraut und je zehn Gramm Kümmelfrüchte, Pfefferminzblätter und Tausendgüldenkraut. Übergießen Sie zwei Teelöffel der Teemischung mit einer Tasse kochendem Wasser. Lassen Sie den Tee zehn Minuten zugedeckt ziehen. Trinken Sie dreimal täglich eine Tasse zwischen den Mahlzeiten.

▶ Melissentee hilft bei nervlich bedingtem Sodbrennen: Mit einem Viertelliter kochendem Wasser werden zwei gehäufte Teelöffel Melisse überbrüht. Sie lassen den Tee zugedeckt zehn Minuten ziehen und seihen ihn ab. Trinken Sie bei Bedarf eine Tasse Tee ungesüßt.

*Melissengeist ist durch den hohen Alkoholanteil bei Sodbrennen nicht unbedingt zu empfehlen. Besser ist Melissentee.*

▶ Einfacher Pefferminztee: Übergießen Sie einen gehäuften Esslöffel Kamillenblüten mit einem Viertelliter kochendem Wasser. Sie sollten ihn zehn Minuten zugedeckt ziehen lassen; dann abseihen. Der Tee kann warm in kleinen Schlückchen getrunken werden.

▶ Schöllkrauttee: Übergießen Sie zwei Esslöffel Schöllkraut mit einem Viertelliter kochendem Wasser; zehn Minuten ziehen lassen und abseihen. Diesen Tee sollten Sie zwei- bis dreimal täglich trinken, am besten kurmäßig über einen Zeitraum von bis zu drei Wochen.

▶ Teemischung gegen Sodbrennen: Mischen Sie zu gleichen Teilen Eibischblätter, Kamille, Melisse, Fenchel und Süßholz. Einen Teelöffel der Mischung mit einer Tasse Wasser überbrühen und nach zehn Minuten abseihen; ungesüßt zwei bis drei Tassen täglich trinken.

- Wacholderbeerentee: Übergießen Sie einen Teelöffel zerdrückte Wacholderbeeren mit einem Viertelliter kochendem Wasser; zehn Minuten ziehen lassen und abseihen. Trinken Sie täglich nach Bedarf eine Tasse.

*Hinweis: Wacholderbeerentee sollten Sie bei akuten Nierenerkrankungen und während der Schwangerschaft nicht trinken.*

### Kartoffeln und Karotten
- Rasche Linderung bringt die Kartoffel: Schneiden Sie eine rohe Kartoffel in Scheiben, und zerkauen Sie diese langsam und gründlich (nicht schlucken).
- Ein Viertelliter Karottensaft wirkt wahre Wunder: Trinken Sie ihn möglichst rasch nach Auftreten des Sodbrennens. Die Wirkung wird auch Sie verblüffen.

### Schnelle Hilfe mit Knoblauch
- Knoblauchessig wirkt ebenfalls unterstützend: Auf eine Tasse Essig, Obst- oder Weinessig, je nach Geschmack, geben Sie eine Knoblauchzehe. Geben Sie eine Hand voll zerkleinerten Knoblauch in eine bauchige Flasche, und füllen Sie mit der entsprechenden Menge Essig auf. Ermitteln Sie dazu vorher, wie viele Tassen Fassungsvermögen die Flasche besitzt. Verschließen Sie das Gefäß, und lassen Sie die Mischung zwei bis drei Wochen stehen. Dann können Sie die Flüssigkeit abseihen. Zur weiteren Aufbewahrung füllen Sie den Ansatz in eine dunkle Flasche um und stellen sie an einen kühlen Ort. Von dieser Heiltinktur nehmen Sie täglich, verteilt über die Mahlzeiten, zwei bis drei Teelöffel mit etwas Wasser ein.
- Bei den ersten Anzeichen von Sodbrennen trinken Sie ein bis zwei Tassen heißen Knoblauchtee: Zerdrücken Sie eine Knoblauchzehe; in ein Glas oder eine Tasse geben (kein Aluminium oder Eisen) und mit kochendem Wasser (Menge nach gewünschter Stärke) übergießen, 15 Minuten ziehen lassen. Wenn Sie den Tee kräftiger haben wollen, kochen Sie den Knoblauch mit dem Wasser kurz auf.

*Trinken Sie zu den Mahlzeiten regelmäßig ein halbes Glas warmes Wasser, dem Sie einen Teelöffel Apfelessig zugeben.*

## Wann zum Arzt
Sie sollten auf jeden Fall einen Arzt aufsuchen, wenn Sie ständig oder häufig unter Sodbrennen leiden.

# SONNENBRAND

### Rot wie ein Indianer

Leider hat sich das Schönheitsideal sonnengebräunter Haut bei vielen Menschen bis heute gehalten. Trotz aller Warnungen von Ärzten und Fachleuten vor zu intensiver Sonnenstrahlung gibt es noch immer viel zu viele unbelehrbare »Sonnenanbeter«. Die meisten von ihnen beruhigen ihr Gewissen durch Cremes und Lotionen mit hohen Sonnenschutzfaktoren. Diese schützen zwar gemeinhin vor Sonnenbrand, aber keinesfalls vor Hautkrebs.

*Die beiden Hauptursachen für einen Sonnenbrand sind zu lange Sonnenbäder und die oftmals falsche Einschätzung der Sonneneinstrahlung an bewölkten Tagen.*

### *Eine Entzündung der Haut*

Ein Sonnenbrand ist jedoch eine akute Entzündung der Haut. Ausgelöst wird diese Infektion durch den UV-Anteil des Sonnenlichts bei einer übermäßigen Sonnenbestrahlung. Sechs bis acht Stunden nach der Sonneneinwirkung treten in den meisten Sonnenbrandfällen mehr oder weniger starke Schmerzen und ein heftiger Juckreiz auf. Wird der Sonnenbrand großflächig und betrifft größere Hautpartien, dann können Blasenbildung und Fieber hinzukommen. Die Hautrötung beschränkt sich auf die bestrahlten Stellen. Den Höhepunkt erreicht die Entzündung nach ein bis eineinhalb Tagen.

Der Sonnenbrand selbst benötigt ein bis zwei Wochen, um vollständig auszuheilen; zurück bleibt die Verdickung und Bräunung der Haut, die bis zum endgültigen Verheilen zwischen drei und sechs Monaten Zeit beansprucht.

Bei besonders starken Sonnenbränden können Fieber, Übelkeit und Kreislaufbeschwerden (Sonnenstich) auftreten. Es gibt keine exakte Aussage über die Dauer zwischen Sonnenbad und Ausbruch des Sonnenstichs. Sie kann zwischen einer und 24 Stunden liegen.

> **SYMPTOME**
> Rötung, Schwellung oder gar Blasenbildung in Kombination mit Brennen und Jucken auf den sonnenbestrahlten Hautpartien sind Anzeichen für einen Sonnenbrand. Diese Symptome treten etwa drei bis 24 Stunden nach dem Sonnenbaden auf. Da die Hautschädigung von einer leichten Entzündung bis zur schweren Verbrennung reichen kann, sind auch die Symptome dementsprechend unterschiedlich stark ausgeprägt. Im Allgemeinen unterscheidet man drei Schweregrade:
> 1. Grad mit schmerzhaften Rötungen und Schwellungen
> 2. Grad mit Blasenbildung
> 3. Grad mit weitgehender Zerstörung und Ablösung der Oberhaut

*Schützen Sie auch Ihre Augen vor der schädlichen Strahlung mit einer geeigneten Sonnenbrille. Suchen Sie dazu am besten einen Optiker auf, und kaufen Sie nicht einfach irgendeine Brille.*

Auf lange Sicht führen regelmäßige Sonnenbäder zu vorzeitiger Hautalterung, und sie erhöhen das Risiko für Hautkrebserkrankungen. Besonders gefährdet sind Personen mit einem hellen Hauttyp, roten oder blonden Haaren oder Leberflecken. Sehr intensiv wirkt die Sonne in Schnee und Eis sowie bei großen Wasserflächen, da durch die Reflexion die Sonnenstrahlen verstärkt werden. Auch in großen Höhen und in südlichen und tropischen Gefilden ist die Sonneneinstrahlung deutlich wirkungsvoller als in unseren Breiten. Die besonders gefährdeten Körperpartien nennt man »Sonnenplateaus«: Dies sind in erster Linie Nase, Schultern und Füße.

### *UV-Strahlung*

Verantwortlich sowohl für die Bräunung als auch für den Sonnenbrand sind kurzwellige und energiereiche UV-Strahlen. Man unterscheidet dabei aber zweierlei UV-Strahlensorten: UV-A-Strahlen, die etwas langwelliger sind und die sowohl für die Bräunung als auch für Sonnenallergie, Hautalterung und erhöhtes Hautkrebsrisiko verantwortlich sind, und die energiereicheren UV-B-Strahlen, die Hautschädigungen beim Sonnenbrand hervorrufen. Es gibt Sonnenschutzmittel, die in der Lage sind, nur die UV-B-Strahlung herauszufiltern. Besonders empfindliche Personen sollten so genannte Breitbandfilter verwenden (UV-A und UV-B).

*Achtung! Die vollständige Ausheilung der Haut bei einem Sonnenbrand dauert zwischen drei und sechs Monaten.*

## So können Sie vorbeugen

Setzen Sie sich nie der Sonnenstrahlung aus, wenn Sie sich nicht ausreichend geschützt haben, zum Beispiel mit Sonnencreme. Bleiben Sie dann lieber im Schatten, hier erreicht Sie die UV-Strahlung der Sonne nicht mehr mit voller Kraft. Tragen Sie die Sonnencreme eine halbe Stunde vor dem Sonnenbad auf. Die Creme entfaltet ihre Wirkung erst nach etwa 20 Minuten. Um die Mittagszeit ist die Sonnenstrahlung besonders intensiv. Nehmen Sie also möglichst kein Sonnenbad zwischen 11 und 15 Uhr.

Bevor Sie Ihren Urlaub in einer sonnigen Gegend antreten, sollten Sie Ihre Haut bereits langsam an die Sonne gewöhnen. Bräunen Sie sich bereits in heimischen Gefilden oder im Sonnenstudio. Hinweis: Vergessen Sie beim Eincremen mit Sonnenlotion oder -creme Ihre Lippen nicht. Sie sind ganz besonders empfindlich.

*Achtung! Bei der Einnahme bestimmter Medikamente (zum Beispiel Tetracyclin-Antibiotika) darf man nicht in die Sonne gehen!*

*Sonnenbaden ist herrlich! Übertreiben Sie es jedoch keinesfalls: Schwer wiegende Hauterkrankungen (Hautkrebsgefahr!) können in der Folge auftreten.*

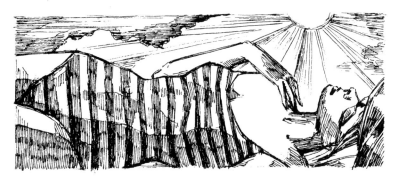

## Wie Sie sich am besten schützen

Schützen Sie sich und Ihren Körper mit leichter Kleidung und einem Sonnenhut oder einer anderen Kopfbedeckung. Für Säuglinge und Kleinkinder gilt: Sie sollten besser im Schatten bleiben! Sollten kleine Kinder dennoch in der Sonne umhertollen, dann schützt ein T-Shirt die empfindliche Haut.

## Tipps für Sonnenanbeter

Die Dauer eines Sonnenbades muss dem Hauttyp und der Region angepasst werden. Jeden Tag darf dann das Sonnenbad etwas länger andauern. Mit Unterstützung von Sonnencremes

*Bedenken Sie, dass die Sonnenstrahlung in höheren Lagen intensiver ist. Zudem wird die Intensität durch das Eis und den Schnee auf einem Gletscher verstärkt. Wasser reflektiert und verstärkt die Sonnenstrahlen ebenfalls.*

oder -milch kann man die Dauer des Sonnenbades verlängern. Der Lichtschutzfaktor (LSF) gibt an, wie viel mal länger man mit dieser Sonnencreme in der Sonne bleiben kann als ohne Sonnenschutzfaktor.

Hellhäutige Personen sollten zum Beispiel am Anfang nicht länger als etwa zehn Minuten in der Sonne bleiben. Mit einem Sonnenschutzmittel LSF 6 verlängert sich diese Zeit auf 60 Minuten. Aber auch für dunkle Typen empfiehlt sich: Lieber zu einem höheren Lichtschutzfaktor greifen.

*Empfindliche Menschen und Personen mit Sonnenallergie (Hautallergie) sollten Sonnenschutzgele verwenden, die ohne Emulgatoren und Konservierungsstoffe hergestellt werden.*

## Was Sie tun können – Mit Hausmitteln den Sonnenbrand kühlen und lindern

Oberstes Gebot bei einem Sonnenbrand: Gehen Sie schnellstens aus der Sonne! Die betroffenen Stellen dürfen keinesfalls wieder der Sonne ausgesetzt werden.

Da die geschädigte Haut rasch trocken wird, sollten Sie die verbrannte Haut gut eincremen. Verzichten Sie beim Waschen möglichst auf Seife, denn sie trocknet die Haut noch mehr aus.

Wichtig ist außerdem bei Sonnenbrand, dass Sie sehr viel Flüssigkeit zu sich nehmen. Trinken Sie Kräutertees, Mineralwässer, Obst- und Gemüsesäfte.

Am besten helfen aber zunächst einmal kühlende Umschläge. Ein Baumwoll- oder Leinentuch wird in kaltes Wasser getaucht und leicht ausgedrückt. Dann legen Sie das feuchte Tuch auf die verbrannte Haut. Auch ein kühles Bad kann die gröbsten Beschwerden lindern. Trocknen Sie sich danach nur vorsichtig ab, oder lassen Sie die Haut an der Luft trocknen.

Der frische Saft von Aloeblättern lindert die Beschwerden. Träufeln Sie den Saft direkt auf die Haut.

### *Heiltees einmal nicht zum Trinken*

▶ Labkrauttee: Zwei gehäufte Teelöffel Labkraut werden mit einem Viertelliter kaltem Wasser angesetzt und langsam zum Sieden erhitzt. Man kocht diesen Ansatz noch zwei Minuten und lässt ihn erkalten, ehe man ihn abseiht. Verwenden Sie diesen Tee für feuchte Umschläge.

*Auch als Heilbad ist Labkraut zu empfehlen: 100 Gramm Labkraut mit drei Liter Wasser fünf Minuten auskochen und dem kühlen Vollbad (15 bis 18 °C) beimengen.*

▶ Schwarzer Tee wirkt beruhigend: Dafür übergießen Sie einen Teebeutel mit einem Viertelliter Wasser; zehn Minuten ziehen und dann abkühlen lassen. Tränken Sie ein Baumwoll- oder Leinentuch mit dem kalten Tee, und legen Sie es auf die schmerzende Stelle.

### *Kamille kühlt und lindert*

Kamille wirkt antiseptisch und entzündungshemmend, kühlt die heißen, geröteten Stellen und lindert die Schmerzen; die Schwellungen gehen zurück.

▶ Pudern Sie beispielsweise die betroffenen Stellen mit einem Kamillenpulver aus der Apotheke ein. Wahlweise legen Sie eine mit Kamillentee (zwei Teelöffel Blüten auf einen Viertelliter kochendes Wasser; zehn Minuten ziehen lassen) durchtränkte Kompresse oder einen Kamillenumschlag auf die verbrannten Hautstellen. Weniger praktisch in der Anwendung ist Kamillensalbe.

▶ Einfache Kamillenlösung: Ein bis zwei Hände voll frische Kamillenblüten in etwa einem halben bis Dreiviertelliter Wasser aufbrühen, aber nicht kochen. Lassen Sie die Abkochung zehn Minuten ziehen; abkühlen lassen und abseihen. Bewahren Sie diese Lösung am besten im Kühlschrank auf. Verwenden Sie die Mischung für tägliche Waschungen.

*Tipp: Das Kamillen-Weißwein-Öl sollten Sie in lichtundurchlässige Flaschen abfüllen und möglichst dunkel lagern.*

▶ Kamillen-Weißwein-Öl: Verrühren Sie 100 Milliliter Olivenöl mit einem Liter Weißwein, geben Sie dann 500 Gramm frische Kamillenblüten hinzu. Diesen Ansatz lassen Sie drei Tage lang ziehen. Erhitzen Sie anschließend die Mischung im Dampfbad, bis sich der Alkohol verflüchtigt hat. Gießen Sie den Ansatz durch ein Leinentuch oder Filterpapier ab. Mit diesem Öl reiben Sie die verbrannte Haut mehrmals täglich ein, bis der Sonnenbrand abgeklungen ist.

### *Kopfsalat – Ein altes Hausmittel*

Lassen Sie die Kopfsalatblätter fünf Minuten lang in Wasser kochen. Dann nehmen Sie die Blätter heraus. Den abgekühlten Sud tupfen Sie mit einem Tuch oder Wattepad auf die betroffenen Stellen.

## Mit Milchprodukten gegen den Sonnenbrand

▶ Mit Buttermilch und Meerrettich gegen den Sonnenbrand: Vermischen Sie einen Esslöffel frisch geriebenen Meerrettich mit einem Viertelliter Buttermilch; eine halbe Stunde ziehen lassen. Betupfen Sie mit dieser Mischung die betroffenen Hautpartien; nach ein bis zwei Stunden abwaschen.

▶ Vermischen Sie etwas Jogurt mit einigen Tropfen Knoblauchwasser; streichen Sie die Mischung auf die Haut, und decken Sie das Ganze mit einem feuchten Tuch ab. Für das Knoblauchwasser setzen Sie ein bis zwei zerdrückte Knoblauchzehen in einem Glas kaltem Wasser an.

▶ Jogurt-Eibisch-Packung: Übergießen Sie ein bis zwei Esslöffel Eibischblätter mit einem Viertelliter kochendem Wasser. Seihen Sie diese Abkochung erst ab, wenn sie abgekühlt ist. Geben Sie dann 250 Gramm zimmerwarmen Jogurt dazu, und tragen Sie die Masse fingerdick auf die betroffenen Stellen auf; eine Stunde ziehen lassen. Danach waschen Sie die Auflage mit warmem Wasser vorsichtig ab.

▶ Eine Wohltat für die geschädigte Haut ist außerdem Naturjogurt: Tragen Sie den Jogurt auf, und lassen Sie ihn etwa eine Viertelstunde einwirken. Anschließend waschen Sie ihn mit lauwarmem Wasser ab.

▶ Für einen Umschlag eignet sich außerdem Quark, den Sie mit Milch verdünnen: Streichen Sie die Masse auf ein Leinen- oder Baumwolltuch, und legen Sie dieses auf die verbrannte Haut. Nach einer halben Stunde nehmen Sie den Umschlag ab und wiederholen die Prozedur noch einmal mit frischem Quark.

*Hinweis: Wenn Sie nichts anderes zur Hand haben, reiben Sie die betroffenen Stellen mit Buttermilch ein. Eine Salbe könnte die Beschwerden verschlimmern.*

## Wann zum Arzt

Sie sollten auf alle Fälle einen Arzt aufsuchen, wenn
▶ es bei starkem Sonnenbrand zu Blasenbildung mit Schmerzen kommt.
▶ zusätzlich Allgemeinsymptome eines Sonnenstichs oder Hitzschlages wie Kopfschmerzen, Schwindel, Erbrechen, hohes Fieber oder Schüttelfrost auftreten.
▶ kleine Kinder betroffen sind.

# SONNENSTICH UND HITZSCHLAG

## Wenn die Hitze zu Kopf steigt

Durch direkte Sonneneinstrahlung auf den Kopf erfolgt eine Hirnhautreizung. Für einen Sonnenstich anfällig sind vor allem Kleinkinder, jedoch auch Erwachsene mit geringem Haarwuchs, die sich über längere Zeit ungeschützt starker Sonnenbestrahlung aussetzen.

Ein Hitzschlag kann durch eine zu große körperliche Belastung bei feuchtschwüler Witterung auftreten. Durch den Ausfall der Schweißproduktion (Wärmeregulation) – der Schweiß kann nicht verdunsten – kommt es zu einem Wärmestau und mitunter zu einer gefährlichen Hirnschwellung.

### Sonnenstich durch direkte Sonneneinstrahlung

*Besonders anfällig für einen Sonnenstich sind ältere Menschen und Kinder. Kinder sollten bis zu einem Alter von einem Jahr überhaupt keiner direkten Sonnenbestrahlung ausgesetzt werden.*

Ein Sonnenstich kann durch direkte und starke Sonneneinstrahlung auf den nicht geschützten Kopf entstehen. Es kommt in der Folge zu einer Reizung der Hirnhäute. Erste Anzeichen für einen Sonnenstich sind ein hochroter, heißer Kopf sowie kühle Haut, Kopfschmerzen, innere Unruhe, Schwindel und Übelkeit. Seltener, aber dennoch grundsätzlich immer möglich, sind Erbrechen und das Auftreten eines Kreislaufkollapses.

Ein Sonnenstich kann tödlich enden, wenn er nicht rechtzeitig behandelt wird. Kinder und insbesondere Kleinkinder sind in besonderem Maße gefährdet, da durch den noch nicht ausreichenden Haarwuchs die Schädeldecke ungenügend geschützt ist. Halten sich Kleinkinder also über einen zu langen Zeitraum ungeschützt in der Sonne auf, kann es zu hohem Fieber kommen. Sie werden dabei auffallend blass.

> **SYMPTOME**
> - Sonnenstich: hochroter, heißer Kopf, kühle Haut, → Kopfschmerzen, Unruhe, Schwindel, Übelkeit, manchmal auch → Erbrechen und Kreislaufkollaps; bei Kindern auch Blässe im Gesicht und unter Umständen hohes → Fieber.
> - Hitzschlag: hochroter Kopf, heiße, trockene Haut, stumpfer Gesichtsausdruck, taumelnder Gang, erhöhter Pulsschlag und stark erhöhte Körpertemperatur (bis zu 43 oder 44 °C), hin und wieder kann es zur Bewusstlosigkeit kommen.

### Wenn die Schweißbildung aussetzt

Ganz anders als der Sonnenstich kann der Hitzschlag auch ohne direkte Sonneneinwirkung entstehen. Es genügt eine länger andauernde Wärmeeinwirkung auf den menschlichen Körper, bei der die Wärmeregulation empfindlich gestört wird; ein Wärmestau tritt auf. Die ersten Symptome sind ähnlich wie beim Sonnenstich: Es beginnt mit einem hochroten Kopf, heißer, trockener Haut und einem stumpfen Gesichtsausdruck. Durch erhöhten Pulsschlag kann es zu Schwindel und einer taumelnden Gehweise kommen. Die Körpertemperatur kann bis auf 43 oder gar 44 °C ansteigen. Betroffene können sogar bewusstlos werden; und wird der Patient dann nicht sofort behandelt, kann der Hitzschlag sogar tödlich enden.

*Achtung!* Ohne richtige oder rechtzeitige Behandlung kann ein Hitzschlag tödlich enden. Deuten also die Anzeichen auf einen Hitzschlag hin, ist Selbsthilfe nicht mehr möglich. Rufen Sie sofort den Notarzt!

### Ursachen für Sonnenstich und Hitzschlag

Die Ursachen, die sowohl zu einem Sonnenstich als auch zu einem Hitzschlag führen, sind fast identisch:

- Zu lange Sonnenbestrahlung (gilt insbesondere beim Sonnenstich)
- Für die Verhältnisse zu warme Kleidung
- Hoher Flüssigkeitsverlust durch zu geringe Flüssigkeitsaufnahme, zum Beispiel bei starkem Schwitzen oder Durchfall
- Körperliche Anstrengung in sehr warmer Umgebung
- Ungewohnt hohe Luftfeuchtigkeit und eine geringe Luftumwälzung

▶ Medikamente, beispielsweise Antihistaminika (in Allergiepräparaten): Sie können das Risiko für einen Wärmestau mit nachfolgendem Hitzschlag erhöhen!

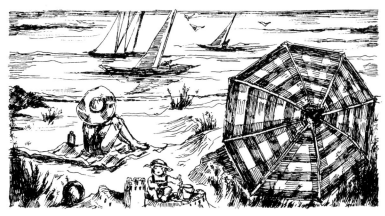

*Vor allem nach den kurzen und dunklen Wintertagen sehnt sich unser Organismus nach Wärme und Licht. Setzen Sie Ihren Körper und Ihren Kopf jedoch nicht zu lange ungeschützt direkter Sonneneinstrahlung aus.*

*Sie sollten Ihren Körper an besonders sonnenreichen und heißen Tagen nicht unnötigen Belastungen aussetzen. Sportliche Betätigungen sollten Sie entweder am frühen Morgen durchführen oder in die Abendstunden verschieben.*

### So können Sie vorbeugen

Grundsätzlich gilt bei der Vorbeugung von Sonnenstich und Hitzschlag, dass Sie viel trinken müssen. Je mehr, desto besser: Es sollten mindestens zwei bis drei Liter täglich sein. Besonders geeignet sind mineralhaltige Frucht- oder Gemüsesäfte oder fertige Elektrolytlösungen aus der Apotheke oder dem Reformhaus.

Lange Sonnenbäder sind, obwohl man sich dabei körperlich nicht sonderlich anstrengt, zu vermeiden, denn allein durch die extreme Sonneneinstrahlung kann ein Sonnenstich ausgelöst werden. Genauso unsinnig ist es, in dicken Gewändern herumzulaufen, denn wir sind dies nicht gewöhnt. Tragen Sie leichte und bequeme Kleidung, die aber die meisten Körperpartien ausreichend bedeckt und vor der Sonne schützt.

Vermeiden Sie in der Hitze möglichst alles, was zu einer Überanstrengung des Körpers führt: Dazu zählen natürlich in erster Linie die verschiedensten Outdoor-Sportarten, die im Sommer betrieben werden, zum Beispiel Tennis, Fußball, extremes Höhenwandern, Radfahren und Ähnliches mehr.

## TIPPS FÜR HEISSE TAGE UND FÜR SONNENANBETER

- Meiden Sie direkte Sonne beziehungsweise UV-Strahlung! Dies gilt ebenso bei bedecktem Himmel oder unter dem Sonnenschirm. Auch hier wirkt die UV-Strahlung aufgrund von Reflektionen.
- Bedecken Sie die Haut mit Kleidung: Diese sollte jedoch nicht zu dick, sondern luftig sein.
- Benutzen Sie besonders zu Beginn der Sommersaison Sonnenschutzmittel mit hohem Lichtschutzfaktor (ab LSF 20). Richten Sie die Länge des Sonnenbades nach Ihrem Hauttyp. Wählen Sie entsprechend hohe Lichtschutzfaktoren.
- Sonnenschutzmittel sollten mindestens 20 bis 30 Minuten vor dem Sonnenbad aufgetragen werden, damit sie ihre Wirkung entfalten können. Nur dann ist der Schutz optimal.
- Eine Erfrischung in den Fluten von Meer oder See tut zwar gut, doch sollten Sie danach nicht vergessen, sich, selbst dann, wenn die Sonnencreme laut Werbung als wasserfest gilt, wieder einzucremen.
- Vermeiden Sie nach Möglichkeit die intensive Mittagssonne zwischen 11 und 15 Uhr.
- Gewöhnen Sie Ihre Haut in langsamen Schritten an die sommerliche Sonne. In den ersten Urlaubstagen sind verstärkt Schattenplätze aufzusuchen. Gehen Sie nicht gleich in die pralle Sonne.
- Schützen Sie Ihre Augen durch geeignete Sonnenbrillen. Die Gläser müssen UV-A- und UV-B-Strahlung absorbieren. Einfache dunkle Gläser ohne diesen Schutz bewirken meist das genaue Gegenteil: Es dringt mehr UV-Licht durch die erweiterten Pupillen als sogar beim ungeschützten Auge, das sich bei großer Helligkeit stark verengt.
- Schützen Sie Kinder unter fünf Jahren ganz besonders vor den Auswirkungen der Sonne, insbesondere vor einem Sonnenbrand, da das Hautkrebsrisiko bei Kleinkindern stark erhöht ist. Merken Sie sich daher: Kinder und Babys sollten sich nicht in der prallen Mittagssonne aufhalten.
- Besonders wichtig ist: Denken Sie an den passenden Kopfschutz für sich und Ihre Angehörigen.
- Bestimmte Medikamente, allen voran Antibiotika und Antidepressiva, aber auch Antihistaminika, machen die Haut lichtempfindlicher oder lösen lichtbedingte Allergien aus. Befragen Sie vor der Verwendung solcher Arzneimittel Ihren Arzt nach möglichen Konsequenzen.

*Mit eine der wichtigsten vorbeugenden Maßnahmen ist, dass Sie bei starker Sonneneinstrahlung Kopf und Nacken mit einem möglichst luftdurchlässigen Hut schützen. Besonders gut eignen sich dazu Strohhüte.*

## Was Sie tun können – Hausmittel gegen Sonnenstich und Hitzschlag

Bringen Sie Personen, die unter Sonnenstich oder Hitzschlag leiden, an einen kühlen und schattigen Ort, wo Sie sie mit erhöhtem Körper niederlegen. Als erste Hilfsmaßnahme verwenden Sie feuchte Tücher, die auf die Haut und vor allem auf den Kopf gelegt werden, um dem Körper Kühlung zu verschaffen. Wenn der Betroffene noch bei Bewusstsein ist, sollte er viel Flüssigkeit zu sich nehmen; fächeln Sie ihm dabei Luft zu. Doch ansonsten können Sie nur wenig tun, bis der Notarzt kommt.

### *Erste Hilfe bei Sonnenstich und Hitzschlag*

▶ Erste Phase: Erkennen von Sonnenstich und Hitzschlag. Der Betroffene hat einen hochroten Kopf, ihm ist schwindlig, er leidet unter Nackensteifigkeit, Übelkeit, Erbrechen; auch Bewusstlosigkeit ist möglich.

▶ Zweite Phase: Rufen Sie sofort den Notarzt! Lagern Sie den Betroffenen mit erhöhtem Kopf flach im Schatten, und kühlen Sie mit feuchten, kalten Tüchern den Kopf des Patienten. Ist der Betroffene bewusstlos und seine Atmung noch vorhanden, bringen Sie ihn in die stabile Seitenlage, da bei Rückenlage Erstickungsgefahr besteht. Sollte es gar zum Herz-Kreislauf-Stillstand kommen, wenden Sie die Herz-Lungen-Wiederbelebung an. Diese Technik sollte erlernt und danach auch regelmäßig trainiert werden! Es gibt Trainingszentren, die regelmäßige Kurse abhalten: Dazu zählen Einrichtungen wie das Rote Kreuz, die Malteser, die Johanniter und andere humanitäre Verbände.

*Drinks mit Apfelessig sind spritzig, erfrischend und gesund: Mit anderen Früchten oder Honig kombiniert sind diese Getränke echte Vitaminbomben und Fitmacher.*

### *Erfrischende Drinks für den Sommer*

▶ Sommer-Drink mit Apfelessig: Sie benötigen je einen Viertelliter Kirsch- und Orangensaft, einen Liter Mineralwasser, drei Esslöffel Sanddornsaft, je zwei Esslöffel Honig und Apfelessig, einen Spritzer Zitronensaft, zehn bis zwölf Erdbeeren, einen reifen Pfirsich und zur Dekoration eine Hand voll Cocktailkirschen. Waschen, zerkleinern und pürieren Sie die

Erdbeeren und den Pfirsich. Mischen Sie die anderen Zutaten unter, und garnieren Sie zum Abschluss mit den Cocktailkirschen.

▶ Für einen erfrischenden sommerlichen Tee-Früchte-Cocktail benötigen Sie 400 Milliliter Apfelsaft, je einen Esslöffel Minzeblätter und Zitronensaft sowie einen Beutel schwarzen Tee auf 300 Milliliter Wasser. Bereiten Sie den schwarzen Tee mit den Minzeblättern: 300 Milliliter Wasser zum Kochen bringen, über den Tee und die Blätter gießen, zehn Minuten ziehen und dann abkühlen lassen. Geben Sie dann Apfel- und Zitronensaft hinzu – fertig ist ein erfrischender Cocktail für sommerliche Tage.

### *Das Abkühlungsbad bei hoher Körpertemperatur*

Anhaltende Körpertemperaturen von über 40 °C können bei Kleinkindern zu lebensbedrohlichen Zuständen führen. Wenn durch fiebersenkende Maßnahmen kein Erfolg zu erzielen ist, empfiehlt sich in Absprache mit dem Arzt die Durchführung eines Abkühlungsbades. Doch sollten Sie das Abkühlungsbad nur durchführen, wenn Ihr Kind nicht friert (Schwitzphase).

Zu Beginn sollte die Temperatur des Wassers maximal 3 °C unter der gemessenen Körpertemperatur (im Po) betragen. Hat sich das Kind daran gewöhnt, lassen Sie kühles Wasser zulaufen, sodass innerhalb von etwa fünf Minuten die Wassertemperatur auf 30 °C sinkt. Darin sollte das Kind rund zehn Minuten verweilen. Wiederholen Sie, wenn es unbedingt nötig erscheint, die Anwendung.

Die Temperatur sollte bei Kindern bis zu fünf Jahren auf jeden Fall rektal (im Po) gemessen werden. Denn die rektale Temperatur ist genauer als die orale, die im Mund gemessen wird.

*Wichtig: Sobald beim Abkühlungsbad Frösteln, Gänsehaut oder blaue Lippen auftreten, müssen Sie es sofort abbrechen! Das Ziel des Abkühlungsbades ist nicht eine Normalisierung der Temperatur, sondern lediglich ein Absenken des sehr hohen Fiebers.*

### **Wann zum Arzt**

Sie sollten auf alle Fälle sofort einen Arzt rufen oder selbst aufsuchen, wenn die oben bezeichneten Symptome eines Hitzschlags oder Sonnenstichs auftreten.

# STIMMUNGSSCHWANKUNGEN

## Wenn die Stimmung in den Keller sinkt

Ausgerechnet wenn das Wochenende kommt, sinkt bei vielen Menschen, die während der Woche auf vollen Touren laufen, die Stimmung auf den Nullpunkt. Eigentlich haben sich diese Menschen auf das freie Wochenende gefreut, doch die ersehnte Ruhe und Entspannung will sich einfach nicht einstellen – eher eine depressive Verstimmung, eine innere Unruhe und Unzufriedenheit und damit einhergehend Stimmungsschwankungen.

*Stimmungsschwankungen – eine Zivilisationskrankheit? In jüngerer Zeit ist eine deutliche Zunahme des Beschwerdebildes quer durch alle Altersgruppen erkennbar. Ständig zunehmender beruflicher und privater Druck können hierfür die Auslöser sein.*

### Woran liegt es bloß?

Stimmungsschwankungen gehören zu den Möglichkeiten des Menschen, Erlebtes zu verarbeiten, und eigentlich sind sie typisch für das Rauf und Runter im Alltag. Es handelt sich dabei nicht um Depressionen, die aufgrund einer psychischen Krankheit entstehen.

Eine Verstimmung ist die Reaktion auf eine bestimmte Beeinträchtigung. Manchmal ist man sich der konkreten Gründe dafür gar nicht bewusst. Psychische Belastungen, zwischenmenschliche Beziehungen, abrupte Veränderung im täglichen Leben oder andere exogene Faktoren können die Auslöser sein.

### Deutliche Zunahme erkennbar

Stimmungsschwankungen haben in den letzten Jahren zugenommen. Die Hektik und Schnelllebigkeit unserer modernen Welt und die damit gestiegenen Ansprüche und Anforderungen sowie das stete Präsentsein im Handy- und Internetzeitalter dringen auf uns überall ein. In der Folge kann es dazu kommen, dass wir mit diesen inzwischen natürlichen Belastungen unseres Lebens nicht mehr fertig werden.

> **SYMPTOME**
> Düstere und gedrückte Stimmungslage, Antriebslosigkeit, Appetitlosigkeit, → Kopfschmerzen, Müdigkeit, Reizbarkeit, → Schlafstörungen, Schuldgefühle und Unruhe.

Viel zu viele Menschen leben über ihre seelischen und körperlichen Verhältnisse: Stress, Genussgifte, ständige Überforderung und daraus resultierende Arbeitsmanie (Workaholics). Der Urlaub dient nicht mehr der Erholung, sondern vielmehr einem ausgesprochen stressigen Partyleben. Kommt es in der Folge zu Erkrankungen, so darf die Behandlung zu keinerlei Einschränkung des persönlichen Daseins führen. Gelingt dies nicht, werden diese Workaholics und Partygänger unzufrieden, unglücklich, gereizt und missgestimmt, etliche sogar ernsthaft depressiv.

*Es sind in aller Regel einschneidende Erlebnisse im Leben, die sich in Stimmungsschwankungen niederschlagen. Insbesondere bei Frauen kann es während der Schwangerschaft zu psychischen Belastungen kommen.*

### Wann treten Stimmungsschwankungen verstärkt auf?

Stimmungsschwankungen sind immer stärker der Ausdruck unserer modernen Zeit: Man erwartet zu viel von der Umwelt und vor allem von sich selbst. Wann diese depressiven Phasen oder Stimmungstiefs einsetzen, ist unterschiedlich. Meist sind sie gar sinnvolle und nötige Folgen: Sie sind Warnsignale des Körpers und der Psyche auf Überbelastungen, Trauer und Ähnliches. Bei vielen Menschen, vor allem den Workaholics, setzen depressive Stimmungen zum Wochenende hin ein. Der Stress der Woche fällt ab, man weiß nichs mit sich anzufangen. Es sind aber noch immer weit häufiger bestimmte Lebensereignisse – zum Beispiel berufliche Belastungen (Entlassung, Ärger mit den Kollegen), der Tod eines Angehörigen, die Trennung vom Lebenspartner (Scheidung), finanzielle Probleme (Schulden) sowie gesundheitliche Faktoren – die die Stimmungstiefs auslösen.

*So unglaublich es klingt: Viele Menschen können auch durch Wetter- oder Klimawechsel Stimmungsschwankungen ausgesetzt sein.*

### Das bekannte Wochenendtief

Warum kommt es dazu? Die ganze Woche über haben Sie Ihre Arbeit mit voller Leistung erledigt, und nun, am Freitagabend, sitzen Sie zu Hause und Ihre Arbeit fehlt Ihnen. Und ab Samstagnachmittag sind auch noch die Geschäfte geschlossen, die Stadt wird ruhig und unbelebt.

Personen, die nie ein richtiges Hobby hatten, verfallen in einen Zustand der Langeweile, der aber nicht einmal zur körperlichen Entspannung beiträgt; sie kommen innerlich nicht wirklich zur Ruhe. Sind sie endlich am Sonntag an einem gewissen Ruhepunkt angelangt, dann steht schon wieder der Montag ins Haus, und die Anspannung vor der Arbeitswoche ergreift von ihnen Besitz.

Ein weiterer Punkt, der zu Unruhe und Verstimmungen führen kann, ist die Partnerschaft oder auch die Familie. Die ganze Woche über haben Berufstätige relativ wenig Kontakt mit den eigenen Familienmitgliedern. Am Wochenende aber sind sie über einen längeren Zeitraum in das Familienleben eingebunden. Probleme kommen jetzt stärker zum Tragen, Körper und Psyche kommen nicht zur Ruhe.

### Stimmungsschwankungen in der Schwangerschaft

Unsicherheiten und Ängste, Enthusiasmus und Ausgeglichenheit liegen dicht beieinander. Ihre Stimmung ist während der Schwangerschaft und in den Wechseljahren enormen Schwankungen unterworfen.

*Auch Männer sind vor Stimmungsschwankungen nicht völlig gefeit. Das vermeintlich starke Geschlecht ist ebenso »himmelhoch jauchzend« und dann wieder »zu Tode betrübt«.*

Es gibt sicherlich Frauen, die ihre Schwangerschaft genießen und dabei ständig gute Laune haben. Die meisten anderen aber machen da andere Erfahrungen. Häufig ist Frauen zum Heulen zumute, ohne dass sie genau sagen könnten, warum das so ist. In den allermeisten Fällen sind es die Hormone oder der Mangel an bestimmten Nährstoffen, die schwangeren Frauen diesen Streich spielen und sie aus diesem Grund sehr empfindlich machen.

Machen Sie sich also keine Sorgen, wenn Sie angesichts einer harmlos erscheinenden Situation plötzlich in Tränen ausbrechen – das ist durchaus normal, wenn Sie schwanger sind. Warnen Sie Ihren Partner vor und er wird Ihre plötzlichen Stimmungsschwankungen besser verstehen und auf Ihre momentane Sensibilität besser eingehen können.

## So können Sie vorbeugen

Grundsätzlich verfügt der Mensch über ausreichende Selbsthilfekräfte, um seinen Zustand erkennen und bekämpfen zu können. Wenn Sie an Stimmungsschwankungen leiden, schieben Sie diese nicht achtlos beiseite, sonst werden sie irgendwann zu ernsthaften Problemen: Sie sind Warnsignale.

Versuchen Sie es mit einem Tagebuch. Schreiben Sie dort alles nieder, was Ihnen zum Thema Stimmungsschwankungen einfällt: Wann hatten Sie welche besonderen Stimmungstiefs oder -hochs? Welche Dinge machen Ihnen Spaß, wann waren Sie gut, wann waren Sie schlecht drauf?

Bewegung und abwechslungsreiche Beschäftigung (Hobbys, Freunde und Sport) bringen Ihr Leben wieder ins Lot. Gehen Sie beispielsweise ins Fitnessstudio, oder treten Sie einem Sportverein Ihrer Wahl bei. Besuchen Sie mal wieder ein Kino oder ein Theater.

Auf längere Sicht ist es notwendig, die eigentlichen Auslöser von Stimmungsschwankungen und -tiefs zu erkennen und zu verändern.

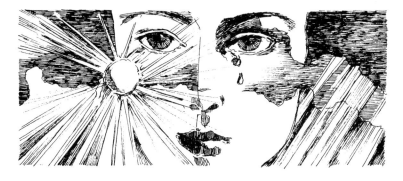

*Um die emotionalen Achterbahnfahrten wieder in den Griff zu bekommen ist es notwendig, dass Sie Auslöser und Ursachen genau erkennen und definieren können.*

## Was Sie tun können – Mit Hausmitteln gegen Stimmungsschwankungen

Dem Arbeitssüchtigen sei geraten, zur Vermeidung von Stimmungstiefs am Wochenende an sich zu arbeiten, und wenn nötig, sollte er dabei die Hilfe einer psychologischen Beratung oder einer Psychotherapie in Anspruch nehmen.

Lernen Sie Entspannungsmethoden (Akupressur, Atemtherapie, Yoga, Tai Qi oder autogenes Training. Fragen Sie Ihren

*Vitamin E ist unentbehrlich für die normale Funktion der männlichen Keimdrüsen und für eine normal verlaufende Schwangerschaft.*

Arzt oder Heilpraktiker nach geeigneten Methoden), und beginnen Sie das Wochenende mit Meditation und Entspannung. Das kann Ihnen helfen, sich von belastenden Gedanken zu befreien.

Eine abwechslungsreiche Ernährung ist auch bei Stimmungsschwankungen unerlässlich. Sie sollten vor allen Dingen auch Freude und Genuss beim Essen haben. Insbesondere die Wechseljahre sind nicht für Diäten geeignet, denn die Eierstöcke reagieren sehr empfindlich auf eine unzureichende Ernährung, was sich wiederum in Stimmungsschwankungen niederschlägt. Vor allem sollten Sie einen Mangel der Vitamine E und F vermeiden. Beides ist besonders stark in Weizenkeim- oder Nachtkerzenöl enthalten.

*Feigen als Stimmungsaufheller*
Besonders während der Menstruation kann der Verzehr von Feigen hilfreich sein. Sie mildern die lästigen Stimmungsschwankungen, und zudem sind sie gut für die Figur.

*Heiltees gegen Stimmungsschwankungen*
▶ Gemütsaufhellender Baldrianwurzeltee: Vermischen Sie einen Teelöffel Baldrianwurzel mit einem Teelöffel Basilikumkraut. Übergießen Sie die Mischung mit 100 Milliliter kochendem Wasser. Lassen Sie den Tee eine Viertelstunde ziehen; dann abseihen. Zwei Tassen täglich ist eine geeignete Dosierung.

▶ Stimmungsaufhellender grüner Hafertee: Setzen Sie zwei Teelöffel grünen Hafer in einem halben Liter kaltem Wasser an, und bringen Sie das Wasser zum Kochen. Lassen Sie die Abkochung 20 Minuten lang sieden, erst dann seihen Sie die Flüssigkeit ab. Trinken Sie den halben Liter Tee über den Tag verteilt.

▶ Hopfenblütentee bei leichten Depressionen: Übergießen Sie zwei gehäufte Teelöffel Blüten mit einem Viertelliter kochendem Wasser; 15 Minuten ziehen lassen und abseihen. Zwei Tassen täglich ist eine geeignete Dosierung; am besten trinken Sie eine Tasse als Schlaftrunk vor dem Zubettgehen.

*Bei empfindlichen Menschen kann die Einnahme von Johanniskraut eine erhöhte Lichtempfindlichkeit auslösen. Setzen Sie sich dann nicht der prallen Sonne aus.*

▶ Johanniskrauttee bei Stimmungsschwankungen während des Klimakteriums: Übergießen Sie zwei gehäufte Teelöffel Johanniskraut mit einem Viertelliter Wassern und bringen Sie es zum Sieden. Nach wenigen Minuten seiht man ab. Zwei bis drei Tassen täglich ist eine geeignete Dosierung.

### Erfrischende Kaltwasseranwendungen

Kaltwasseranwendungen dürfen nur mit gut durchwärmtem Körper – Bettwärme – durchgeführt werden. Auch der Raum, in dem Sie die Behandlung durchführen, sollte gut temperiert sein, etwa bei 18 bis 22 °C. Duschen Sie wahlweise unter heißem Wasser, oder gönnen Sie sich Bewegung. Beachten Sie aber: Je wärmer der Körper ist, desto kürzer und auch kälter sollten die Wasseranwendungen sein.

Atmen Sie besonders während der Kaltwasseranwendung gleichmäßig und ruhig, vermeiden Sie Pressatmung, und entleeren Sie vorher Blase und Darm. Der beste Augenblick für eine solche Wasseranwendung ist zwei Stunden vor oder nach den Mahlzeiten.

Der Wasserstrahl sollte sanft massierend auf die Haut einwirken und dabei nicht hart aufprallen. Nach der Behandlung streichen Sie das Wasser mit der Handkante ab – nicht abtrocknen! Wärmen Sie anschließend den Körper wieder auf. Welche Möglichkeiten der Kaltwasseranwendung gibt es:

▶ Abreibung: Sie lassen sich von einem Partner ein mit 15 bis 18 °C kaltem Wasser getränktes großes Handtuch auflegen, die Oberkante des Tuchs liegt dabei um den Hals. Anschließend wird das Tuch so eingeschlagen, dass Sie vollständig verpackt sind. Nun wird der Körper mit System abgerieben: rechter Handrücken, rechter Arm außen zur Schulter hoch und an der Arminnenseite zurück zur Hand. Drehen Sie sich um, dann wird die rechte Rückenhälfte von der Schulter bis zur Hüfte abgerieben. Der linke Oberkörper wird genauso behandelt. An den Beinen beginnt man ebenfalls am rechten Fuß, außen aufwärts bis zur Hüfte und an der Innenseite zurück zum Fuß – linke Seite genauso. Zum Abschluss werden die beiden Gesäßhälften abgerieben. Die Abreibung dauert

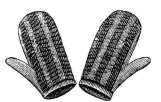

*Massagehandschuhe erhalten Sie in der Apotheke oder im Sanitätsfachhandel.*

*Hinweis: Sie sollten täglich nicht mehr als drei Kaltwasseranwendungen im vierstündigen Rhythmus durchführen.*

etwa zehn Minuten, und danach lassen Sie sich trockenreiben. Ruhen Sie nach der Behandlung im warmem Bett aus.

▶ Kaltes Fußbad: Diese Art der Anwendung sollte zwischen 5 und 15 Sekunden dauern. Nach der Durchführung Füße und Waden kräftig abreiben und Beinübungen zum Aufwärmen machen.

▶ Ganzkörperwaschung: Auch hierfür benötigen Sie Hilfe von einem Partner. Mit einem kalt getränkten Handtuch reibt man wie folgt: rechter Handrücken, außen am Arm zur Schulter, innen wieder zur Hand zurück, nochmals innen zum Hals, rechte Schulter. Auf den Bauch drehen und von der Schulter abwärts über den Rücken bis zum Gesäß waschen, am Bein entlang zum Fuß. Drehen Sie sich wieder auf den Rücken, dann wäscht Ihr Partner innen am Bein entlang über die rechte Leiste, die rechte Bauchhälfte bis zur Brust. Links verfährt man genauso. Ruhen Sie nach der Behandlung im warmem Bett aus.

▶ Oberkörperwaschung: Mit einem kalt getränkten Handtuch reiben Sie – Sie benötigen dazu keine Hilfe – folgendermaßen: rechter Handrücken, außen am Arm zur Schulter, innen wieder zur Hand zurück, nochmals innen bis zur Achselhöhle, zum Hals, rechte Brust und rechte Bauchseite. Links verfahren Sie genauso. Feuchten Sie das Tuch während der Behandlung immer wieder an.

*Auch wenn sich »Kaltwasseranwendung« zunächst nicht unbedingt nach guter Laune anhört, sollten Sie es unbedingt einmal probieren. Die Waschungen und Abreibungen erfrischen den Körper und bringen den Kreislauf wieder auf Touren.*

### *Mit pflanzlichen Phytoöstrogenen gegen Stimmungschwankungen*

Auch wenn – wie oben bereits beschrieben – Großmutters Hausapotheke das eine oder andere Kraut zur Behebung von Stimmungsschwankungen bereithält, zum Beispiel Johanniskraut oder Baldrian, so soll doch an dieser Stelle – und bei diesem Beschwerdebild – ausdrücklich auf entsprechende Präparate hingewiesen werden. Mit Johanniskraut- und Baldrianpräparaten (besonders als Tee oder in Tablettenform) lassen sich Stimmungsschwankungen und Nervosität gut bekämpfen; Gleiches gilt für Melisse, Hopfen und Passionsblume. Nicht nur Stimmungsschwankungen können Sie mit

Traubensilberkerzenpräparaten (Tropfen und Tabletten) bekämpfen, auch Wallungen, Nervosität, Herzklopfen und Schlafstörungen können damit behandelt werden. Bei bis zu 40 Prozent der Betroffenen werden die Beschwerden gelindert, bei der Hälfte der Menschen verschwinden sie sogar ganz. Mit einer Creme aus Yamswurzel lassen sich Wallungen, Schlaflosigkeit und Stimmungsschwankungen behandeln.

*Sonnenlicht statt Frustkauf*
Wenn es Ihnen auch schwer fällt, gehen Sie spazieren und vermeiden Sie dunkle Räumlichkeiten. Gehen Sie stattdessen hinaus in die Sonne und an die frische Luft. Lassen Sie sich von der Sonne und ihrem Licht verwöhnen. Machen Sie Ihre ganz eigene Therapie daraus und steigern Sie jeden zweiten Tag Ihre Sonnenbäder um eine Minute. Manche Menschen versuchen, ihr Stimmungstief, ihren Frust mit so genannten Frustkäufen zu vertreiben: »Ich muss mir jetzt etwas Gutes tun!« Grundsätzlich spricht nichts dagegen. Wirklich helfen gegen Stimmungsschwankungen tun diese Aktionen allerdings nicht.

*Vergessen Sie für Ihre Sonnentherapie aber nicht ein geeignetes Sonnenschutzmittel. Schon 10 bis 20 Minuten können wahre Wunder bewirken.*

## Wann zum Arzt

Stimmungsschwankungen sind zunächst kein Grund zur Beunruhigung. Treten Sie nur hin und wieder auf, lassen sich die Ursachen beziehungsweise Auslöser sehr gut »dingfest« machen und mit den beschriebenen Mitteln sehr gut kanalisieren. Treten die Tiefs jedoch regelmäßig, beinahe chronisch auf, sollten Sie einen Facharzt (Psychologen, Neurologen oder Psychotherapeuten) aufsuchen. Vor allem, wenn

▶ im Zusammenspiel mit einer körperlichen Erkrankung Stimmungsschwankungen auftreten.

▶ länger anhaltende Verstimmungen auftreten, die außerhalb einer Schwangerschaft nicht nachvollziehbar sind.

▶ nach Einnahme eines Medikaments Stimmungsschwankungen auftreten.

▶ Sie unter starken Gewichtsschwankungen und Essstörungen leiden.

# STIRNHÖHLENENTZÜNDUNG

## Wenn der Druck auf die Stirn steigt

Eine Nebenhöhlenentzündung hat wahrscheinlich jeder schon einmal während einer richtigen Erkältung erlebt. Meist sind dabei die Kieferhöhlen betroffen und nur in seltenen Fällen die Stirnhöhle. So sollte es auch bleiben, denn eine Stirnhöhlenentzündung ist um vieles gefährlicher als eine einfache Kieferhöhlenentzündung.

### Die Nebenhöhlen

Nasenhöhle und Nebenhöhlen sind mittels kleiner Kanäle miteinander verbunden, die Stirnhöhlen liegen in Höhe der Augenbrauen hinter der Stirn, die Kieferhöhlen liegen im Wangenbereich. Entzündet sich die Schleimhaut dieser unterschiedlichen Höhlen, so spricht man von einer Sinusitis.

Während die Nasennebenhöhlenentzündung (Sinusitis) zu den häufigsten Krankheiten überhaupt zählt, ist eine Entzündung der Stirnhöhlen eher selten. Je nach Verlauf unterteilt man die Nasennebenhöhlenentzündung in eine akute und eine chronische Variante. Letztere geht mit einer übermäßigen Schleimhautschwellung einher, welche zu den so genannten Polypen führen kann.

*Nasenpolypen sind in der Regel gutartige Wucherungen der Schleimhaut. Sie wachsen von der Nasennebenhöhle in die Haupthöhle. Mehrere Polypen können auch zu einem komplexen Gebilde verwuchern; sie können die Nase komplett verstopfen.*

### SYMPTOME

→ Schnupfen, lokale Druck- und → Kopfschmerzen über den Augen und an den Schläfen (Stirnhöhlen- und Siebbeinzellenentzündung), Schmerzen im Hinterkopf (Keilbeinhöhleninfektion), Schmerzen unter den Augen oder am Kiefer (Kieferhöhlenentzündung), Verschlimmerung der Schmerzen bei → Husten, beim Schnäuzen und Bücken, erhöhte Temperatur, eitrige Flüssigkeit oder zähes Sekret als Nasenausfluss, → Reizhusten, Appetitlosigkeit, allgemeines Schwächegefühl und Lernschwäche bei Kindern.

*Mögliche Komplikationen*
Bei einem Schnupfen kann sich die Verbindung zu den Nebenhöhlen entzünden.
Halten Sie aus diesem Grund niemals beide Nasenlöcher beim Schnäuzen gleichzeitig zu; wechseln Sie dabei ab. Der Druck wird dadurch nicht so hoch, und damit die Gefahr kleiner, dass Nasensekret in die Nebenhöhlen gepresst wird. Auch eitrige Zähne im Oberkiefer können Verursacher einer Nasennebenhöhlenentzündung sein.
In der Folge einer Entzündung der Nebenhöhlen kann das aus den Nebenhöhlen hinunterlaufende Sekret zu Infektionen der Bronchien (Sinobronchitis) führen.
Aus einer eitrigen Entzündung der Siebbeinzell- oder Stirnhöhle kann sich ein so genanntes Orbitalphlegmon entwickeln. Darunter versteht man eine Entzündung des den Augapfel umgebenden Gewebes. Auch eine Hirnhautentzündung (Meningitis) kann sich dabei ausbilden, und bei einer nur unzureichend oder gar nicht behandelten Nasennebenhöhlenentzündung besteht zudem die Gefahr einer Knochenhautentzündung.

> Die Hauptsymptome einer Hirnhautentzündung sind Fieber, Kopfschmerzen und Nackensteifigkeit. Müdigkeit, Mattigkeit, Abgeschlagenheit, Licht- und Lärmempfindlichkeit, eventuell können sich auch Übelkeit und Erbrechen dazugesellen.

## So können Sie vorbeugen
Während der Schnupfenjahreszeit (Herbst, Winter) ist Hygiene äußerst wichtig. Meiden Sie den Körperkontakt mit erkälteten Personen. Eine ausgewogene, vitaminreiche Ernährung, der Verzicht auf das Rauchen und regelmäßige körperliche Betätigung stabilisieren Ihr Immunsystem zusätzlich, wodurch die körpereigenen Abwehrkräfte gestärkt und mobilisiert werden und die Anfälligkeit für Infektionen verringert wird. Achten Sie stets auf warme Füße! Kalte Füße machen Sie anfälliger für → Erkältungen. Mit einem wärmenden Fußbad oder einem warmen Kirschsteinsäckchen können Sie rasch Abhilfe schaffen. Baden Sie Ihre Füße in warmem Wasser, oder halten Sie die Füße unter einen warmen Wasserstrahl. Erhitzen Sie zugleich das Kirschsteinsäckchen bei 130 °C im Backofen. Rubbeln Sie Ihre Füße gut ab, und reiben Sie sie in den warmen Kirschsteinen.

> Wenn Sie anfällig für Schnupfen und Erkältungen sind, kann auch eine vorbeugende Rotlichtbestrahlung von Nase und Nebenhöhlen hilfreich sein.

### Härten Sie Ihren Körper rechtzeitig ab

Morgendliche Wechselduschen empfehlen sich zum Abhärten. Drei Minuten lang sollten Sie sich mit heißem Wasser duschen, so heiß Sie es vertragen. Anschließend für 20 Sekunden so kalt abduschen, wie es geht. Führen Sie dies dreimal hintereinander durch. Wenn ansonsten keine Beschwerden vorliegen und Sie gerne die Sauna besuchen, dann tun Sie dies ein- bis zweimal pro Woche zur aktiven Vorbeugung. Ein Saunagang dient der Abhärtung des Körpers. Sollten Sie bereits erkältet oder verschnupft sein, müssen sie allerdings auf das Saunavergnügen verzichten.

### Ruhe, Schlaf und feuchtwarme Luft

*In manchen Fällen einer Stirnhöhlenentzündung ist eine schiefe Nasenscheidewand der Übeltäter. Durch einen operativen Eingriff lässt sich diese jedoch begradigen.*

Gönnen Sie Ihrem Körper Auszeiten: Ruhe und erholsamen Schlaf. Dies sind wohl die einfachsten Hausmittel, um einer Infektion entgegenzutreten. Nehmen Sie viel Flüssigkeit zu sich, besonders Wasser und Kräutertee sowie frisch gepresste Obst- und Gemüsesäfte. Sie sollten eineinhalb bis zwei Liter Flüssigkeit pro Tag zu sich nehmen; und wenn es bereits im Rachen zu kratzen beginnt, noch ein bisschen mehr.

In jedem Fall sollten Sie sich in warmen, nicht überhitzten Räumen aufhalten. Mit einer einfachen Methode können Sie die Luft in den Räumen anfeuchten, um die Austrocknung der Schleimhäute zu verhindern. Hängen Sie einfach feuchte Tücher auf. Stellen Sie vorbeugend in trockenen Räumen Schalen mit heißem Wasser auf, und geben Sie einige Tropfen eines Heilöls dazu, beispielsweise Fichtennadel oder Eukalyptus. Den gleichen Zweck erfüllt eine Duftlampe mit entsprechenden Zusätzen.

### Was Sie tun können – Mit Hausmitteln gegen Stirnhöhlenentzündung

Grundsätzlich gehört eine Stirnhöhlentzündung in die Hände eines Arztes. Sprechen Sie mit ihm über begleitende Selbsthilfemaßnahmen. Altbewährte und bekannte Hausmittel sind natürlich Kamillentee und Kamilleninhalationen, aber auch das Kauen von Bienenwaben. Man bricht dafür ein kleines

Stück aus der Bienenwabe heraus, bestreut es mit etwas Anis und kaut dieses Bonbon langsam gut durch. Machen Sie das vier- bis sechsmal täglich eine Woche lang; spucken Sie dabei immer am Ende die Wabenreste aus. Anschließend lassen Sie bei drei Anwendungen nach dem Essen einen Esslöffel Bienenhonig im Mund zergehen.

*Achtung! Die Anwendung von Bienenwaben zum Kauen ist für Kinder nicht geeignet, da es zu allergischen Reaktionen führen kann.*

### Auflagen und Kompressen

▶ Quark-Meerrettich-Auflage: Vermischen Sie 200 Gramm Quark mit einem Esslöffel frisch geriebenem Meerrettich. Streichen Sie die Paste fingerdick auf ein Leinentuch. Dieses legen Sie 10 bis 15 Minuten auf den Stirnhöhlenbereich.

▶ Geben Sie zwei bis drei Esslöffel frisch geriebenen Ingwer auf ein Leinentuch, und pressen Sie den Saft heraus; vermischen Sie diesen mit etwas Wasser. Erhitzen Sie dann den Ingwersaft kurz, und tränken Sie damit ein weiteres Tuch. Legen Sie es auf die schmerzende Stelle am Kopf. Wenn die Kompresse abgekühlt ist, nehmen Sie sie ab. Wiederholen Sie diese Anwendung so lange, bis sich die Haut leicht rötlich verfärbt.

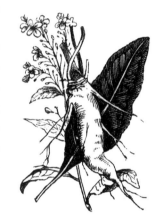

### Fenchel-Dill-Kur nach Hildegard von Bingen

Sie vermengen dafür 20 Gramm Fenchelkraut und 80 Gramm feine Dillspitzen. Verbrennen Sie einen Esslöffel davon auf einer Tonscherbe eines alten Blumentopfs. Atmen Sie den Rauch ein, und essen Sie die Asche, indem Sie sie beispielsweise aufs Essen streuen. Das machen Sie einmal täglich ein bis zwei Wochen lang.

*Hinweis: Meerrettich kann die Haut reizen. Bei ersten Anzeichen (Juckreiz, Rötung) sollten Sie die Selbstbehandlung mit Meerrettich sofort abbrechen.*

### Heiltees gegen Stirnhöhlenentzündung

▶ Efeutee: Übergießen Sie einen gehäuften Teelöffel Efeublätter mit einem Viertelliter kochendem Wasser; zehn Minuten ziehen lassen und abseihen. Mit Honig gesüßt können Sie bis zu drei Tassen täglich trinken.

▶ Eukalyptustee: Übergießen Sie drei Teelöffel Eukalyptusblätter mit einem Viertelliter kochendem Wasser; 15 Minuten ziehen lassen, abseihen; mehrmals am Tag eine Tasse trinken.

*Die Früchte des Efeus sind giftig; sie enthalten Saponine. Daher sind auch Kontaktallergien möglich.*

◗ Gewürztee: Übergießen Sie je einen Teelöffel pulverisierte Nelken, Anis und Süßholz sowie je einen halben Teelöffel Ingwer und Kardamom mit einem Viertelliter kochendem Wasser; fünf Minuten ziehen lassen, abseihen; mehrmals am Tag eine Tasse trinken.

◗ Kamillentee: Übergießen Sie zwei Teelöffel Kamillenblüten mit einem Viertelliter kochendem Wasser; zehn Minuten zugedeckt ziehen lassen und abseihen. Täglich drei Tassen trinken.

◗ Entzündungshemmend wirkt ein Tee von der wilden Malve (Käsepappel): zwei Teelöffel wilde Malve (Blüten und/oder Blätter) mit einem Viertelliter lauwarmem Wasser übergießen; den Ansatz sechs bis zehn Stunden ziehen lassen, abseihen; mehrmals am Tag eine Tasse trinken.

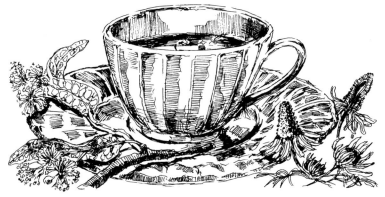

*Lindenblütentee unterstützt das Schwitzen und fördert den Abfluss von Schleim aus der Stirnhöhle und den Nasennebenhöhlen.*

*Lindenblütentee aktiviert die körpereigenen Abwehrkräfte, sodass Erkältungskrankheiten, die mit Fieber einhergehen, schneller überwunden werden.*

◗ Wenn aus einem Schnupfen eine Erkältung mit Fieber und Abgeschlagenheit wird, kann der folgende Fiebertee Linderung verschaffen: Lindenblüten- oder Holunderblütentee unterstützt beim Schwitzen. Übergießen Sie ein bis zwei Teelöffel Blüten mit einer Tasse heißem Wasser, und lassen Sie den Tee zehn Minuten ziehen. Seihen Sie ihn ab, und trinken Sie ihn in schluckweise.

### Inhalationen mit natürlichen pflanzlichen Wirkstoffen

◗ Zum Inhalieren bieten sich verschiedene natürliche Wirkstoffe an: Kamille, Eukalyptus, Myrte und Thymian. Sie benötigen je 50 Gramm Blätter oder Kraut für einen Liter siedendes Wasser. Zur Verstärkung der Inhalation legen Sie ein

Handtuch über Kopf und Schüssel. Achten Sie aber darauf, dass die Anwendungen nicht länger als 15 Minuten dauern.

▶ Eine besonders wirkungsvolle Art der Inhalation ist die Urininhalation. Bei der Inhalation wirkt der eingeatmete Dampf des heißen Urins direkt auf die Schleimhäute von Nase, Mund, Stirn- und Nebenhöhlen, Rachen und Kehlkopf. Und so wird's gemacht: Füllen Sie zwei Teile heißes Wasser und einen Teil frischen Urin in eine Schüssel. Beugen Sie den Kopf darüber, und legen Sie ein großes Handtuch so über den Kopf, dass kein Dampf nach außen entweichen kann. Atmen Sie die heilenden Urindämpfe ruhig und tief durch die Nase ein. Dauer der Inhalation etwa 10 bis 30 Minuten.

*Man kann auch einen mit dem Saft der Aloe getränkten Wattebausch auf die Stirn legen. Dies lindert Kopfschmerzen, die durch eine Stirnhöhlenentzündung ausgelöst worden sind; ebenso kann man den Bausch auf den Nasenbereich legen.*

> **VORSICHT BEI INHALATIONEN!**
>
> Wenn Sie Kopf und Schüssel mit einem Handtuch abdecken, besteht die Gefahr, dass Sie sich Verbrühungen zuziehen. Kopf und Handtuch gelegentlich anheben und »lüften«; ruhig und tief durchatmen.
> Bei entzündlichen Hauterkrankungen, sehr niedrigem Blutdruck und anderen Herz-Kreislauf-Problemen sollten Sie von Inhalationen unbedingt absehen. Treten bei einer Inhalation Schwindelgefühle auf, müssen Sie die Anwendung sofort abbrechen.

## Wann zum Arzt

Eine Entzündung der Stirnhöhlenschleimhaut dürfen Sie nicht auf die leichte Schulter nehmen. Besonders dann nicht, wenn sich in den Nebenräumen der Nase Eiter bildet. Großmutters Hausmittel können die Maßnahmen des HNO-Arztes wirkungsvoll flankieren. Dennoch ist der Besuch beim Arzt unabdingbar, wenn

▶ trotz aller Hausmittel die Beschwerden auch nach drei Tagen noch vorhanden sind.

▶ die Beschwerden nicht nachlassen oder andere Beschwerden wie starke Stirnkopfschmerzen oder Ohrenschmerzen hinzukommen.

▶ der Verdacht auf eine Nasennebenhöhlenentzündung bei Kindern auftritt.

# STRESS

## Typische Krankheit einer hektischen Zeit

Die Statistik belegt es: Stress ist keine Managerkrankheit, alle Alters- und Berufsgruppen sind davon betroffen: Vier von fünf Deutschen über 14 Jahren geben an, dass sie unter Stress leiden – ob beruflich, in der Schule oder im Privatleben –, dass sie sich vor körperlichen Leiden fürchten, Angst vor möglicher Arbeitslosigkeit haben und dass sie ständig unter dem Zeitdruck unserer hektischen Gesellschaft stehen. Jeder vierte Deutsche klagt über die extrem gestiegenen Belastungen am Arbeitsplatz, jeder fünfte klagt über das bekannte Wochenendtief (→ Stimmungsschwankungen), und nahezu jeder dritte Bundesbürger fühlt sich durch Krankheiten und ständig auftretende kleinere Beschwerden belastet.

*Stress hat sich in der Bundesrepublik in den letzten Jahren zum Volksleiden Nummer eins entwickelt.*

### *Der Mensch steht unter Druck*

Wenn der gesamte menschliche Organismus ständig unter Hochspannung steht und die psychische und/oder physische Belastung schließlich über ein erträgliches Maß hinaus ansteigt, ist dies der Anfang von Stress.

Wie läuft die Stressreaktion im Körper eigentlich ab? So genannte Stresshormone (zum Beispiel Adrenalin und Cortisol) werden in verstärktem Maße produziert, wodurch es zu einem Anstieg des Blutdrucks kommt. Was dann kommt, ist von Mensch zu Mensch verschieden: Kopfschmerzen und Schlaflosigkeit zählen zu den häufigsten Folgeerscheinungen, außerdem reagieren manche Menschen mit Magenbeschwerden und Durchfall, gereizter Haut oder gar mit Herzbeschwerden. Verspannungen oder Verkrampfungen treten in den meisten Fällen auf. Die typischen seelischen Reaktionen auf vermehrten Stress sind nervöse Unruhe, Gereiztheit und Schlafstörungen.

**SYMPTOME**

- Körperliche Symptome: beschleunigter Puls und erhöhter → Blutdruck, hastige und flache Atmung, Engegefühl und Herzstechen sowie Kreislaufstörungen, trockener Mund und Schweißausbrüche, → Verstopfung und Magen-Darm-Beschwerden, → Schlafstörungen und häufig chronische Müdigkeit, Spannungskopfschmerzen und → Migräne, verspannte Muskulatur und → Rückenschmerzen, Veränderungen der Haut, Schwächung des Immunsystems sowie sexuelle Störungen und Störungen des weiblichen Zyklus.
- Psychosomatische Symptome: innere Anspannung und Überbelastung, Unsicherheit und Überempfindlichkeit, Angstzustände und Nervosität sowie Gereiztheit, Aggressivität und Mattigkeit, → Stimmungsschwankungen, Konzentrationsschwäche und Leistungsabfall.
- Verhaltenssymptome: gereiztes Verhalten, starre Mimik, manchmal Zittern, Zähneknirschen, Fingertrommeln, Fuß wippen, nervöse Gestik.

*Stress ist nicht grundsätzlich schädlich, ein gewisses Maß an Stress ist durchaus nützlich, um bestimmte Leistungen erbringen zu können.*

### *Stressoren und Stressbekämpfung*

Man teilt die Ursachen generell in die beiden großen Kategorien äußere und innere Faktoren (Stressoren) ein:

- Äußere Stressoren sind Lärm (Verkehr, Arbeit), Umweltgifte, Reizüberflutung (Fernsehen, Computer).
- Innere Stressoren sind Frust und Ärger, Leistungsdruck in der Arbeit und beim Sport, Leid (Trennung und Tod von Angehörigen und Freunden), körperliche Überanstrengung und Krankheit.

Der erste Schritt zur Stressbekämpfung ist, dass Sie sich über Ihren tatsächlich vorhandenen Stresspegel klar werden. Dies wird Ihnen zunächst recht schwer fallen, da Stress nur sehr schwer in Worte und Kategorien zu fassen ist. Meist glauben wir, dass es nur ein Aspekt im täglichen Leben ist, der aus dem Ruder läuft: ein voll gestopfter beruflicher Terminkalender, wichtige private Termine usw. Sind diese Termine vorüber, stellt sich der erhoffte Stressabfall oftmals nicht ein.

Daraus wird ersichtlich, dass Stress ein komplexes Konstrukt aus den verschiedensten Faktoren unseres Lebenswandels ist. Verschaffen Sie sich daher einen Überblick über Ihren Le-

*Anhaltender Stress hat eine schädigende Wirkung auf Körper und Seele, denn er macht auf Dauer krank.*

benswandel: Wo sind die Stressfallen, in die Sie so oft hineintappen?

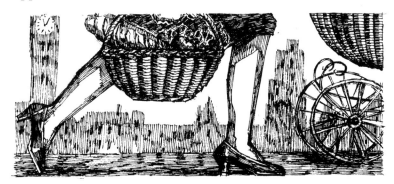

*Volkskrankheit Stress. Ob Alt oder Jung, beinahe jeder klagt über privaten oder beruflichen Stress.*

### Gestresste Kids

Kinder und Jugendliche sind heute oftmals schon genauso im Stress der modernen Welt gefangen wie ihre ebenfalls gestressten Eltern. Ob es der Leistungsdruck in der Schule ist, der Nachhilfeunterricht, die freiwilligen Gitarrenstunden, das Ballett der Tochter oder der Sportverein des Sohnemanns: Kinder stehen immer stärker unter Zeitdruck – und mit ihnen natürlich auch die Eltern. Es gibt wohl kaum eine Stunde am Tag, die nicht verplant wäre.

Weitere Auslöser für Stress bei Kindern sind denen der Erwachsenen nicht unähnlich: Arbeitslosigkeit, Scheidung oder Trennung der Eltern, Krankheit. Im Kindergarten oder in der Schule erwarten die Kinder von heute verstärkt Stress auslösende Faktoren in Form von Leistungsdruck. Sind die Klassen oder Kindergartengruppen zu groß, bleibt nur mehr wenig Raum für die Kinder, um ihre eigenen Bedürfnisse wahrzunehmen. Außerdem wirkt in derart großen Gruppen immer ein hoher Lärmpegel auf die Kinder ein. Und selbst in der Freizeit jagt ein Termin den nächsten.

Achten Sie also auf das Verhalten Ihrer Kinder. Schon kleine Veränderungen können Hinweise auf Stress bedeuten. Bei kleineren Kindern können Unruhe, Weinerlichkeit und Traurigkeit, innerer Rückzug sowie unvermittelte Wutausbrüche

*Stress bei Kindern hat folgende Symptome: allgemeine Reizbarkeit, die sich in Aggressivität oder Rücksichtslosigkeit äußert, Konzentrationsschwäche, nervöse Zuckungen, Stottern, Zähneknirschen, Hyperaktivität, häufiger Gang zur Toilette und Albträume.*

deutliche Anzeichen sein. Ist Ihr Kind bereits älter, so kann es zu verstärktem Widerstand kommen. Damit einhergehend können Gewalt, Zerstörungsdrang, verstärkte Benutzung von Fäkalsprache und auch Mobbing zum Vorschein kommen. Zieht sich Ihr Kind nach einem Wutausbruch jedoch in sich zurück, kann es zu einer Fokussierung auf Computer oder Fernseher kommen, immer wieder auch zum Schwänzen der Schule und ständigem Schlafen.

## So können Sie vorbeugen

Grundsätzlich sollten Sie Ihren Tages- und Wochenablauf nicht voller gestalten, als es ein gesundes Tagespensum zulässt. Hin und wieder einmal können Sie auch einmal zehn oder zwölf Stunden arbeiten, doch sollten Sie das nicht zur Gewohnheit werden lassen. Besser ist es jedoch, wenn Sie sich etwas weniger vornehmen. Stress ist fast immer ein selbst gemachtes Problem durch zu hohe Anforderungen an sich selbst. Besonders in der Freizeit sollten Sie auf Stressfaktoren achten. Stopfen Sie Ihre freie Zeit nicht mit Terminen voll, gönnen Sie sich einfach auch einmal eine Auszeit zum Entspannen und Relaxen.

## Was Sie tun können – Mit einfachen Mitteln dem Stress zu Leibe rücken

Versuchen Sie nicht in gestresstem Zustand, Probleme zu lösen. In entspanntem Zustand kann man klarer und konzentrierter denken.
Um zur Ruhe zu kommen, bieten sich die verschiedensten Entspannungsübungen und -techniken an: Atemtherapie, Yoga, Tai Chi oder autogenes Training. Fragen Sie Ihren Arzt, den Heilpraktiker oder bei öffentlichen Einrichtungen nach geeigneten Methoden.

### *Tipps gegen stressbedingte Appetitlosigkeit*

▶ Ingwerwurzeln machen Appetit: Kauen Sie einige Stückchen gezuckerte Ingwerwurzel etwa eine halbe Stunde vor dem Essen. Nicht hinunterschlucken!

*Verstecken Sie sich in Stresssituationen nicht, sondern reden Sie mit anderen über Ihre Probleme. Nehmen Sie sich Zeit, und kümmern Sie sich um Familie, Partner und Freundschaften. Seien Sie auch selbst für andere da, wenn es darauf ankommt. Sprechen Sie Konflikte offen an, und fordern Sie die Befriedigung Ihrer Bedürfnisse selbstbewusst ein.*

- Bei mangelndem Appetit empfiehlt sich Knoblauch: Mischen Sie täglich eine fein geriebene Knoblauchzehe unter Ihre tellerfertigen Speisen.
- Essen Sie zwei saure Gurken vor den Mahlzeiten. Dies ist ein altbekanntes und vielfach bewährtes Hausmittel.
- Mit einem Teelöffel Speisesenf zwischen den Mahlzeiten bringen Sie die Verdauungssäfte wieder auf Touren – und damit kommt auch der Appetit wieder zurück.

*Essen Sie Speisesenf nicht auf nüchternen Magen, da Senf eine stark reizende Wirkung besitzt.*

### Entspannende Bäder

Schnell wirksam sind Entspannungsbäder. Beruhigende Badezusätze aus der Apotheke sind Melisse, Baldrian, Lavendel oder Heublume. Sie wirken nicht nur über die Haut, sondern werden auch über den Wasserdampf eingeatmet. Für ein Vollbad mischen Sie ein bis zwei Esslöffel eines Emulgators – beispielsweise Honig, Sahne oder Milch – der Heilölmischung bei. Achten Sie dabei auf die Packungsanweisungen.

- Baldrianzusatz: Übergießen Sie 100 Gramm Baldrianwurzeln mit zwei Liter Wasser; zum Sieden bringen und zehn Minuten ziehen lassen; dann dem Badewasser zugeben.
- Heublumenzusatz: Geben Sie zwei Hand voll Heublumen in vier Liter Wasser, und bringen Sie es zum Sieden. Nachdem der Sud eine halbe Stunde gekocht hat, seihen Sie ihn ab. Diesen Sud können Sie sowohl Voll- als auch Teilbädern beimengen. Die Badezeit sollte zwischen 10 und 20 Minuten liegen.
- Lavendelzusatz: Übergießen Sie 50 bis 60 Gramm Lavendelblüten mit einem Liter Wasser; zum Sieden bringen und zehn Minuten ziehen lassen.
- Melissenzusatz: Übergießen Sie 50 bis 60 Gramm Melissenblätter mit einem Liter Wasser; zum Sieden bringen und zehn Minuten ziehen lassen.
- Zitronenzusatz: Waschen Sie sechs bis sieben unbehandelte Zitronen, und schneiden Sie diese in Scheiben, die Sie in kochendes Wasser geben. Etwa zwei Stunden sollte der Sud ziehen, ehe Sie ihn abseihen. Nachdem Sie den Sud ins Badewasser gegossen haben, können Sie die Zitronenscheiben, in ein Leinensäckchen gewickelt, ins Badewasser hängen.

*Setzen Sie Stress in körperliche Aktivität um: Treiben Sie Sport oder gehen Sie spazieren oder verrichten Sie eine körperliche Arbeit, die Ihnen Spaß macht, zum Beispiel im Garten.*

## Heiltees gegen Stress

▶ **Gemütsaufhellender Baldrianwurzeltee:** Vermengen Sie einen Teelöffel Baldrianwurzel mit einem Teelöffel Basilikumkraut, und übergießen Sie die Mischung mit 100 Milliliter kochendem Wasser. Lassen Sie den Tee 15 Minuten ziehen; dann abseihen. Bei Bedarf und Lust trinken.

▶ **Brennnesseltee mit Zitronenmelisse:** Übergießen Sie zwei Teelöffel einer Teemischung aus gleichen Teilen Brennnesselkraut und Zitronenmelisse mit einem halben Liter kochendem Wasser; acht Minuten ziehen lassen, dann abseihen. Als zusätzliche Variante kann man außerdem Johanniskraut zugeben. Trinken Sie bei Bedarf zwei bis drei Tassen täglich.

▶ **Grüner Hafertee:** Setzen Sie zwei Teelöffel grünen Hafer in einem halben Liter kaltem Wasser an, und bringen Sie das Wasser zum Kochen. Lassen Sie die Abkochung etwa 20 Minuten lang sieden, dann seihen Sie die Flüssigkeit ab. Trinken Sie den halben Liter Tee über den Tag verteilt.

▶ **Johanniskrauttee** wirkt stimmungsaufhellend: Übergießen Sie zwei gehäufte Teelöffel Johanniskraut mit einem Viertelliter Wasser; zum Sieden bringen. Seihen Sie nach etwa drei bis fünf Minuten ab. Trinken Sie bei Bedarf zwei bis drei Tassen täglich.

*Eine vermehrte Magnesiumzufuhr kann bei starker Anspannung und Stress helfen. Gut für das Nervenkostüm ist auch Phosphor; es trägt zum seelischen Gleichgewicht maßgeblich bei.*

## Wann zum Arzt

Stress ist sicherlich ein ernst zu nehmendes Phänomen unserer Zeit. Sie können Stress mit einfachen Methoden selbst »behandeln«. Ein Arztbesuch ist erforderlich, wenn

▶ der weibliche Zyklus gestört ist.
▶ Schlafstörungen schlimmer werden.
▶ Brustengegefühl und Herzstechen auftreten.
▶ nach Einnahme eines Medikaments Stresssymptome auftreten.
▶ Sie einen deutlichen Leistungsabfall an sich feststellen.
▶ Sie unter Angstzuständen leiden
▶ Sie unter starken Gewichtsschwankungen und Essstörungen leiden.
▶ Stresssymptome auftreten.

# VORGESTELLT: OLIVENÖL

Neben Wein und Weizen ist der Olivenbaum eine der ältesten Kulturpflanzen der Menschheit. Hinweise auf die Entdeckung finden sich im alten Ägypten, im antiken Griechenland und bei den Römern. Vor 8 000 Jahren wurde in Jericho aus wilden Oliven bereits ein Öl gepresst. Am Nil, in Palästina und Syrien, in den Oasen Libyens, auf Kreta und den griechischen Inseln wurden und werden seit etwa 3 000 v. Chr. Olivenbäume angebaut.

Olivenöl ist in der mediterranen Küche unverzichtbar. Geschätzt wird es wegen des guten Geschmacks und der gesundheitsfördernden Wirkung. Früher bediente man sich des »flüssigen Goldes« als Heilmittel und verwendete es für die Körperpflege. Olivenöl besitzt einen hohen Anteil an einfach ungesättigten Fettsäuren und enthält Mineralien, Vitamine und sekundäre Pflanzenstoffe mit antioxidativer Wirkung.

**Entscheidend ist die Qualität**

Man sollte ein qualitativ hochwertiges Olivenöl verwenden, auch wenn es meist nicht ganz billig ist, natives Olivenöl extra. Die sicherste Möglichkeit, ein sehr gutes Öl zu bekommen, ist der Einkauf beim Produzenten selbst. Ansonsten bietet der Fachhandel in der Regel hochwertige Öle an. Es lassen sich drei Qualitätskategorien unterscheiden:

- Qualitätskategorie eins ist kaltgepresst, ohne chemische Zusätze und vollkommen naturbelassen. Innerhalb dieser Kategorie wird weiter unterschieden zwischen nativem Olivenöl (maximal zwei Prozent freie Fettsäuren) und nativem Olivenöl extra (weniger als ein Prozent freie Fettsäuren).
- Qualitätskategorie zwei wird durch Raffination von nativem Olivenöl gewonnen. Es wird während des Raffinationsprozesses erhitzt und dadurch verändert. Es besitzt maximal ein halbes Prozent freie Fettsäuren.
- Qualitätskategorie drei umfasst Olivenöle, bei denen aufgrund von geschmacklichen und Geruchsmängeln sowie in der Folge zu hoher Säurewerte eine Raffination erforderlich ist. Meist erfolgt der Verschnitt mit nativem Olivenöl zur Geschmacksverbesserung. Dieses einfache Olivenöl enthält maximal eineinhalb Prozent freie Fettsäuren.

Eine weitere, vierte Variante ist das Öl aus den beim Pressen übrig gebliebenen Olivenresten. Auch hier wird zur Geschmacksverbesserung natives Öl beigemengt. Dieses so genannte Tresteröl enthält maximal eineinhalb Prozent freie Fettsäuren.

**Ölziehkur**
Eine morgendliche Ölziehkur mit Olivenöl hilft bei der Entgiftung und Entschlackung des Körpers. Dafür nehmen Sie einen Schluck Olivenöl in den Mund und ziehen es zwischen den Zähnen hin und her. Spülen Sie mit dem Öl den gesamten Mundraum aus. Dann spucken Sie es aus und wiederholen die Prozedur mit frischem Öl.
Bei diesem Vorgang werden die Stoffwechselschlacken und Giftstoffe, die sich in Mund und Rachen angesammelt haben, gelöst und ausgeschieden. Lassen Sie das Öl also nicht zu lange im Mund, damit die Stoffe tatsächlich ausgespült werden. Meist merkt man es, wenn das Öl einen leicht bitteren Geschmack annimmt. Die Ölziehkur verbessert nicht nur die Verdauung, sondern stärkt auch das Immunsystem und hat eine positive Wirkung auf die Haut.

**Ozonisiertes Olivenöl**
Hochwertige Pflanzenöle spielen in der Hautpflege eine wichtige Rolle. Neben den erwünschten kosmetischen Ergebnissen geht es vor allem darum, durch den Einsatz solcher Öle eine schnelle und vollständige Heilung äußerlich verursachter Hautschäden zu fördern.
Es liegt daher nahe, die verwendeten Öle mit Extrakten aus hautfreundlichen Heilpflanzen zu versetzen, um die Heilwirkung auf die betroffenen Gewebe weiter zu verstärken. Dabei kann der Einsatz von so genanntem ozonisiertem Olivenöl eine entscheidende Hilfe für die geschwächte Haut bedeuten: Reines Olivenöl wird in der Volksheilkunde seit langem wegen seiner schmerzlindernden Wirkungen bei kleineren Hautverletzungen sowie bei schlecht heilenden Wunden angewendet. Versetzt man reines natives Olivenöl nun mit Ozon ($O_3$), so geht der aktive Sauerstoff des Ozons mit den Bestandteilen des Olivenöls neue Verbindungen ein, die sich günstig auf die geschädigte Haut auswirken. Derartige Substanzen haben die Fähigkeit, in die mit ozonisiertem Olivenöl behandelten Hautschichten einzudringen und den darin enthaltenen aktiven Sauerstoff an die geschädigten Gewebe abzugeben, wodurch sich die Sauerstoffversorgung verbessert und der schädigende Prozess umgekehrt wird. Ozonisiertes Olivenöl erhalten Sie in der Apotheke.

# VENENLEIDEN

### Kribbelnde und schwere Beine

Auf den ersten Blick erscheinen die Beschwerden bei Venenleiden harmlos: schwere Füße, leichte Schmerzen, ein leichtes Brennen in den Beinen. Venenleiden sind weit verbreitet. Fast jeder achte erwachsene Deutsche hat eine chronische Venenerkrankung. Das bedeutet ein Leben mit Schmerzen und einen Verlust der Lebensqualität. Nehmen Sie diese Symptome unbedingt ernst: Wer diese Beschwerden nicht ernst nimmt, riskiert auf Dauer offene Wunden oder Thrombosen und in der Folge tödliche Lungenembolien.

*Die häufigsten Venenleiden*
Zu den häufigsten Venenerkrankungen zählen Krampfadern und Entzündungen der oberflächlichen Beinvenen.
Blutgerinnsel und Blutpropfe in sonst durchlässigen Blutgefäßen nennt man Thrombosen. Eine tiefe Venenthrombose macht sich durch plötzliche dumpf ziehende Schmerzen in Waden, Kniekehlen oder Fußsohlen bemerkbar; Schwellungen an den Knöcheln und Beinen treten auf. Diese Art der Thrombose gehört grundsätzlich in professionelle Behandlung, da sie sonst lebensgefährliche Folgeerscheinungen in Form einer Lungenembolie annehmen kann.

*Bürstenmassagen fördern zwar die Durchblutung, doch da sie Besenreiser begünstigen, sollten Sie die Massagen beim Auftreten von Besenreisern strikt vermeiden.*

> SYMPTOME
> Schwere müde Beine (vor allem im Sommer und Winter), geschwollene Unterschenkel und Knöchel (bei längerem Sitzen oder Stehen, bei größerer Wärme, insbesondere am Abend), ziehende Schmerzen in der Wade, nächtliche → Wadenkrämpfe (selten), Spannungsgefühl in den Beinen, Unruhegefühl oder Kribbeln in den Beinen, besenreiserartig auseinander strebende Gefäßäste (rotblau gefärbt).

Oberflächliche Venenentzündungen sind die Folge von Blutgerinnseln in der Vene. Es zeigen sich in der Folge gerötete, schmerzhafte oder heiße Venenstränge. In seltenen Fällen schwellen die Venen stark an. Doch trotz der häufig lang anhaltenden Entzündung besteht in diesen Fällen kaum die Gefahr einer Lungenembolie. Wenn sich die Entzündung jedoch in Richtung Leiste weiterentwickelt, muss der Arzt eingreifen. Die meisten Venenleiden werden durch akuten Bewegungsmangel begünstigt. Wenn Sie einen sitzenden Beruf ausüben oder viel stehen müssen, ist die Gefahr für Venenleiden stark erhöht. Auch die längere Bewegungslosigkeit nach einer Operation oder durch eine Gipsruhigstellung erhöht die Gefahr einer Venenthrombose. Zudem fördern chronische Einwirkungen auf die großen Sammelvenen im Becken- und Bauchraum, zum Beispiel langes Sitzen, die Entwicklung von Venenleiden. Ähnliche Situationen ergeben sich gelegentlich bei Schwangerschaften, Tumorkrankheiten oder chronischen Verstopfungszuständen.

*Bei Venenentzündungen sollten Sie sich viel bewegen und auf keinen Fall Bettruhe pflegen. Legen Sie jedoch vor dem Spazierengehen einen Kompressionsverband an.*

## So können Sie vorbeugen

Allem voran steht regelmäßige körperliche Betätigung. Sie sollten aber keine Extrem- oder Hochleistungssportarten ausüben: Gehen Sie lieber spazieren, fahren Sie ein bisschen Rad, gehen Sie wandern oder schwimmen. Besonders gut eignet sich Skilanglauf oder Skiwandern, da dabei Kreislauf und Bewegungsapparat insgesamt gefordert und gestärkt werden. Meiden sollten Sie Sportarten wie Tennis und Squash, Snowboarden und Skifahren, Kampf- (Judo, Karate, Boxen) und Ballsportarten.

*Wenn Sie bereits ein Venenleiden haben, sollten Sie tagsüber häufiger einmal die Beine hochlegen.*

### *Beinvenentraining und Gefäßsport*

Machen Sie Beinvenentraining oder so genannten Gefäßsport, zum Beispiel Venen-Walking: Das bewusste Abrollen von der Ferse zu den Zehen trainiert die Bein- und Wadenmuskulatur; und beim kräftigen Abdrücken des Fußes vom Boden werden die Unterschenkel- und Fußmuskulatur angespannt. Achten Sie unbedingt auf das parallele Aufsetzen der

Füße. Der Fuß schwingt kräftig nach vorn, wodurch sich die Anspannung wieder löst. Ein Hohlkreuz ist zu vermeiden. Der Körper muss möglichst aufrecht und gerade gehalten werden; ebenso der Kopf, der erhoben nach vorn blickt. Lassen Sie Ihre Arme sinken, und führen Sie diese beim Gehen mit. Dabei sollten Sie Ihre Schultern entspannt halten und die Hände zu einer Faust, jedoch nicht verkrampft, schließen.

Führen Sie diese Übung zunächst fünf bis zehn Minuten lang durch. Hängen Sie einige Dehnübungen hintenan; und gleich wieder Venen-Walking. Sie sollten besonders darauf achten, dass Sie am Ende des Venen-Walkings den Schritt für drei bis fünf Minuten verlangsamen. Steigern Sie Ihr Pensum jedesmal um eine Kleinigkeit.

Die fünf Ziele des Venen-Walkings sind

*Vermeiden Sie langes Sitzen mit abgewinkelten Beinen; legen Sie häufig Pausen ein, in denen Sie umhergehen.*

- die Entstauung der Beine,
- die Förderung des venösen Blutrückstroms,
- die Kräftigung der Venen,
- die Stärkung der Beinmuskulatur und
- die Verbesserung der Arbeit der Muskelpumpe.

Dehnübungen sind leicht und ohne größeren Aufwand durchführbar. Neigen Sie beispielsweise den Kopf nach links und rechts, und halten Sie ihn auf jeder Seite fünf Sekunden lang in dieser Position. Oder ziehen Sie fünfmal die Schultern zu den Ohren hoch, und drücken Sie sie wieder nach unten. Kreisen Sie mit den Schultern, und atmen Sie entspannt ein und wieder aus. Selbst mit den Beinen lassen sich einfache Übungen durchführen: Winkeln Sie das rechte Bein an, und ziehen Sie es mit der rechten Hand gegen Ihren Körper. Anschließend wechseln Sie die Seite.

### *Tipps zur Ernährung*

Ein Zuviel an Gewicht belastet die Beine. Versuchen Sie also ein paar Pfunde loszuwerden. Sie werden schnell bemerken, wie gut das tut. Die Flüssigkeitszufuhr steht ebenfalls ganz oben: Sie sollten täglich zwei Liter Flüssigkeit, im Sommer besser drei, zu sich nehmen. Am besten geeignet sind Wasser, Mineralwässer, Früchte- und Kräutertees (kein Alkohol!).

Ernähren Sie sich vollwertig und faserreich. Vitamin C sollten Sie auf alle Fälle reichlich zu sich nehmen: Es stärkt die Venenwände. Vitamin-C-reiche Früchte sind Kiwis, Holunderbeeren, Paprika, Zitronen und Grapefruits. Bei Grapefruit sollten Sie jedoch zuerst prüfen, ob Sie nicht vielleicht unter Blasenschwäche leiden. Die Pampelmuse oder Grapefruit wirkt stark harntreibend.

Den Alkoholkonsum sollten Sie stark einschränken. Jeder Tropfen Alkohol zu viel unterstützt die Entstehung von Krampfadern.

*Kiwis gehören zu den Vitamin-C-reichsten Früchten.*

### Sie sollten Ihre Lebensumstände verändern

Vornweg ein allgemeiner Tipp: Rauchen Sie am besten nicht, oder reduzieren Sie Ihren Konsum. Sie werden sehen, es hilft. Einschnürende oder zu enge Kleidung hemmt den Blutkreislauf. Tragen Sie aus diesem Grund bequeme Kleidung sowie passgenaue, flache und möglichst bequeme Schuhe. Im Sommer sollten Sie außerdem sooft wie möglich barfuß gehen. Arbeiten Sie im Sitzen? Achten Sie darauf, dass Sie richtig und hoch genug sitzen. Dabei sollte der Stuhl nicht zu weich sein, und stellen Sie Ihre Füße flach auf den Boden oder eine Fußstütze. Und noch ein kleiner Tipp: Bleiben Sie nicht den ganzen Tag sitzen, stehen Sie öfter einmal auf, und laufen Sie ein paar Schritte herum.

Für eines sollten Sie sich unbedingt die nötige Zeit abringen, ob tagsüber oder abends nach der Arbeit: Legen Sie Ihre Beine hoch, und entspannen Sie ein wenig.

*Wenn Ihnen der Arzt Kompressionsstrümpfe verschrieben hat, sollten Sie diese auch konsequent jeden Tag tragen.*

## Was Sie tun können – Hausmittel gegen Venenleiden

Außer den äußerlichen und innerlichen Anwendungen empfehlen sich Entspannungsübungen wie Fußreflexzonenmassage oder autogenes Training. Sicher gibt es auch in Ihrer Nähe Seminar- oder Schulungsangebote für diese Techniken.

*Thermal- und Sonnenbäder sowie Wärme allgemein sind von Patienten mit Venenleiden zu meiden.*

### Badezusatz mit Brennnesselessenz

Sie benötigen je fünf Tropfen Brennnesselessenz, Wacholder-, Orangen- und Zypressenöl sowie ebenfalls fünf Tropfen Grapefruit- oder Zitronenöl, drei Tropfen Bergamotteöl und zwei Esslöffel Honig. Verrühren Sie alle Zutaten miteinander. Mischen Sie die entstandene Tinktur unter das Badewasser. Nach dem Bad können Sie die Haut zusätzlich mit einem Zellulitis-Massageöl einreiben.

### Ein altbekanntes Heilmittel: Hagebutte

Hagebutte enthält Rutin, ein Flavanoid, das früher als Vitamin P bezeichnet wurde. Dieses Flavanoid der Hagebutte ist geeignet, um Besenreiser, Krampfadern oder geplatzte Äderchen speziell im Augenbereich zu lindern. Für die Anwendung befreien Sie die Früchte von Stiel und Blüten und putzen sie. Dabei ist es wichtig, dass die Kerne restlos entfernt werden. Kochen Sie das Fruchtfleisch mit etwas Wasser bei niedriger Hitze rund 20 Minuten lang. Süßen Sie nach Lust oder Laune mit Honig.

*In seltenen Fällen können sich beim Dauergebrauch von Hagebutten allergische Hautreaktionen einstellen.*

### Heiltees gegen Venenleiden

▶ Buchweizentee gegen Venenschwäche: Übergießen Sie zwei Teelöffel Buchweizenkraut mit einem Viertelliter kochendem Wasser; eine Minute kochen lassen. Ziehen Sie den Tee vom Herd, und lassen Sie ihn 10 bis 15 Minuten ziehen. Trinken Sie diesen Tee kurmäßig über vier bis acht Wochen, zwei bis drei Tassen täglich.

▶ Durchblutungsfördernder Tee: Vermischen Sie je 15 Gramm Steinklee-, Mistel- und Waldmeisterkraut, Weißdornblätter und -blüten. Übergießen Sie einen Teelöffel dieser Teemischung mit kochendem Wasser; fünf Minuten zugedeckt ziehen lassen. Von diesem Tee trinken Sie schluckweise dreimal täglich eine Tasse ungesüßt nach den Mahlzeiten.

▶ Grüntee-Zimt-Getränk: Übergießen Sie vier gestrichene Teelöffel grünen Tee und eine halbe Zimtstange mit einem Liter nicht mehr kochendem Wasser; zwei bis drei Minuten ziehen lassen. Nach dem Abseihen geben Sie einen Teelöffel

Zitronensaft und ein bis zwei Teelöffel Honig zu, je nach Geschmack. Diesen Tee können Sie warm oder kalt genießen.

▶ Grüner Tee mit Gewürzen und Jasminblüten: Übergießen Sie vier gestrichene Teelöffel grünen Tee, zwei Teelöffel Jasminblüten, eine Gewürznelke, eine halbe Zimtstange und einen Teelöffel Vanilleschotenstücke mit einem Liter nicht mehr kochendem Wasser; zwei bis drei Minuten ziehen lassen. Nach dem Abseihen können Sie ihn je nach Geschmack mit Honig süßen.

*Tipp: Je kürzer der grüne Tee zieht, desto anregender ist seine Wirkung. Er wirkt dadurch besonders förderlich auf die Durchblutung.*

▶ Misteltee: Übergießen Sie zwei Teelöffel Mistelkraut mit einem Viertelliter kochendem Wasser; lassen Sie den Tee 20 Minuten ziehen. Die Mistel kann auch als kalter Ansatz bereitet werden, wodurch die Wirkung etwas stärker wird: Setzen Sie sechs Teelöffel Mistelkraut mit drei Tassen kaltem Wasser über Nacht an. Am Morgen seihen Sie den Ansatz ab. Über den Tag verteilt trinken Sie die gesamte Menge in kleinen Schlucken.

▶ Schafgarbentee: Übergießen Sie zwei gehäufte Teelöffel Schafgarbenkraut mit einem Viertelliter kochendem Wasser; eine Viertelstunde ziehen lassen. Nach dem Abseihen geben Sie einen Teelöffel Zitronensaft und ein bis zwei Teelöffel Honig zu, je nach Geschmack. Von diesem Tee trinken Sie zwei bis drei Tassen täglich.

▶ Venentee mit 80 Gramm Steinkleekraut und 20 Gramm Goldrutenkraut: Übergießen Sie zwei Teelöffel der Mischung mit einer Tasse kochendem Wasser; eine Viertelstunde ziehen lassen, dann abseihen. Trinken Sie dreimal täglich eine Tasse.

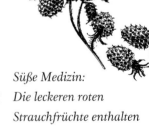

*Süße Medizin: Die leckeren roten Strauchfrüchte enthalten das Flavonoid Rutin.*

### Lecker und gesund: Himbeeren

Die leckeren roten Früchte des Himbeerstrauches enthalten wie auch die Hagebutten das Flavonoid Rutin. Himbeeren kann man roh essen, zu Jogurt oder Quark reichen, aber auch Marmelade, Saft, Mus oder Sirup zubereiten. Im Gegensatz zu anderen Beeren, zum Beispiel Erdbeeren, eignen sich die Himbeeren besonders gut zum Einfrieren. Sie behalten auf diese Weise ihr Aroma auch über einen längeren Zeitraum bei.

*Achtung! Waldhimbeeren müssen immer sorgfältig geputzt und gewaschen werden, um eine Infektion mit dem Fuchsbandwurm zu verhindern.*

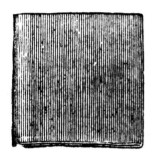

*Viereckige Kompressen in unterschiedlicher Größe gehören in jede Hausapotheke.*

### Kühl und wohltuend: ein Quarkwickel

Für einen kühlenden und anregenden Quarkwickel benötigen Sie etwa 100 bis 200 Gramm gekühlten Speisequark, zwei Leinen- oder Baumwolltücher (etwa 10 x 70 Zentimeter und 15 x 80 Zentimeter) und ein Woll- oder Flanelltuch. Streichen Sie den Quark etwa zwei Millimeter hoch auf das schmalere der beiden Leinentücher, und bedecken Sie damit die betroffene Stelle; meist ist es die Wade. Wickeln Sie das zweite, etwas breitere Tuch darüber und obenauf das Woll- oder Flanelltuch.

Um ein Verrutschen des Wickels zu verhindern, sollten Sie ihn nur dann anlegen, wenn Sie Zeit zum Ruhen oder Liegen haben. Auf alle Fälle sollten Sie sich möglichst wenig bewegen. Etwa eine Stunde wird der Wickel seine kühlende Wirkung entfalten, ehe der Quark durch die Körpertemperatur trocken wird. Spülen Sie dann den Quark mit lauwarmem Wasser gründlich ab.

### Die ätherischen Öle des Rosmarins

Die ätherische Öle des Rosmarins wirken ausgesprochen belebend und fördern außerdem die Durchblutung. Nach fünf Uhr nachmittags sollten Sie aber grundsätzlich auf eine Anwendung verzichten.

*Schwangere, stillende Mütter und Kinder sollten auf die Anwendung von Rosmarin verzichten, da eine Giftwirkung auf das Kind nicht grundsätzlich ausgeschlossen werden kann.*

▶ Besonders belebend und anregend wirkt Rosmarintinktur als Einreibemittel: Geben Sie 20 Gramm Rosmarinblätter in eine Flasche, und füllen Sie diese mit einem Viertelliter Spiritus auf. Lassen Sie diesen Ansatz etwa zehn Tage ruhen, bevor Sie ihn abseihen und anwenden

▶ Rosmarinaufguss als Badezusatz: Kochen Sie 30 Gramm Rosmarinblätter in einem Liter Wasser auf. Lassen Sie diese Abkochung eine halbe Stunde ziehen, und seihen Sie den Sud ab. Geben Sie diesen Aufguss ins Badewasser.

▶ Rosmarintee: Übergießen Sie zwei Teelöffel Rosmarin mit einem Viertelliter kochendem Wasser, und lassen Sie den Tee eine Viertelstunde ziehen. Ist Ihr Blutdruck sehr niedrig, sollten Sie morgens zwei Tassen trinken. Das belebt und erfrischt.

## Rosskastanie zur Stärkung der Venen

Die beste Art, Rosskastanie zu sich zu nehmen, ist ein Extrakt oder eine Tinktur aus der Apotheke. Sie können zwischen verschiedenen Präparaten auswählen. Fragen Sie jedoch vorher immer Ihren Arzt um Rat.

Auch die äußerliche Anwendung in Form von Salben ist hilfreich. Besonders wirksam ist der leicht bittere Rosskastanientee: Übergießen Sie einen Teelöffel Rosskastanientinktur aus der Apotheke mit einem Viertelliter nicht mehr kochendem Wasser. Lassen Sie den Tee drei bis fünf Minuten ziehen. Trinken Sie diesen Tee langsam und in kleinen Schlucken zwei- bis dreimal täglich.

*Die Rosskastanie ist in unzähligen Arzneimitteln enthalten, die in erster Linie gegen Venenleiden eingesetzt werden.*

## Übungen gegen Venenleiden

Selbst Sportmuffel können die nachfolgenden Übungen relativ leicht zu Hause durchführen. Sie müssen nicht immer alle Übungen auf einmal machen, wenn Sie sie aber machen, dann immer in zehnfacher Ausführung. Folgendes sollten Sie jedoch nach der Durchführung immer tun: Legen Sie die Beine hoch – das tut gut!

▶ Erste Übungseinheit: Verlagern Sie Ihr gesamtes Gewicht auf den Vorderfuß, und stellen Sie sich auf die Zehenspitzen. Rollen Sie Ihre Füße langsam vom Fußballen zur Ferse ab, bis Sie wieder mit dem kompletten Fuß fest auf dem Boden stehen. Falls Sie Gleichgewichtsprobleme haben, halten Sie sich an einem Tisch oder Stuhl fest. Unauffälliger ist die Variante, bei der immer ein Fuß auf Zehenspitzen steht, während das andere Bein ruhig bleibt.

▶ Zweite Übungseinheit: Für diese Trainingseinheit brauchen Sie einen stabilen Stuhl. Stellen Sie sich hinter den Stuhl, und stützen Sie sich auf dessen Lehne. Schwingen Sie ein Bein nach hinten, während gleichzeitig der Fuß des Standbeins in den Zehenstand geht; so weit Ihnen das möglich ist.

▶ Dritte Übungseinheit: Setzen Sie sich jetzt hin, und stellen Sie Ihre Füße parallel nebeneinander auf den Boden. Strecken Sie dann Ihre Beine aus. Bringen Sie sie dabei in eine waagerechte Position. Winkeln Sie dann die Beine im Kniebereich

*Übungen auf dem Boden lassen sich selbstverständlich nur schlecht am Arbeitsplatz durchführen. Führen Sie sie einfach nach Feierabend in ruhiger Atmosphäre zu Hause durch.*

ab, stellen Sie Ihre Füße aber nicht auf dem Boden ab. Strecken Sie Ihre Beine wieder, als wollten Sie mit Ihren großen Zehen auf jemanden zeigen.

▶ Vierte Übungseinheit: Sie sitzen noch immer und heben wieder Ihre Beine leicht an, sodass Ihre Füße knapp über dem Boden sind. Dann berühren Sie abwechselnd mit Ihren Zehen die Ferse des anderen Fußes; zehnmal wiederholen.

▶ Fünfte Übungseinheit: Simulieren Sie Radfahren! Legen Sie sich auf den Rücken, und treten Sie mit den Beinen wie beim Radfahren: 20 Umdrehungen sollten Sie nach Möglichkeit schon erreichen. Für weniger sportliche Personen gibt es eine alternative Variante: Strecken und beugen Sie zehnmal abwechselnd die Beine.

### Kalte Wickel fördern die Durchblutung

*Kalte Wickel können Durchblutungsstörungen zwar nicht heilen, sie wirken sich jedoch fördernd auf die Durchblutung aus.*

Grundsätzlich gehen Sie folgendermaßen vor: Sie benötigen insgesamt drei Tücher von etwa gleicher Größe: ein Baumwoll- oder Leinentuch zum Tränken mit der Flüssigkeit oder zum Bestreichen mit Lehm, ein weiteres weiches Baumwolltuch oder Handtuch zum Umwickeln des eigenlichen Wickels und ein Wolltuch, das als letzte Schicht aufgelegt wird.

In der Regel werden Wickel mit Wasser getränkt, doch gibt es eine Reihe ausgezeichneter Tinkturen, Mittelchen oder Pasten, ob gekauft oder selbst gemacht, die die Wirkung des Wickels nachhaltig unterstützen können:

▶ Tränken Sie ein Baumwoll- oder Leinentuch mit kaltem Wasser (etwa 10 bis 15 °C), und legen Sie es auf die betroffene Körperstelle. Darüber schlagen Sie ein weiteres Baumwoll- oder Leinentuch und darüber abschließend ein Wolltuch. Nehmen Sie den Wickel wieder ab, sobald er warm wird; dies ist in der Regel nach etwa 15 bis 20 Minuten der Fall.

▶ Lehmwickel: Rühren Sie das Lehmpulver (aus der Apotheke) nach Anweisung mit kaltem Wasser an, Sie können auch eine gleiche Menge erkalteten Kräutertee nehmen, und bestreichen den Wickel mit dem dickflüssigen Lehmbrei. Der Wickel sollte 10 bis 20 Minuten lang seine Wirkung entfalten. Entfernen Sie den Wickel, sobald er warm wird.

## Wadenwickel mit Urin

Kühlende Wadenwickel mit gesammeltem Urin helfen schnell und bringen Linderung. Sie können auch Urinkompressen auf die entzündeten Krampfadern auflegen oder diese mit etwas Urin sanft abtupfen. Zur Vorbeugung trinken Sie über den Tag verteilt abwechselnd Wasser und frischen Urin. Sollten Sie bereits Venengeschwüre haben, müssen Sie die äußerliche Anwendung von Urin unbedingt vorher mit Ihrem Arzt abklären.

## Belebende Wasseranwendungen

Ideal bei Venenleiden sind wechselwarme oder kalte Waschungen. Dazu zählen Kniguss, Schenkelguss, Wassertreten sowie Saunabesuche mit kalten Güssen. Damit bringen Sie den Kreislauf in Schwung. Kaltwasseranwendungen wirken auf die Venen anregend.

*Ultraschallanwendungen, Vibrations- und Unterwasserdruckmassagen dürfen nicht am erkrankten Bein eines Venenpatienten durchgeführt werden.*

▸ Kreislaufstabilisierend wirken Wechselfußbäder. Füllen Sie eine Fußwanne mit warmem, eine zweite Wanne mit kaltem Wasser. Beginnen Sie in kaltem Wasser für etwa zehn Sekunden, und steigen Sie dann mit den Füßen für fünf Minuten in das heiße Wasser. Führen Sie das insgesamt je dreimal durch. Anschließend rubbeln Sie die Füße gut ab. Das stimuliert den Blutkreislauf in den Beinen.

▸ Kneippgüsse: Lenken Sie einen kalten Wasserstrahl langsam am rechten Bein außen vom Fuß aufwärts bis zur Hüfte, wechseln Sie zur Leiste, gehen Sie auf der Beininnenseite wieder zurück; gleiche Vorgehensweise am linken Bein; zweimal pro Bein und zwei- oder dreimal täglich durchführen.

## Wann zum Arzt

Suchen Sie auf jeden Fall einen Arzt oder Facharzt (Phlebologen) auf, wenn

▸ Gehbeschwerden, Schmerzen, Hautveränderungen und starke Schwellungen am Bein auftreten.
▸ Krampfadern und Besenreiser sichtbar sind.
▸ Schweregefühl und ziehende Schmerzen im Bein auftreten.
▸ sich am Unterschenkel ein Geschwür gebildet hat.
▸ sich Ödeme, Wasseransammlungen im Gewebe, bilden.

# VERBRENNUNGEN UND VERBRÜHUNGEN

## Schmerzhafte Verletzungen durch Hitze

Jedes Jahr erleiden in Deutschland rund 15 000 Menschen so schwere Hitzeschädigungen, dass sie zur Behandlung ins Krankenhaus müssen. Verletzungen und Verbrennungen unterscheiden sich von »herkömmlichen« Wunden durch starke Schmerzen und den langen Heilungsprozess. Bei großflächigen Verbrennungen oder Verbrühungen bleiben meist unansehnliche Naben zurück.

*Ähnliche Schäden wie bei Verbrennungen und Verbrühungen werden auch durch Säuren und Laugen (→ Vergiftungen und Verätzungen) hervorgerufen.*

### Zerstörung von Hautgewebe
Durch direkte Hitzeeinwirkung von mehr als 50 °C auf den menschlichen Körper kann es zur Zerstörung von Körperzellen kommen. Die dadurch beeinträchtigten Gefäße werden durchlässig, Blutplasma kann ins Gewebe austreten, wodurch sich Blasen bilden. Erleidet der Körper starke und ausgedehnte Verbrennungen oder Verbrühung, so verliert er große Mengen Gewebsflüssigkeit und damit wichtige Nährstoffe – Eiweiß und Salz. Dies kann einen Schockzustand hervorrufen. Doch nicht nur dieser Schock ist die Folge: Es besteht die große Gefahr einer Infektion, wenn offene Wunden vorliegen.

### Verbrennungen ersten bis dritten Grades
Man unterscheidet Verbrennungen ersten bis dritten Grades, je nachdem, wie stark die Verletzung ist und das Gewebe beschädigt wurde. Kommt es zu Rötung und Schmerzen, so liegt eine Verbrennung ersten Grades vor. Meist geht eine Schwellung mit einher. Diese oberflächlichen Verbrennungen heilen relativ schnell ab; sie führen selten zu bleibenden Narben.

Verbrennungen zweiten Grades sind durch Blasenbildung gekennzeichnet. Man unterteilt die Art der Verbrennung in Grad 2a und Grad 2b. Bei 2a treten schmerzempfindliche Blasen auf und der Wunduntergrund ist nässend. Bei 2b sind die Blasen meist eingerissen und es zeigt sich ein weißlicher Untergrund. Zudem treten leicht graue Wundränder auf und die Schmerzempfindlichkeit ist geringer.

Verbrennungen dritten Grades zeichnen sich durch die Zerstörung der Haut bis hin zur Verkohlung aus. Die Verfärbung ist weißlich bis bräunlich. Der Patient verspürt bei Berührung keinen Schmerz mehr, da die Schmerzrezeptoren beschädigt sind.

*Um die zumeist hässliche Narbenbildung bei tiefer gehenden Verbrennungen zu vermeiden, ist eine Hauttransplantation häufig unumgänglich.*

> **SYMPTOME**
>
> Verbrennungen 1. Grades: rote und entzündete Haut, Berührung und Wärme schmerzhaft.
>
> Verbrennungen 2. Grades: Brandblasen, meist nässende Wunden, sehr schmerzhaft.
>
> Verbrennungen 3. Grades: weiße Haut, Schäden bis in die Unterhaut, trockene, harte Nekrosen (Zellgewebsveränderungen), tief verschorft, berührungsempfindlich, aber kaum Schmerzen, da die Nerven zerstört sind.

## So können Sie vorbeugen

Wenn Sie in der Küche mit heißen Töpfen oder Pfannen hantieren, sollten Sie unbedingt Küchenhandschuhe tragen. Kühlen Sie Gefäße mit heißem Inhalt erst herunter, ehe Sie diese öffnen. So wird ein möglicher Überdruck abgebaut. Achten Sie bei Kleinkindern darauf, dass heiße Gegenstände sowie heißes Badewasser und brennende Kerzen nicht für sie erreichbar sind. Das Gleiche gilt natürlich auch für Putzmittel, Chemikalien, Arzneimittel, Streichhölzer und Feuerzeuge.

*Achtung! Berühren Sie Brandwunden niemals mit den bloßen Fingern – es besteht Infektionsgefahr!*

## Was Sie tun können – Hausmittel zur Behandlung von Verbrennungen und Verbrühungen

Nur Verbrennungen und Verbrühungen ersten und zweiten Grades können Sie selbst behandeln, und auch dann nur, wenn die Verletzung nicht zu groß ist. Die entscheidende Phase der Behandlung ist jene unmittelbar nach Auftreten der Brandwunden. Nur wenn keine offenen Wunden vorhanden sind, tauchen Sie die verletzte Stelle für mindestens fünfzehn Minuten in kaltes Wasser, bis der Schmerz nachlässt. Dadurch wird der Krankheitsverlauf gestoppt. Wenn sich jedoch bereits Blasen gebildet haben oder eine offene Wunde besteht, können Sie auch mit Eis kühlen. Geben Sie zerstoßenes Eis in einen Plastikbeutel, und kühlen Sie damit die verletzte Stelle. Wenn sich Blasen gebildet haben, stechen Sie diese auf keinen Fall auf. Später können Sie ein Brandgel auftragen. Brandgele wirken kühlend und lindernd.

*Achtung! Bestreichen Sie Verbrennungen niemals mit Butter oder Mehl. Auch Eiswürfel sollten Sie nie direkt auf die Wunde legen: Es besteht Infektionsgefahr.*

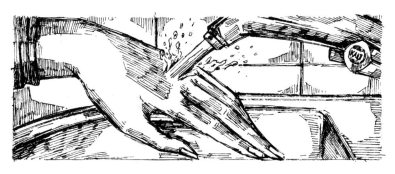

*Brandwunden sind äußerst schmerzhaft. Der Heilungsprozess kann sich über eine längere Zeit hinziehen.*

Sollten Sie heiße Flüssigkeit oder Säure über Ihren Körper gegossen haben, ist es unerlässlich, sofort die Kleidung auszuziehen. Anschließend sollten Sie die Stelle mit kaltem Wasser behandeln. Wenn die Kleidung jedoch schon eingebrannt ist und auf der Haut festklebt, besprengen Sie diese mit kaltem Wasser und begeben sich sofort in ärztliche Behandlung. Größere Verbrennungen lassen sich mit einem sterilen Verband oder mit sterilen Tüchern abdecken. Besonders gut sind mit Aluminium bedampfte Kompressen oder Salbenkompressen geeignet, da diese in der Regel nicht mit der Wunde verkleben.

*Hinweis: Entfernen Sie Kleidung keinesfalls mit Gewalt von der verbrannten Haut, wenn sie bereits daran klebt!*

Der Betroffene benötigt nach einer leichten Brandverletzung mineralsalzhaltige Flüssigkeit, zum Beispiel eine Wasser-Fruchtsaft-Mischung oder Wasser mit einer Prise Salz, um den Flüssigkeitshaushalt wieder auszugleichen. Gegen die Schmerzen helfen handelsübliche Schmerzmittel.

**SOFORTMASSNAHMEN AM UNFALLORT!**

Zunächst gilt es, den Patienten aus der Gefahrenzone zu bergen und die Hitzequelle zu entfernen. Handelt es sich um eine Verbrühung, so ist es wichtig, dem Patienten die heiße und nasse Kleidung auszuziehen und ihm mit kaltem Wasser Kühlung zu verschaffen.

- Bewahren Sie Ruhe, und wirken Sie beruhigend auf die oder den Betroffenen ein.
- Entfernen Sie, sofern es möglich ist, die Kleidung an den von der Verbrühung oder Verbrennung betroffenen Körperpartien.
- Kühlen Sie die verbrannten Körperteile für etwa zehn Minuten.
- Hüllen Sie den Verletzten in Decken ein. Wenn es möglich ist, legen Sie außerdem eine Rettungsdecke aus dünner Folie (silbern oder golden) darüber. Sie sollte in jedem Erste-Hilfe-Kasten vorhanden sein.
- Sind Kinder betroffen, sollten Sie grundsätzlich auch bei leichten Verbrennungen den Notarzt rufen.
- Bei Erwachsenen sollten Sie bei schweren Verbrennungen oder Verbrühungen den Notarzt rufen.
- Verabreichen Sie dem Verletzten keine Getränke oder etwas zu essen, auch wenn er Sie darum bittet.

*Bei Wohnungsbränden entstehen Rauchgase, die beim Einatmen zu Verwirrungszuständen führen können. Betroffene reagieren häufig verwirrt und unlogisch. Oft laufen diese Personen zurück in die brennende Wohnung, um vermeintlich wichtige Dinge zu retten. Achten Sie darauf, und halten Sie sie unbedingt zurück.*

### *Natürliche Auflagen*

▶ Die Heilkraft der Gurke setzen Sie wirkungsvoll ein, wenn Sie daraus ein Mus herstellen und dieses vorsichtig auf die verletzte Hautpartie streichen.

▶ Reiben Sie zwei Karotten. Legen Sie den Brei auf die Brandwunde, und erneuern Sie die Auflage nach etwa einer halben Stunde.

▶ Zerreiben Sie rohe Kartoffeln, und legen Sie sie auf die verbrannte Hautpartie. Dieser Brei fördert zugleich die Regeneration der Hautzellen.

▶ Stellen Sie aus rohem Kürbis ein Mus her, und streichen Sie dieses vorsichtig auf die verletzte Hautpartie.

### *Essig hilft bei leichten Verbrennungen*

Nach der Abkühlung durch Wasser oder Eis kann die Wundheilung durch das Besprühen mit Heilessig beschleunigt wer-

*Aloe enthält entzündungshemmende Wirkstoffe. Tragen Sie nach zwei Tagen den frischen Saft von Aloe auf die Wunde auf.*

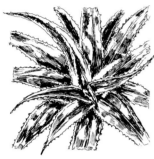

*Aloe bildet bis zu 15 Meter hohe Bäume aus.*

*Hinweis: Heilöle sollten nicht bei Säuglingen und Kleinkindern angewendet werden.*

den. Dazu wird ein Viertelliter destilliertes Wasser mit zwei Esslöffel Heilessig und zwölf Tropfen Teebaumöl vermischt. Je nach Empfindlichkeit kann weniger Essig und mehr Öl verwendet werden.

### Auflagen mit Heilölen

▶ Bei Verbrennungen ersten Grades hat sich ein mit Johanniskrautöl getränktes Tuch bewährt, das man auf die betroffene Stelle legt. Wechseln Sie die Auflage nach acht bis zehn Stunden. So stellen Sie Johanniskrautöl selbst her: Sie benötigen 50 Gramm Kraut, dessen Blüten gerade aufgegangen sind, auf einen Liter Olivenöl. Zerquetschen Sie die Blüten im Mörser, geben Sie das Olivenöl hinzu, und füllen Sie das Öl in eine weiße Flasche, die zunächst unverschlossen bleibt. Drei bis fünf Tage soll der Ansatz an einem warmem Ort stehen; gelegentlich umrühren. Anschließend wird die Flasche verschlossen und so lange dem Sonnenlicht ausgesetzt, bis das Öl eine leuchtend rote Farbe angenommen hat (nach etwa sechs Wochen). Nach dieser Zeit seihen und pressen Sie das Öl ab.

▶ Kamillen- oder Lavendelöl wirkt schmerzlindernd und kann unverdünnt auf die Brandwunde getropft werden.

### Ein Milchumschlag bringt Kühlung

Tauchen Sie ein Leinen- oder Baumwolltuch in kalte Milch, wringen Sie es aus, und legen Sie diesen Umschlag auf die betroffene Körperstelle. Erneuern Sie den Umschlag nach einer Stunde.

### Heilende Umschläge

▶ Umschlag mit Blutwurztee: Bereiten Sie aus etwa einem Teelöffel Blutwurz (Tormentillwurzel) und einer Tasse kochendem Wasser einen Tee, den Sie zehn Minuten ziehen lassen. Tränken Sie damit ein Leinentuch, und legen Sie dieses auf die Brandwunde.

▶ Umschlag mit Brennnesseltee: Übergießen Sie zwei gehäufte Teelöffel Brennnesselblätter und -wurzeln mit einem Viertelliter kochendem Wasser; fünf Minuten kochen lassen, dann abseihen. Mit dem lauwarmem Tee tränken Sie ein Leinentuch und legen dieses auf die Brandwunde.

▶ Umschlag mit Eichenrindenabkochung: Setzen Sie ein bis zwei Teelöffel geschnittene Eichenrinde in einem Viertelliter kaltem Wasser an. Bringen Sie diesen Ansatz zum Kochen; dann drei bis fünf Minuten kochen lassen. Seihen Sie die Mischung ab; lauwarm anwenden.

▶ Umschlag mit Heidelbeerblättertee: Übergießen Sie ein bis zwei Teelöffel Heidelbeerblätter mit einem Viertelliter kochendem Wasser; zehn Minuten ziehen lassen und abseihen. Mit dem lauwarmem Tee tränken Sie ein Tuch, das Sie auf die Wunde legen.

▶ Umschlag mit Kohlblättern: Weichen Sie harte Wirsingblätter für einige Sekunden in kochendem Wasser ein, und trocknen Sie die Blätter danach gut ab. Entfernen Sie die mittlere Rippe. Wickeln Sie die Kohlblätter direkt auf die Haut, und umwickeln Sie sie mit einem Dreieckstuch oder einer Mullbinde. Bei offenen Wunden sollten Sie möglichst zarte Kohlblätter verwenden, die nur kurz in warmem Wasser eingeweicht werden sollten. Dieser Umschlag sollte alle zwölf Stunden erneuert werden.

▶ Umschlag mit Ringelblumentee: Übergießen Sie ein bis zwei Teelöffel Ringelblumen mit einem Viertelliter kochendem Wasser; zehn Minuten ziehen lassen und abseihen. Mit dem erkalteten Tee tränken Sie ein Leinentuch und legen dieses auf die Brandwunde.

*Sie sollten Ringelblume nur verwenden, wenn Sie nicht an einer Primelallergie leiden.*

## Wann zum Arzt

Nur Verbrennungen ersten und zweiten Grades können Sie mit Hausmitteln selbst behandeln. Verbrennungen dritten Grades müssen vom Arzt behandelt werden, vor allem wenn

▶ Verbrennungen großflächig Blasen hervorrufen, bei Verlust der oberen Hautschichten und bei eintretender Verkohlung der Haut.

▶ kleine Kinder von Verbrennungen oder Verbrühungen betroffen sind.

▶ eine Brandverletzung nicht heilt oder sich entzündet.

# VERGIFTUNGEN UND VERÄTZUNGEN

## Vorsicht giftig!

Vergiftungen enden vor allem bei Kleinkindern immer wieder tödlich, oder es kommt in der Folge immer wieder zu schwerwiegenden Spätschäden. Viele Vergiftungen könnten jedoch vermieden werden, wenn man sich mit seiner unmittelbaren Umgebung auseinandersetzt.

*Schock, Bewusstlosigkeit und Atem-Kreislauf-Stillstand können mit jeder Vergiftung einhergehen. Zudem kann es zu bleibenden Spätschäden, zum Beispiel Hirn-, Leber- und Nierenschäden, kommen.*

### Vergiftung? Verätzung?

Unter einer Vergiftung versteht man das Auftreten einer schweren, oft lebensbedrohlichen Krankheitserscheinung nach Aufnahme eines Gifts. Bei Verätzungen handelt es sich um Gewebezerstörungen, die durch das Einwirken von Säuren und Laugen hervorgerufen werden.

*Patienten müssen auch dann zur Beobachtung in ein Krankenhaus gebracht werden, wenn noch keine Anzeichen für eine mögliche Vergiftung erkennbar sind.*

> **SYMPTOME**
> - Leichte Vergiftungen: Übelkeit, → Erbrechen, leichte Atemnot, → Husten, → Schwindel, niedriger Blutdruck, beschleunigte Herztätigkeit.
> - Mittelschwere Vergiftungen: → Erbrechen, Krämpfe, → Durchfall, verstopfte Bronchien, → Husten, Auswurf, Atemnot, Halluzinationen, Delirium, zu hoher oder niedriger Zuckerspiegel, deutlicher Blutunterdruck oder starker Blutdruckanstieg, beschleunigte (Herzrasen) oder verlangsamte Herztätigkeit.
> - Schwere Vergiftungen: z.T. irreversible Organschäden, schwere Kreislaufstörungen, Atemnot, Lungenversagen und Blutgerinnungsstörungen, Nierenversagen.
> - Verätzungen: zunehmende Schmerzen, solange die ätzenden Stoffe einwirken, Schorfbildung (Säuren), glasige Verquellung (Laugen).

## So können Sie vorbeugen

Es gibt ein paar einfache Maßnahmen, mit denen Sie Unfällen mit Gift oder ätzenden Stoffen vorbeugen können:
- Achten Sie darauf, dass Putz- und Reinigungsmittel für Kinder unerreichbar aufbewahrt werden.
- Füllen Sie niemals ätzende oder giftige Flüssigkeiten in Getränkeflaschen.
- Kennzeichnen Sie die Behältnisse, in denen Sie ätzende Flüssigkeiten aufbewahren, klar und deutlich mit Inhaltsangabe und Giftsymbol. Lagern Sie diese Stoffe kindersicher.
- Sammeln und essen Sie nur solche Pilze, Beeren oder Früchte, die Sie sicher kennen, und halten Sie Kinder fern von giftigen Pflanzen und Pflanzensamen.
- Verwahren Sie alkoholische Getränke so, dass sie für Kinder nicht zugänglich sind.
- Wenn kleine Kinder anwesend sind, dürfen Sie keine Arzneimittelpackungen in der Wohnung herumliegen lassen.
- Wenn Sie mit ätzenden Flüssigkeiten hantieren, halten Sie sich genau an die Sicherheitsvorschriften.

*Füllen Sie Giftstoffe, Chemikalien, Medikamente und Pflanzenschutzmittel nie in einfache Getränkeflaschen um!*

## Was Sie tun können – Hausmittel gegen Vergiftungen und Verätzungen

Echte Hausmittel gegen Vergiftungen oder Verätzungen gibt es kaum. Egal, wie schlimm eine Vergiftung oder eine Verätzung ist, sie gehört immer von einem (Not-)Arzt behandelt.

### *Erste Hilfe bei Vergiftungen*

Die Erste-Hilfe-Maßnahmen richten sich nach dem Zustand des Verunglückten, nach der Art der Giftstoffe und der Art der Giftaufnahme.
- Maßnahmen, wenn der Vergiftete bewusstlos ist:
Notfalldiagnose stellen; entsprechende lebensrettende Sofortmaßnahmen durchführen; Notarzt rufen; vorgefundene Giftreste und Giftbehältnisse sicherstellen und ins Krankenhaus mitgeben!
- Maßnahmen, wenn der Vergiftete bei Bewusstsein ist:
Das Gift ist bekannt: Giftinformationszentrale anrufen und

deren Anordnungen durchführen; Schockbekämpfung; Notarzt rufen; vorgefundene Giftreste und Giftbehältnisse sicherstellen und ins Krankenhaus mitgeben!

❱ Erst nach Abwendung lebensgefährlicher Atem- oder Kreislaufstörungen kommen Verfahren wie primäre Giftentfernung, Gabe von Antidoten und Maßnahmen zur Steigerung der Elimination zur Anwendung. Die nachfolgende Therapie orientiert sich an der Schwere der Vergiftung. Zu bedenken ist dabei immer die Möglichkeit der raschen Veränderung des Zustandsbildes. Intensiv-medizinische Behandlungsindikation besteht sicher bei mittelschweren und schweren Vergiftungen.

### Erste Hilfe bei Verätzungen der Augen

Zunächst einmal sollten Sie das betroffene Auge mit klarem Wasser zehn bis fünfzehn Minuten intensiv spülen. Ist es der verletzten Person nicht möglich, das Auge oder die Augen auszuspülen, geht man wie folgt vor:

❱ Den Verletzten auf den Boden legen, den Kopf auf die Seite des verätzten Auges drehen und die sichtbaren Bestandteile wegwischen.

❱ Öffnen Sie mit zwei Fingern die Lider des betroffenen Auges, und gießen Sie aus etwa zehn Zentimeter Höhe Wasser in den inneren Augenwinkel, sodass es über den Augapfel und den äußeren Augenwinkel nach außen abfließen kann.

❱ Fordern Sie den Verletzen auf, seine Augen während des Spülens in alle Richtungen zu bewegen, und schützen Sie dabei des gesunde Auge.

❱ Nach dem Spülen bedecken Sie das behandelte Auge keimfrei. Bei einer schweren Schädigung bedecken Sie zur Ruhigstellung beide Augen.

❱ Leiten Sie wenn nötig eine Schockbekämpfung ein.

❱ Rufen Sie dann den Notarzt.

*Sind noch Überreste des ätzenden Stoffes vorhanden – am besten in originaler Verpackung –, geben Sie diese mit ins Krankenhaus oder zum Arzt.*

### Erste Hilfe bei Verätzungen des Verdauungstrakts

Verätzungen in dieser Körperregion sind extrem gefährlich, weil Durchbrüche und später starke, narbige Verengungen zurückbleiben können, die die Speiseröhre für Speisen unpassierbar machen. Erste-Hilfe-Maßnahmen bestehen darin, zunächst den Mund auszuspülen und anschließend eine Giftinformationszentrale zu benachrichtigen, um dort nähere Informationen zum weiteren Vorgehen einzuholen. Danach sollten Sie mit der weiteren Schockbehandlung fortfahren und den Notarzt rufen.

## *Schockbehandlung*

Grundsätzlich sollten Sie immer möglichst ruhig bleiben. Nur bei schweren Unfällen und Vergiftungen sollten Sie umgehend einen Notarzt rufen. Bis der Notarzt eintrifft, können Sie Folgendes tun:
- Bringen Sie den Schockpatienten in Rückenlage.
- Kontrollieren Sie bei ohnmächtigen Patienten in regelmäßigen Abständen die Atmung.
- Wenn nötig, Wiederbelebungsmaßnahmen durchführen.
- Wickeln Sie den Betroffenen mit einer Decke warm ein; vergessen Sie nicht die isolierende Unterlage.
- Beruhigen Sie den Betroffenen.
- Bieten sie dem Patienten kein Essen oder Trinken an.
- Kontrollieren Sie Puls und Atmung.
- Überstrecken Sie bei behinderter Atmung den Kopf des Patienten.

*Frischen Sie Ihre Erste-Hilfe-Kenntnisse hin und wieder einmal auf. Die stabile Seitenlage oder die korrekte Vorgehens- und Verhaltensweise bei der Schockbehandlung sollten zum »Handwerkszeug« gehören.*

## *Kohle absorbiert Gift*

In jedem Haushalt sollte Kohle als rasche Maßnahme bei Vergiftungen, Infektionen und anderen Störungen zur Hand sein. Alle Studien zeigen, dass Kohle weder eingenommen noch eingeatmet noch bei Hautkontakt schädlich ist. Die unterstützende Wirkung der Kohle auf Heilungsprozesse des Körpers sind unerreicht.

## Wann zum Arzt

Beim geringsten Verdacht auf Vergiftungen oder Verätzungen sollten Sie grundsätzlich immer unverzüglich einen Arzt oder Notarzt rufen!

# VERSTAUCHUNGEN

## Wenn das Gelenk überlastet ist

Sie kennen das sicher: Da hat man endlich wieder einmal Zeit für seinen Lieblingssport. Man geht schnell zur Sache, wärmt sich nicht vernünftig auf und schon knickt das Fußgelenk um oder man überdehnt das Kniegelenk. Ein Schmerz durchfährt das Gelenk, dass man aufschreien möchte.

Doch nicht nur ungeübte Sportler werden von überlasteten oder überdehnten Gelenken, Muskeln und Bändern heimgesucht. Viele, gerade junge Hochleistungssportler muten sich und ihren Gelenken oft zu viel zu, und schon ist es passiert. Gerade diese jungen Menschen sind es dann, die oft unter dem Skalpell eines Chirurgen landen, um spätere oder chronische (Folge-)Schäden zu verhindern.

*Verstauchungen treten vor allem beim Sport auf, und sie zählen dort mit zu den häufigsten Verletzungen. Dabei sind Distorsionen des oberen Sprunggelenks besonders häufig.*

### *Vor allem Sportverletzungen*

Bei Verstauchungen (Distorsionen) handelt es sich um Gelenkverletzungen, wobei es zu einer vorübergehenden Trennung der Gelenkflächen kommt. Sie entstehen durch Umknicken, Verdrehen oder eine grundsätzliche Überbelastung des normalen Beweglichkeitsspielraums. Lässt die Gewalteinwirkung auf das Gelenk nach, kehren die Gelenkstrukturen in ihren Ursprungszustand zurück.

Gemeinhin spricht man bei Verstauchungen auch von Überdehnungen und Zerrungen der das Gelenk umgebenden Muskeln, Bänder, Kapseln und Sehnenpartien. In den meisten Fällen treten kurzzeitige und vorübergehende Überdehnungen auf, im schlimmsten Fall kann es aber auch zu Bänderrissen kommen.

Häufig sind es Sportunfälle, Umknicken beim Gehen oder Laufen oder Stürze, die zu derartigen schmerzhaften Verletzungen führen. Wenn ein Band chronisch überdehnt, und damit ausgeleiert ist, es häufig Verletzungen erlitten hat, dann ist es besonders anfällig für Verstauchungen oder Bänderrisse. Manchmal lässt sich in der Folge das Gelenk nicht mehr richtig oder nur mehr unzureichend bewegen. Das Gelenk schwillt an, und oftmals bildet sich ein Bluterguss. Tritt zusätzlich eine Verletzung des Knochens auf, so muss die Verletzung operativ behandelt werden.

> **SYMPTOME**
> Das Leitsymptom ist vor allen Dingen der unangenehm ziehende Schmerz. Eine weitere, auftretende Begleiterscheinung ist eine ausgeprägte Gelenkschwellung.
> Fast immer ist eine Belastung des Gelenks möglich, allerdings schmerzhaft. Falls das nicht mehr möglich ist, liegt wahrscheinlich eine Begleitverletzung des Knochens, eine Fraktur, vor.

*Besonders unfallträchtige Sportarten:*
- *alpines Skifahren*
- *Eishockey*
- *Fußball*
- *Golf*
- *Hand-, Volley- und Basketball*
- *Kegeln*
- *Leichtathletik*
- *Reiten*
- *Squash und Tennis*

### Auskugelung und Verrenkung

Manchmal verbleiben Gelenkflächen nach einer äußerlichen Einwirkung in einer abnormen Stellung. Häufig wird diese Verletzung Luxation oder auch Auskugelung genannt. Die Gelenkflächen werden dabei gegeneinander verschoben und bleiben in einer veränderten Stellung auch nach Beendigung der Gewalteinwirkung. Dabei kommt es immer wieder zu Gelenkkapsel- und Bänderrissen.

Eine unvollständige Luxation bezeichnet man als Subluxation. Hier bleibt im Gegensatz zur Auskugelung ein Teil der Gelenkflächen in Kontakt. Allerdings können auch bei Subluxationen Kapsel, Knorpel und Bänder beschädigt sein. Wo und wie passieren solche Verletzungen am häufigsten:

- Schulterbereich, durch Stürze, Zusammenstöße usw.
- Ellenbogen, zum Beispiel beim Handball als Einwirkung auf den Wurfarm oder bei Kampfsportarten
- Finger, insbesondere bei technisch falscher Ballannahme bei Volley- oder Basketball sowie bei Stürzen
- Kniescheibe, durch seitliches Austreten der Kniescheibe als Folge von falschen Absprüngen oder Landungen, bei-

spielsweise bei Weit- oder Hochsprung sowie bei stark belastenden Laufsportarten (zum Beispiel Sprintrennen) und sogar beim Kegeln.

Sofortmaßnahmen beschränken sich bei der Luxation auf eine möglichst schmerzfreie Ruhigstellung beziehungsweise Lagerung des geschädigten Gelenks sowie auf dessen Kühlung. Dadurch werden die Schmerzen und die Schwellung gemindert. Eine geringere Schwellung erleichtert das spätere Einrenken durch den Arzt. Eine Hochlagerung des geschädigten Körperteils kann durchaus sinnvoll sein.

*Achtung! Ausgekugelte und verrenkte Gelenke dürfen nur von einem Arzt eingerenkt werden. Machen Sie keine Experimente!*

## So können Sie vorbeugen

Vor jeder sportlichen Betätigung sollten Sie sich grundsätzlich immer gut und sorgfältig aufwärmen. Gehen Sie dabei aber nicht hastig, sondern langsam zu Werke, um sich nicht schon beim Aufwärmen zu verletzen. Auch die sportliche Ausrüstung sollte optimal an Sie und den auszuübenden Sport angepasst sein: Vor allem das richtige Schuhwerk ist wichtig. Bei vielen Sportarten, insbesondere Hallensportarten wie Volleyball, Handball oder Basketball, sollten die Sportschuhe über den Knöchel reichen, um dem Gelenk ausreichend Stabilität zu verleihen. Hand- und Fingergelenke benötigen, ganz besonders beim Volleyball, ebenfalls vorbeugende Hilfe: Bandagieren oder tapen Sie Ihre Hand- und Fingergelenke. Bei fast allen Sportarten ist es ratsam, Stützbandagen oder entsprechende Gelenkschoner über Knie- und Ellenbogengelenk oder Stützstrümpfe zu tragen, ganz besonders beim Inlineskating oder Skateboardfahren.

*Um Verstauchungen auch im privaten Bereich vorzubeugen, sollten Sie hohe Absätze vermeiden, da man dabei schnell umknicken kann.*

Beim Sport oder beim ganz normalen Bewegungsablauf sollten Sie darauf achten, dass Sie eine Überbelastung oder gleichförmige Belastung der Gelenke vermeiden, zum Beispiel sollten Sie die Knie niemals ganz durchgestreckt halten. Auch sollten Sie eine sportliche Tätigkeit niemals abrupt beenden. Beenden Sie den Sport langsam, bis sich die Pulsfrequenz wieder auf Normal eingependelt hat. Machen Sie abschließend ein paar einfache Dehnübungen. Das beugt einem Muskelkater (→ Muskelschmerzen) vor.

## Was Sie tun können – Hausmittel gegen Verstauchungen

Haben Sie sich eine Verstauchung zugezogen, gilt zunächst die so genannte *PECH*-Regel:
- *P*ause machen!
- *E*is auflegen!
- *C(K)*ompressionsverband anlegen!
- *H*ochlagern der Beine!

*Erste Hilfe bei Verstauchungen erfordert etwas Improvisationstalent. Denn wer trägt schon immer eine passende Schiene oder passendes Verbandszeug bei sich?*

### Sofortmaßnahmen bei einer Verstauchung

Machen Sie Pause, und schonen Sie das Gelenk! Um Blutergüsse und die Schmerzen zu behandeln, benutzen Sie ein Kältespray, einen Eisbeutel, kalte Umschläge oder Kompressen; das hat sich bisher stets gut bewährt. Setzen Sie die Kältebehandlung 24 Stunden lang fort, um den Bluterguss optimal abzuschwellen. Lagern Sie das Gelenk hoch, und zur Stabilisierung des Gelenks kann ein Stützverband angelegt werden. Dadurch wird unter Umständen auch das Ausmaß der Gelenkschwellung in Grenzen gehalten.

Am nächsten Tag sollten Sie mit einer Wärmebehandlung beginnen, mit wärmewirksamen Salben oder durchblutungsfördernden Bädern. Die betroffenen Gelenk- und Muskelpartien müssen eine Zeit lang geschont werden.

Hilft dies alles nicht, muss ein Arzt aufgesucht werden, der alles nötige in die Wege leiten wird: sorgfältige Untersuchung mit Röntgenaufnahmen, wahlweise auch mit Computer- oder Kernspintomographie. Damit können Begleitverletzungen (Knochenfrakturen, abnorme Gelenkbeweglichkeit usw.) diagnostiziert oder ausgeschlossen werden. Liegen keinerlei Begleiterscheinungen vor, erfolgt eine so genannte konservative Behandlung, keine Operation: Das Gelenk wird für ein bis zwei Wochen entweder mit einer elastischen Binde oder einem Tapeverband stabilisiert.

### Wann Sie wieder loslegen dürfen

Erteilt Ihnen der Arzt am Ende der Ruhigstellungs- und Schonungsphase grünes Licht, können Sie wieder mit der Belas-

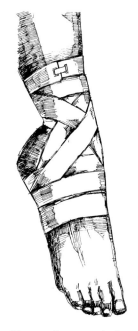

*Verstauchungen sind typische Sportverletzungen. Der Heilungsprozess dauert manchmal sehr lange.*

*Kühlende Salben oder Gele können die Bildung von Blutergüssen und blauen Flecken erheblich mindern. Geeignete Sportsalben erhalten Sie in der Apotheke.*

tung des Gelenks beginnen; aber immer schön langsam. In den ersten ein bis eineinhalb Monaten sollten Sie vor allen Dingen beim Sport einen Tapeverband tragen. Ganz wichtig ist auch Folgendes: Vor der Aufnahme von sportlichen Aktivitäten muss unbedingt die Muskulatur so weit aufgebaut sein, dass das Gelenk eine ausreichende Stabilität erhält.

### *Arnikatinktur wirkt entzündungshemmend gegen begleitende Blutergüsse*

Arnikatinktur sollte in keiner Hausapotheke fehlen. Sie lässt sich schnell und einfach herstellen: Dafür setzen Sie getrocknete Arnikablüten mit medizinischem Alkohol (mindestens 70 Volumenprozent) im Verhältnis 1:10 an. Lassen Sie diesen Ansatz zwei Wochen stehen, ehe Sie ihn abseihen. Nach einer weiteren Ruhezeit von zehn Tagen filtern Sie die fertige Tinktur durch. Auf einen halben Liter Wasser geben Sie einen Esslöffel der Tinktur. Damit tränken Sie ein Baumwoll- oder Leinentuch, das Sie auf die betroffene Stelle geben. Decken Sie den Wickel zusätzlich mit einem Handtuch ab.

### *Umschläge und Auflagen*

▶ Schon lange bekannt und wirksam ist eine Auflage mit essigsaurer Tonerde: Bereiten Sie eine Mischung aus einem Esslöffel essigsaurer Tonerde (aus der Apotheke) und einem Glas Wasser. Tränken Sie damit ein kleines Tuch, das Sie auf die schmerzende Stelle legen. Mit einer Mullbinde fixieren Sie das Ganze auf dem Gelenk.

*Hinweis: Bei Heublumen kann es zu allergischen Reaktionen der Haut kommen. Daher sind besonders für Allergiker feuchte Anwendungen zu empfehlen.*

▶ Heublumenabsud wenden Sie zur Förderung der Durchblutung als Umschlag an: Zwei Hand voll Heublumen werden mit vier Liter Wasser zum Sieden gebracht. Lassen Sie das Ganze etwa eine halbe Stunde kochen; anschließend können Sie den Absud abseihen. Dann tauchen Sie ein Baumwoll- oder Leinentuch in den abgekühlten Absud, wringen Sie es aus, und wickeln Sie es um das schmerzende Gelenk. Decken Sie den Wickel mit einem trockenen Tuch ab.

▶ Bei einem verstauchten Knöchel ist ein kalter Kräuterumschlag mit Lavendel- oder Kamillenöl hilfreich: Wickeln Sie eine mit fünf Tropfen Lavendel- oder Kamillenöl getränkte Mullbinde um das schmerzende Gelenk.

◗ Ein mit Olivenöl getränktes Baumwoll- oder Leinentuch können Sie auf die schmerzende Stelle legen und mit einer Binde umwickeln. Der Verband sollte mehrmals am Tag gewechselt werden.

◗ Wenn die betroffene Stelle bereits angeschwollen ist, verschaffen Sie sich mit einer Quarkauflage schnell Erleichterung: Verrühren Sie Magerquark zu einem Brei, und streichen Sie diesen auf ein Baumwolltuch. Legen Sie dieses Tuch auf das verstauchte Gelenk, und schlagen Sie ein weiteres Baumwoll- oder Leinentuch darüber. Lassen Sie den Quarkwickel am besten über Nacht einwirken.

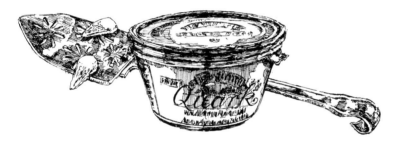

*Eine Quarkauflage kühlt die betroffene Körperpartie und lindert die Schwellung.*

## Wann zum Arzt

Verstauchungen können manchmal ausgesprochen schmerzhaft, die Beschwerden äußerst hartnäckig sein. Entsprechend sind (Selbst-)Behandlungsmaßnahmen eine langwierige Angelegenheit. Sie sollten sich daher in jedem Fall in Geduld üben. Die beschriebenen Selbsthilfemaßnahmen reichen in der Regel aus, um eine Verstauchung auszukurieren. Ein Besuch beim Sportarzt oder Orthopäden ist allerdings angezeigt, wenn

◗ das Gelenk anschwillt und die Beweglichkeit eingeschränkt ist.

◗ Ellenbogen-, Finger- oder Schultergelenke ausgerenkt sind (Luxationen).

◗ Kopfverletzungen vorliegen oder der Verdacht auf eine Verletzung der Wirbelsäule besteht.

◗ die Beschwerden trotz Behandlung nicht abklingen.

# VERSTOPFUNG

## Wenn der Darm träge wird

Was durch den Mund in den Körper kommt, muss irgendwie auch wieder raus. Das stimmt zumindest teilweise, denn auf dem Weg durch den Verdauungsapparat bringt die Nahrung einen weiten Weg hinter sich. Und auf diesem Weg werden dem Nahrungsbrei viele wertvolle Bestandteile entzogen und dem Körper zugeführt. Der »Rest« wird wieder ausgeschieden.

*Achtung!* Man sollte bei einer Verstopfung nicht gleich zu Abführmitteln greifen, sondern eher auf ballaststoffreiche Ernährung umsteigen, viel trinken, sich bewegen und Stress reduzieren.

### Ursachenforschung

▶ Darmträgheit: Auf dem Weg durch den Verdauungstrakt werden der Nahrung Feuchtigkeit und verwertbare Nährstoffe entzogen. So entsteht eine relativ feste Masse. Quellstoffe in der Nahrung sind wichtig für die Bewegung der Darmmuskulatur. Sind die Muskelbewegungen zu langsam, bleibt die Nahrung länger im Darm. Der Darm entzieht dem Nahrungsbrei jedoch weiter Flüssigkeit. Das Ergebnis: Verstopfung.

▶ Ernährungsfehler: Die weitaus häufigste Ursache für eine Verstopfung ist eine ballaststoff- und wasserarme Ernährung, die reich an Fett und Zucker ist. Diese Nahrungsmittel werden meist vollständig verwertet. Die wichtigen Ballast- und Quellstoffe, die nicht verdaut werden können, fehlen. Wenn Sie zu wenig trinken, nützen auch ausreichend Ballaststoffe nicht wirklich. Die Quellstoffe entziehen dem Kot immer weiter Wasser, bis es zu einer Verstopfung kommt.

▶ Bewegungsmangel, psychische Faktoren, Medikamente

*Ältere Menschen leiden fünfmal häufiger an Verstopfung als jüngere Erwachsene. Dafür gibt es viele Gründe: falsche Ernährung, zu geringe Flüssigkeitsaufnahme, Bewegungsmangel, schlechte Toilettengewohnheiten und die Einnahme verschiedener Medikamente.*

SYMPTOME
→ Blähungen, → Bauchschmerzen, Völlegefühl, Übelkeit, Appetitlosigkeit, sexuelle Unlust.

*Verstopfung als Symptom*
Eine Verstopfung kann Zeichen einer schwerwiegenderen Erkrankung sein: Darmverengung und Darmverschluss, Schlaganfall, Diabetes mellitus, multiple Sklerose, Schilddrüsenunterfunktion, Parkinson'sche Krankheit, Rückenmarksverletzungen oder Erkrankungen des Gefäß- oder Bindegewebes.

## So können Sie vorbeugen

Die einfachsten Mittel, um einer Verstopfung vorzubeugen, sind die Aufnahme von reichlich Flüssigkeit und eine ausgewogene, vollwertige und ballaststoffreiche Ernährung. Nehmen Sie sehr viel Flüssigkeit zu sich, am besten Mineralwasser, Kräutertees sowie Obst- und Gemüsesäfte. Sauerkraut-, Trauben- und Apfelsaft haben eine abführende Wirkung. Ölsorten wie Oliven- oder Sojaöl verhindern außerdem eine Verstopfung. Genauso wirksam sind Nüsse, Avocados und Mais, da diese Produkte Öle in natürlicher Form enthalten. Achten Sie auf geregelte Mahlzeiten und ausreichend Bewegung: Damit halten Sie Ihren Darm in Schwung.
Unterdrücken Sie niemals den Stuhldrang. Nehmen Sie sich auch immer genügend Zeit, um Ihren Darm zu entleeren. Vermeiden Sie allerdings zu lange »Sitzungen« auf der Toilette, und achten Sie auf sorgfältige Hygiene.
Vermeiden Sie nach Möglichkeit stopfende Nahrungsmittel wie Bananen, Schokolade oder Produkte aus und mit Weißmehl, oder schränken Sie diese zumindest stark ein. Gewöhnen Sie Ihre Verdauungsorgane langsam an ballaststoffreiche Nahrung. Vollkornprodukte, rohes Obst und Gemüse beschleunigen Ihre Verdauung; besonders Kirschen eignen sich zur Reinigung Ihres Darms.

## Was Sie tun können – Hausmittel gegen Verstopfung

Mit Dörrobst können Sie auf natürliche Weise der Verstopfung entgegenwirken. Drei bis fünf gedörrte Pflaumen und eine Trockenfeige in einem Glas lauwarmem Wasser über Nacht einweichen. Wenn Sie morgens gleich nach dem Aufstehen

*Treten bei einer Verstopfung akute Beschwerden wie heftige Schmerzen, ein angeschwollener Bauch, das Erbrechen von Kot oder ein Schockzustand auf, kann ein Damverschluss vorliegen. Rufen Sie in diesem Fall unverzüglich den Notarzt!*

*Hinweis: Rohes Sauerkraut ist reich an Faserstoffen und unterstützt die Verdauung nachhaltig.*

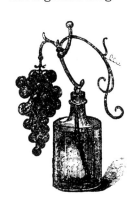

*Weintrauben helfen, wie die meisten rohen Obstsorten, bei Verstopfung.*

*Bei akuter Verstopfung kann als Sofortmittel ausnahmsweise auch ein Esslöffel Rizinusöl getrunken werden.*

das Einweichwasser trinken, stellt sich nach etwa drei Stunden eine Darmentleerung ein. Oder Sie trinken morgens vor Ihrem Frühstück Mineralwasser oder abgestandenes Wasser. Ein Glas heißes Wasser mit einem Teelöffel Karlsbader Salz ist ein altbewährtes Hausmittel bei Verstopfung.

### Ein probates Mittel: ein Einlauf

Als altes Hausmittel hat sich der Einlauf bewährt. Dafür wird ein Irrigator (aus der Apotheke) mit Kamillentee oder warmem Wasser gefüllt. Die Spitze des Einlaufrohres sollte vor dem Einführen mit Vaseline eingecremt werden. Mit angezogenen Beinen, auf der Seite liegend, kann die Flüssigkeit langsam aus dem hochgehaltenen Behälter in den Darm laufen. Erst wenn der Druck unerträglich wird, sollten Sie die Toilette aufsuchen.

*Stellen Sie bei den ersten Anzeichen einer Verstopfung Ihre Ernährungsgewohnheiten um: Setzen Sie verstärkt Obst, Gemüse und Pflanzenöle auf Ihren täglichen Speiseplan.*

### Geröstete Haferflocken

Diese Methode ist zuverlässig wirksam: Überbrühen Sie drei Esslöffel geröstete Haferflocken mit einer Tasse kochendem Wasser. Lassen Sie die Flocken über Nacht zugedeckt ziehen, und essen Sie sie morgens auf nüchternen Magen; nach Geschmack etwas Apfel hineinreiben.

### Abführende Heiltees gegen Verstopfung

Verschiedene Kräuter und Pflanzen besitzen abführende Wirkungen:

- Anistee: Ein gehäufter Teelöffel zerdrückte Anisfrüchte wird mit einer Tasse kochendem Wasser übergossen. Nach zehn Minuten können Sie den lauwarmen Tee schluckweise trinken. Anis wirkt krampfstillend und verdauungsfördernd.
- Basilikumblättertee: Übergießen Sie ein bis zwei Teelöffel des Krauts mit einer Tasse kochendem Wasser. Nach zehn Minuten können Sie den Tee abseihen. Am besten trinken Sie dreimal täglich eine Tasse.
- Fencheltee hilft sehr schnell bei Problemen mit den Verdauungsorganen: Einen gehäuften Teelöffel zerdrückte Fenchelfrüchte mit einem Viertelliter kochendem Wasser über-

gießen. Lassen Sie den Tee zehn Minuten zugedeckt ziehen, und seihen Sie ihn anschließend ab. Trinken Sie drei Tassen täglich, mit Honig gesüßt.

▶ Kamillentee hat eine schmerzstillende und heilende Wirkung: Sie übergießen zwei Teelöffel Kamillenblüten mit einem Viertelliter kochendem Wasser, und lassen den Tee zehn Minuten zugedeckt ziehen; anschließend abseihen.

*Hinweis: Obgleich Kamillentee als besonders gut verträglich gilt, sind durchaus allergische Reaktionen möglich.*

▶ Kümmeltee kann bei Verdauungsstörungen Erleichterung verschaffen: Übergießen Sie einen Esslöffel zerkleinerte Kümmelfrüchte mit einem Viertelliter kochendem Wasser. Nach zehn Minuten kann der Tee abgeseiht und getrunken werden.

▶ Löwenzahntee hilft als Heilkraut bei Darmträgheit: Übergießen Sie einen Esslöffel Löwenzahn mit einer Tasse kochendem Wasser. Nach fünf Minuten seihen Sie den Tee ab. Trinken Sie dreimal täglich eine Tasse.

*Hinweis: Auf Dauer sind Abführtees keine Lösung. Sie sollten nur im Ausnahmefall und zur schnellen Abhilfe getrunken werden.*

▶ Schafgarbentee regt die Darmtätigkeit an: Für den Tee werden zwei Teelöffel Schafgarbenkraut mit einer Tasse heißem Wasser überbrüht. Der Tee wird nach 15 Minuten abgeseiht.

▶ Thymiantee löst Verstopfungen: Übergießen Sie einen Teelöffel Thymian mit einer Tasse heißem Wasser. Lassen Sie die Mischung zehn Minuten stehen, und seihen Sie sie ab. Trinken Sie mehrmals täglich eine Tasse des frisch zubereiteten Tees.

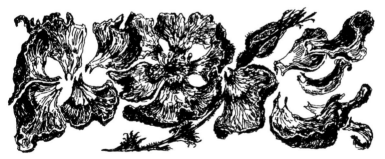

*Rosenbätter enthalten Wirkstoffe, die leicht abführend wirken.*

▶ Rosenblütenblättertee: Rosenblätter werden nicht nur in der Kosmetikindustrie verwendet, sondern eignen sich zudem für einen wirkungsvollen Tee, der leicht abführend wirkt. Ein gehäufter Teelöffel getrocknete Blütenblätter wird mit einer Tasse heißem Wasser übergossen. Nach einigen Minuten wird der Tee abgeseiht.

*Hinweis: Wermuttee sollten Sie nicht trinken, wenn Sie bereits an einer Magenübersäuerung leiden.*

▶ Wermuttee wirkt äußerst appetitanregend und verdauungsfördernd: Übergießen Sie einen Teelöffel Wermutkraut mit einem Viertelliter kochendem Wasser. Der Tee soll zehn Minuten ziehen und kann dann abgeseiht werden. Der noch sehr warme Tee soll nach dem Essen getrunken werden. Für Schwangere ist der Tee ungeeignet.

▶ Schlehdorntee gegen leichte Verstopfungen: Für den Tee wird ein Esslöffel der getrockneten Blüten mit einem Viertelliter Wasser übergossen. Anschließend wird die Mischung langsam erhitzt und abgeseiht. Über einen längeren Zeitraum sollten Sie täglich zwei Tassen ungesüßt trinken.

### Was die alten Böhmen schon kannten: Milch mit Apfelwein

Mischen Sie sechs Esslöffel Milch, zwei Esslöffel Apfelwein und vier Tropfen Essig, und trinken Sie dieses Getränk – er schmeckt zwar nicht gut – morgens auf nüchternen Magen.

### Roggen und Weizenkleie beheben Verstopfung

Roggen ist absolute Spitze, wenn es um die Verdauung geht. Kein anderes Getreide regt den Darm so stark an und ist derart wirksam auf den Stuhlgang. Auch die Weizenkleie und der ballaststoffreiche Vollweizen sind ähnlich erfolgreich als Abführmittel anwendbar.

### Wickel warm oder kalt

▶ Wärme lindert Beschwerden. Oft hilft schon eine Wärmflasche. Oder Sie erhitzen ein Kirschsteinsäckchen im Backofen. In gleicher Weise verfahren Sie mit einem Dinkelkissen. Da Dinkel ein schlechter Wärmeleiter ist, bleibt die Temperatur relativ konstant.

▶ Ebenso wirkt ein heißer Lendenwickel auf den Stuhlgang fördernd: Sie tauchen ein Baumwoll- oder Leinentuch in etwa 50 °C warmes Wasser und wringen es aus. Das Tuch wird um den Bauch gewickelt, mit einem trockenen Tuch und anschließend mit einem Wolltuch bedeckt. Wenn die Wärmewirkung des Wickels nach etwa 30 Minuten nachlässt, sollte er entfernt werden.

*Hinweis: Ein kalter Lendenwickel darf bei Harnwegsinfekten nicht angelegt werden.*

◗ Kalte Wickel können ebenso heilend wirken. Allerdings sollten Sie vor dieser Anwendung unbedingt Ihren Arzt fragen. Die Anwendung wird wie bei einem heißen Lendenwickel durchgeführt, nur tauchen Sie das Tuch in 5 bis 10 °C kaltes Wasser und wickeln es um den Lendenbereich. Lassen Sie den Wickel etwa eine Stunde angelegt. Natürlich muss der Wickel sofort abgenommen werden, falls der Patient fröstelt.

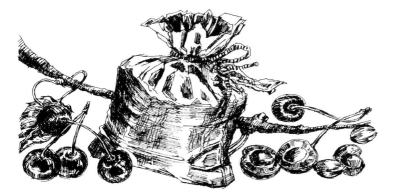

*Achten Sie unbedingt darauf, dass die Temperatur des Kirschkernsäckchens nicht zu hoch ist. Es besteht Verbrennungsgefahr!*

**Wann zum Arzt**

Eine Verstopfung lässt sich normalerweise mit Großmutters Hausmitteln sehr gut selbst behandeln und beheben. Suchen Sie jedoch unbedingt einen Arzt oder Facharzt für Magen-Darm-Erkrankungen auf, wenn

◗ der Verdacht auf eine Arzneimittelnebenwirkung besteht.
◗ die Verstopfung länger als eine Woche andauert und keine plausiblen Ursachen vorliegen.
◗ die Zufuhr von Ballaststoffen und Flüssigkeit gesteigert wurde und trotzdem eine Verstopfung vorliegt.
◗ Kleinkinder und Säuglinge an Verstopfung leiden.
◗ sich der Stuhl verändert und der Verdacht auf eine länger andauernde Darmreizung vorliegt.
◗ Sie seit geraumer Zeit Abführmittel benutzen.
◗ Sie über 40 Jahre alt sind und eine länger anhaltende unerklärliche Verstopfung auftritt.
◗ Verstopfung abwechselnd mit → Durchfall auftritt.
◗ Verstopfung und zusätzlich Übelkeit, → Erbrechen, → Bauchschmerzen oder → Fieber auftreten. Gefahr von Darmverschluss oder einer akuten Blinddarmentzündung!

# WADENKRÄMPFE

## Wenn die Muskeln verkrampfen

Auch Sie haben sicher schon einmal einen Wadenkrampf erlebt, wenn Sie sich sportlich verausgabt haben oder im kalten Wasser geschwommen sind. Besonders lästig sind vor allen Dingen die nächtlich auftretenden Wadenkrämpfe, die den gesamten Schlafrhythmus durcheinander bringen können. Wadenkrämpfe treten meist plötzlich auf und führen oft zu heftigen Schmerzen. Zwei Fünftel der Deutschen leiden immer wieder einmal unter diesem ziehenden Schmerz im Unterschenkel.

*Warum sich einzelne Muskelgruppen im Bereich der Wade zusammenziehen und dann nicht mehr entspannen, konnte bislang nicht exakt geklärt werden.*

### *Magnesium für die Muskulatur*

Wenn Sie regelmäßig unter Wadenkrämpfen zu leiden haben, dann sollten Sie einen Arzt aufsuchen. Er wird Ihnen in der Regel Magnesiumpräparate verschreiben. Allerdings kann auch eine Krankheit hinter dem Symptom Wadenkrampf stecken. Bei Wadenkrämpfen lassen sich drei Varianten unterscheiden:

- gelegentliche Wadenkrämpfe, für die sich keine genaue Ursachen finden lassen
- Wadenkrämpfe, die Symptome für Gefäß-, Stoffwechsel- oder Nervenkrankheiten sind
- Wadenkrämpfe, bei denen der innere Flüssigkeits- und Mineralstoffhaushalt aus dem Gleichgewicht geraten ist.

Für Wadenkrämpfe der dritten Kategorie gibt es einige deutliche Anzeichen und Ursachen: Erbrechen, Durchfall, der Missbrauch von Abführmitteln oder ein verstärktes Schwitzen in den Sommermonaten. Mit dem Flüssigkeitsverlust gehen dem Körper zugleich Kalzium und Magnesium verloren. Fehlen diese wichtigen Elektrolyte, besitzt das Muskelgewebe eine erhöhte Krampfbereitschaft.

## Ursachen für einen Wadenkrampf

Der Vorgang des Wadenkrampfes wird in der Medizin als tonische Kontraktion bezeichnet: ein dauerhaftes Zusammenziehen einzelner Muskeln oder ganzer Muskelgruppen. Die Muskulatur zieht sich schmerzhaft zusammen, ohne sich wieder zu entspannen. Zumeist sind es die Wadenmuskeln, die davon betroffen sind; doch ein Wadenkrampf kann sich auch auf die Beugemuskulatur der Zehen ausbreiten.

> **SYMPTOME**
> Plötzlich einsetzender stechender Schmerz, Verhärtung der Wadenmuskeln, manchmal wandernder Schmerz bis in den Zehenbereich, erhebliche Bewegungseinschränkung im Unterschenkelbereich.

Der Mangel an Magnesium kann den gesamten Körper betreffen und daher zahlreiche Symptome hervorrufen. Magnesiummangel wird von Ärzten nur äußerst selten diagnostiziert, da er sich meist nur auf einen Muskel oder ein einzelnes Organ beschränkt. Die häufigsten Ursachen für Magnesiummangel sind starkes Schwitzen, ein vermehrter Magnesiumbedarf – besonders während der Schwangerschaft, bei starker körperlicher Belastung beim Sport und bei allgemeinem Dauerstress –, eine erhöhte Ausscheidung von Körpersalzen durch Diuretika (wasserausscheidende Medikamente) oder Abführmittel, chronisches Erbrechen und chronischer Durchfall, Stoffwechselstörungen, einseitige Ernährung, langes Fasten und Hungern (Diäten), chronischer Alkoholmissbrauch sowie mangelndes Trinken.

Wadenkrämpfe können auch die Folge von Gefäßerkrankungen sein. Patienten mit Krampfadern neigen zu nächtlichen Fuß- und Wadenkrämpfen. Verschlusskrankheiten der Arterien können ebenfalls Wadenkrämpfe hervorrufen (Raucherbein, Schaufensterkrankheit usw.).

Wadenkrämpfe treten ebenfalls bei neurologischen Erkrankungen (Polyneuropathie) auf, zum Beispiel bei chronischem Diabetes mellitus, Alkoholismus oder einer Zeckeninfektion.

*Die Ursachen für die Entstehung von Wadenkrämpfen sind vielfältig:*
- *Arzneimittelnebenwirkungen*
- *Gefäßerkrankungen*
- *Magnesiummangel*
- *neurologische Erkrankungen*
- *Schwangerschaft*

*Dialysepatienten mit Nierenerkrankungen berichten häufig über Wadenkrämpfe.*

Bei diesen Erkrankungen zeigen sich Sensibilitätsstörungen und Lähmungserscheinungen im Unterschenkelbereich. Zusätzlich können Wadenkrämpfe auftreten.

Auch als Nebenwirkung von Arzneimitteln können Wadenkrämpfe auftreten. Während einer Schwangerschaft treten Wadenkrämpfen besonders häufig auf.

### *Dann wird's gefährlich!*

In bestimmten Momenten und Situationen kann sogar ein Wadenkrampf gefährlich werden. Dies ist vor allem dann der Fall, wenn der Wadenkrampf während des Schwimmens im Meer oder in Seen eintritt. Es kann dabei zu Panikreaktionen kommen und damit zur Gefahr des Ertrinkens. Tritt beim Skifahren ein Wadenkrampf auf, ist meist ein schwerer Sturz die unabwendbare Folge. Dies gilt auch beim Auto- oder Motorradfahren. Und ganz besonders beim Tauchen mit Sauerstoffflaschen ist ein Krampf lebensgefährlich. Daher wird bei der Ausbildung der richtige Umgang mit einem plötzlichen Wadenkrampf trainiert.

### So können Sie vorbeugen

*Ein Magnesiumpräparat sollte im Wanderrucksack oder bei anderen sportlichen Tätigkeiten nicht fehlen, denn die starke Beanspruchung der Muskeln erhöht die Krampfbereitschaft.*

Eine ausgewogene Lebensführung mit einer ballaststoff- und magnesiumreichen Ernährung kann Wadenkrämpfen weitestgehend vorbeugen. Auf das Rauchen sollten Sie verzichten, und auch den Alkoholkonsum sollten Sie einschränken, wenn Sie zu Wadenkrämpfen neigen. Abführmittel lösen oft Krämpfe aus, reduzieren Sie daher den Gebrauch derartiger Medikamente.

Regelmäßige Fußgymnastik, Wärme- oder Kälteanwendungen oder auch Massagen eignen sich bestens zur Vorbeugung für Menschen, die leicht Wadenkrämpfe bekommen. Andere Menschen legen sich beim Schlafen einfach eine Nackenrolle oder ein Kissen unter das Knie. Dies kann jedoch umgangen werden, wenn man die Muskulatur rechtzeitig und regelmäßig dehnt. Dehnübungen (Stretching) sind leicht zu erlernen und zu Hause durchführbar. Informieren Sie sich einfach bei der Volkshochschule oder bei Fitnesscentern und Sportvereinen.

## Was Sie tun können – Hausmittel zur Behandlung von Wadenkrämpfen

Ist Magnesiummangel schuld an den Wadenkrämpfen, sollten Sie sich in der Apotheke Magnesiumpräparate für eine kurzzeitige Behandlung besorgen. Besser wäre es jedoch, die Ernährung möglichst magnesiumreich zu gestalten. Besonders viel Magnesium ist in Hülsenfrüchten, Vollkornbrot, Käse, Milch, Nüssen und Schokolade enthalten.

Liegt es nicht am fehlenden Magnesium, kann Chinin zum Einsatz kommen, das besonders dann wirkt, wenn zum Beispiel Zuckerkrankheit, → Durchblutungsstörungen, → Venenleiden, → Stress, starker Alkoholgenuss, Arzneimittelnebenwirkungen oder eine Schwangerschaft vorliegt.

*Präparate aus der Rinde des Chinarindenbaumes werden schon seit Jahrhunderten erfolgreich als fiebersenkende Mittel eingesetzt. Dabei entdeckte man die krampflösende Wirkung des Chinins.*

### *Erste Hilfe bei Wadenkrämpfen*

Dehnen Sie bei Muskelkrämpfen die betroffene Muskulatur. Wenn Sie ein Wadenkrampf plagt, umfassen Sie die Zehen, und ziehen Sie sie in Richtung des Schienbeins. Oder Sie laufen umher und treten dabei fest auf. Sie können auch die Wadenmuskulatur massieren, oder Sie stellen das Bein unter eine warme Dusche. Vergessen Sie aber nicht, dass der ziehende Schmerz auch andere Ursachen haben kann: eine Thrombose oder auch ein Muskelfaserriss.

### *Heilöle zur Wadenmassage*

Eine Wadenmassage mit Heilölen ist hilfreich bei Krämpfen, ist jedoch bei Kleinkindern nicht geraten. Besonders geeignet sind folgende Öle: Kamille, Lavendel, Majoran oder Rosenholz.

*Sind Durchblutungsstörungen an den Wadenkrämpfen schuld, ist eine mehrwöchige Kur mit Knoblauch sinnvoll. Mischen Sie rohen zerdrückten Knoblauch vor dem Essen einfach unter die Speisen.*

### *Heiltees gegen Wadenkrämpfe*

- Magnesiumreicher Himbeerblättertee: Übergießen Sie ein bis zwei Teelöffel Himbeerblätter mit einem Viertelliter kochendem Wasser; fünf Minuten ziehen lassen und abseihen.
- Schafgarbenkrauttee: Übergießen Sie zwei gehäufte Teelöffel Schafgarbenkraut mit einem Viertelliter kochendem Wasser; eine Viertelstunde ziehen lassen und abseihen. Trin-

ken Sie täglich zwei bis drei Tassen des warmen Tees. Schafgarbenkraut wirkt krampflösend und wurde früher anstelle von Hopfen zum Bierbrauen verwendet.

▶ Steinkleetee: Übergießen Sie ein bis zwei Teelöffel des klein geschnittenen Steinklees mit einem Viertelliter kochendem Wasser; zehn Minuten ziehen lassen und abseihen. Trinken Sie täglich zwei bis drei Tassen des noch warmen Tees.

### *Kräuterweingeist gegen Wadenkrämpfe*

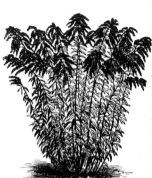

Sie benötigen 500 Gramm Weingeist (68 Volumenprozent), je 30 Gramm Gänsefingerkraut und Baldrianwurzel, 20 Gramm Frauenmantel und je zehn Gramm Meisterwurz und Goldrutenkraut. Mischen Sie die Kräuter mit dem Weingeist, und stellen Sie diese Mischung in einer weißen Flasche zwei Wochen lang an einen etwa 20 °C warmen Ort. Nach dieser Zeit filtern Sie den Kräuterweingeist und füllen ihn in eine dunkle Flasche ab. Erwachsene bekommen am ersten Tag stündlich zehn Tropfen, an den folgenden Tagen nur mehr im Dreistundenrhythmus.

*Bei bestehenden Nierenleiden sollten Sie vor der Einnahme von Goldrutenkraut Ihren Arzt konsultieren.*

### *Übungen zur Verminderung von Wadenkrämpfen*

Stellen Sie sich mit gestreckt gehaltenen Armen vor eine Wand, und zwar so, dass die Arme waagerecht und der Körper senkrecht sind. Beugen Sie jetzt mit gestrecktem Körper die Arme langsam, und lassen Sie sich gegen die Wand fallen. Dabei sollen die Fersen am Boden und die Knie gestreckt bleiben, damit ein Zug in den Waden entsteht. Zählen Sie jetzt bis 30, dann gehen Sie zurück in die Ausgangsstellung. Wiederholen Sie die Übung noch zweimal. Zwei- bis dreimal täglich sollten Sie diese Übung durchführen.

*Mit gymnastischen Übungen und Kneipp'-schen Wasseranwendungen bringen Sie Ihren Kreislauf in Schwung. Bevor Sie jedoch mit Wechselbädern, Waschungen und Co. beginnen, sollten Sie sich mit Ihrem Arzt beraten.*

### *Wasseranwendungen: Die wirken immer!*

Ideal sind wechselwarme Waschungen. Dazu zählen Kniegguss, Schenkelguss, Wassertreten sowie der Besuch der Sauna mit anschließenden kalten Güssen.

▶ Kneippgüsse sind ausgesprochen effektiv: Lenken Sie den kalten Wasserstrahl langsam am rechten Bein außen vom Fuß aufwärts bis zur Leiste und auf der Beininnenseite wieder zurück. Gleiche Vorgehensweise am linken Bein wiederholen. Sie sollten diese kalten Güsse zweimal pro Bein und zwei- oder dreimal täglich durchführen.

▶ Wechselfußbäder wirken krampflindernd: Füllen Sie eine Fußwanne mit warmem, eine zweite Wanne mit kaltem Wasser. Beginnen Sie die Fußbäder in kaltem Wasser für etwa zehn Sekunden, und steigen Sie dann für fünf Minuten in das heiße Wasser um. Machen Sie das insgesamt je dreimal, und rubbeln Sie anschließend die Füße gut ab. Das stimuliert den Blutkreislauf in den Beinen.

▶ Wechselduschen: Nach zwei bis drei Minuten Warmduschen stellen Sie auf kalt um. Der Wasserstrahl sollte jetzt einen Abstand von 30 Zentimetern zum Körper aufweisen. Beginnen Sie am rechten Fuß, führen Sie die Brause außen entlang am Bein hoch bis zur Hüfte, dann an der Beininnenseite wieder abwärts zum Fuß. Am linken Bein gehen Sie genauso vor. Sie sollten sich nicht abtrocknen, nur mit der Handkante das überschüssige Wasser abstreifen. Wickeln Sie sich in ein Handtuch, und legen Sie sich für zehn Minuten ins Bett.

▶ Wassertreten: Vor der Anwendung sollten Sie mindestens einen Monat lang Warm-Kalt-Wasseranwendungen durchgeführt haben. Lassen Sie kaltes Wasser in die Badewanne laufen, bis es drei Viertel Ihrer Wadenhöhe erreicht, und legen Sie sicherheitshalber eine Noppenmatte unter. Stolzieren Sie jetzt eine halbe Minute lang wie ein Storch mit kleinen Schritten in der Badewanne umher. Sollten Ihre Füße schon vorher zu stark frieren, beenden Sie die Anwendung sofort. Legen Sie sich nach dem Wassertreten für fünf Minuten ins vorgewärmte Bett. Wenn Ihre Füße nicht warm werden, streifen Sie einfach Socken über.

*Variante zum Wassertreten: Ein bis zwei Minuten Schnee- oder Tautreten kann das Wassertreten ersetzen.*

## Wann zum Arzt
Sie sollten auf jeden Fall einen Arzt aufsuchen, wenn
▶ Sie regelmäßig unter Wadenkrämpfen zu leiden haben.
▶ der Schmerz in der Wade nicht relativ schnell wieder verschwindet.

# WARZEN

## Achtung: Ansteckungsgefahr!

Warzen sind unschön und lästig, in aller Regel handelt es sich dabei jedoch um gutartige Hautveränderungen. Verursacht werden die Wucherungen durch Viren, die so genannten Papilloma-Viren (HPV = Human Papilloma Virus). Warzen können plötzlich auftauchen und genauso schnell wieder verschwinden. Vorsicht: Warzen sind immer ansteckend! Eine Infektionsgefahr besteht vor allem in Schwimmbädern, Turnhallen, Duschen, Fitnesscentern usw. Das Virus kann aber auch durch Blut übertragen werden. Vorgeschädigte Haut kann dadurch besonders leicht infiziert werden.

Meist treten Warzen im Gesicht oder an den Händen auf, befallen jedoch gelegentlich auch den Genitalbereich. An den Fußsohlen wachsen Warzen nach innen.

*Achtung! Warzen sind lästig und manchmal schmerzhaft. Behandeln Sie Warzen jedoch keinesfalls mit scharfen Gegenständen, zum Beispiel Pinzetten, Nagelscheren o. Ä.!*

### Ruhe bewahren

Haben Sie keine Beschwerden, können Sie abwarten, ob die Warze von selbst wieder verschwindet. Dies kann allerdings bis zu zwei Jahre dauern. Tauchen in dieser Zeit mehr Warzen auf oder verändert sich eine Warze, sollten Sie unbedingt einen Hautarzt (Dermatologe) aufsuchen. Er kann feststellen, ob es sich tatsächlich um eine Warze handelt, und Sie über geeignete Maßnahmen informieren. Aber Vorsicht: Nur der Arzt darf Warzen operieren.

### SYMPTOME

Linsen- bis bohnengroße dunkel gefärbte erhabene Wucherungen der Oberhaut. Bevorzugte Warzenstellen sind: Hände, Gesicht und Genitalbereich. Ausnahme: Warzen auf den Fußsohlen wachsen dornartig ins Gewebe. Druck- und Gehbeschwerden. Sie sind meist von einer Schwiele bedeckt.

## So können Sie vorbeugen

Den besten Schutz vor einer Infektion mit dem Papilloma-Virus gewährleistet eine gut durchblutete, gesunde Haut. Leicht haben es die Warzenviren bei sehr trockener und bereits geschädigter Haut.

*Lassen Sie bereits geschädigter oder sehr trockener Haut grundsätzlich besonderen Schutz und Pflege zuteil werden.*

> **ABERGLAUBE: WARZEN BESPRECHEN ODER WEGBETEN!**
>
> Seit vielen hundert Jahren existieren in der Volksmedizin geheimnisvolle Zaubersprüche, Formeln und Gebete gegen Warzen; zum Teil mit überraschendem Erfolg. Vor allem bei Kindern kann das Besprechen oder Wegbeten von Warzen sowie die Anwendung harmloser Rituale durchaus helfen.

### Einfache Maßnahmen verhindern Warzenbildung

▶ Wenn bei einem Mitglied Ihrer Familie, Ihren Verwandten oder Freunden bereits Warzen aufgetreten sind, benutzen Sie nie deren Waschlappen, Handtücher und Kosmetika.

▶ Fördern Sie die Durchblutung der Haut. Eine schlecht durchblutete Haut ist anfälliger für Infektionen. Wechselduschen sind hierfür das probate Mittel: Sie duschen etwa drei Minuten so heiß wie möglich, dann für 20 Sekunden so kalt, wie Sie es ertragen. Diese Prozedur führen Sie insgesamt dreimal hintereinander durch.

▶ Trockenbürsten ist eine weitere einfache Methode, die Durchblutung der Haut zu fördern: Nehmen Sie dafür eine mittelharte Bürste, am besten mit Naturborsten. Sie bürsten Arme und Beine in Längsrichtung, den übrigen Körper mit kreisenden Bewegungen im Uhrzeigersinn zum Herzen hin. Sie sollten stets mit der rechten Körperhälfte beginnen. Zuerst massieren Sie die Füße und Beine außen, anschließend innen. Dann fahren Sie mit dem Gesäß und der Hüfte fort. Die Arme bürsten Sie beginnend mit den Händen bis zur Schulter. Der Reihe nach werden dann Brust, Bauch und Rücken trockengebürstet. Für den Rücken benötigen Sie ein Massageband, falls Sie die Anwendung selbst durchführen möchten.

▶ Bewegen Sie sich viel an der frischen Luft. Das stärkt das Immunsystem und verhindert das Auftreten von Warzen.

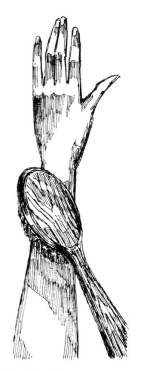

*Trockenbürsten fördert die Durchblutung der Haut.*

- Vermeiden Sie Barfußlaufen in Turnhallen, Fitnesscentern, Schwimmbädern, Umkleideräumen und Duschen.
- Feuchtigkeit ist der beste Nährboden für Warzen. Grundsätzlich gilt also: Nach dem Duschen oder Baden stets gut abtrocknen; insbesondere die Zwischenräume von Zehen und Fingern.

**Was Sie tun können – Hausmittel gegen Warzen**

Gleich vorab: Die erfolgreiche Behandlung von Warzen erfordert viel Geduld und vor allem Sorgfalt. Wenn Sie den lästigen Hautveränderungen dennoch auf natürliche Weise zu Leibe rücken wollen, sollten Sie sich vorab eingehend mit Ihrem Hautarzt beraten.

*Vielfach bilden sich über Warzen an den Fußsohlen Schwielen. Diese sollten Sie vor der Anwendung von Gegenmitteln vorsichtig mit einem Hornhauthobel entfernen. Doch Vorsicht: Behandlung bei Entzündungen oder Schmerzen keinesfalls durchführen!*

*Vorsichtig mit Apfelessig behandeln*
- Einreibungen mit Apfelessig helfen; verwenden Sie dazu den Essig zweimal täglich unverdünnt. Anschließend betupfen Sie die Hautpartie mit Rizinusöl. Nach zwei bis drei Wochen sollte die Warze verschwunden sein.
- Betupfen Sie die Warze dreimal täglich mit einer Tinktur aus Kochsalz und Apfelessig: je einen Esslöffel Salz und Essig gut miteinander vermischen und anwenden.
- Unverdünnten Apfelessig auf einen Wattepad träufeln, auf die Warze legen und mit Leukoplast fixieren. Wenn der Wattepad trocken ist, erneuern und die Anwendung wiederholen.

*Hilft auch gegen Warzen: Knoblauch*
- Auch mit dem Allheilmittel Knoblauch lassen sich Warzen wirkungsvoll behandeln: Legen Sie einfach eine halbierte frische Knoblauchzehe mit der Schnittfläche auf die Warze; mit einem Pflaster fixieren. Erneuern Sie die Knoblauchzehe, wenn sie trocken ist. Prozedur täglich wiederholen; nach etwa einer Woche sollte die Warze zu schrumpfen beginnen.
- Oder Sie betupfen die Warze mehrmals pro Tag mit frischem Knoblauchsaft.
- Ein weiteres Knoblauchmittel: Streichen Sie morgens und abends einige Tropfen Knoblauchöl auf die Warze: drei Knob-

lauchzehen zerdrücken und mit drei Esslöffel Olivenöl vemischen; die Mischung in einer Flasche bei Zimmertemperatur eine Woche ziehen lassen; anschließend durch ein feines Sieb abgießen und anwenden.

### Ringelblumensalbe gegen Gesichtswarzen
▶ Lassen Sie sich in der Apotheke Ringelblumensalbe mischen. Sie eignet sich gut zur Behandlung von Gesichtswarzen. Achtung: Wenn Sie allergiegefährdet sind, sollten Sie die Salbe zunächst testen, um allergische Reaktionen bei der Behandlung auszuschließen.

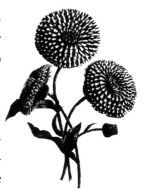

*Mit Ringelblumensalbe können Sie lästigen Warzen wirkungsvoll zu Leibe rücken.*

### Ein altes Hausmittel: Schöllkraut
▶ Schöllkraut oder Goldwurz, wie die Pflanze im Volksmund genannt wird, ist ein altes Mittel zur Behandlung von Warzen: Tragen Sie den milchigen Saft der Blätter mehrmals täglich direkt auf die Warzen auf.

### Die Kraft der Zwiebel
▶ Tragen Sie mehrmals täglich frischen Zwiebelbrei auf die Warze auf: frische rohe Zwiebeln sehr fein hacken und mit Wasser zu einem dickflüssigen Brei verrühren.
▶ Zwiebel pur: eine frische rohe Zwiebelscheibe auf die Warze legen und mit einem Pflaster fixieren. Wenn die Zwiebelscheibe trocken ist, Anwendung wiederholen.

*Hinweis: Schöllkrautsaft ist giftig! Er ist daher ausschließlich zur äußeren Anwendung geeignet. Gehen Sie sorgfältig und vorsichtig damit um. Tragen Sie bei der Anwendung stets Handschuhe.*

## Wann zum Arzt
Warzen lassen sich mit überlieferten Haus- und Heilmitteln gut behandeln. Allen Hausmittelanwendungen gemein ist jedoch, dass sich Erfolge erst nach längerer Behandlung einstellen: Sie benötigen also eine große Portion Geduld. Sie sollten einen Dermatologen aufsuchen, wenn
▶ weitere Warzen auftreten, länger bestehen oder sich verändern.
▶ Warzen im Genitalbereich auftreten.
▶ Warzen enstellend wirken oder als störend empfunden werden und damit die psychische Belastung zu groß wird.

# WECHSELJAHRE-
# BESCHWERDEN

## Die Mitte des Lebens ist erreicht

Die Wechseljahre sind keine Krankheit, sondern ein natürlicher Bestandteil des weiblichen Lebenszyklus, der etwa ab dem 45. Lebensjahr einsetzt und im Durchschnitt zehn Jahre andauert. Jede Frau erlebt diese Zeit anders: Manche Frauen empfinden die Wechseljahre als extreme Einschränkung ihrer Weiblichkeit, andere sehen darin auch eine Chance, um ein neues Selbstbewusstsein zu entwickeln und damit eine weitere Phase des Lebens zu beginnen.

*In den Wechseljahren sinkt der Östrogenspiegel im Körper so weit ab, dass die Regelblutung ausbleibt. Durch diese hormonelle Umstellung können vielfältige psychische und physische Symptome auftreten, die in 20 Prozent aller Fälle stärker ausgeprägt sind.*

### *Stärke und Häufigkeit der Beschwerden*

Die Prozesse, die in den Wechseljahren ablaufen, sind normale physiologische Vorgänge im Leben eines jeden Menschen – ja, auch Männer haben ihre Wechseljahre: die so genannte Andropause. Diese Phase des Lebens mit einer Krankheit gleichzusetzen ist völlig verfehlt, wobei in dieser Zeit Beschwerden auftreten können, die in ihrer Schwere durchaus Krankheitswert besitzen, zum Beispiel:

- Depressionen
- Harninkontinenz
- Herzklopfen und Herzjagen
- → Kopfschmerzen und → Migräne
- labile Stimmungslage
- nervöse Erschöpfung
- Parästhesie (Missempfindungen wie Kribbeln, brennendes, taubes oder schmerzhaftes Gefühl)
- Reizbarkeit und Aggressionen
- → Schlafstörungen, meist durch Hitzewallungen

- Schweißausbrüche und Hitzewallungen
- Schwindelanfälle

Diese Beschwerden sind in der Häufigkeit des Auftretens von Frau zu Frau jedoch sehr unterschiedlich, und nicht jede leidet an allen Beschwerden. Die Krankheitsbilder treten manchmal vereinzelt auf, manchmal können sie jedoch auch gemeinsam für Unwohlsein und Beschwerden sorgen.

*Die letzte Blutung haben Frauen im Durchschnitt mit 51 Jahren.*

Auch die Stärke der Beschwerden schwankt. Sie hängt von den körperlichen, psychischen und sozialen Komponenten der einzelnen Frau ab. Auch die Beschwerdedauer variiert: Manche Frauen leiden kaum ein halbes Jahr an den typischen Beschwerden, andere über einen Zeitraum von drei bis fünf Jahren. Insgesamt dauert der hormonelle Umstellungsprozess während der Wechseljahre etwa zehn Jahre, maximal können es bis zu 15 Jahre werden.

> **SYMPTOME**
>
> Menstruationsstörungen, vegetative Störungen wie Hitzewallung und Hautrötung, psychische Beschwerden wie Trauer, innere Leere und Depression; zusätzliche Symptome an den Harn- und Geschlechtsorganen (Blasenbeschwerden, Scheidentrockenheit, Ausfluss, Inkontinenz); Haut- und Haarveränderungen (Altersflecken, Haarausfall), Gewichtszunahme, → Kopfschmerzen, → Migräne, → Schlafstörungen, Gliederschmerzen, Libidoschwäche, ansteigendes Tumorenrisiko, Herz-Kreislauf-Erkrankungen (Blutdruckstörungen, → Arteriosklerose, → Durchblutungsstörungen) sowie Knochenschwund (→ Osteoporose).

*Bis zu 50-mal am Tag können Hitzewallungen während der Wechseljahre auftreten. Doch wie oft dies tatsächlich geschieht, ist individuell unterschiedlich.*

Der weibliche Zyklus verändert sich während der Wechseljahre nachhaltig: Er kann kürzer oder länger sein, und nicht immer findet dabei ein Eisprung statt. Vor dem endgültigen Ausbleiben der Regelblutung können unterschiedliche Situationen auftreten, die folgende Anzeichen aufweisen können: schwache oder starke Regelblutungen, verlängerte Menstruation, verkürzter Zyklus unter 25 Tagen, verlängerter Zyklus über 35 Tagen, Schmierblutungen vor oder nach der eigentlichen Menstruation, Ausbleiben der Regelblutung.

### Folgen für Haut und Haare

Das Kollagen in der Haut hat die Aufgabe, Wasser zu speichern. Östrogene sind an der Bildung von Kollagen maßgeblich beteiligt. Die Haut wirkt glatt und prall. Je älter wir werden, desto stärker lässt die Östrogenproduktion nach, und dadurch bilden sich Falten. Die Haut verliert an Elastizität, sie wird dünn und trocken. Auch die Haare werden auf diese Weise in Mitleidenschaft gezogen. Durchblutung und Sauerstoffversorgung sowie die Versorgung mit Nährstoffen gehen zurück. Diesen Prozess kann man nicht aufhalten, lediglich verlangsamen: Probates Mittel dafür ist die Pflege mit Feuchtigkeits- und fetthaltigen Cremes. Wichtig ist auch eine ausgeglichene Ernährung und ausreichender Sonnenschutz, um die Haut besser zu schützen.

Der Wegfall der typischen weiblichen Hormone kann einen verstärkten Einfluss männlicher Hormone (Testosteron) bewirken. Jede Frau stellt diese Hormone in geringen Mengen selbst her. Dies ist letztendlich der Grund, warum Frauen in der Zeit nach der letzten Regelblutung zu einem relativen Übergewicht neigen. Und die Bildung männlicher Hormone zeigt sich auch oft im »Oberlippenbart« bei Frauen; und auch Akne kann in dieser Zeit wieder auftreten.

### Der Fettstoffwechsel

Die weiblichen Östrogene spielen eine wichtige Rolle beim Fettstoffwechsel, da sie einen gefäßschützenden Effekt haben. Dieser zeigt sich darin, dass sie den Anteil des guten HDL-Cholesterins erhöhen. Das HDL nimmt überschüssiges Cholesterin in Blutgefäßen auf und transportiert es von den Geweben zur Leber zurück. Auf diese Weise verringert es Gefäßablagerungen. Genau konträr verhält sich dazu das schlechte LDL-Cholesterin. Das LDL kann überschüssiges Cholesterin in das Blut abgeben, wodurch es in den Gefäßen zu Ablagerungen an den Gefäßwänden kommen kann.

Das Körpergewicht steigt in der Übergangsphase zur Menopause meist an; dies wird durch den veränderten Fettstoffwechsel ausgelöst.

*Für viele Frauen eröffnet sich nach der Menopause ein völlig anderes, neues Leben. Zunächst jedoch können sie damit eine ganze Menge Schwierigkeiten und Probleme haben.*

*Frühzeitige Menopause*
Als Ursachen für die frühzeitigen Wechseljahre ist die vorzeitige Erschöpfung der Eierstockfunktion zu nennen. In den Eierstöcken liegt normalerweise die Hauptproduktionsstätte von Östrogenen. Warum genau die vorzeitige Erschöpfung ausgelöst wird, ist bis heute nicht erforscht. Frühzeitige Wechseljahre kommen jedoch selten vor. Es gibt allerdings Faktoren, die einen frühzeitigen Eintritt in die Wechseljahre maßgeblich unterstützen können. Dazu gehören Rauchen, die Entfernung der Gebärmutter, erblich bedingte frühzeitige Wechseljahre, häufig kurze Menstruationszyklen, Diabetes mellitus und eine rein vegetarische Ernährung.

## So können Sie vorbeugen

Allgemeine vorbeugende Maßnahmen gegen Wechseljahrebeschwerden gibt es im Prinzip nicht. Um aber die Ausprägung der Beschwerden möglichst gering zu halten, empfiehlt sich ein Besuch beim Gynäkologen. Er kann darüber entscheiden, ob sich für Sie eine Hormonersatztherapie eignet. Dadurch verschwinden viele Wechseljahrebeschwerden, und außerdem schützt diese Therapie vor Östrogenmangelerscheinungen – zum Beispiel Knochenschwund, Herz-Kreislauf-Erkrankungen. Sie kann allerdings auch unerwünschte Nebenwirkungen verursachen. Und inwieweit eine Hormonersatztherapie zu einem erhöhtem Krebsrisiko beiträgt, ist noch nicht geklärt.

Begleitend zur ärztlichen Behandlung sollten Sie auf ein paar grundsätzliche Dinge achten: Dazu gehören eine gesunde und ausgewogene Ernährung und ausreichend Bewegung. Um → Osteoporose vorzubeugen, sollten Sie kalziumreiche Nahrungsmittel zu sich nehmen, zum Beispiel Milch und Milchprodukte.

## Was Sie tun können – Hausmittel gegen Wechseljahrebeschwerden

Wechseljahrebeschwerden lassen sich gut mit Hausmitteln behandeln, auch wenn es nicht immer ganz ohne Arzneimit-

---

*Genießen Sie diese Lebensphase – auch wenn Ihnen die Lebensfreude vorübergehend abhanden gekommen ist: Sie sind befreit von der lästigen Empfängnisverhütung, die psychischen und physischen Beschwerden der Monatsblutung bleiben zukünftig aus, die Gefahr einer – ungewollten – Schwangerschaft ist vorbei. Sorgen Sie also für neuen Schwung!*

*Stärken Sie Ihr Abwehrsystem durch körperliche Bewegung, Sport, Wasseranwendungen oder Saunabesuche.*

tel geht. Bevor Sie jedoch mit der Selbstbehandlung beginnen, sollten Sie Ihren Gynäkologen konsultieren. Nur seine Diagnose kann sicherstellen, dass die auftretenden Symptome nicht auf andere organische Leiden zurückzuführen sind.

### Heilwirkung des Apfelessigs

Bei sehr schmerzhafter oder sehr starker Monatsblutung (→ Menstruationsbeschwerden) hilft ein Cocktail mit Apfelessig: Verrühren Sie zwei Teelöffel Apfelessig und zwei Teelöffel Honig in einem Glas Wasser (200 Milliliter). Trinken Sie in kleinen Schlucken mehrmals täglich ein Glas dieses Cocktails. Je hochwertiger der verwendete Honig ist, desto wirkungsvoller ist dieser Trunk.

*Durch die Anwendung von Apfelessig kann sich die Menstruation um ein bis zwei Tage verzögern. Setzen Sie daher drei Tage vor dem erwarteten Termin mit der Einnahme des Apfelessig-Cocktails aus, und fangen Sie erst bei Beginn der Blutung wieder damit an.*

### Heilkraft der Brennnessel

Wenn verstärkt Beschwerden auftreten, sollten Sie täglich einen Teelöffel zerstoßene Brennnesselsamen einnehmen. Brennnesselsamen wirken anregend und aufbauend. Sie können die zerstoßenen Samen auch auf Butterbrote, in Gemüsegerichte und Suppen streuen, oder Sie bereiten aus einem Teelöffel Samen und einer Tasse kochendem Wasser einen Brennnesselsamentee: drei Teelöffel gemahlenen Brennnesselsamen mit einem halben Liter kochendem Wasser aufbrühen; etwa acht bis zehn Minuten ziehen lassen, abseihen. Trinken Sie von diesem Tee drei Wochen lang dreimal täglich eine Tasse vor den Mahlzeiten.

### Heiltees gegen Wechseljahrebeschwerden

▸ Brennnessel-Salbei-Tee mit Zitronenmelisse: Sie benötigen für diesen Tee je 50 Gramm Brennnesselkraut, -samen und Salbeiblätter sowie 30 Gramm Zitronenmelisse. Übergießen Sie einen gehäuften Teelöffel der Mischung mit einer Tasse kochendem Wasser; sieben Minuten ziehen lassen und abseihen. Sollten die Schweißausbrüche stark und unangenehm sein, können Sie den Anteil von Salbei verdoppeln. Puren Salbeitee sollten Sie nur drei Wochen am Stück trinken, und dann auch nur eine Tasse täglich.

*Das ätherische Öl des Salbeis besitzt eine krampflösende und desinfizierende Wirkung und setzt die Schweißabsonderung herab.*

◗ Kräftigender Frauentee: Sie benötigen für diesen Tee je 20 Gramm Johannis- und Frauenmantelkraut, Melissen- und Salbeiblätter sowie Ginseng. Übergießen Sie einen Teelöffel der Kräutermischung mit einer Tasse kochendem Wasser; zehn Minuten ziehen lassen und abseihen. Trinken Sie kurmäßig über einen Zeitraum von vier bis sechs Wochen dreimal täglich eine Tasse.

*Das Ende ihrer fruchtbaren Phase betrachten viele Frauen mit Bedauern. Stimmungsschwankungen, die sich leicht einschleichen können, begegnet man mit Johanniskraut.*

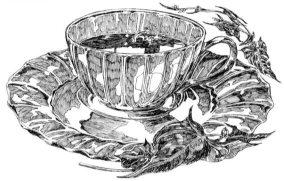

*Zahlreiche Kräuterteemischungen lindern Wechseljahrebeschwerden. Für welche Sie sich entscheiden, ist in erster Linie Geschmackssache.*

◗ Kräutertee bei zu starker Regelblutung: Sie benötigen je 30 Gramm Himbeerblätter, Ringelblumenblüten, Frauenmantelkraut, Brennnesselblätter, Schafgarbenblüten und Hirtentäschelkraut. Übergießen Sie zwei Teelöffel der Mischung mit einer Tasse kochendem Wasser; acht Minuten ziehen lassen, anschließend abseihen. Trinken Sie den Tee während der Menstruation drei bis fünf Tage lang, jedoch höchstens zwei Tassen täglich.
◗ Kräutertee bei Wechseljahrebeschwerden: Sie benötigen für diesen Tee je 20 Gramm Melissen- und Salbeiblätter, Frauenmantel- und Johanniskraut sowie Hopfenzapfen. Übergießen Sie einen Esslöffel der Mischung mit zwei Tassen kochendem Wasser; zehn Minuten ziehen lassen und abseihen. Trinken Sie dreimal täglich eine Tasse.
◗ Kräutertee bei Wechseljahrebeschwerden mit Herzunruhe: Sie benötigen 50 Gramm Herzgespannkraut, 40 Gramm Frauenmantelkraut, 30 Gramm Schafgarbenkraut, 20 Gramm Hirtentäschelkraut und zehn Gramm Lavendelblüten. Über-

*Purer Passionsblumentee hilft gegen nervös bedingte Beschwerden im Magen-Darm-Bereich, nervöser Unruhe und Einschlafstörungen.*

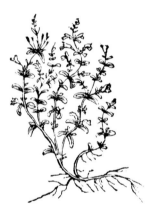

*Vorsicht: Thymian darf nicht überdosiert werden. Dies kann zu eines Überfunktion der Schilddrüse führen.*

*Knoblauch wirkt entspannend und gefäßerweiternd, und er wird auch gerne zur Behandlung von Schlafstörungen verwendet.*

gießen Sie einen Teelöffel der Mischung mit einer Tasse kochendem Wasser; zehn Minuten ziehen lassen und abseihen. Trinken Sie morgens und abends eine Tasse.

▶ Kräutertee bei Wechseljahrebeschwerden mit Passionsblumen: Sie benötigen für diesen Tee 60 Gramm Passionsblumenkraut, je 30 Gramm Frauenmantel- und Johanniskraut sowie je 20 Gramm Schafgarbenkraut und Herzgespannkraut. Übergießen Sie einen Teelöffel der Mischung mit einer Tasse kochendem Wasser; zehn Minuten ziehen lassen und abseihen. Trinken Sie kurmäßig angewendet über sechs Wochen dreimal täglich eine Tasse.

▶ »Morgenmuffeltee«: Übergießen Sie je einen Teelöffel Rosmarinnadeln und Brennnesselkraut (oder gemahlenen Brennnesselsamen) mit einem halben Liter kochendem Wasser; sechs bis zehn Minuten ziehen lassen, abseihen. Je nach Geschmack können Sie diesen Tee mit Honig süßen. Im Zeitraum, in dem die Beschwerden auftreten, gleich nach dem Aufstehen ein bis zwei Tassen trinken.

▶ Schafgarben-Quendel-Tee: Sie benötigen für diesen Tee zur Stabilisierung der Psyche je 30 Gramm Schafgarbenblüten und unzerkleinerten Quendel (Feldthymian). Übergießen Sie zwei bis drei Teelöffel der Kräutermischung mit einem halben Liter kochendem Wasser; etwa acht Minuten ziehen lassen und abseihen. Der Tee schmeckt kräftig herb; gegebenenfalls mit etwas Honig süßen.

### Ein wohlig warmes Knoblauchbad

Das klingt schlimmer als es ist: Geben Sie dem Badewasser Knoblauchöl, -saft oder -tee bei. Für ein Wannenbad genügen einige Spritzer Knoblauchöl oder -extrakt oder eine Tasse Knoblauchtee.

In ganz akuten Fällen genügt es auch, zwei bis drei Knoblauchzehen zu zerdrücken und in einem Beutel unter den heißen Wasserstrahl zu hängen. Für den Knoblauchtee zerdrücken Sie eine Zehe und übergießen diese mit einer Tasse kochendem Wasser; eine Viertelstunde ziehen lassen und ins Badewasser schütten.

Nutzen Sie die Heilwirkung dieses Bades zweimal pro Tag für etwa zehn Minuten. Es dient der Erholung und Entspannung, hilft Ängste und Spannungen abzubauen und regt die Ausscheidung von überflüssigen und schädlichen Stoffwechselprodukten an.

*Regelmäßige Zypresseneinreibung*
Zypressenöl gibt es in der Apotheke oder im Reformhaus. Regelmäßige Einreibungen und Massagen mit diesem Heilöl helfen, die typischen Wechseljahrebeschwerden – Hitzewallungen, nervöse Verstimmungen, Stimmungsschwankungen, Unruhe und Schlafstörungen – zu lindern. Mischen Sie für diese Anwendung vier Tropfen des ätherischen Zypressenöls mit drei Esslöffeln Olivenöl. Damit massieren Sie Ihren Körper morgens und abends ein.

*Sprechen Sie mit Ihrem Partner oder Ihrer Partnerin über Ihre Bedürfnisse und Empfindungen, damit Sie auch während der Wechseljahre ein erfülltes Sexualleben haben.*

## Wann zum Arzt

Die hormonellen Umstellungen während der Wechseljahre sind von Fall zu Fall mehr oder weniger belastend oder anstrengend. Gegen die Wechseljahre an sich gibt es kein Mittel. Gegen die Beschwerden sind jedoch einige recht wirkungsvolle Kräutchen gewachsen. Sie müssen Wechseljahrebeschwerden also nicht einfach hinnehmen.
Sind die Beeinträchtigungen oder Beschwerden allerdings zu groß, sollten Sie Ihren Frauenarzt (Gynäkologen) konsultieren. Vor allem, wenn

- auffällige Menstruationsbeschwerden oder Unregelmäßigkeiten des Zyklus auftreten.
- nach der Menopause noch einmal Blutungen auftreten.
- bei Zyklusunregelmäßigkeiten oder nach einer Zeit ausbleibender Blutungen plötzlich wieder Blutungen auftreten.
- die letzte gynäkologische Untersuchung länger als ein halbes Jahr zurückliegt und Beschwerden auftreten.
- sich erste und belastende Wechseljahrebeschwerden einstellen.
- Sie mit den Beschwerden (Hitzewallungen, → Schlafstörungen, trockene Scheide etc.) nicht zurechtkommen.

# WETTERFÜHLIGKEIT

## Wenn das Wetter krank macht

Föhn, Hitzewellen, drückende Luft, das plötzliche Hereinbrechen von Sommergewittern sorgen bei etwa einem Drittel der Mitteleuropäer regelmäßig für starkes Unwohlsein. Dies beruht nicht auf Einbildung, sondern auf Reaktionen auf atmosphärische Umweltreize, denen wir täglich unmittelbar ausgesetzt sind.

### Der Einfluss des Wetters auf unser Wohlbefinden

*Unser Körper verfügt über eine sehr schnelle Anpassungsfähigkeit: Der menschliche Organismus kann Temperaturschwankungen von 20 °C und mehr aushalten, ohne dabei zu überhitzen oder zu unterkühlen.*

Wir halten uns zwar die meiste Zeit über in geschlossenen Räumen auf, dennoch unterliegen wir auch dort dem Einfluss des Wetters: wechselnde Luftfeuchtigkeit, UV-Strahlung, Temperatur- und Luftdruckschwankungen usw. Außerdem hat sich die Menschheit selbst zusätzliche Belastungen erschaffen: steigende Ozonwerte, Abgase, Elektrosmog usw. Man kann daher sagen: Wetterfühligkeit ist eine typische Erscheinung der westlichen Zivilisation.

Wir glauben, dass uns die voll klimatisierten Räume gut tun, doch ganz im Gegenteil führen diese »Klimaschränke« dazu, dass wir besonders sensibel reagieren, und schon der geringste Klimareiz verursacht schließlich eine Überforderung des vegetativen Nervensystems. Es nimmt kleinste Wetterreize und Klimaschwankungen sowie Luftdruckveränderungen auf und der menschliche Organismus reguliert selbstständig über Blutkreislauf und Stoffwechselfunktionen den notwendigen Temperaturausgleich. Das Nervensystem meldet die Anstrengungen der Umstellung an das Gehirn weiter, und wir verspüren schon nach kürzester Zeit die Auswirkung auf unser körperliches Wohlbefinden: Wir reagieren meist mit Kopfschmerzen, Müdigkeit und Mattigkeit, mangelnder Konzentrationsfähigkeit und Schlafstörungen.

**SYMPTOME**
→ Kopfschmerzen, Müdigkeit, Mattigkeit, mangelnde Konzentrationsfähigkeit, → Schlafstörungen, schlechte Laune, Antriebslosigkeit, Reizbarkeit.

### Körperliche und psychische Reaktionen

Es kann aber auch passieren, dass bereits bestehende Erkrankungen und Leiden bei Klimaänderungen oder Temperaturschwankungen verstärkt werden. Dies trifft vor allem ältere Menschen, Herz- und Kreislaufpatienten und chronische Asthmatiker.

Frauen sind überhaupt vom Phänomen Wetterfühligkeit stärker betroffen als Männer.

Die medizinische Forschung geht davon aus, dass es nicht das Wetter ist, das den Menschen krank macht, sondern dass durch eine Krankheit der Körper nicht mehr richtig auf Veränderungen des Wetters reagieren kann.

Die meisten wetterfühligen Menschen klagen über Antriebslosigkeit, schlechte Laune oder Reizbarkeit, und das, obwohl sie sich körperlich gesund fühlen. Je unangenehmer und schwieriger die persönliche seelische und körperliche Situation ist, desto stärker lässt man sich durch bestimmte Witterungseinflüsse irritieren. Selbstbewusste Menschen neigen wesentlich seltener zu Wetterfühligkeit.

*Das verstärkt die Wetterfühligkeit:*
- *Bewegungsmangel*
- *Schlafmangel*
- *→ Stress*
- *überflüssige Arzneimittel*
- *ungelöste Konflikte*
- *zu schweres Essen*
- *zu viel Alkohol oder Nikotin*

### Welche Krankheiten reagieren auf das Wetter?

Es gibt eine ganze Reihe von Erkrankungen, die auf einen Wetterumschwung mit einer Verschlechterung reagieren:
- Akute → Bronchitis: Reizung der Schleimhäute durch hohe Luftfeuchtigkeit und Kälte, behinderte Atmung
- → Asthma: Probleme durch starke Hitze und Abkühlung (pfeifende Atmung und akute Atemnot)
- → Rheumatische Beschwerden: verstärkte Schmerzen infolge hoher Luftfeuchtigkeit sowie Temperaturabfall bei Gewittern
- Narben und Amputationen: so genannte Phantomschmerzen aufgrund der Klimareize

*Es kann bei labilen Menschen mit Wetterfühligkeit zu folgenschweren Kurzschlussreaktionen kommen: Amokläufe und Selbstmordversuche häufen sich in so genannten kritischen meteorologischen Wechselzeiten.*

▶ Herzschwäche: Zusammenziehung der Blutgefäße bei Kälte; Gefahr von Herzinsuffizienz und Schock mit akuter Atemnot

▶ → Kreislaufbeschwerden: Verengung der Adern und Venen bei Kälteeinbrüchen; in der Folge steigender Blutdruck; Gefahr von Infarkten, Thrombosen und Schlaganfällen

All diese Erkrankungen verlangen unbedingt die Behandlung durch einen Facharzt und damit einhergehend eine Untersuchung der Wetterfühligkeit.

### So können Sie vorbeugen

Um sich gegen Wetterfühligkeit zu wappnen, müssen Sie sich und Ihren Körper richtig abhärten. Gehen Sie dazu hinaus an die frische Luft, egal bei welchem Wetter; das macht Sie unempfindlicher gegen Wetterreize. Ideal sind Wechselduschen, Saunagänge, Massagen, Gymnastik, Moorbäder, Thermalbäder und Kneippgüsse.

Eine ganze Reihe von Symptomen, von Konzentrationsstörung über Vergesslichkeit, Müdigkeit, → Nervosität und → Kopfschmerzen bis hin zu → Stimmungsschwankungen lässt sich durch den Verzicht auf Alkohol, Nikotin und Koffein abmildern. Und auch durch die richtige Fitness können Sie der Wetterfühligkeit einen Riegel vorschieben. Zur optimalen Fitness trägt natürlich auch eine gesunde Ernährung auf überwiegend pflanzlicher Basis bei.

Des Weiteren gehört zu einem gesunden Lebensstil eine gehörige Portion Schlaf. Wer ausreichend lange schläft und hin und wieder ein Mittagsschläfchen macht, stärkt und regeneriert seinen Körper. Auch Sex hilft dabei, der Wetterfühligkeit auszukommen, denn durch die positive Beeinflussung des Hormonspiegels wird die Gefahr von Wetterfühligkeit reduziert.

*Die beste »Waffe« gegen Wetterfühligkeit ist ein intaktes Immunsystem und eine gute körperliche Konstitution. Viel Bewegung, eine gesunde, ausgewogene Ernährung, ausreichend Schlaf und möglichst wenig Stress sind dafür unverzichtbar.*

### Was Sie tun können – Hausmittel gegen Wetterfühligkeit

Kann man etwas gegen Wetterfühligkeit tun? Es gibt einige recht einfache Mittel, um den Körper zu desensibilisieren. Informieren Sie sich zuerst einmal in den Medien über das so genannte Biowetter in Ihrer Region. Hier bekommt man Tipps zum Verhalten bei bestimmten aktuellen Klimasituationen. Wenn das nicht den gewünschten Erfolg bringt, können Sie es auch mit folgenden Hausrezepten versuchen.

*Regelmäßige körperliche Betätigung, flottes Spazierengehen oder häufiges Schwimmen steigern die Anpassungsfähigkeit von Kreislauf und Stoffwechsel.*

### *Fitnessdrink für Gesundheit und Vitalität*

Sie benötigen für einen Viertelliter dieses Fitmachers jeweils etwa 80 Milliliter Tomaten-, Karotten- und Sauerkrautsaft sowie etwas Selleriesalz. Vermischen Sie die Säfte miteinander, und würzen Sie mit dem Salz. Sie können natürlich die Säfte auch frisch aus zwei Tomaten, zwei Karotten und rohem Sauerkraut pressen.

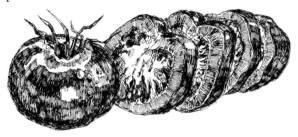

*Rote Fitmacher: Tomaten enthalten große Mengen an Vitaminen und Mineralstoffen.*

### *Heiltees gegen Wetterfühligkeit*

▶ Johanniskrauttee: Übergießen Sie zwei gehäufte Teelöffel Johanniskraut mit einem Viertelliter Wasser, und bringen Sie es zum Sieden; nach wenigen Minuten abseihen. Zwei bis drei Tassen pro Tag trinken.

▶ Lavendeltee: Mit einem Viertelliter kochendem Wasser werden zwei gehäufte Teelöffel Lavendelblüten überbrüht. Sie lassen den Tee zugedeckt zehn Minuten ziehen und seihen ihn ab. Trinken Sie bei Bedarf eine Tasse Tee ungesüßt.

▶ Melissentee: Mit einem Viertelliter kochendem Wasser werden zwei gehäufte Teelöffel Melisse überbrüht. Lassen Sie den Tee zehn Minuten zugedeckt ziehen, und seihen Sie ihn ab. Trinken Sie bei Bedarf eine Tasse Tee ungesüßt.

▶ Rosmarintee: Übergießen Sie einen gehäuften Teelöffel Rosmarinblätter mit einem Viertelliter Wasser, und bringen Sie das Ganze zum Sieden; nach 15 Minuten abseihen. Zwei bis drei Tassen täglich trinken.

*Rosmarin wirkt tonisierend auf den menschlichen Kreislauf und ausgleichend auf das Nervensystem!*

> Salbeitee: Übergießen Sie zwei gehäufte Teelöffel Salbeiblätter mit einem Viertelliter Wasser, und bringen Sie das Ganze zum Sieden; eine Viertelstunde ziehen lassen, dann abseihen. Zwei bis drei Tassen täglich trinken.

### Wasseranwendungen nach Sebastian Kneipp

Ideal sind wechselwarme Waschungen. Dazu zählen Kniguss, Schenkelguss, Wassertreten sowie auch ein Saunabesuch mit anschließenden kalten Güssen. Damit bringen Sie Ihren Kreislauf auf Trab. Entleeren Sie vor der Kälteanwendung Darm und Blase, und führen Sie höchstens drei Wasseranwendungen täglich durch. Kälteempfindliche Menschen sollten generell mit wechselwarmen Anwendungen beginnen und erst später mit Kaltwasserbehandlungen einsetzen. Während der Anwendung sollten Sie darauf achten, dass der Wasserstrahl nicht zu hart ist; er soll sanft massieren.

*Wichtig bei allen Kneipp-Anwendungen ist eine gleichmäßige und ruhige Atmung, selbst während Kaltwasseranwendungen. Wechselwarme Waschungen, Güsse, Bäder oder Duschen beginnen grundsätzlich mit warmem Wasser und enden mit kaltem. Sie sollten mindestens dreimal von warm zu kalt wechseln.*

*Regelmäßiges Wassertreten bringt den Kreislauf in Schwung.*

Folgende Formen der Wasseranwendungen bieten sich an:
> Kneippgüsse: Lenken Sie den kalten Wasserstrahl langsam am rechten Bein außen vom Fuß aufwärts bis zur Leiste und auf der Beininnenseite wieder zurück; gleiche Vorgehensweise am linken Bein wiederholen. Sie sollten diese kalten Güsse zweimal pro Bein und zwei- oder dreimal täglich durchführen.
> Kalte und wechselwarme Ganzkörperwaschung (mithilfe eines Partners): Beginnen Sie am rechten Handrücken, und waschen Sie mit einem Baumwolltuch am Arm außen hinauf

zur Schulter, dann am Arm innen abwärts wieder zurück zur Hand. Drehen Sie sich jetzt auf den Bauch, und waschen Sie die rechte Rückenhälfte bis zum Gesäß, dann am Bein hinten entlang zum Fuß. Drehen Sie sich jetzt wieder auf den Rücken. Nun waschen Sie am rechten Bein innen bis zur Leiste, über die rechte Bauchhälfte zur Brust; anschließend verfahren Sie links genauso. Während der Waschung muss das Tuch mehrmals angefeuchtet werden.

▶ Kalte Oberkörperwaschung: Beginnen Sie am rechten Handrücken, dann am Arm außen hinauf zur Schulter, und anschließend am Arm innen abwärts wieder zurück zur Handfläche. Dann geht es jetzt wieder innen am Arm zurück zur Achsel, zum Hals, der rechten Brust und abschließend zur rechten Bauchseite. Gehen Sie links analog vor. Wiederholen Sie die Waschung einmal.

▶ Wechselwarme Waschung der Beine: Beginnen Sie am rechten Fuß, danach geht es außen am Bein aufwärts bis zur Hüfte. Waschen Sie innen am Bein bis zur Fußsohle – links in gleicher Weise. Wenn Sie unter Krampfadern leiden, dürfen Sie nicht zu stark aufdrücken.

*Bei der wechselwarmen Waschung müssen Sie alle Vorgänge doppelt – warm und kalt – durchführen.*

▶ Wechselwarmer Kniequss: Der Strahl sollte ähnlich einer Gießkanne sein, sanft hervorquellend; viele Brauseköpfe lassen sich so einstellen. Optimal ist der Guss, wenn Sie ihn aus einer Entfernung von etwa 15 Zentimetern auf Ihre Beine richten. Beginnen Sie mit warmem Wasser am rechten kleinen Zeh, an der Fußaußenseite entlang bis zur Ferse; führen Sie den Strahl dann dreimal über den Fußrücken hin und her, ehe Sie außen an der Wade entlang zur Kniekehle gehen. Verweilen Sie hier kurz, und lassen Sie den Strahl an der Wade hinunterfließen. An der Innenseite gehen Sie wieder beinabwärts zur Ferse. Links gehen Sie ebenso vor. Auch an den Vorderseiten beginnen Sie zuerst rechts. Von der Mitte des Fußrückens leiten Sie den Strahl an der Außenkante des Schienbeins entlang zur Kniescheibe. Wieder längere Zeit das Wasser laufen lassen und dann den Strahl an der Innenseite des Unterschenkels über die Ferse zum großen Zeh führen. Wiederholen Sie den Vorgang anschließend mit kaltem Was-

*Trocknen Sie sich nach einer Wasseranwendung nicht ab, sondern streichen Sie das Wasser mit der Handkante vom Körper. Wickeln Sie sich nach der Behandlung in ein Handtuch ein, oder ziehen Sie einen Jogginganzug über, und legen Sie sich eine halbe Stunde ins vorgewärmte Bett.*

*Achten Sie beim wechselwarmen Schenkelguss darauf, dass Sie die Regionen um Blase, Unterleib und Schienbein nicht direkt mit dem kalten Wasser übergießen.*

*Ein Vorteil des Gusses ist, dass er auch auf benachbarte Körperteile ausstrahlt. Ein Kniguss beispielsweise wirkt sich stets auch positiv auf die Bauchorgane aus.*

ser. Richten Sie bei diesem Guss den Strahl nicht direkt auf die Knochenpartien, sondern auf die Muskelstränge.

▶ **Wechselwarmer Schenkelguss:** Dies ist eine Erweiterung des Knigusses bis hinauf zur Hüfte. Vom rechten Knie lassen Sie den Strahl weiter über den Oberschenkel bis zur Hüfte gleiten. Jetzt verharren Sie statt am Knie hier für zehn Sekunden, ehe Sie über die Leiste innen am Schenkel wieder abwärts zum Fuß zurückkehren. Wiederholen Sie diesen Vorgang auch wieder am linken Bein.

▶ **Kalter oder wechselwarmer Armguss:** Gehen Sie mit dem Strahl wie bei der Waschung vor. Beginnen Sie außen am kleinen Finger und leiten den Strahl bis zur Schulter hoch. Hier kurz verweilen und schließlich innen am Arm abwärts zur Hand zurück. Haben Sie ziehende Schmerzen in der Schulter, dann verlängern Sie in diesem Fall den Guss bis zum Hals hinauf.

▶ **Kalter oder wechselwarmer Gesichtsguss:** Schließen Sie dabei unbedingt Augen und Mund. Richten Sie den Wasserstrahl auf die rechte Schläfe, und bewegen Sie ihn abwärts zum Kinn, darum herum und hinauf zur linken Schläfe. Gießen Sie mehrere Male von rechts nach links über die Stirn, danach mehrmals von den Augenbrauen zum Kinn hinunter und wieder hinauf. Als Abschluss eignet sich eine kreisende Bewegung mit dem Wasserstrahl um das Gesicht. Dieser Guss fördert die Durchblutung im Kopfbereich, hilft bei müden Augen und gegen Unreinheiten der Gesichtshaut.

▶ **Kalter oder wechselwarmer Gesichtsguss:** Richten Sie den Wasserstrahl auf die rechte Schläfe, und bewegen Sie ihn abwärts zum Kinn, darum herum und hinauf zur linken Schläfe. Gießen Sie mehrere Male von rechts nach links über die Stirn, danach mehrmals von den Augenbrauen zum Kinn hinunter und wieder hinauf.

▶ **Wassertreten:** Vor der Anwendung dieser Kneipp'schen Methode sollten Sie mindestens einen Monat lang Warm-Kalt-Wasseranwendungen durchgeführt haben. Lassen Sie kaltes Wasser in die Badewanne laufen, bis es drei Viertel Ihrer Wadenhöhe hoch steht, und legen Sie sicherheitshalber eine rutschfeste Noppenmatte unter. Stolzieren Sie jetzt eine halbe Minute lang wie ein Storch mit kleinen Schritten in der Wanne umher. Sollten Ihre Füße schon vorher zu stark frieren, beenden Sie schon eher. Legen Sie sich nach dem Wassertreten für fünf Minuten ins vorgewärmte Bett. Wenn Ihre Füße dabei nicht warm werden, streifen Sie Socken über, und gehen Sie auf und ab, bis sich endlich eine wohlige Wärme breit macht.

*Winterliche Variante: Eine bis zwei Minuten Schnee- oder Tautreten ersetzen das Wassertreten.*

▸ Wechselduschen: Beginnen Sie grundsätzlich immer mit warmem Wasser. Nach zwei bis drei Minuten Warmduschen stellen Sie auf kalt um. Der Wasserstrahl sollte jetzt einen Abstand von etwa 30 Zentimeter zum Körper aufweisen. Beginnen Sie am rechten Fuß. Führen Sie die Brause außen am Bein entlang hoch bis zur Hüfte, dann an der Beininnenseite wieder abwärts zum Fuß. Machen Sie anschließend mit dem linken Bein weiter. Anwendung wiederholen und diesmal den Wasserstrahl bis hinauf zum Nacken führen. Zum Schluss duschen Sie zuerst die rechte und linke Brustseite sowie die rechte und linke Bauchseite ab. Wenn Sie sehr kälteempfindlich sind, sollten Sie zunächst Nacken, Brust und Bauch aussparen. Anschließend duschen Sie zwei bis drei Minuten lang warm, bevor Sie sich nochmals kalt abbrausen. Sie sollten sich nicht abtrocknen, nur mit der Handkante das überschüssige Wasser abstreifen. Wickeln Sie sich in ein Handtuch, und legen Sie sich für zehn Minuten ins vorgewärmte Bett.

*Heiße Vollbäder sind nur bedingt einsetzbar, da Menschen mit Herz-Kreislauf-Störungen sie oft nicht gut vertragen.*

## Wann zum Arzt

Sie sollten auf jeden Fall einen Arzt aufsuchen, wenn Sie an Wetterfühligkeit und einer der folgenden Krankheiten beziehungsweise körperlichen Beeinträchtigungen leiden:
▸ akute Bronchitis
▸ Amputationen
▸ Asthma
▸ rheumatische Beschwerden
▸ Narben
▸ Herzschwäche
▸ Kreislaufstörungen

# WINDPOCKEN

## Eine typische Kinderkrankheit

Für Kinder sind Windpocken harmlos, für Erwachsene hingegen kann die Kinderkrankheit schwer wiegende Folgen haben (→ Gürtelrose). Als Erwachsener brauchen Sie lediglich dann keine Ansteckung zu fürchten, wenn Sie als Kind selbst die Krankeit durchgestanden haben: Sie sind dadurch immun gegen Windpocken. Frauen in der Schwangerschaft sollten sich jedoch davor in Acht nehmen, da innerhalb der ersten drei Schwangerschaftsmonate Viren dem Embryo schwere Schäden zufügen können.

*Achtung: Ansteckungsgefahr!*

*Noch bevor die typischen Windpockensymptome zu bemerken sind, ist die Krankheit bereits ansteckend. Eine Isolation kommt daher in der Regel zu spät.*

Die Kinderkrankheit Windpocken ist eine ansteckende Viruserkrankung, die vom Herpesvirus Varicella Zoster hervorgerufen wird. Im Regelfall erkrankt man nur einmal im Leben an der Krankheit, die normalerweise durch Tröpfcheninfektion oder durch Luftstrom über kleine Entfernungen übertragen wird. Kinder erleben diese Krankheit meist zwischen ihrem zweiten und siebten Lebensjahr. Von der Ansteckung bis zum Ausbruch der Krankheit vergehen zwei bis drei Wochen, in seltenen Fällen auch ein ganzer Monat.

Wenn die Windpocken dann schließlich ausbrechen, beginnen sie meist mit Kopf- und Gliederschmerzen sowie leichtem Fieber. Der typische Ausschlag tritt plötzlich am Körperstamm auf, ebenso am behaarten Kopfteil und im Gesicht. Schließlich können auch die Arme, die Beine und die Schleimhäute im Mund und im Genitalbereich davon befallen werden. Aus anfänglich kleinen Knoten entwickeln sich Bläschen mit einer klaren Flüssigkeit; oft jucken diese Bläschen. Sie trocknen nachfolgend ein, verkrusten und heilen in der Regel nach zwei bis drei Wochen ohne Narben zu bilden ab.

Komplikationen können auftreten, wenn die Windpockenbläschen mit Eitererregern infiziert werden. Außerdem ist die Gefahr größer, dass eine Lungenentzündung oder eine Hirnhaut- oder Gehirnentzündung den geschwächten Körper befällt.
Sollte es wider Erwarten zu einer zweiten Infektion mit Windpockenviren oder einer Reaktivierung von im Körper verbliebenen Viren kommen, kann es zur → Gürtelrose kommen. Die Ursache dafür ist ein geschwächtes Immunsystem.

> *Sie können sich vor einer Schwangerschaft gegen Windpocken impfen lassen. Sie sollten dann allerdings noch mindestens drei Monate warten, bis Sie schwanger werden, um den Fötus nicht zu gefährden.*

### SYMPTOME
Anfänglich Kopf- und Gliederschmerzen, gefolgt von leichtem → Fieber, vom Gesicht aus über den ganzen Körper ausbreitend erhabene juckende Flecken, die zu Pusteln und Hautbläschen wachsen können (vor allem bei Kindern), schließlich Bläschen mit wässriger Flüssigkeit auf rotem Untergrund.

### *Erwachsene und das Windpockenvirus*

Die → Gürtelrose befällt in erster Linie Menschen, die gerade ein geschwächtes Abwehrsystem haben. Nur sehr selten wird das Virus durch eine Infektion übertragen. Es stammt meist aus einer überstandenen Windpockeninfektion. Nach dem Abheilen der Kinderkrankheit verbleiben einige Viren in Nervenzellen. Lassen die Abwehrkräfte irgendwann nach, können diese Viren wieder aktiv werden.

Wer als Kind nicht an Windpocken erkrankt war, kann sich an den geöffneten Bläschen eines Gürtelrosepatienten anstecken. Sie sind mit Viren gefüllt. Gürtelrose kann man immer wieder bekommen. Eine Immunität entsteht durch die überwundene Erkrankung nicht. Außerdem verläuft die Krankheit bei Erwachsenen meist schwerer. Es kann zu erheblichen Komplikationen kommen, die besonders immungeschwächte Menschen treffen. Blutende Windpockenbläschen können auftreten. Und von diesen Blutungen sind meistens die Schleimhäute und der Verdauungstrakt betroffen. Als ausgesprochen seltene Komplikation kann es zu einer Gehirnentzündung (Enzephalitis) kommen.

> *Gegen Windpocken kann man sich impfen lassen. Man unterscheidet bei der Impfung aktive und passive Immunisierung.*

### So können Sie vorbeugen

Wichtigste und einzig wirksame Vorbeugemaßnahme ist die Stärkung der körpereigenen Abwehrkräfte: Eine ausgewogene vitaminreiche Ernährung, regelmäßig Sport und Bewegung, viel frische Luft und die Vermeidung von Stress tragen nachhaltig dazu bei.

Vermeiden Sie außerdem Hautreizungen durch Kälte, Zugluft oder Feuchtigkeit. Ebenso zu meiden ist der Kontakt mit erkrankten Personen, was vor allem für Säuglinge in den ersten vier Wochen und für Schwangere gilt.

*Kinder mit Windpocken dürfen nach dem deutschen Infektionsschutzgesetz weder Kindergarten noch Schule besuchen. Sie sind als Eltern dazu verpflichtet, die Erkrankung Ihres Kindes dort zu melden.*

### Was Sie tun können – Hausmittel gegen Windpocken

Grundsätzlich sollte die Behandlung von Windpocken einem Arzt überlassen bleiben, aber Sie können mit einfachen Maßnahmen und Hausmitteln die Behandlung des Arztes unterstützen. Reden Sie aber vor der Eigeninitiative mit Ihrem Kinderarzt darüber.

#### *So können Sie Ihrem Kind helfen*

▶ Achten Sie darauf, dass Sie während der Krankheitsphase besonderen Wert auf Hygiene im Haushalt legen. Wechseln Sie häufiger als sonst die Wäsche.

▶ Baden und Duschen, jedoch nur mit lauwarmem Wasser, sind ausdrücklich erlaubt; das lindert den Juckreiz und beugt einer Infektion der Pusteln vor. Meiden Sie jedoch Feuchtigkeit, solange der Ausschlag akut ist.

▶ Beschäftigen Sie sich während der Krankheitsphase mit Ihrem Kind: Lesen Sie ihm vor, machen Sie Ratespiele; auch Mal- und Bastelstunden strengen wenig an und vertreiben die Langeweile.

▶ Geben Sie Ihrem Kind viel zu trinken, zum Beispiel Säfte, Wasser oder Tee. Selbst Milch dürfen Sie Ihrem Kind geben – außer bei → Fieber.

▶ Kürzen Sie Ihrem Kind die Fuß- und Fingernägel, damit es sich nicht kratzen kann. Aufgekratzte Pusteln können sich leichter infizieren. Eventuell stülpen Sie über Nacht Baumwollhandschuhe über die Hände Ihres Kindes.

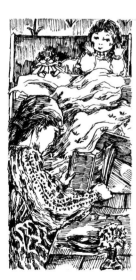

*Für Kinder sind Windpocken harmlos, für Erwachsene kann die Krankheit jedoch ernste Folgen haben.*

- Setzen Sie Ihr Kind keiner allzu starken Sonnenstrahlung aus, denn an den Stellen des Hautausschlags können Flecken entstehen.
- Vermindern Sie den Juckreiz durch feine glatte Bett-, Unter- und Nachtwäsche.
- Zwingen Sie Ihr Kind nicht zur Bettruhe, außer es hat Fieber. Kranke Kinder sollten sogar an die frische Luft.

*Erkrankten Kindern kann es helfen, sich in einer kühlen Umgebung aufzuhalten, denn zu viel Wärme und Schweiß verstärken den Juckreiz.*

### Auflagen zur Linderung des Juckreizes

Tränken Sie ein Tuch mit Kamillentee und legen Sie dieses auf die betroffenen Stellen. Seien Sie dabei aber vorsichtig, damit die Bläschen nicht aufreißen. Für den Kamillentee übergießen Sie einen Teelöffel frische Kamillenblüten mit einer Tasse heißem Wasser; fünf bis zehn Minuten ziehen lassen, dann abseihen und anwenden.

### Anwendungen mit Urin

Bewährt haben sich bei der Behandlung von Windpockenbläschen auch verschiedene Anwendungen mit Urin. Betupfen Sie die betroffenen Stellen mit frischem Urin. Aber Vorsicht: Bevor Sie mit einer Urintherapie beginnen, müssen Sie unbedingt Ihren Arzt konsultieren.

*Wenn Mund und Augen vom Ausschlag befallen sind, können Sie dem kleinen Patient Salzwasser zum Gurgeln geben: einen Teelöffel Salz mit 200 Milliliter lauwarmem Wasser mischen.*

## Wann zum Arzt

Windpocken sind eine ganz »normale« Kinderkrankheit. Suchen Sie aber auf jeden Fall einen Arzt auf, wenn

- bei Ihrem erst zwei Monate alten Säugling Fieber auftritt.
- das Kind taumelt und Sprachstörungen hat.
- die Windpocken Eiter absondern.
- eine Vorkrankheit besteht, bei der Fieber sofort abgeklärt werden muss, zum Beispiel Abwehrschwäche, Krebskrankheit oder Unterernährung.
- sehr hohes Fieber (über 40 °C) auftritt.
- Sie nicht sicher sind, ob es sich um Windpocken handelt.
- zu den Windpocken noch Kopfschmerzen, Krämpfe, Schläfrigkeit, Apathie, Reizbarkeit oder ein steifer Nacken kommen (Gefahr einer Hirnhautentzündung).

# VORGESTELLT: URIN

Urin ist kein schädliches Abfallprodukt, sondern eine wertvolle Flüssigkeit, die medizinisch wirksame Substanzen enthält. Die Inhaltsstoffe des Urins helfen bei kleinen Unpässlichkeiten des täglichen Lebens und bringen die körpereigene Abwehr in Schwung. Aber auch als Erste-Hilfe-Mittel und für die Schönheitspflege eignet sich Urin. Die Urintherapie hat eine jahrhundertealte Tradition. Mit dem körpereigenen Stoff – er ist in seiner Zusammensetzung exakt auf die individuellen gesundheitlichen Probleme des eigenen Körpers ausgerichtet – kann jeder Einfluss auf sein persönliches Wohlbefinden nehmen.

**Was der Urin enthält**

Da sind zunächst einmal die Enzyme. Sie werden auch als Biokatalysatoren bezeichnet. Durch die Enzyme werden chemische Reaktionen im Körper aktiviert und beschleunigt, und sie kontrollieren die Stoffwechselprozesse.

Auch Hormone sind im Urin enthalten. Sie beeinflussen und regulieren bereits in kleinsten Mengen den Stoffwechsel, das Wachstum, die Geschlechtsfunktionen und das Gefühlsleben.

Außerdem Mineralstoffe, Spurenelemente und Vitamine. Erstere dienen dem Wachstum, der Bildung und Härtung von Knochen und Zähnen, halten das Säure-Basen-Gleichgewicht stabil und steuern die Erregbarkeit von Nerven und Muskeln. Die Spurenelemente dienen zusammen mit den Vitaminen als Impulsgeber für Enzyme und Hormone. Zu den wichtigsten Mineralstoffen und Spurenelementen zählen Chlorid, Kalium, Kupfer, Kalzium, Eisen, Natrium und Zink.

Die im Urin verbliebenen Vitamine sind wichtige Bestandteile der Enzyme. Daher sind sie wesentlich an den körpereigenen Stoffwechselreaktionen beteiligt.

**Urinkur**

Die klassische Form der Urinanwendung ist die Einnahme des naturbelassenen Mittelstrahlurins. Lassen Sie zuerst etwas Urin in die Toilette laufen, um die Harnröhre zu reinigen. Fangen Sie erst danach eine Portion in einem Gefäß auf. Der Mittelstrahlurin wird auch für die Diagnose mittels Teststreifen verwendet. Die meisten Inhaltsstoffe finden sich im Morgenurin: Er enthält sehr viele über Nacht angesammelte Hormone.

Führen Sie eine intensive Urinkur nur unter Anleitung eines Therapeuten durch.

Während der Kur trinken Sie in der Regel zwei bis drei Wochen lang täglich die gesamte Urinmenge. Sie können auch zwischen den Mahlzeiten einige Schlucke vom frisch gelassenen Urin zu sich nehmen. Trinken Sie den gesamten Tagesurin, müssen Sie sich auf heftige Heilreaktionen einstellen: Durchfall und Übelkeit sind nur zwei davon. Wichtig: Nach jeder zwei- bis dreiwöchigen Urinkur müssen Sie eine Pause von eineinhalb bis zwei Monaten einlegen.

**Urinfasten**
Bei diesem Verfahren ergänzen sich die Effekte des Heilfastens mit denen der Urintherapie. Die gesteigerte Uringabe fördert die Selbstheilungskräfte des Körpers und stabilisiert das Immunsystem. Durch die entwässernde Wirkung des Urins werden Verdauung und Ausscheidung angeregt. Selbst Haut und Haare profitieren vom Urinfasten.

Zur Vorbereitung essen Sie zunächst zwei bis drei Tage lang nur Obst und Gemüse. Am Morgen des ersten Fastentages trinken Sie etwas Mittelstrahlurin, den restlichen Urin sammeln Sie für äußerliche Anwendungen. Tagsüber sollten Sie bei Bedarf stilles Mineralwasser trinken. Begleitend führen Sie Bauchmassagen und Einreibungen des gesamten Körpers sowie Einläufe mit Urin durch.

Ab dem zweiten Fastentag trinken Sie den gesamten Tagesurin. Lediglich am Abend trinken Sie nur stilles Mineralwasser. Den Abendurin sammeln Sie für äußerliche Anwendungen. Halten Sie dieses Vorgehen konsequent bis zum siebten Tag ein.

Danach beginnt die Phase des so genannten Fastenbrechens. In dieser Zeit muss man den Körper wieder langsam an normale Kost gewöhnen. Am ersten Tag dieser Phase trinken Sie am Morgen ein Glas Mittelstrahlurin, essen mittags etwas milde Gemüsebrühe und abends eine Gemüsebrühe mit Reis. Ab dem zweiten bis zum siebten Tag des Fastenbrechens kann die Menge der Suppeneinlage langsam gesteigert werden, danach können Sie wieder normales Essen zu sich nehmen.

Bevor Sie jedoch mit einer Urinfastenkur beginnen, sollten Sie sich mit Ihrem Arzt oder Therapeuten zusammensetzen und die Rahmenbedingungen (Dauer und Intensität) absprechen.

# ZAHNBESCHWERDEN UND ZAHNPFLEGE

**Tun Sie etwas für ein strahlendes Lächeln**

Strahlend weiße Zähne und frischer Atem sind Zeichen richtiger Zahnpflege und Mundhygiene. Dennoch ist keiner vor Zahnschmerzen gefeit, und dann muss der Zahnarzt doch zum gefürchteten Bohrer greifen.

### *Allerlei Zahnschmerzen*

*Im Zahnstein kann sich leicht Zahnbelag absetzen, der schließlich auch das Zahnfleisch angreift.*

Wenn in der Werbung von Plaque die Rede ist, handelt es sich um Zahnbelag. Dies ist ein rauer und klebriger Belag auf den Zähnen, der aus Speichel, Bakterien und Nahrungsresten besteht. Und genau dieser Zahnbelag ist die Ursache schlechthin für die Entstehung von Karies und Zahnfleischentzündungen. Raucher, Kaffee- und Teetrinker kennen das Problem: Es kommt zu einer gelblichen, schwer entfernbaren Verfärbung auf den Zähnen, den so genannten Raucherzähnen. Doch dies ist in erster Linie ein kosmetisches Problem. Setzen sich Kalzium oder Phosphate aus dem Speichel im Zahnbelag ab, so bilden sich nach und nach harte weiße oder gelbliche Ablagerungen am Zahn: Zahnstein.

*Auch wenn Sie Ihre Zähne bestens pflegen, ein Loch kann immer einmal entstehen. Treten in der Folge Zahnschmerzen auf, dann möglichst rasch zum Zahnarzt.*

Die Bakterien auf den Zähnen bauen Kohlenhydrate, insbesondere Zucker, zu Säure ab. Diese löst die Zahnsubstanz auf, und mit der Zeit kommt es zu Karies oder Zahnfäule. Wenn die Bakterien ins Zahnmark eindringen, kommt es zur Infektion. Die Folgen sind stechende Zahnschmerzen.

Eine Parodontosebehandlung ist sehr aufwändig. Unter Parodontose versteht man den Rückgang von Zahnfleisch und Knochen, der durch das Eindringen von Bakterien ausgelöst wird. Die Zähne finden in der Folge immer weniger Halt, werden wacklig und im Endstadium fallen sie schließlich aus. Um dem vorzubeugen, ist eine richtige und intensive Mundhygiene und -pflege von äußerster Wichtigkeit.

*Schlechter Atem*
Wenn der Atem übel riecht, ist oft mangelnde Mundhygiene schuld: zerstörte Zähne, defekte Füllungen, krankes Zahnfleisch oder Beläge im hinteren Zungendrittel.

SYMPTOME
- Karies: Schmerzreaktionen auf Süßes, Saures, Heißes oder Kaltes, gelblich bis bräunlichschwarze Verfärbungen auf dem Zahnschmelz
- Parodontose: Zahnfleischbluten, Schmerzen beim Kauen, empfindliche Zähne, fader und schlechter Geschmack im Mund
- Zahnfleischbluten: schon bei wenig Druck Blutungen
- Zahnstein: raue und belegte Zähne
- Zahnen bei Kindern: leichtes → Fieber, Schmerzen, Schwellung und Rötung des Zahnfleischs, Unausgeglichenheit und Reizbarkeit, verstärkter Speichelfluss, weicher und hautreizender Stuhl

## So können Sie vorbeugen
Die beste Maßnahme ist sorgfältige Zahnpflege. Zahnpasten, Gele und Mundwässer mit Fluorid machen die Zähne härter und widerstandsfähiger. Speisesalz mit Fluor bewirkt dies ebenfalls, und durch die Einnahme von Fluoridtabletten werden bei Kindern auch noch nicht durchgebrochene Zähne nachhaltig gehärtet.
Essen Sie weniger oder gar nichts Süßes mehr, und wenn Sie es tun, putzen Sie sich danach sofort die Zähne. Zucker ist übrigens oftmals in versteckter Form vorhanden (Fruchtsäfte, Ketchup, Senf usw.), und auch natürlicher Zucker in Obst ist auf Dauer schädlich für die Zähne.

*Wer Wert auf schöne weiße Zähne legt, der sollte grundsätzlich auf das Rauchen und auf das Trinken von schwarzem Tee verzichten.*

*Wie putzen Sie Ihre Zähne richtig?*
Die richtige Methode beim Zähneputzen spielt eine entscheidende Rolle bei der Zahn- und Mundpflege. Dabei kommt es

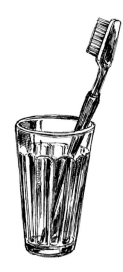

*Wichtig! Mindestens zweimal pro Tag die Zähne putzen.*

*Sind die Borsten der Zahnbürste schon nach nur ein oder zwei Wochen verbogen, ist das ein deutliches Anzeichen für einen zu hohen Anpressdruck.*

nicht einfach nur auf regelmäßiges, sondern auf richtiges Putzen an. Zwei bis drei Minuten sollten Sie dabei schon einplanen, und auch das »Handwerkszeug« – also die richtige Bürste – muss passen. Spätestens alle vier bis sechs Wochen sollte die Zahnbürste gewechselt werden.

Vor dem Putzen spülen Sie den Mund kräftig mit Wasser aus, um Speisereste und Rückstände von sauren Getränken zu entfernen. Beim Bürsten selbst sollten Sie darauf achten, dass Sie immer vom Zahnfleisch zu den Zahnspitzen arbeiten – von rot nach weiß. Legen Sie sich selbst eine Vorgehensweise zurecht, bei der Sie alle Zahnflächen reinigen, zum Beispiel:

- Zunächst alle Außenflächen putzen, angefangen am Oberkiefer rechts hinten über vorne an den Schneidezähnen entlang nach links hinten.
- Anschließend gehen Sie dann am Unterkiefer auf gleiche Weise vor.
- Verfahren Sie anschließend auch bei den Innenfläche in gleicher Art und Weise.
- Zum Abschluss auch die Kauflächen von rechts hinten nach links hinten zuerst oben, dann unten putzen.

Achten Sie jedoch immer darauf, dass die Bürste nicht zu fest angedrückt wird, da sie ansonsten Zahnfleisch und Zahnhälse schädigen und verletzen kann.

### Die richtige Zahnbürste

Wie sollte eine wirklich gute Zahnbürste aussehen? Sie sollte einen kurzen Kopf haben sowie kleine, gerade Kunststoffborsten mit abgerundeten Enden. Diese sind besonders gut geeignet, um schwer zugängliche Stellen zu erreichen. Kaufen Sie auf keinen Fall zu harte Borsten, da sie am weichen Zahnfleisch und an frei liegenden Wurzelhälsen leicht Schäden anrichten können.

Elektrische Zahnbürsten reinigen zwar nicht besser als Handzahnbürsten, sie sind jedoch leichter in der Handhabung. Kleineren und auch großen Kinder macht mit diesen Bürsten das Zähneputzen viel mehr Spaß, der Spieltrieb wird geweckt.

Die Interdentalbürste dient zur Reinigung der Zahnzwischenräume. Diese einbüschelige Bürste eignet sich gut als ergänzendes Reinigungsmittel bei Menschen mit teilweise großen Zahnzwischenräumen.

Die richtige Zahnpasta: Sie sollte auf alle Fälle Fluoride, jedoch kein Chloroform enthalten. Stattdessen sollten antibakterielle oder zahnhärtende Zusätze wie Amin- und Zinnfluoridlösungen enthalten sein. Für Kinder ist ein angenehmer Geschmack wichtig.

*So genannte Whitening-Pasten sollten Sie eher meiden, da sie den Zahn schädigen können. Lassen Sie unschöne Zahnbeläge lieber vom Fachmann entfernen.*

### Die ungeliebte Zahnseide

Zahnseide ist ein hilfreiches Mittel zur Reinigung der Zahnzwischenräume. Benutzen Sie keine gewachste Zahnseide, sondern lieber fluoridgetränkte. Mindestens einmal pro Woche sollten Sie Zahnseide verwenden, besser jedoch jeden Tag. Anfänglich kann es durchaus noch zu leichten Blutungen in den Zahnzwischenräumen kommen. Sie sollten aber spätestens nach einer Woche nicht mehr auftreten.

*Für Zahnseide gibt es so genannte Zahnseidenhalter, in die man die Zahnseide zur besseren und einfacheren Handhabung einspannen kann.*

#### ZUBEHÖR FÜR DIE MUNDPFLEGE

- Munddusche
- Zahnstocher (nur als begleitende Maßnahme zu empfehlen)
- Kaugummi als zusätzlicher Kariesschutz für zwischendurch (jedoch nur zuckerfrei)
- Mundspülungen sind als ergänzende Maßnahme sinnvoll (kein Ersatz für die Zahnbürste)
- Mundwasser ohne prophylaktische Wirkung (Verbesserung des Mundgeruchs)

## Was Sie tun können – Hausmittel gegen Zahnbeschwerden

Grundsätzlich gehört die Behandlung von Zahnbeschwerden in die Hand des Fachmannes, des Zahnarztes. Sie können jedoch mit Hausmitteln eine unterstützende Selbstbehandlung – selbstverständlich in Absprache mit dem Arzt – durchführen.

*Achtung bei sauren Obstsorten: Der übermäßige Verzehr kann den Zahnschmelz angreifen. Warten Sie daher nach der Aufnahme von Obst und Fruchtsäften immer einige Zeit mit dem Zähneputzen, bis die Säure auf natürlichem Weg durch den Speichel neutralisiert wurde.*

### Nicht nur lecker: Äpfel

Das Essen von Äpfeln massiert das Zahnfleisch und reinigt die Zahnzwischenräume. Die Inhaltsstoffe des Apfels erhalten Zahnfleisch und Zähne gleichermaßen gesund und beugen Karies und Parodontose vor.

### Apfelessig als Spülung

Vermischen Sie einen Teelöffel Apfelessig mit 200 Milliliter warmem Wasser. Spülen Sie mit dieser Mischung morgens und abends nach dem Zähneputzen Ihren Mund gründlich aus.

### Beifußtee gegen Mundgeruch

Übergießen Sie einen gehäuften Teelöffel geschnittenes Beifußkraut mit einem Viertelliter kochendem Wasser. Lassen Sie den Aufguss etwa ein bis zwei Minuten ziehen, dann abseihen. Trinken Sie bis zu drei Tassen des Tees täglich.

### Brombeere gegen Zahnfleischbluten

Von alters her wird die bei uns heimische Brombeere als Heilpflanze genutzt. Schon vor 2000 Jahren empfahlen Heilkundige das Kauen von Brombeerblättern. Auch das Spülen mit Brombeerblättertee hilft: Übergießen Sie ein bis zwei Teelöffel Brombeerblätter mit einer Tasse kochendem Wasser, zehn Minuten ziehen lassen, abseihen und zum Gurgeln benutzen. Ähnlich lässt sich mit Heidelbeerblättern verfahren.

*Achtung Spangenträger: Bei herausnehmbaren Spangen müssen diese stets sorgfältig gereinigt werden. Manchmal, jedoch eher selten, kann auch eine Reinigungstablette notwendig werden.*

### Einfache Maßnahmen beim Zahnen

Geben Sie Ihrem Kind einen Beißring oder Eisbeißer, damit lassen sich die Beschwerden lindern. Wahlweise können Sie Ihrem Kind harte Nahrungsmittel, zum Beispiel Brotrinde oder alte Brezeln, zum Kauen geben. Auch die Massage des geschwollenen Zahnfleisches wird als wohltuend empfunden. Gele oder Lösungen mit oberflächlichen Betäubungssubstanzen lindern die Schmerzen; sie enthalten außerdem entzündungshemmende und desinfizierende Zusätze. Fragen Sie dahingehend Ihren Kinderarzt.

### Heiltees als Spülungen gegen Zahnbeschwerden

▶ Bibernelle wirkt desinfizierend und ist auch bei Halsentzündungen ein gutes Mittel zum Gurgeln: Erhitzen Sie langsam einen gehäuften Teelöffel klein geschnittener Bibernellwurzeln mit einem Viertelliter Wasser. Lassen Sie alles etwa eine Minute lang kochen, und seihen Sie dann den Tee ab. Mit dem Tee mehrmals am Tag gurgeln.

▶ Dosttee: Übergießen Sie einen gehäuften Teelöffel Dostkraut mit einem Viertelliter kochendem Wasser; zehn Minuten ziehen lassen, dann abseihen. Spülen Sie den Mund dreimal täglich mit möglichst warmem ungezuckerten Tee aus.

▶ Eibischblättertee: Übergießen Sie zwei Teelöffel Eibischblätter mit einem Viertelliter kochendem Wasser; zehn Minuten ziehen lassen, anschließend abseihen. Spülen Sie die schmerzenden Stellen im Mund dreimal täglich mit möglichst warmem ungezuckerten Tee aus.

▶ Tee aus Isländisch Moos: Übergießen Sie zwei gehäufte Teelöffel Isländisch Moos mit einem Viertelliter kaltem Wasser; langsam bis zum Sieden erhitzen, dann abseihen. Zum Gurgeln ungesüßt verwenden.

▶ Kamillenspülung: Übergießen Sie drei Esslöffel Kamillenblüten mit einer Tasse kochendem Wasser; zehn Minuten ziehen lassen, dann abseihen. Spülen Sie die schmerzenden Stellen im Mund dreimal täglich mit möglichst warmem Tee aus.

▶ Kräuterspülung: Sie benötigen eine Mischung aus Kamille, Melisse, Pfefferminze und Salbei zu gleichen Teilen: Übergießen Sie einen Esslöffel dieser Mischung mit einem Viertelliter kochendem Wasser; zehn Minuten ziehen lassen, anschließend abseihen. Spülen Sie die schmerzenden Stellen im Mund sooft wie möglich mit der lauwarmen Flüssigkeit aus.

▶ Mäusekleetee: Übergießen Sie zwei Teelöffel Mäusekleekraut mit einem Viertelliter kaltem Wasser. Erhitzen Sie den Ansatz bis zum Sieden; ein bis zwei Minuten ziehen lassen und anschließend abseihen. Spülen Sie den Mund sooft wie möglich mit der lauwarmen Flüssigkeit aus.

▶ Mit Rupprechtskraut gegen Zahnfleischbluten und -entzündungen: Übergießen Sie zwei Teelöffel getrocknetes

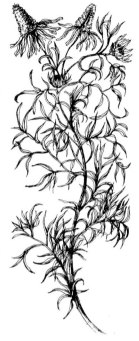

*Die entzündungshemmenden und beruhigenden Wirkstoffe der Kamille helfen auch bei Zahnbeschwerden und Zahnfleischproblemen.*

Vermeiden Sie es nach Möglichkeit, die Spülung mit Rupprechtskraut hinunterzuschlucken. Der hohe Gerbstoffgehalt bekommt dem Magen nicht immer gut. Ernste Nebenwirkungen sind jedoch nicht zu befürchten.

*Viele Heilkräuter und Pflanzen eignen sich für die Herstellung von natürlichen und wirkungsvollen Mundspülungen. Welches Kraut Sie für Ihre Mundspülung verwenden möchten, ist in erster Linie reine Geschmackssache. Wichtig ist jedoch, dass Sie Ihre Spülung regelmäßig – täglich! – anwenden.*

Rupprechtskraut mit einem Viertelliter kochendem Wasser; fünf Minuten ziehen lassen, dann abseihen. Wahlweise können Sie auch einen Teelöffel der Wurzel eine Viertelstunde ausziehen lassen. Für eine Spülung sollten Sie zweckmäßigerweise die gleiche Menge Kamillentee dazugeben.

▶ Salbeitee heilt Entzündungen: Übergießen Sie einen Teelöffel Salbeiblätter mit einem Viertelliter kochendem Wasser; zehn Minuten ziehen lassen, dann abseihen. Spülen Sie damit regelmäßig den Mund aus.

▶ Sanikeltee gegen Zahnfleischentzündung: Übergießen Sie zwei gehäufte Teelöffel Sanikelblätter mit einem Viertelliter kochendem Wasser; zehn Minuten ziehen lassen, dann abseihen. Spülen Sie die schmerzenden Stellen im Mund sooft wie möglich mit der lauwarmen Flüssigkeit. Zur Reinigung des Rachenraumes gurgeln Sie mit dem Sanikeltee.

▶ Walnussblättertee als Spülung: Übergießen Sie zwei Teelöffel fein geschnittene Walnussblätter mit einem Viertelliter kaltem Wasser. Erhitzen Sie den Ansatz, und lassen Sie alles drei bis fünf Minuten sieden; anschließend den Tee abseihen. Für eine Gurgelmischung gießen Sie einen Viertelliter Kamillentee auf. Damit spülen Sie die schmerzenden Stellen im Mund sooft wie nötig.

### Auch bei Zahnbeschwerden hilft Honig

Das Universalheilmittel Honig eignet sich auch zur Behandlung von Zahnfleischentzündungen und zur Festigung des Zahnfleisches ganz ausgezeichnet.

▶ Bei Entzündungen mehrmals täglich einen Teelöfel Honig im Mund zergehen lassen und langsam hinunterschlucken; anschließend den Mund mit warmem Wasser ausspülen.

▶ Honig-Süßholz-Gurgelwasser zur Festigung des Zahnfleisches: 30 Gramm klein gehacktes Süßholz in eine große Flasche füllen und mit 750 Milliliter Weingeist (aus der Apotheke) übergießen; mit einem Korken verschließen und fünf bis sechs Wochen an einem dunklen Ort bei Zimmertemperatur ziehen lassen. Dann den Ansatz abseihen, 30 Gramm Honig unterrühren und die Mischung in dunkle Glasflaschen abfül-

*Obwohl Honig im Mundbereich entzündungshemmnd wirkt, schützt er jedoch nicht vor Karies. Im Gegenteil: Durch seinen hohen Zuckeranteil stellt er sogar ein gewisses Risiko dar. Deshalb: Nach jedem Honiggenuss gründlich die Zähne putzen.*

len. Zum Gurgeln schließlich einen Teelöffel des Honig-Süßholz-Wassers auf ein Glas (200 Milliliter) warmes Wasser geben und zweimal täglich damit spülen und gurgeln.

▶ Rosenhonig zur Behandlung von entzündetem Zahnfleisch: 100 Gramm frische oder getrocknete Rosenblätter mit einem Viertelliter kochendem Wasser übergießen und mindestens zwölf Stunden ziehen lassen; dann die Blätter abseihen und in einem Mörser mit 120 Gramm Honig vermengen. Diese Mischung bei niedriger Hitze sirupartig einkochen; auskühlen lassen und in ein kleines Döschen abfüllen. Anwendung der Paste: Bei Zahnfleischentzündungen die betroffenen Stellen mehrmals täglich mit der Rosen-Honig-Paste bepinseln.

### *Ein lindernder Breiumschlag aus Leinsamen*
Bei akuten Zahnschmerzen lindert eine heißes Leinsamensäckchen die ersten Beschwerden. Füllen Sie 100 Gramm gequetschten Leinsamen in ein kleines Mullsäckchen, und hängen Sie dieses etwa zehn Minuten in heißes Wasser. Das Säckchen legen Sie so heiß wie möglich auf die Wange.

### *Mundwasser aus Sandelholz*
Füllen Sie 30 Gramm zerkleinertes Sandelholz in eine Flasche, und übergießen Sie es mit einem Dreiviertelliter Apfelessig. Dieser Ansatz sollte etwa fünf Wochen ziehen. Nach dieser Zeit füllen Sie das Mundwasser durch ein Kaffeesieb in eine dunkle Flasche ab.

*Auf Ihrem Ernährungsplan sollten viele Lebensmittel mit Vitamin C stehen, denn es beugt Zahnfleischbluten vor.*

### **Wann zum Arzt**
Sie sollten im Halbjahresrhythmus einen Zahnarzt aufsuchen, damit er Zahnbeläge und Zahnstein gründlich entfernen kann. Er kann außerdem Karies bereits im frühen Stadium erkennen und behandeln. Sie sollten Ihren Zahnarzt auch immer dann aufsuchen, wenn Sie Zahnschmerzen haben, wenn sich eine Heiß-Kalt-Empfindlichkeit bemerkbar macht (Karies) oder wenn bei einem Kleinkind die Beschwerden stark sind und nicht sicher ist, ob sie vom Zahnen kommen.

# ÜBER DIESES BUCH

*Die wichtigsten Hausmittel sollten Sie in Ihrer Hausapotheke vorrätig haben, um für alle Krankheitsfälle gerüstet zu sein. Denken Sie aber auch daran, Ihre Hausapotheke regelmäßig, mindestens zweimal im Jahr, zu entrümpeln und ältere Medikamente sowie sonstige Heilmittel zu entfernen. Ihr Apotheker berät Sie gern, was die Haltbarkeit der Medikamente angeht.*

### Der Herausgeber
Dr. med. Eberhard J. Wormer studierte Germanistik, Geschichte, Sozialwissenschaften und Medizin. Seit vielen Jahren arbeitet er als Medizinjournalist und Autor medizinischer Ratgeber. Er lebt in München. Im Weltbild Buchverlag sind von ihm bereits die Titel »Sanfte Selbsthilfe mit rezeptfreien Heilmitteln« und »Handbuch Selbstdiagnose« erschienen.

### Die Illustratorin
Beate Brömse ist Illustratorin und Malerin. Sie arbeitet für zahlreiche Verlage, und ihre Arbeiten wurden u.a. in »graphis annual« und »novum« veröffentlicht. Beate Brömse lebt in München.

### Haftungsausschluss
Die Inhalte dieses Buches sind sorgfältig recherchiert und erarbeitet worden. Dennoch kann weder der Herausgeber noch der Verlag für die Angaben in diesem Buch eine Haftung übernehmen.

### Impressum
Es ist nicht gestattet, Abbildungen und Texte dieses Buches zu digitalisieren, auf PCs oder CDs zu speichern oder einzeln oder zusammen mit anderen Bildvorlagen/Texten zu manipulieren, es sei denn mit schriftlicher Genehmigung des Verlags.

Weltbild Buchverlag
–Originalausgaben–
© 2003 Verlagsgruppe Weltbild GmbH, Steinerne Furt 67, 86167 Augsburg
5. Auflage 2003
Alle Rechte vorbehalten

Projektleitung: Dr. Ulrike Strerath-Bolz
Redaktion: Michael Kraft
Illustrationen: Beate Brömse
Titelbild Vorder- und Rückseite: Karl Newedel, München; Einklinker Stils: Mauritius/Die Bildagentur GmbH, Mittenwald; Einklinker Portrait Großmutter: Sascha Wuillemet, Icking
Umschlaggestaltung: X-Design, München
Graphische Gestaltung und Satz: Lydia Koch, Augsburg
Reproduktion: Point-of-Media, Augsburg
Druck und Bindung: Offizin Andersen Nexö Leipzig GmbH – ein Unternehmen der Union Verwaltungsgesellschaft, Spenglerallee 26–30, 04442 Zwenkau

Gedruckt auf chlorfrei gebleichtem Papier

Printed in Germany

ISBN 3-89604-893-7

# ALLE HEILMITTEL VON A BIS Z

**A**
Abführ- und Verdauungstee 90, 510ff.
Abkühlungsbad 141, 231, 459
Ackerschachtelhalmkraut 67, 70
Alantwurzeltee 44
Andorntee 282
Anistee 60, 510
Anis- und Fenchelfrüchtetee 132, 322, 416
Anti-Grippe-Vitaminmix 133, 418
Apfel, geriebener 85f., 108
Apfelessig 16, 30, 60, 72f., 86, 108, 110, 138f., 150, 161, 166, 172f., 180, 192, 199f., 214, 220, 232, 237, 246f., 266, 282, 290, 320, 328, 331, 354, 367, 522, 528, 550
Armbad, -guss 43, 97, 99, 252, 538
Arnika 16, 166, 440, 507
Asthmatee 44
Aufbaudrink 418
Augentrosttee 55f., 161, 163, 192

**B**
Bäderanwendungen 80, 115f., 131, 285f., 301, 321, 414, 425, 436, 478, 486, 542
Baldriantee 238, 291, 403, 464, 479
Bärentraubenblättertee 67, 332, 336
Bärlauch 26
Basilikumtee 31, 60, 510
Bauchmassage 372f.
Bauchwehtee für Kinder 268
Bauchwickel 53, 61, 375
Beifußtee 550
Beinwell-Rosmarin-Ölbalsam 152
Beruhigungstee 437
Bibernelletee 174, 368, 408, 445, 551
Birkenblättertee 11, 17, 67, 144, 166, 181, 332, 336

Birnenhonig 240
Blasen- und Nierentee 67
Blutreinigungstee 258
Blutwurz-Kamillen-Tee 174
Blutwurztee 91, 109, 368, 496
Bockshornkleebrei 12, 144, 161, 342
Bohnenkrauttee 108
Braunwurztee 17
Brennnesselbad 167
Brennnessel-Kamillen-Tee 253
Brennnessel-Kräuterhonig 200
Brennnesselsaft 272
Brennnessel-Salbei-Tee mit Zitronenmelisse 528
Brennnesselsamen 354, 528
Brennnesseltee 12, 17, 67, 145, 166, 181, 222, 328, 332, 380, 479, 496
Brombeerblättertee 550
Bronchialtee 44
Brunnenkressesaft 221, 273, 379
Brunnenkressetee 155
Brustwickel, -wickel 43, 81f., 173, 232
Buchweizentee 24, 94, 486
Buttermilch 50, 394, 453

**C**
Cola-Kur für Kinder 121

**D**
Dampfinhalation 81, 193, 200
Darmentgiftungstag auf Apfelbasis 24
Darmsanierung 86f., 210f.
Darmtraining 372f.
Dill 266
Dinkelkissen, -säckchen 69, 162, 224
Dosttee 551
Druckverband 431

*Als mündige Patienten wollen wir Beschwerden aller Art gern selbst »in den Griff bekommen«. Natürliche Heilmittel aus Großmutters Apotheke sind dafür gut geeignet. Aber Selbstbehandlungsmaßnahmen haben ihre Grenzen. Bei vielen Krankheitsbildern ist ärztlicher Rat unabdingbar.*

> Wenn Sie Hausmittel neben Medikamenten anwenden, die Ihnen Ihr Arzt verschrieben hat, besprechen Sie mit ihm eventuell mögliche Wechselwirkungen zwischen Medikamenten und Selbstbehandlung. Nehmen Sie die Medikamente unbedingt genau so ein, wie es Ihnen Ihr Arzt verordnet hat.

## E

Edelkastanie *44*
Efeuessig *237*
Efeutee *416, 471*
Ehrenpreisauflage *432*
Eibischblättertee *44, 551*
Eibischtee *201*
Eibischumschlag *145*
Eibischwurzeltee *68, 274, 398, 408*
Eichenrindenauflage, -kompresse *56, 114, 432, 497*
Eichenrindenbad *126, 152, 180*
Eiermilch *415*
Eigenurin *68, 194*
Einlauf *87, 510*
Einreibung *172, 200, 246*
Eisbeutel, -packung *31, 229, 316*
Eisenkrauttee *17, 50, 166, 238, 283*
Enziantee *444f.*
Erdbeerblättertee *37, 68*
Erkältungshustentee *202*
Erste Hilfe
 - bei Verätzungen *500f.*
 - bei Vergiftungen *499f.*
 - bei Wadenkrämpfen *517*
Espresso mit Zitronensaft *238*
Essigstrumpf *150*
Essigwasser *246*
Eukalyptustee *471*

## F

Farnvollbad *168*
Faulbaumrindentee *181*
Fenchel-Dill-Kur nach Hildegard von Bingen *471*
Fencheltee *45, 50, 61, 83, 162, 510*
Fichtennadelbad, -absud *37, 76, 80, 131, 321, 331, 414*
Fiebertee *133, 139, 416, 472*
Fitnessdrink *535*
Franzbranntwein *37*
Frauenmanteltee *17, 283*
Frauentee *355, 529*
Furunkelauflage *146*
Fußbad *70, 99, 126, 131, 150, 197, 241, 290, 316, 321, 329, 415*

## G

Gänseblümchen *12, 145, 258, 332*
Gänsefingerkrauttee *50, 62, 283*
Ganzkörperwaschung *96, 139, 536f.*
Gesichtsguss *98, 252f., 538*
Goldrutentee *68, 336*
Grüner Tee *487*
Grünkohl *188, 193, 238*
Grüntee-Zimt-Getränk *103, 486*
Gurgelmittel mit Salbei und Apfelessig *398*
Gurke *56, 69, 215, 260, 495*

## H

Hafer *17, 257, 464, 479*
Haferstrohbad *37, 70, 116, 126f., 167, 332*
Hafervitaldrink *402*
Hagebuttentee *109, 332*
Halbbad *157, 257, 405*
Halswickel *296, 367f., 398*
Handpflegeset *310*
Hauhecheltee *67f., 167, 336*
Hauswurz *197*
Hautreinigung mit Hefe *18*
Heidekrauttee *155*
Heidelbeer(blätter)tee *108, 181, 422, 497*
Heilerde *13, 20, 88, 127, 146, 162, 342, 367*
Heilfasten *262f.*
Heiltees gegen Fieberbläschen *188*
Heublumenabsud *37, 224, 381, 392, 506*
Heublumenauflage *111, 158, 284, 506*
Himbeerblättertee *517*
Himbeeren *102, 487*
Hirtentäscheltee *94, 253, 316*
Holunderblütentee *17, 133, 202, 22*
Holunder-Schwitztee *416*
Honig *193, 324f., 381, 441*
Honig-Pollen-Kur *45f.*
Honig-Süßholz-Gurgelwasser *552*
Honigtonic *18*

Honigumschlag *31*
Honig-Weizenkleie-Maske *18*
Hopfenbad *240*
Hopfentee *403, 464*
Huflattichtee *45, 82*
Husten- und Bronchialtee *202*
Hustensaft mit Fenchel *200*
Hustensirup *204f.*

**I**
Ingwer-Kräuter-Tee *122*
Ingwersaft *321*
Ingwertee *62*
Inhalation *132, 172, 193, 199, 205, 237, 321, 362f., 417, 472*

**J**
Jogurt *18, 88f., 110, 394f., 453*
Johannisbeersaft *175, 222, 232, 379*
Johanniskrauttee *90, 94, 238f., 465, 479, 535*
Johanniskrauttinktur *433*

**K**
Kaffee gegen Kopfschmerzen *228*
Kalmustee *50f., 156*
Kälteanwendung *215, 301*
Kaltwasseranwendungen *465f.*
Kamillendampfbad *18, 132, 182, 321, 417*
Kamillen-Dill-Kümmel-Tee *445*
Kamilleneinläufe für Kinder *140*
Kamillen-Gänsefingerkraut-Tee *274*
Kamillen-Johanniskraut-Tee *274*
Kamillenlösung *452*
Kamillen-Rollkur *51, 374, 445f.*
Kamillen-Salbei-Tee *109*
Kamillentee *51, 62, 90, 109, 110, 122, 140, 157, 162, 174, 188, 283, 322, 368, 374f., 445, 472, 496, 511, 543, 551*
Kamillentinktur *157, 285, 332, 337, 356*
Kamillenumschlag, -auflage *12, 19, 62, 70, 115, 145, 175, 285, 356*

Kamillen-Weißwein-Öl *452*
Kampfer-Honig-Kompresse *32*
Karottenbrei, -saft *63, 409, 447, 495*
Kartoffelauflage, -umschlag *158, 162, 224, 307, 333, 342, 367, 381, 392, 495*
Kartoffeln *56, 267, 409, 447*
Kartoffelsaft *273*
Kartoffelwickel, heißer *70, 173*
Käsepappeltee *13, 146, 174, 398*
Katerrezept mit Knoblauch *228*
Kefir *110, 267, 394f.*
Kindertee bei Husten *202f.*
Kirschstein-, Kirschkernsäckchen *69, 158, 162, 224, 286*
Kneipp-Anwendungen *37, 105, 140f., 157, 168, 224, 240f., 248f., 253, 257, 303, 316, 426f., 491, 536ff.*
Kniegussen, wechselwarmer *97, 537*
Knoblauch *19, 25, 46, 52, 76, 89f., 151, 197, 206, 215f., 228f., 241f., 254, 292, 312, 316f., 343, 360, 391f., 423, 478, 522, 530*
Knoblauchessig *38, 151, 168, 189, 205f., 223, 312, 423, 447*
Knoblauchkur *25*
Knoblauchöl *151, 182, 189, 206, 242, 522f.*
Knoblauchsaft *151, 205f., 241, 360, 522*
Knoblauchstrumpf *151, 312*
Knoblauchtee *38, 94, 168, 183, 205, 223, 242, 305, 447*
Knoblauchtinktur *20, 25, 151, 168, 183*
Knoblauchtonikum *25, 259*
Knoblauchwasser *183, 205, 223, 316, 360, 433*
Knoblauchwein *229*
Knoblauchzäpfchen *183*
Knoblauch-Zwiebel-Milch *205*
Knoblauch-Zwiebel-Mus *25*
Kohlauflage, -umschlag *32, 225, 307, 328, 381, 392, 497*
Kohlsaft *12, 26, 32, 273*
Kräuterauflagen *433*

*Zu fast allen in diesem Buch vorgestellten Hausmittelgruppen gibt es nähere Informationen in detaillierten Ratgebern und auch im Internet. Wer sich genauer informieren möchte, findet dort Rat und Hilfe für alle Bereiche der Selbstbehandlung und Vorbeugung.*

*Achtung:
Auch Heilmittel aus Großmutters Apotheke sind nicht unbedingt automatisch ohne Nebenwirkungen. Generell gilt der Merksatz: Was Wirkungen hat, hat auch Nebenwirkungen. Gerade Kräuteranwendungen sowohl innerlicher als auch äußerlicher Art können auch Allergien hervorrufen. Achten Sie auf solche Nebenwirkungen und Symptome, und sprechen Sie im Zweifelsfall mit Ihrem Arzt darüber.*

Kräuterbäder gegen Einschlafstörungen 403
Kräuterspülung 551
Kräutertee
- bei Halsschmerzen 174
- bei Wechseljahrebeschwerden 529f.
- bei zu starker Regelblutung 529
- gegen hohen Blutdruck 253
- gegen Kreislaufstörungen 254
- gegen Schuppenflechte 423
- reizlindernder 132, 322, 416
- zur Magenpflege 269
Kräuterumschlag 506
Kräuterweingeist 518
Kümmel-Dill-Tee 51
Kümmeltee 51, 63, 374, 446, 511
Kupferarmband 30

**L**
Labkrauttee 451
Lavendel 109, 193, 239, 285, 291, 404, 436f., 535
Leber-Galle-Geist 259
Lebertee 258
Lehmumschlag, -wickel 247, 490
Leibwickel 275, 287
Leinsamen 13, 146, 159, 163, 223, 259, 287, 343, 553
Lendenwickel 61, 513
Liebstöckeltee 69, 408, 446
Lindenblüten- und -blätterabsud 167, 403
Lindenblütentee 77, 133, 139f., 322
Lippenpflege mit Honig und Sahne 188
Löwenzahntee 11, 116, 144, 156, 511

**M**
Magen-Darm-Tee 90, 122
Magentee 268f., 274, 374, 446
Magentonikum 268
Majorantee 258, 291
Malventee 13, 45, 82, 132, 174f., 202, 322, 369, 398, 416, 472

Mandelkleie-Honig-Maske 20
Mäusekleetee 551
Meerrettich 46, 169, 176, 242, 453
Meisterwurz 194
Melissengeist 32
Melissen-Rosmarin-Tee 227
Melissentee 51, 61, 227, 239, 284, 404, 446, 535
Migräne-Nerven-Tee 291
Milch mit Apfelwein 512
Milch mit Honig 176
Milch-Honig-Kur 259
Milchwickel, -umschlag 69, 159, 496
Mispeltee 45
Mistelansatz 254
Misteltee 76, 94, 103, 255, 437, 487
Misteltropfen 77, 255
Molkekuren 260
Molkeumschlag 329
Moorpackung 32, 286
Morgenmuffeltee 354, 530
Mundwasser aus Sandelholz 553

**N**
Nasenkompresse, -tampon 317, 414
Nasenspülung 195, 417
Nulldiät 263

**O**
Oberkörperwaschung 96, 537
Odermennigtee 156, 227
Öffnen eines Furunkels 147
Olivenöl 27, 52, 152, 157, 194, 206, 343, 480f., 507

**P**
Paprika 133, 323, 418
Passionsblumentee 404
PECH-Regel 301, 505
Pfefferminz-Salbei-Tee 398
Pfefferminztee 90, 109, 156, 291, 446
Preiselbeerblättertee 167, 336

**Q**
Quark 267, 394f., 453

Quarkauflage 57, 115, 169, 184, 194, 216, 242, 320, 441, 471, 507
Quarkwickel 33, 38, 46, 103f., 173, 207, 296, 367, 395, 488
Queckenwurzeltee 20
Quendeltee 31

**R**
Reiztherapie mit Brennnesseln 221, 379
Rettich 158, 172
Rheuma-Gicht-Kur 379
Rheumakur mit Tee 222, 380
Ringelblume 115, 184, 239, 311, 432, 497, 523
Roggenwasser 260
Rohkost mit Quark 351
Rosenblütenblättertee 511
Rosenhonig 553
Rosmarin 104, 152, 286, 488, 535
Rosmarinwein 255
Rosskastanie 94, 105, 254, 489
Rote-Bete-Saft 133f., 322f.
Roterlentee 116, 329, 423
Rückengüsse 224
Rupprechtskrautauflage 115, 551

**S**
Safranmilch 286
Saftkuren für die Haut 117
Salbeiaugenauflage 57
Salbei-Gurgellösung 369
Salbeitee 69, 156, 175, 216, 535, 552
Salzspülung 176, 367
Sanikeltee 552
Sauerkraut-Gerstenwasser 268
Sauerkrautsaft 103, 260
Sauerkraut-Tomaten-Saft 268
Schafgarben-Quendel-Tee 530
Schafgarbentee 261, 284, 487, 511, 517
Schenkelguss, wechselwarmer 97, 538
Schlafcocktail 402
Schlaftee 404
Schlehdorntee 512

Schlüsselblumen-Königskerzen-Tee 202
Schlüsselblumentee 133, 167, 202, 239, 360, 416
Schockbehandlung 501
Schöllkraut 446, 523
Schuppenflechte-Kräuterbad 425
Schwefelbad 21
Schwefelmoorbad 38
Schwitzkur gegen Erkältungssymptome 399
Senfauflage, -umschlag 82, 225, 307, 337, 393
Senfpackung 208
Senfvollbad 47
Senfwickel 46, 173, 225, 368
Silberweidenrindentee 228, 239, 291
Sitzbad 70, 180, 182, 333, 354
Sommer-Drink 458
Sonnentautee gegen Reizhusten 133, 203
Spitzwegerichtee 203
Steinkleetee 26, 182, 247, 517
Stiefmütterchenkraut 17, 116
Stoffwechseldrink 424
Stretching 306

**T**
Tannenhonig 208
Taubnesselblütentee 284
Tausendgüldenkrauttee 52, 110, 122, 156, 228
Tee
 - bei akuter Bronchitis 201
 - bei akuter Verstopfung 374
 - bei chronischer Gastritis 274
 - bei Gallenbeschwerden 122
 - bei Hexenschuss und Ischias 380
 - bei leichten Magenbeschwerden 122, 268
 - bei Muskelrheuma und -schmerzen 223, 380
 - bei nervösem Reizmagen 274
 - bei schmerzhafter Menstruation 284

*Wenn ein Mitglied Ihrer Familie krank ist und (ausschließlich oder zusätzlich) mit Hausmitteln behandelt wird, achten Sie besonders sorgfältig auf die Hygiene. Vor allem bei Infektionskrankheiten sollten die gesunden Familienmitglieder weder mit dem Geschirr und Besteck des Patienten in Berührung kommen, noch mit seiner Wäsche, um sich nicht anzustecken. Sonst haben Sie bald eine ganze Krankenstation zu behandeln ...*

*Wenn Sie sich selbst oder Ihre Familie mit Hausmitteln behandeln und die Krankheitssymptome nicht nach kurzer Zeit auf die Behandlung ansprechen (Faustregel: Nach drei Tagen sollte eine deutliche Besserung des Zustands eingetreten sein.), dann brechen Sie die Behandlung ab. Suchen Sie spätestens dann unbedingt einen Arzt auf. Eine Behandlung mit Hausmitteln darf eine ärztliche weder verhindern, noch verzögern.*

- bei starker Regelblutung 283
- durchblutungsfördernder 102f., 486
- für die Abwehrkräfte 174, 201
- für die Psyche 355
- gegen Durchfall 374
- gegen Hustenreiz 203
- gegen nächtliche Hustenanfälle 203
- gegen Prostata 360
- gegen Reiz- und Krampfhusten 203
- gegen Schuppenflechte 423
- gegen Sodbrennen 446
- mit Johanniskraut, Baldrian, Knoblauch 222
- nach Apotheker Pahlow 337
- schwarzer 329, 452

Thalasso-Therapie 363
Thymiantee 45, 62, 82, 109, 175, 203, 232, 511
Tonerde, essigsaure 21, 217, 506
Tormentilltee 91
Trockenbürsten 11, 80, 129, 171, 521

**U**
Übungen gegen Nackensteifigkeit 306
Übungen gegen Venenleiden 489f.
Unterarmbad 241
Urin 21, 26, 63, 68, 117, 176, 184, 194, 208, 242, 248, 261, 278f., 329, 356, 367, 543ff.
Urinauflage, -umschlag 33, 169, 208, 361
Urinbad 163, 184, 329, 361
Urineinlauf 242, 261, 279, 292, 356f., 361, 424
Urinfasten 545
Urininhalation 176, 194, 208, 473
Urinkur 544
Urinwickel 39, 141, 173, 248, 368, 491

**V**
Veilchentee 82, 204, 233
Venentee 487

Vitamincocktail 134, 418
Vollbäder 223, 286, 292

**W**
Wacholderbeerentee 45, 83, 223, 409, 447
Wadenwickel 77, 138, 140, 237, 240, 247f., 297, 399
Walnussblättertee 552
Wärmflasche 69, 224, 269, 286, 307, 337, 393
Waschung, kalte 96, 115, 141, 233, 237, 290, 536f.
Wasseranwendungen 95ff., 105, 194, 221, 248f., 302f., 425, 465, 491, 518f., 536ff.
Wasserpfefferkraut 184f.
Wassertreten 98, 194, 249, 405, 519, 538
Wechselbad, -dusche 98, 105, 126, 152f., 229, 253, 303, 311f., 519
Wegwartetee 156
Weidenrindentee 31, 37, 39, 188
Weißdorntee 27, 77, 254
Wermuttee 110, 123, 156, 228, 512
Wickel 134, 173, 205, 208, 261, 275, 285, 333, 375, 490, 513
Wundreinigung 216, 432f.

**Z**
Zähneputzen 547ff.
Zinnkraut 152, 169, 188, 195, 249, 333, 417, 432
Zitronenbad 436
Zitronensaft 134, 176, 323, 367
Zitronenwickel 173, 368
Zwiebelmilch 177, 209
Zwiebelpackung 217, 225
Zwiebelsaft 177, 205f., 209, 317, 369
Zwiebelsalat 27
Zwiebelsirup 47, 135, 205, 419
Zwiebeltropfen 135, 419
Zwiebelumschlag, -auflage 217, 343
Zwiebelwasser 135, 177, 209, 369
Zwiebelwickel, heißer 70, 173, 368
Zypresseneinreibung 531